# ANATOMIE

## ET

# PHYSIOLOGIE ANIMALES

## ÉTUDE SPÉCIALE DE L'HOMME

OUVRAGE RÉPONDANT AUX DERNIERS PROGRAMMES

DU BACCALAURÉAT ÈS LETTRES (DEUXIÈME PARTIE)

DU BACCALAURÉAT DE L'ENSEIGNEMENT SECONDAIRE MODERNE

DU BREVET SUPÉRIEUR D'INSTITUTEURS ET D'INSTITUTRICES

### PAR J. GUIBERT

Prêtre de S.-Sulpice

Professeur de sciences naturelles au séminaire S.-Sulpice, à Issy

---

## DEUXIÈME ÉDITION

---

## PARIS

### VICTOR RETAUX, LIBRAIRE-ÉDITEUR

82, RUE BONAPARTE, 82

1898

# ANATOMIE

## ET

# PHYSIOLOGIE ANIMALES

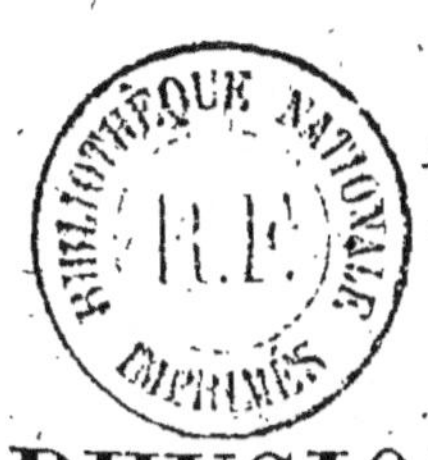

PARIS

IMPRIMERIE D. DUMOULIN ET Cie

5, rue des Grands-Augustins, 5

# ANATOMIE

## ET

# PHYSIOLOGIE ANIMALES

## ÉTUDE SPÉCIALE DE L'HOMME

OUVRAGE RÉPONDANT AUX DERNIERS PROGRAMMES

DU BACCALAURÉAT ÈS LETTRES (DEUXIÈME PARTIE)

DU BACCALAURÉAT DE L'ENSEIGNEMENT SECONDAIRE MODERNE

DU BREVET SUPÉRIEUR D'INSTITUTEURS ET D'INSTITUTRICES

### Par J. GUIBERT

Prêtre de S.-Sulpice

Professeur de sciences naturelles au séminaire S.-Sulpice, à Issy

---

DEUXIÈME ÉDITION



## PARIS

### VICTOR RETAUX, LIBRAIRE-ÉDITEUR

82, RUE BONAPARTE, 82

1898

# PROGRAMME

DU

## BACCALAURÉAT DE L'ENSEIGNEMENT SECONDAIRE

CLASSIQUE (DEUXIÈME PARTIE)

———

## ÉLÉMENTS DE L'HISTOIRE NATURELLE

(Arrêté du 12 août 1890)

ANATOMIE ET PHYSIOLOGIE ANIMALES

Caractères généraux des êtres vivants, p. 2-6.
Animaux et végétaux, p. 6-9.
Caractères généraux des animaux, p. 7 et p. 32-45.
Principaux tissus, p. 10-31.

I. *Fonctions de nutrition* (Étude spéciale de l'homme), p. 75-80.

Digestion : Appareil digestif, p. 81-105.
— Aliments, p. 106.
— Phénomènes mécaniques et chimiques de la diges-
tion, p. 108-115.
Circulation : Sang, p. 136 et 169.
— Appareil circulatoire sanguin, p. 141-150.
— Mécanisme de la circulation, p. 155-162.
— Lymphe et canal thoracique, p. 167-175.
Absorption, p. 115-119.
Respiration : Appareil respiratoire, p. 177-183.
— Phénomènes mécaniques, physiques et chimi-
ques, p. 184-192.
Chaleur animale, p. 203-206.
Appareils d'élimination : reins, glandes de la peau, p. 207-218.
Foie : ses fonctions, p. 101-105 et 198.
Notions sommaires sur les appareils de la circulation et de
la respiration dans la série animale, p. 151 et 192.

II. *Fonctions de relation* (Étude spéciale de l'homme), p. 219.

Organes des sens, p. 267-274.
L'œil, la vision, l'accommodation, p. 302-327.
Quelques mots sur les anomalies de la vision, p. 318 et 328.
L'oreille, l'audition, p. 290-301.

# PROGRAMME

DU

## BACCALAURÉAT DE L'ENSEIGNEMENT SECONDAIRE

### MODERNE (DEUXIÈME PARTIE)

Le programme est conçu dans les mêmes termes que pour le baccalauréat de l'enseignement secondaire classique.

# PROGRAMME

## DES BREVETS DE CAPACITÉ

### DE L'ENSEIGNEMENT PRIMAIRE

Le programme des épreuves orales porte seulement ces mots : *Notions de Physique, de Chimie et d'Histoire naturelle.*

# PRÉFACE

L'auteur s'est proposé, en écrivant ce livre, d'offrir à la jeunesse catholique un manuel pratique et une œuvre d'éducation.

Un *manuel* n'est utile aux élèves que dans la mesure où il est clair, méthodique, conforme aux programmes officiels. Il appartient au lecteur de juger si ces qualités sont réalisées dans cet ouvrage.

La rédaction a été faite avec soin. Pour tracer des chemins faciles au travers d'un champ si vaste, les divisions logiques ont été mises en relief. Certaines questions, souvent fort obscures dans les livres élémentaires, ont été l'objet d'une attention toute spéciale : par exemple, les sécrétions, l'absorption, l'appareil lymphatique, l'assimilation, la sensation, etc., etc...

Tout en s'inspirant du programme, l'auteur ne s'en est point fait l'esclave. Les programmes ne contiennent souvent que des indications sommaires. Il ne suffit pas que l'élève soit en mesure de répondre à ce questionnaire abrégé : l'intérêt de sa formation exige qu'on lui présente un corps de doctrine, où les principes soient bien posés, les conséquences logiquement déduites. Pour faire un cours vraiment scientifique, le maître a souvent besoin de combler des lacunes : en paraissant alors s'écarter du programme, il ne fait en réalité que l'expliquer et en souder les parties.

Si l'auteur a touché certains points que les programmes n'exigent point expressément, c'est qu'il les a crus nécessaires pour éclairer sa marche, ou si importants qu'il n'est plus permis aux élèves de les ignorer.

Ces additions font surtout l'objet de la première partie. Sous le titre de *Notions générales d'histoire naturelle*, l'auteur commence par établir les caractères qui rangent dans un si bel ordre tous *les êtres de la nature*. Puis, s'attachant aux êtres vivants en particulier, il étudie les *éléments chimiques* qui les constituent. Ces éléments, animés par le souffle vital, forment des *cellules et des tissus* qui sont comme les matériaux à l'aide desquels sont construits les organismes. En créant le Règne animal, le divin Architecte a peuplé la terre de formes variées où l'on distingue un ordre de perfection croissante, que révèlent bien les dernières *classifications*. Cet enchaînement des formes vivantes fait naître la question de l'*origine des espèces*; nous ne pouvions la passer sous silence. Enfin les *parasites* de l'organisme, les microbes surtout, sont une actualité scientifique dont l'étude s'impose.

Dans la seconde partie, l'auteur mène de front l'anatomie et la physiologie. Pour plus de clarté cependant, il a toujours pris garde de décrire les organes avant d'en indiquer les actes. Les notions d'anatomie comparée ont été mises à part, afin de ne pas embarrasser la marche de ceux qui voudraient s'en tenir à la connaissance de l'organisme humain. Mais elles sont indispensables à ceux qui souhaitent de saisir les belles harmonies de la nature.

Quelques notions philosophiques, en bien petit nombre assurément, ont été mêlées au texte. Une œuvre d'art parle d'elle-même aux connaisseurs; cependant une légende explicative en précise toujours mieux le sens. De même, quoique la nature, ce chef d'œuvre de l'Artiste suprême, ait un langage accessible à toutes les âmes, il n'est pas inutile de l'interpréter en langue vulgaire.

Il y a des âmes distraites qui ne se doutent pas que la nature parle. D'ailleurs cette voix, quelque puissante qu'elle soit, est couverte aujourd'hui par les clameurs d'une science tapageuse, qui prétend que tout se réduit dans l'univers à la matière brute et au mouvement mécanique.

La nature dit deux choses clairement : l'âme et Dieu. Elle affirme l'*âme*, principe d'activité. L'activité règne à tous les degrés de la nature ; mais les œuvres qu'elle produit offrent des différences telles, qu'on voit évidemment qu'elle procède de sources très diverses. Elle est à son plus haut degré de perfection chez l'Homme, où les opérations spirituelles qu'elle exécute trahissent un principe indépendant de la matière et capable de survivre à la dissolution des particules matérielles : c'est l'âme.

La nature affirme *Dieu*. Ses rouages bien ordonnés et réguliers dans leur marche ne supposent pas moins un auteur que les horloges de nos beffrois. Le sauvage naïf croit, à la vue d'un chronomètre, qu'un petit homme, caché sous le cadran, en dirige les aiguilles. Il n'a point tort : car l'horloger est bien là, caché dans tous ces ressorts, et il paraît plus grand dans une œuvre qui marche seule, que s'il devait, par un contact constant et immédiat, en gouverner tous les mouvements. — De même, nos pères n'ont point erré en adorant Dieu caché sous son œuvre. La science moderne, en découvrant les lois de la nature, a dissipé certaines croyances naïves qui montraient le doigt de Dieu *immédiatement* engagé dans les phénomènes naturels : la science a surpris, c'est très vrai, les ressorts qui distribuent le mouvement. Mais, s'il paraît plus loin, Dieu n'en est que plus grand. Faire une nature qui marche seule sous l'impulsion d'un mouvement initial, nous paraît digne de l'Être dont la puissance est infinie.

Sans doute, des savants illustres ne découvrent point ces choses dans la nature : ils professent même du dédain pour ceux qui les y trouvent.

Nous ne contestons point leur valeur scientifique : nous avons même largement emprunté à leur science. Mais nous distinguons entre leur science et leur philosophie. Autant leur science est sérieuse, autant leur philosophie est peu fondée.

Quand on a enregistré des faits, quand on a formulé des lois, il reste encore à rechercher les causes. Ce qu'il y a de singulier dans les ouvrages des savants dont nous parlons, c'est qu'ils commencent par enseigner que la science ne connaît pas des causes, et qu'ensuite ils enseignent que l'univers n'a point de cause ou qu'il est à lui-même sa propre cause.

Nous partons, au contraire, de ce principe, que la science n'est complète que si, après les faits et les lois, elle découvre les causes. Mais, tandis que les faits et les lois relèvent de la méthode expérimentale, les causes ne relèvent que de la méthode rationnelle. Munis de cette arme légitime, et partant franchement des données les plus récentes de la science, les philosophes chrétiens couronnent réellement l'édifice du savoir en reconnaissant l'âme spirituelle, cause des phénomènes humains, et Dieu, cause de tout l'univers.

Ce livre n'aborde que très discrètement ce domaine de la philosophie : mais il l'aborde sans crainte. Dans les chapitres des *différents règnes de la nature, de la sensation, des relations du cerveau et des facultés de l'âme,* l'auteur pose nettement les principes qui servent de base au spiritualisme. Il établit ainsi comme un trait d'union entre la science et la philosophie.

C'est à ce point de vue que ce livre devient une *œuvre d'éducation.* Trop souvent, même dans les institutions catholiques, les manuels d'histoire naturelle sont l'écho fidèle des théories matérialistes qui ont cours dans la génération présente. Si le matérialisme n'est pas toujours exprimé en propres termes, il est la conclusion logique qui s'impose silencieusement aux jeunes étudiants. Lorsqu'ensuite, rendus à la liberté, ils renoncent à leurs croyances spiritualistes, ils ne font alors qu'extérioriser un état d'âme depuis longtemps acquis.

Une telle déviation des esprits n'est point le résultat de la science : car la vraie science mène à l'âme et à Dieu. Elle est le fruit d'un enseignement insuffisant qui n'a point fait la jonction nécessaire entre les connaissances scientifiques et les doctrines spiritualistes.

Puisse ce livre, que l'auteur considère comme une œuvre toute sacerdotale, convaincre les jeunes étudiants que la science moderne et la philosophie spiritualiste s'accordent entre elles et se complètent l'une l'autre, et que toutes deux, de concert, peuvent sans crainte aller à la conquête des vérités plus hautes qu'enseigne la foi !

J. G.

]
car
An
l'H

re[
ell
s'é
qu
les
do
leu
cu
de

di[

Ge
co
leu
ch
mo
ma
di[
ca

# ANATOMIE ET PHYSIOLOGIE

## LIVRE PREMIER

## NOTIONS GÉNÉRALES D'HISTOIRE NATURELLE

### CHAPITRE PREMIER

### LES DIFFÉRENTS RÈGNES DE LA NATURE

I. Objet des sciences naturelles. — II. Les Minéraux et les êtres vivants : caractères communs ; caractères distinctifs. — III. Les Végétaux et les Animaux : caractères communs ; caractères distinctifs. — Les Animaux et l'Homme : caractères communs ; ce qui distingue l'Homme.

**I. Objet des sciences naturelles.** — Les sciences naturelles ont pour *objet* tous les êtres du monde sensible ; elles en étudient la nature et l'histoire. Leur domaine s'étend sur tous les corps, depuis les roches inertes jusqu'à l'Homme, le plus élevé des êtres vivants. Tandis que les sciences physiques n'embrassent que les phénomènes dont les êtres sont le théâtre, l'histoire naturelle recherche leur composition, leur forme, leurs mouvements ; elle s'occupe de leur origine et de leur fin, des phases successives de leur évolution.

L'histoire naturelle se *divise* en autant de parties qu'on distingue de groupes différents d'objets dans la nature. Les corps inanimés constituent le vaste domaine de la *Géologie* et de la *Minéralogie*, suivant que les roches sont considérées au point de vue de leur position relative et de leur formation, ou au point de vue de leur composition chimique. Les Végétaux, en qui la vie se manifeste avec le moins de perfection, sont la part de la *Botanique*. Les Animaux, qui ajoutent à la vie la faculté de sentir, sont étudiés par la *Zoologie*. Enfin l'*Anthropologie*, s'attachant aux caractères qui rapprochent ou différencient les races humaines, est une science dont l'autonomie est désormais assurée.

Les immenses progrès réalisés depuis un siècle par les sciences naturelles sont dus tout à la fois à la *curiosité* légitime des chercheurs et à la fécondité des nouvelles *méthodes*. Les esprits de ce temps, peu enclins aux contemplations métaphysiques, goûtent mieux les choses concrètes et les faits sensibles. L'observation a été plus attentive et plus étendue; l'expérimentation a sollicité la nature à livrer ses secrets, grâce aux moyens nouveaux d'investigation que fournissaient les belles découvertes de la physique et de la chimie. La création de jardins botaniques et de stations zoologiques marines a soumis la vie elle-même à la méthode expérimentale.

Ainsi la science s'est enrichie d'une somme considérable de connaissances précieuses, et l'humanité a tiré de ces conquêtes de grands *avantages*. La vie pratique a vu s'accroître le nombre de ses ressources; la spéculation philosophique a trouvé des documents inattendus qui l'ont avancée dans la recherche des lois et des causes. Les esprits droits ont mieux reconnu la trace du Créateur, à mesure qu'ils ont fouillé plus profondément son œuvre. Sans doute on a vu des savants de valeur violenter la nature pour la mettre au service d'idées préconçues : cependant la nature reste sincère; à qui écoute loyalement son témoignage, elle révèle Dieu.

**II. Les Minéraux et les êtres vivants.** — La première division qui se présente au naturaliste, quand il examine les différents êtres, est celle des corps inanimés et des êtres vivants : les uns se conservent dans la stabilité chimique de leurs éléments, comme la pierre; les autres gardent leur existence à travers un tourbillon incessant de matière, comme la plante et l'animal. Les uns et les autres ont des traits communs qui les unissent et des caractères différentiels qui les séparent.

1. CARACTÈRES COMMUNS A TOUS LES ÊTRES DE LA NATURE. — Ils sont tous composés d'atomes étendus, — sou-

mis au mouvement, — suivant les lois physiques, — et doués d'une activité qui détermine en chaque corps l'effet produit par l'énergie reçue.

C'est grâce aux *atomes matériels et étendus* que les corps tombent sous nos sens. Les physiciens, analysant la matière, la réduisent à des atomes pondérables et impondérables. Les atomes pondérables assemblés en polyèdres de formes diverses constituent les molécules : les corps solides sont des monceaux de molécules unies par la cohésion dans un équilibre stable ; les corps liquides sont composés de molécules moins liées et capables de glisser les unes sur les autres ; enfin, les molécules de gaz sont dans un état de répulsion qui leur permet d'occuper tout le volume qu'on leur abandonne. Un fluide impondérable, nommé éther, remplirait les interstices laissés par les atomes pondérables, et serait l'élément qui vibre dans les phénomènes de lumière et d'électricité.

Ces atomes, dont on connaît soixante-dix espèces environ, sont les éléments simples dont les combinaisons variées forment tous les êtres de la nature : c'est comme une masse commune aux dépens de laquelle se réalisent les êtres les plus divers. Tous se retrouvent isolés, ou combinés, parmi les minéraux : un petit nombre seulement sont mis à contribution par les êtres vivants.

Tout, dans la nature, est soumis au *mouvement :* aucune particule de matière ne jouit d'un repos absolu. Tantôt le mouvement est local et transporte les corps dans l'espace : ainsi, tous les astres gravitent autour d'un centre, et, sur notre planète, les changements de lieu sont très fréquents. Tantôt le mouvement est vibratoire et moléculaire ; quoique l'œil ne le perçoive point, il n'en est pas moins réel ; la chaleur, par exemple, fait vibrer les atomes les plus intimes de toutes les masses de l'univers. Ces mouvements, dont la mécanique peut apprécier l'intensité et le sens, sont également sensibles dans les minéraux et dans les êtres vivants.

Ils s'accomplissent suivant les *lois générales* de la physique. Ainsi tous les corps. animés ou inanimés, suivent les lois de l'attraction universelle, de la conservation de l'énergie, de la transformation des forces, de l'équilibre de température, etc... Il serait faux d'affirmer que les êtres vivants ont le pouvoir de s'affranchir des propriétés de la matière, que la vie est une lutte contre les forces physiques. Tout être vivant, l'Homme lui-même, pèse comme un minéral, est impuissant à créer ou à détruire une portion quelconque d'énergie physique : il donne seulement à l'énergie qu'il reçoit une direction caractéristique.

En effet, une *activité* inhérente à chaque être oriente le mouvement mécanique qui ébranle ses atomes, et lui fait produire tel résultat plutôt que tel autre. Tous les atomes, pris à l'état simple, ont leurs qualités, leurs affinités, leurs préférences : pour les manifester, ils ont besoin de l'énergie physique, par exemple, d'une étincelle électrique ; mais chacun d'eux utilise à sa façon cette énergie mécanique. De même les êtres composés, minéraux ou vivants, ont leurs propriétés ; ils ne peuvent rien produire sans l'énergie physique ; mais, quand ils la reçoivent, chacun d'eux l'applique à sa fin. Ainsi, l'énergie solaire au printemps met en branle tous les germes ; mais chaque germe, en suivant son plan, prouve qu'il possède une activité capable de déterminer l'emploi d'une énergie, qui, d'elle-même, est indifférente à l'effet produit.

2. CARACTÈRES DISTINCTIFS DES MINÉRAUX ET DES ÊTRES VIVANTS. — Au lieu de prendre le minéral en poussière informe, son état le plus imparfait, nous le prendrons dans sa forme géométrique de cristal, pour le comparer aux êtres doués de vie.

Le cristal est *homogène* ; il n'est qu'un amas régulier de molécules semblables, et sa nature est entièrement achevée dans chaque portion élémentaire. Au contraire, l'être vivant le plus rudimentaire, comme une simple cellule, est de *composition très complexe*, formé de plusieurs parties distinctes, toutes essentielles à l'existence de l'individu.

*Aucune trace d'organisation* dans un minéral : les différences que présentent parfois les faces d'un même cristal ne sont point destinées à des fonctions diverses. La plus élémentaire cellule est *organisée :* le noyau, le protoplasme, les nucléoles, l'enveloppe ont des fonctions distinctes à remplir. Chacun sait avec quelle harmonie les organes sont adaptés à leur fin dans les plantes les plus élevées et dans les animaux les plus parfaits.

La *stabilité* des éléments chimiques caractérise le minéral ; il perd sa nature dès lors qu'il subit une transformation. L'*instabilité* de composition et le tourbillon perpétuel de la matière sont essentiels à la conservation de l'être vivant ; il périt dès que la fixité saisit ses éléments. C'est là le signe infaillible auquel on reconnaît qu'un être vit.

Le cristal commence sans doute, mais il ne *naît* pas, comme l'être vivant, d'un parent semblable à lui ; il résulte de la juxtaposition lente de molécules dissoutes dans un liquide, ou bien il se forme par la combinaison d'éléments hétérogènes. Tout vivant provient d'un être dont il reproduit fidèlement les traits.

Une fois sa forme réalisée, le cristal *dure* toujours, *sans subir de changements ;* s'il s'accroît, c'est indéfiniment et par simple dépôt de molécules semblables aux siennes. Dès qu'il est né, l'être vivant ne s'entretient que par un *échange continuel* de matière ; il s'accroît par le dedans, grâce aux aliments dont il se nourrit, et non par le dehors ; il ne peut durer toujours, parce que, tôt ou tard, ses éléments constitutifs prennent une fixité qui le remet au rang des minéraux.

On ne connaît pas de *phases évolutives* dans le minéral, qui atteint sa forme du premier coup. Ce n'est qu'à travers des phases nombreuses, et toujours les mêmes pour chaque espèce, que les êtres vivants accomplissent leur destinée.

Il n'y a point d'*éléments* déterminés pour la constitution d'un minéral : tous les corps simples se rencontrent tour à tour dans les êtres inanimés. Le carbone est la base constante de tout principe organique : il est toujours combiné avec l'oxygène et l'hydrogène ; l'azote s'y ajoute encore, s'il s'agit de la substance vivante.

De si profondes différences ont tellement frappé les naturalistes, qu'ils ont de tout temps distingué le *Règne minéral* de l'empire des êtres vivants.

### III. Les Végétaux et les Animaux.

— Les êtres vivants, à leur tour, sont susceptibles d'être partagés en deux règnes, selon qu'ils manifestent seulement les phénomènes vitaux, ou qu'ils joignent à l'activité vitale la sensibilité et le mouvement autonome. Après avoir montré les caractères que les plantes et les animaux présentent en commun, nous chercherons les traits qui les différencient.

1. CARACTÈRES COMMUNS AUX VÉGÉTAUX ET AUX ANIMAUX. — La même substance vivante, le *protoplasme*, se retrouve dans tous les êtres animés. Chez tous, il offre la même composition chimique quaternaire : oxygène, hydrogène, azote et carbone ; il a le même aspect gélatineux et révèle les mêmes propriétés contractiles. Nous mentionnerons cependant quelques différences : le protoplasme végétal s'emprisonne dans une gaîne assez rigide de cellulose, tandis que le protoplasme animal s'entoure d'une enveloppe souple d'albuminoïde. Malgré les apparences d'identité, le premier se développe dans le sens purement végétal, le second dans le sens de l'animalité ; cela suppose une activité interne qui échappe aux regards du physicien et aux analyses du chimiste.

Les *lois de la vie* sont les mêmes dans les deux branches des corps organisés. Tous les individus *naissent* de parents semblables à eux, et arrivent par des phases évolutives à leur état adulte. Il n'y a pas deux sortes de nutrition, l'une pour les Végétaux, l'autre pour les Animaux ; les uns et les autres puisent dans leur milieu des aliments qu'ils assimilent, et respirent l'oxygène pour entretenir la combustion vitale.

Les différences qu'on avait cru saisir dans les *opérations vitales* ne sont pas fondées. Une même *respiration* prend à l'air l'oxygène et exhale l'acide carbonique. La fonction chlorophyllienne par laquelle les plantes, en plein jour, décomposent l'acide carbonique dont elles gardent le carbone, est un acte d'absorption alimentaire et non de respiration. Les Végétaux produisent en abondance des *composés* organiques *ternaires*, comme la graisse, l'amidon, le sucre et la cellulose ; mais on sait aujourd'hui que les Animaux sont pourvus du même pouvoir.

Ce n'est donc point par les opérations purement vitales de nutrition, de conservation, de reproduction, que nous pourrons tracer une ligne réelle de démarcation entre les Végétaux et les Animaux. Pour que nous voyions en eux autre chose que des degrés divers dans un même ordre d'êtres vivants, nous devrons découvrir chez les Animaux des facultés nouvelles qui les élèvent au-dessus des Végétaux.

2. CARACTÈRES DISTINCTIFS DES VÉGÉTAUX ET DES ANIMAUX. — La sensibilité et le mouvement autonome sont les phénomènes qui manifestent chez l'Animal des puissances dont le Végétal est dépourvu. En effet, nous appelons Animaux précisément les êtres sensibles et maîtres de leurs mouvements ; de même, avec le langage commun, nous désignons sous le nom de Végétaux les êtres qui n'attestent ni connaissance ni autonomie.

La *sensibilité*, à nos yeux, n'est pas la faculté de réagir sous un excitant ; les muscles des cadavres se contractent sous l'excitation galvanique ; certains organes végétaux, les feuilles et les fleurs surtout, opèrent des mouvements sous l'influence des actions extérieures : la raison est que tout protoplasme est contractile, qu'il soit animal ou végétal. En tant que caractéristique de l'Animal, la sensibilité est la faculté de connaître les objets matériels : le chien connaît son maître, il voit le loup et le poursuit ; la simple méduse reconnaît sa proie, se porte vers elle et la saisit. Au contraire, le chêne n'a pas plus de connaissance que la plus humble mousse.

Le *mouvement autonome* est celui que l'être vivant détermine par un acte d'appétit consécutif à l'acte de connaissance. La brebis voit le loup venir et prend la fuite ; le poulpe poursuit sa proie et l'enserre de ses bras munis de ventouses. L'acte par lequel certaines plantes ferment leurs corolles sur les insectes envahisseurs est au contraire purement *automatique*, et non commandé par un appétit.

Telle est la différence qui porte les naturalistes et les philosophes à diviser en deux groupes distincts tous les êtres vivants : le *Règne végétal* et le *Règne animal*.

### IV. Les Animaux et l'Homme.

— Toutefois la distance n'est pas moins grande entre les animaux et l'Homme qu'entre les Végétaux et les Animaux. Sans nier les caractères anatomiques et physiologiques qui mettent l'Homme au rang de l'animal, nous serions injustes de ne pas tenir compte des nobles facultés qui lui assurent une place éminente. C'est pourquoi, à la suite de Buffon, de Linné, de Cuvier, de Pallas, de Candolle, de Quatrefages..., nous admettons le *Règne humain*.

1. CARACTÈRES DE L'ANIMALITÉ DANS L'HOMME. — On trouve en lui la même *constitution physique* que chez les animaux : les mêmes éléments forment le protoplasme humain; ses organes sont de la même nature que chez les animaux supérieurs. Ni le développement notable du cerveau, ni la station verticale, ni la disposition du pied et de la main, ne sont des notes suffisantes pour élever l'Homme au-dessus de l'animal : ces différences sont assez importantes néanmoins pour que l'Homme, seul, constitue une famille spéciale dans l'ordre des Primates.

Il est astreint aux mêmes *lois vitales* de naissance, d'accroissement, de nutrition et de mort. Ces fonctions, qu'on a justement nommées végétatives, sont communes à tous les êtres vivants.

Les *opérations sensibles* ne le distinguent point non plus de l'animal. Les animaux, en effet, se mettent en relation, comme l'Homme, avec le monde extérieur par les sens externes : ils voient la couleur des corps, ils perçoivent les sons, ils jouissent du toucher, du goût et de l'odorat. Les facultés internes ne leur font pas défaut, car ils se souviennent, ils font revivre et combinent des images, ils imitent d'une certaine façon nos délibérations : la mémoire, l'imagination, une certaine estimative, ne sont donc pas encore les puissances qui caractérisent l'Homme.

2. CE QUI DISTINGUE LE RÈGNE HUMAIN. — Tandis que l'animal ne connaît et ne désire que des objets matériels, l'Homme a le pouvoir de connaître par sa *raison* et d'embrasser par sa *volonté libre* des choses immatérielles, inaccessibles aux sens, abstraites, absolues, comme les idées générales, comme le vrai, le bien, le beau, l'infini, etc... Autant les choses immatérielles sont éloignées des choses sensibles, concrètes et particulières, autant les facultés supérieures de l'Homme l'éloignent de la nature animale. Il doit y avoir proportion entre les facultés et les objets qu'elles embrassent; donc la raison et la volonté de l'Homme sont spirituelles et indépendantes de la matière, puisqu'elles produisent des actes où la matière n'a point de part. C'est la base de la démonstration de la spiritualité et de l'immortalité de l'âme humaine.

Les naturalistes qui mettent l'Homme seulement au premier rang de l'animalité, ne tiennent compte que de ses caractères anatomiques et physiologiques. Ils oublient que, pour trouver la vraie place d'un être, il faut prendre tous ses caractères : en refusant de regarder la pensée et la volonté, ils ne voient de l'Homme que la moitié. Tandis que, de fait, l'Homme est un *animal raisonnable*, ils ne découvrent en lui que l'animal.

Il n'est pas moins important d'éviter la confusion où tombent ceux qui attribuent aux animaux l'*intelligence*. Dans ce cas, le mot intelligence signifie toute faculté de connaissance. Mais il y a deux modes très distincts de connaissance : l'un est sensible, parce qu'il ne saisit que des objets matériels; l'autre est spirituel, parce qu'il embrasse des objets immatériels. Les animaux n'ont que le premier : l'Homme seul possède le second. Nous dirons désormais que la sensibilité appartient aux animaux, et nous réserverons pour l'Homme le terme « intelligence ».

En résumé, nous divisons en quatre Règnes tous les êtres de la nature. Le *Règne minéral* comprend tous les objets inanimés qui se conservent par la stabilité chimique de leurs éléments. Le *Règne végétal* comprend, parmi les êtres vivants, tous ceux qui ne manifestent que des échanges nutritifs et la contractilité automatique. Le *Règne animal* comprend les êtres qui, aux fonctions vitales, unissent le pouvoir de connaître les objets sensibles et de les rechercher. Enfin, nous classons l'Homme dans un *Règne* à part parce que sa raison et sa volonté libre n'ont pas moins d'importance que les caractères qui séparent les règnes inférieurs.

## CHAPITRE II

# CONSTITUTION CHIMIQUE DE L'ÊTRE VIVANT

I. Éléments minéraux : simples et composés. — II. Principes immédiats : corps gras, matières féculentes, substances albuminoïdes. — III. Protoplasme : propriétés, conditions de la vie, cause de la vie.

L'être vivant doit être étudié au point de vue chimique et au point de vue anatomique. L'analyse *chimique* apprend quels éléments ou matériaux sont employés dans l'architecture organique ; l'analyse *anatomique* indique comment ces matériaux sont agencés en cellules et en tissus.

Ce chapitre traitera : 1º des éléments empruntés au monde minéral ; 2º des principes immédiats que forme leur combinaison et qui sont propres aux corps organisés ; 3º de la substance vivante, ou protoplasme, qui en résulte.

I. **Éléments minéraux.** — Malgré l'étonnante variété des substances organiques, il n'entre qu'un petit nombre de corps *simples* dans leur constitution. Les uns sont essentiels et s'y retrouvent constamment ; les autres sont accessoires et peuvent faire défaut.

Les corps simples *essentiels* sont : le carbone, l'oxygène, l'hydrogène, l'azote. L'azote manque dans certains composés organiques, comme les corps gras et les matières féculentes ; il ne manque jamais dans la matière douée de vie ou protoplasme.

Comme le protoplasme abonde dans les animaux, leur chair est très riche en azote. Au contraire, chez les végétaux, le protoplasme est souvent en quantité fort restreinte, tandis que la cellulose, le sucre et l'amidon y sont très développés ; voilà pourquoi, à poids égal, les végétaux contiennent beaucoup moins d'azote que les animaux.

Les corps simples *accessoires*, presque toujours en faible

proportion, sont principalement : le soufre, le phosphore, le chlore, l'iode, le silicium, parmi les métalloïdes ; le calcium, le sodium, le potassium, le fer... parmi les métaux.

De tous ces éléments simples, l'oxygène seul est, pour une petite partie du moins, à l'état de liberté, dissous dans les liquides organiques. Tous les autres sont à l'état de combinaison.

Parmi les corps *composés* résultant de la combinaison des corps simples, plusieurs appartiennent au règne minéral : l'eau, le calcaire, le sel marin, le phosphate de calcium, le sesquioxyde de fer. L'*eau*, à elle seule, comprend les deux tiers du corps humain ; le *calcaire*, ou carbonate de calcium, donne aux os leur solidité, ainsi que le phosphate ; le *sel marin*, ou chlorure de sodium, se rencontre dans le sang et la chair des animaux ; le *sesquioxyde de fer* entre dans la composition de l'hémoglobine des globules rouges du sang.

**II. Principes immédiats.** — On nomme *principes immédiats* les composés propres à l'être vivant qui constituent immédiatement l'organisme : on les en extrait sans les altérer, comme le beurre, la graisse, l'amidon, le fromage, etc.

On peut les ramener à trois groupes : les *corps gras*, les *matières féculentes*, les substances albuminoïdes.

**1° Les corps gras.** — Les *corps gras*, comme la graisse, l'huile et le beurre, sont formés de trois corps simples : le carbone, l'hydrogène et l'oxygène. Ils ne constituent pas la substance vivante ou protoplasme, mais ils en sont le produit.

Au point de vue *chimique*, les corps gras sont des éthers de glycérine. On en distingue trois sortes : l'*oléine*, la *margarine*, la *stéarine*. Chacune est constituée, comme les sels minéraux, par un acide et par une base. La base est toujours la glycérine ; quant à l'acide, il est oléique, margarique, ou stéarique, suivant l'espèce. L'oléine est donc un oléate de glycérine, la margarine un margarate de glycérine, la stéarine un stéarate de glycérine [1].

Depuis les découvertes de Chevreul et de Gay-Lussac, la stéarine occupe une grande place dans l'industrie, soit pour la fabrication des *savons*, soit pour la fabrication des *bougies* stéariques. Du suif fondu, bouillant avec de la chaux, de la soude ou de la potasse, se dédouble : la glycérine se sépare, et l'acide stéarique forme un savon avec la base alcaline qu'il rencontre. Si nous prenons du savon calcaire et que nous le chauffions avec de l'acide sulfurique, il se forme un sulfate de chaux, ou plâtre, qui se solidifie, et l'acide stéarique coule libre à une température modérée. On le presse pour le dépouiller de l'oléine ou de la margarine dont il garde des traces. Il ne reste plus alors qu'à le couler dans des moules autour de mèches tressées et légèrement imbibées d'acide borique.

Au point de vue *physique*, toute masse de corps gras est un agrégat de petits corpuscules enveloppés d'une gaine albuminoïde. Cette gaine une fois digérée par l'estomac, le corpuscule graisseux peut être émulsionné ou divisé en fragments plus petits encore. Afin de faire *prendre* le beurre, les ménagères battent la crème pour briser la coque qui isole les corpuscules.

*Variétés.* — Suivant leur degré de consistance, les corps gras sont répartis en trois groupes : 1° les huiles, qui sont liquides à la température ordinaire ; 2° les graisses, qui sont molles à la température ordinaire et fondent vers 45° ; 3° les cires, qui sont dures et cassantes à la température ordinaire, se ramollissent vers 40° et fondent à 66° environ.

---

1. Pour en faire l'analyse, on part du carbure saturé appelé *propane*, $C^3H^8$. Si on remplace trois hydrogènes par trois oxhydriles, on obtient l'alcool triatomique appelé *glycérine*, $C^3H^5(OH)^3$. Le radical de glycérine propre à entrer dans les sels est $C^3H^5$. — Par ailleurs, on a les trois acides gras : $C^{18}H^{33}O^2H$, acide oléique ; $C^{16}H^{31}O^2H$, acide margarique ; $C^{18}H^{35}O^2H$, acide stéarique. — Qu'on remplace les trois oxhydriles de la glycérine par trois radicaux halogènes des acides, et on aura les trois corps gras : $C^3H^5(C^{18}H^{33}O^2)^3$, oléine ; $C^3H^5(C^{16}H^{31}O^2)^3$, margarine ; $C^3H^5(C^{18}H^{35}O^2)^3$, stéarine

Les *huiles* proviennent surtout du règne végétal : olive, colza, amandes, noix, lin, navette, etc. Quelques huiles cependant sont fournies par le règne animal : baleines, marsouins, cachalots, plusieurs espèces de poissons, comme la morue.

Les *graisses* proviennent surtout des animaux : le *suif* est la graisse des herbivores, le *saindoux* est la graisse du porc ; la *beurre* est en suspension dans le lait des mammifères. Certains végétaux, comme le coco, le cacao, fournissent un beurre très apprécié.

La *cire* la plus connue est celle des abeilles. On en trouve aussi comme produit de sécrétion sur certaines plantes, comme les palmiers.

**2° Les matières féculentes.** — Les *matières féculentes*, dont la fécule de pomme de terre est le type, sont des composés ternaires de carbone, d'oxygène et d'hydrogène. L'oxygène et l'hydrogène y gardent toujours la proportion nécessaire pour la formation de l'eau, $H_2O$.

On peut les ramener à trois groupes : 1° les *glucoses*, $C^6H^{12}O^6$, très répandues dans les fruits et transformées en alcool par l'action des levures ; 2° les *sucres* proprement dits ou saccharoses, $(C^6H^{11}O^5)^2O$, formés par deux molécules de glycose auxquelles on a enlevé une molécule d'eau ; 3° les substances répondant à la formule $(C^6H^{10}O^5)n$, et comprenant la cellulose, la fécule ou amidon, la dextrine [1].

---

1. Voici comment les matières féculentes se rattachent à la chimie organique. — On part du carbure saturé nommé *hexane*, $C^6H^{14}$, ou :

$$CH^3 — CH^2 — CH^2 — CH^2 — CH^2 — CH^3.$$

On le transforme en un alcool hexatomique nommé *mannite*, $C^6H^8(OH)^6$, ou : $CH^2.OH — CH.OH — CH.OH — CH.OH — CH.OH — CH^2.OH.$

On transforme la première molécule en aldéhyde, pendant que les autres gardent la fonction alcool, et on a alors la formule des glucoses, $C^6H^{12}O^6$, ou : $COH — CH.OH — CH.OH — CH.OH — CH.OH — CH^2.OH.$

Pour avoir les sucres, on enlève une molécule d'eau à deux molécules de glucose :

$$\begin{matrix} C^6H^{11}O^5.OH \\ C^6H^{11}O^5.OH \end{matrix} = \begin{pmatrix} C^6H^{11}O^5 \\ C^6H^{11}O^5 \end{pmatrix} O + HOH$$

Pour avoir une molécule d'amidon, on enlève une molécule d'eau, HOH, à une molécule de glucose : $C^6H^{12}O^6 = C^6H^{10}O^5 + HOH.$

Les féculents abondent dans le règne végétal : la fécule de la pomme de terre, l'amidon du froment, la cellulose du bois et papier, les glycoses des fruits mûrs, les sucres des fruits et de la betterave, etc... — Quoique en moindre quantité, on en rencontre aussi dans l'organisme animal : le foie est un réservoir de glycogène; le sang contient toujours un peu de sucre; certains animaux, comme les Tuniciers, s'enveloppent d'une tunique de cellulose.

Il ne faut point confondre les matières féculentes avec la substance vivante, car elles ne sont que des produits élaborés par l'organisme. Les plantes fabriquent des féculents aux dépens du monde minéral; les animaux, sans être absolument dépourvus de ce pouvoir, les empruntent plutôt au monde végétal.

3° **Les substances albuminoïdes.** — Les *substances albuminoïdes* entrent dans la constitution de la matière vivante. Elles sont quaternaires : l'azote y est combiné avec les trois éléments ordinaires, carbone, hydrogène et oxygène. Leur composition les rapproche de l'albumine du blanc d'œuf : c'est cette analogie même qu'exprime leur nom. Jusqu'ici, aucun chimiste n'a pu en faire la synthèse, et elles paraissent être la propriété exclusive de la vie. Il ne faut pas les confondre cependant avec certains produits, comme l'urée, l'acide urique, etc., qui contiennent aussi de l'azote, mais qui ne sont en réalité que les cendres du foyer organique.

Sous ce nom générique d'albuminoïdes se groupent trois sortes de substances, d'ailleurs très voisines par leur composition : l'albumine, la fibrine et la caséine.

L'*albumine*, semblable au blanc de l'œuf, forme 75 millièmes de notre sang et de notre lymphe. Elle est incolore et légèrement visqueuse. De digestion très facile dans son état naturel, elle *pèse* sur l'estomac lorsqu'elle a été durcie par la cuisson : aussi les œufs durs sont-ils indigestes.

La *fibrine*, ainsi nommée à cause des fibres musculaires de la chair animale, est en petite quantité dans le sang, mais très abondante dans les tissus. Elle se durcit sous l'action des acides, ce qui amène la rigidité des membres, soit dans les temps de fatigue, soit après la mort. Elle se coagule, dès que le sang est tiré des vaisseaux.

La *caséine*, comme le mot l'indique, constitue les fromages. Répandue dans le lait, à l'état de dissolution, elle se coagule sous l'action des acides et donne une poussière blanche. Lorsque le lait est exposé à l'air, un germe, le ferment lactique, se développe dans sa masse liquide, et transforme le sucre en acide lactique. Cet acide précipite la caséine en flocons blancs, et ce *caillé* pressé devient le fromage. D'autres germes se développent à leur tour dans la caséine, et produisent les divers aromes qui distinguent les fromages en espèces diverses.

Les végétaux contiennent peu d'albuminoïdes. Dans les tiges et les feuilles, le protoplasme est très restreint, et la cellulose constitue presque toute la masse. Quelques plantes possèdent une assez ample provision d'albuminoïdes dans leurs graines, particulièrement les céréales et les légumineuses. Du grain de froment on extrait le *gluten*, substance très azotée, que les médecins recommandent aux diabétiques ; les haricots sont de même une nourriture très fortifiante, à cause de la *légumine* qu'ils contiennent ; les Chinois isolent cette légumine et la pressent en fromages.

La plus grande partie de la matière animale est albuminoïde, les produits ternaires, comme la graisse et les féculents, étant beaucoup moins développés.

Comme nos aliments sont empruntés au Règne végétal et au Règne animal, le régime à suivre dépend nécessairement de leur composition. Pour se nourrir de végétaux, il faut absorber un volume considérable, comme on le remarque chez les herbivores : la cellulose, en effet, ne peut être digérée. Au contraire, les carnivores s'entretiennent avec un petit volume de chair animale, parce que toute la nourriture est susceptible d'être digérée et assimilée.

II. Protoplasme. — Le *protoplasme*, base commune de toute substance vivante, pourrait être défini : *Une sub-*

*stance albuminoïde dans laquelle se trouve le mouvement vital.*

*Propriétés physiques.* — Au point de vue physique, le protoplasme est une substance semi-fluide, visqueuse, transparente, dont les mailles entourent des gouttelettes liquides où sont suspendues de fines granulations.

*Propriétés chimiques.* — Au point de vue chimique, le protoplasme est un mélange de divers principes albuminoïdes, que les acides, l'alcool et la chaleur font coaguler. La constitution chimique du protoplasme n'est point susceptible d'être exprimée par une formule, soit parce qu'elle est extrêmement variable, soit parce qu'il s'agit d'un mélange et non d'une masse homogène.

*Propriétés vitales.* — Étudié dans l'Amibe (fig. 1), qui consiste en une simple gouttelette protoplasmique, le protoplasme manifeste deux propriétés essentielles : la *nutrition* et la *contractilité.*

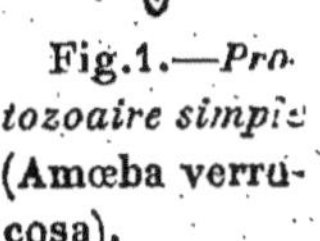

Fig. 1.—*Protozoaire simple* (Amœba verrucosa).

Masse protoplasmique sans enveloppe : des prolongements, ou pseudopodes, partent de la périphérie.

La *nutrition* consiste dans l'échange de substance entre un corps organique et le milieu qui l'entoure. C'est un double courant en vertu duquel les éléments nutritifs pénètrent dans le protoplasme et les éléments désassimilés sont rendus au dehors. Toute cessation absolue de ce mouvement produit la mort.

La *contractilité* est la faculté de se raccourcir sous l'influence d'un excitant naturel ou artificiel. Tous les êtres animés ont ainsi la propriété de produire du mouvement, puisque tous sont formés de protoplasme contractile : chez les végétaux, les mouvements sont rares et difficiles, à cause de la cellulose qui emprisonne la substance vivante; chez les animaux, les contractions sont plus fréquentes, parce que le protoplasme est libre. Nous avons déjà dit que ces mouvements sont purement organiques ou automatiques chez les végétaux, tandis que, chez les animaux, qui sont des êtres doués de connaissance, ils sont autonomiques et en quelque façon volontaires

*Conditions de la vie.* — Le protoplasme ne vit que dans un milieu approprié à ses exigences. Ce milieu doit contenir de l'eau, de l'oxygène, de la chaleur. — Si l'*eau* manque, la vie est immédiatement suspendue ou latente, comme dans les graines sèches et les anguillules de blé niellé; la privation prolongée de l'eau amène la mort. — L'*oxygène* est tellement nécessaire que l'être vivant meurt dès qu'il en manque tout à fait. — Pour la *chaleur*, tout être vivant a une température *optima* où il prospère, une température *minima* et une température *maxima* formant des limites extrêmes qu'il ne doit jamais dépasser.

*Cause de la vie.* — La cause de la vie échappe aux recherches expérimentales du physicien et du chimiste. Sous les phénomènes physiques et mécaniques qui manifestent la vie se cache une activité que Claude Bernard appelait *force directrice*. Quoique nous ignorions la nature intime de ce principe vital, la nécessité de son existence n'en doit pas être moins reconnue.

# CHAPITRE III

## CELLULES ET TISSUS
### ou
### CONSTITUTION ANATOMIQUE DE L'ÊTRE VIVANT

§ 1er. *La cellule* : I. Constitution de la cellule : protoplasme, noyau, enveloppe. — II. Nutrition de la cellule. — III. Multiplication de la cellule. — IV. Différenciation.

§ 2. *Les tissus* : I. Tissus liquides. — II. Tissus celluleux : épithélial glandulaire. — III. Tissus de la substance conjonctive : conjonctif, adipeux fibreux, séreux, tendineux, élastique, cartilagineux, osseux. — IV. Tissus à cellules métamorphosées : musculaire, nerveux.

Si on prend un petit fragment de chair animale, qu'on l'étende sur une plaque de verre sous l'objectif d'un fort microscope, on reconnaît qu'il se compose d'une multitude de parties distinctes les unes des autres. Tantôt ces portions de substance organique sont de même dimension dans tous les sens, tantôt elles sont allongées en filaments.

Ces unités dernières, au nombre de plusieurs millions dans un seul membre, sont appelées *cellules, globules, organites, éléments anatomiques*, etc...; par leur agencement, elles forment les *tissus*.

### § 1er. — LA CELLULE

I. **Constitution de la cellule.** — La cellule, élément fondamental de tout être vivant, comprend trois parties : le protoplasme, le noyau, la membrane enveloppante.

Le **Protoplasme**, de nature albuminoïde, est la partie essentielle, vivante, de la cellule. Toute cellule est morte du moment où le protoplasme y fait défaut.

La masse protoplasmique ne remplit pas toute la cellule : elle forme un réseau vivant, plus condensé sur les bords, moins serré vers le centre. Là est le siège des actions nutritives et contractiles qui caractérisent le protoplasme. — Entre les mailles du réseau se trouve un liquide très fluide, contenant des granulations et des produits divers, comme des gouttelettes de graisse, des grains d'amidon, etc... Ces éléments sont destinés à l'entretien de la cellule ou résultent de la désassimilation. Ainsi chaque cellule est en raccourci un petit être vivant.

Le **Noyau** est originaire du protoplasme, et il y occupe une position quelconque. Dans les êtres inférieurs, comme les infusoires ciliés, une cellule a parfois plusieurs noyaux : dans les êtres supérieurs, chaque cellule n'a qu'un seul noyau. Le noyau est nécessaire aux fonctions vitales de la cellule. Si l'on coupe un infusoire de manière à laisser le noyau intact dans une des parties, cette partie prospère et se multiplie, l'autre dépérit peu à peu et est incapable de se multiplier.

Le noyau se compose d'une enveloppe, d'un liquide clair ou *suc nucléaire* qui s'y trouve emprisonné, d'un réseau formé par un filament contourné et dont la substance est nommée *nucléine*, enfin de petits corps ou *nucléoles*, qui paraissent être des matériaux de nutrition. Au dehors, appliquées sur le noyau, sont deux petites *sphères directrices*, dont la division s'effectue en même temps que celle du noyau.

L'**Enveloppe** cellulaire est simple chez les animaux; elle consiste en un épaississement du protoplasme sur les bords. Elle est double chez les végétaux : en outre de l'enveloppe albuminoïde, la cellule végétale est entourée d'une gaine de cellulose. Tandis que la première est souple, la seconde a une certaine rigidité. (Voir *fig*. 2.)

**II. Nutrition de la cellule.** — Toutes les cellules organiques présentent les divers phénomènes vitaux : elles naissent, elles se nourrissent, elles se multiplient, elles se différencient, elles meurent.

La nutrition s'opère d'une façon uniforme dans toutes les cellules ; elle consiste dans un échange de matériaux entre l'élément anatomique et le milieu qui l'entoure. Un être monocellulaire puise directement sa nourriture dans le milieu extérieur ; chez les êtres pluricellulaires, la plupart des cellules sont à une place fixe, mais elles sont plongées dans un milieu intérieur liquide qui se renouvelle par un mouvement constant (sang et lymphe des animaux, sève des plantes).

Une cellule croît, reste stationnaire ou dépérit, suivant que l'assimilation dont elle est le théâtre est supérieure, égale ou inférieure à la désassimilation. Quant au travail intime opéré dans le protoplasme, il est difficile à déterminer. L'assimilation, qui transforme les matériaux albuminoïdes en substance organisée, paraît être une *réduction :* la désassimilation paraît être un phénomène d'*oxydation* ou combustion.

**III. Multiplication de la cellule.** — La cellule abondamment nourrie se segmente lorsqu'elle a atteint son maximum de développement. Toute multiplication consiste en une division.

Cette division peut être directe ou indirecte.

Dans la division *directe,* la cellule mère se partage lentement par un étranglement. Si les deux parties sont égales, on a le phénomène de scissiparité ; si les deux parties sont inégales, le phénomène est dit bourgeonnement.

La division indirecte ou *karyokinèse* comprend plusieurs phénomènes (*fig.* 2). — Les sphères directrices, d'abord accolées sur le noyau, se séparent et se placent aux extrémités d'un même diamètre. — La membrane du noyau disparaît ; le filament nucléaire se déroule et se divise en un certain nombre de fragments. En même temps, le protoplasme se dispose en forme de fuseau, dont les filaments délicats sont dirigés vers les sphères directrices. Les anses ou fragments nucléaires se rassemblent dans le plan équatorial du noyau, puis se divisent chacune en deux parts dans le sens longitudinal, pendant que les sphères directrices elles-mêmes se dédoublent. — Chaque anse nucléaire ayant donné deux anses, l'une se dirige vers l'un des pôles du noyau, et l'autre va au pôle opposé. Au moment où les anses sont groupées à chaque pôle, elles se soudent bout à bout et constituent de part et d'autre un nouveau noyau. — Dès que les deux noyaux sont formés, les filaments en fuseau disparaissent; une membrane azotée se développe au milieu de la cellule primitive : deux cellules

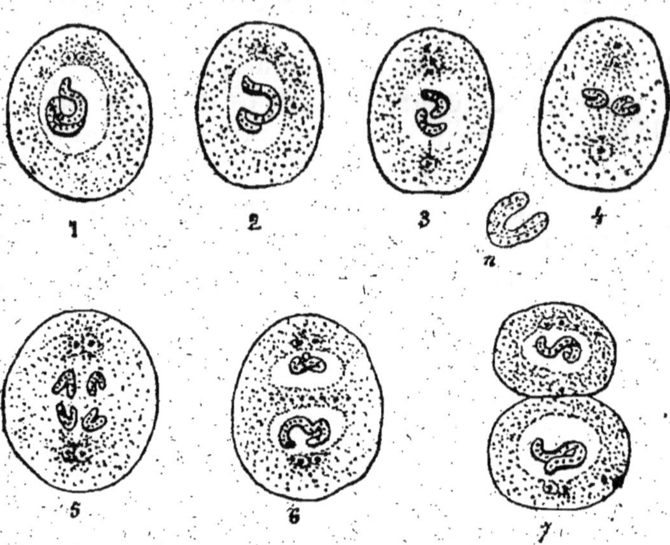

Fig. 2. — *Division indirecte ou Karyokinèse.*

1. Cellule avec noyau et filament nucléaire. — 2. Les sphères directrices se séparent et le filament se déroule. — 3. Les sphères directrices sont opposées, le fuseau se forme, le filament se segmente. — 4. Les anses nucléaires (n) sont orientées suivant une plaque nucléaire équatoriale. — 5. Les anses divisées se portent vers les pôles opposés. — 6. Soudure des anses à chaque pôle. — 7. Les deux nouvelles cellules se séparent.

distinctes et bientôt séparées tiennent la place de la première.

**IV. Différenciation cellulaire.** — On distingue des êtres monocellulaires et des êtres pluricellulaires. Dans les premiers, chaque cellule constitue un individu et exerce, à elle seule, toutes les fonctions de la vie. Dans les seconds, le travail vital est partagé entre les cellules, les unes étant appliquées à la nutrition, les autres au mouvement, les autres à la reproduction.

Comme toutes les cellules d'un être vivant, proviennent d'une cellule unique, l'œuf ou la spore, elles ont besoin de subir une *différenciation*, afin de devenir aptes à remplir le rôle particulier qui leur est dévolu.

La différenciation cellulaire s'entend de deux façons principales. Tantôt elle signifie que des cellules d'une nouvelle espèce sont engendrées par d'autres qui ne leur ressemblent pas : par exemple, dans le développement graduel d'un germe vers l'état adulte, la production de la première cellule nerveuse ou de la première fibre musculaire est une différenciation. Tantôt la différenciation est un simple changement de forme : certaines cellules s'allongent en fibres, comme dans les muscles; d'autres s'aplatissent et augmentent de densité, comme celles des ongles et de l'épiderme; d'autres se fusionnent pour former des membranes ou se mettent bout à bout pour former des canaux, etc...

## § 2. — LES TISSUS

Dans les êtres pluricellulaires, les cellules différenciées ne sont pas éparses, mais groupées en *tissus*.

Avec la plupart des micrographes, nous distinguerons quatre sortes de tissus : 1° les tissus *liquides*, où les cellules libres flottent dans un liquide en circulation ; 2° les tissus *celluleux*, où les cellules sont soudées les unes aux autres par une substance intermédiaire peu abondante ; 3° les tissus *conjonctifs*, où les cellules sont séparées par une plus grande quantité de matière intermédiaire; 4° les tissus à cellules *métamorphosées*, musculaire et nerveux, où les cellules, profondément modifiées, sont à peine reconnaissables.

I. **Tissus liquides.** — Les tissus liquides, dans l'homme, sont le sang et la lymphe. On y distingue deux parties : les globules et le plasma. Les globules sont les éléments anatomiques, le plasma est la substance intercellulaire. Dans le sang, le plasma porte des globules rouges et des globules blancs; dans la lymphe, le plasma ne porte que des globules blancs.

**II. Tissus celluleux.** — Le tissu *épithélial* et le tissu *glandulaire* sont les deux principales espèces où les cellules sont nombreuses, peu modifiées, et peu isolées les unes des autres.

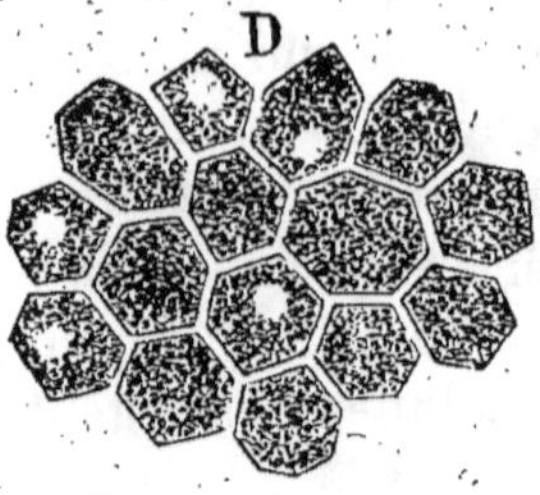

Le tissu **épithélial** sert surtout de revêtement, et il est disposé en couches plus ou moins régulières de cellules limitant des surfaces. Il constitue l'épiderme, les parois in-

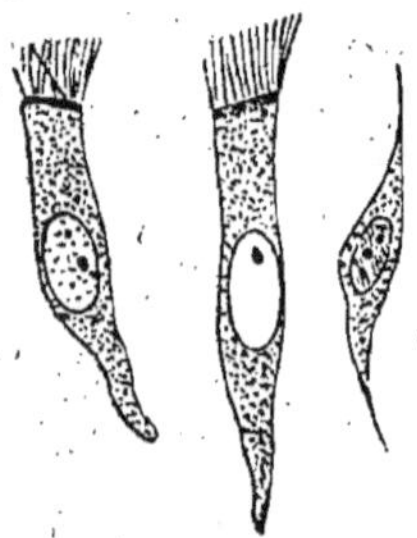

Fig. 3. — *Cellules polyé-driques de tissu épithélial pavimenteux.*

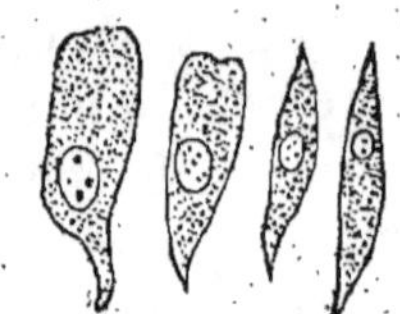

Fig. 4. — *Cellules épithéliales cylindriques.*

ternes du tube digestif et du tube respiratoire, il tapisse tous les vaisseaux sanguins.

L'élément épithélial reste toujours à l'état de globule, car il ne subit que de légères modifications. Tantôt il est aplati, comme sur l'épiderme; tantôt il devient polyédrique (*fig.* 3) et pavi-menteux, comme dans la bouche; tantôt il est cylindrique (*fig.* 4), comme dans le tube digestif; tantôt il est vibratile (*fig.* 5) et armé de cils toujours en mouvement, comme dans les voies res-piratoires. — Il est dit *simple* ou *stratifié* (*fig.* 6), suivant qu'il forme une ou plusieurs couches.

Fig. 5. — *Cellules épithéliales vibratiles.*

Son rôle est d'une grande im-portance. Seulement passif à la surface de la peau qu'il protège, il est très actif à la surface in-terne des organes. Dans les in-testins, il absorbe les aliments digérés; dans les poumons, il

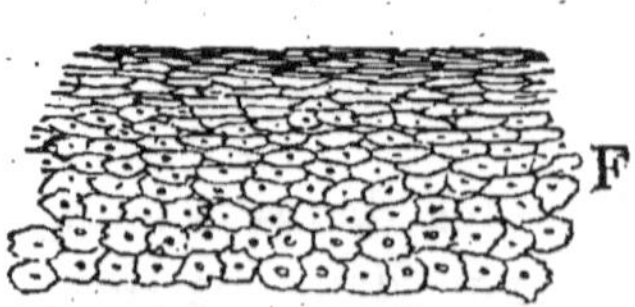

Fig. 6. — *Tissu épithélial stratifié.*

préside aux échanges de gaz entre l'air et le sang; dans

les bronches et la trachée-artère, ses cils vibratiles chassent sans cesse vers le dehors les poussières et les mucosités encombrantes ; dans les vaisseaux sanguins, il transforme, disait Claude Bernard, l'albumine en fibrine pour les besoins de la nutrition cellulaire

Le tissu **glandulaire** est destiné à la fonction indispensable des sécrétions. Les cellules, de même nature que celles de l'épithélium, y sont très développées et très actives. En rapport intime avec l'appareil circulatoire, elles tirent du sang divers produits, dont les uns seront utilisés par l'organisme et les autres rejetés au dehors ( *fig.* 7 ).

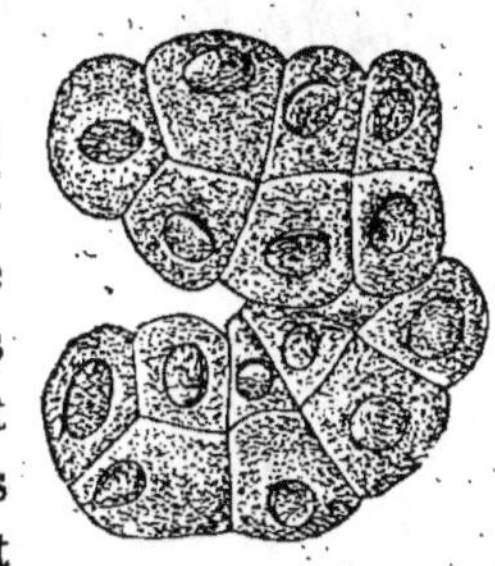

Fig. 7. — *Cellules de tissu glandulaire.*

Les glandes sont *simples* ou *composées*. Les premières sont en forme de petits tubes dont la surface interne est revêtue de cellules actives : elles sont très nombreuses sur tout l'appareil digestif. Les secondes ont des rameaux multiples, et elles présentent souvent l'aspect de grappes de raisin : les glandes salivaires, le foie, le pancréas sont des amas considérables de cellules épithéliales.

III. **Tissus de la substance conjonctive.** — Ces tissus n'ont qu'un rôle passif à remplir. Ils portent les autres tissus, les unissent, les enveloppent et les protègent. Pour être moins nobles, ils n'en sont pas moins nécessaires.

Tous ont pour base la cellule dite conjonctive, composée, comme tout élément, de protoplasme vivant. La matière interstitielle, parfois très développée, est le produit de cette cellule. Nous ne ferons qu'énumérer et caractériser chacune des espèces étudiées par les auteurs d'anatomie.

Le tissu **conjonctif** est une substance blanchâtre, composée de cellules distribuées en un réseau à mailles très lâches : il unit entre eux les organes, comme les muscles et la peau ; répandu à profusion dans l'organisme, il forme à toutes les parties une sorte de ciment qui les lie. Sous le derme, il constitue cette couche aréolaire dans laquelle soufflent les bouchers pour enlever la peau des animaux (*fig.* 8).

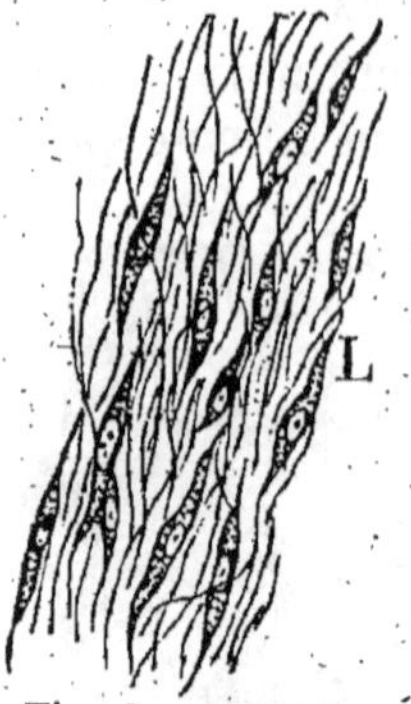


Fig. 8. — *Tissu conjonctif.*

On remarque des cellules allongées au milieu de fibrilles élastiques.

Lorsque les cellules conjonctives se remplissent de corpuscules graisseux, elles forment le tissu **adipeux**. Ce tissu se développe autour des reins en masses considérables, autour de la base du cœur, sous la peau, et spécialement dans la région de l'abdomen.

Le tissu **fibreux**, qu'il ne faut pas confondre avec le tissu musculaire, ne diffère du tissu conjonctif que par les apparences. Il consiste en cellules et en filaments étirés formant des cordes très résistantes. Dépourvu d'élasticité et de contractilité, il sert surtout d'enveloppe et de lien aux organes, par les aponévroses et les ligaments.

On nomme tissu **séreux**, ou simplement *séreuses*, les membranes qui tapissent les cavités closes, comme le péritoine,

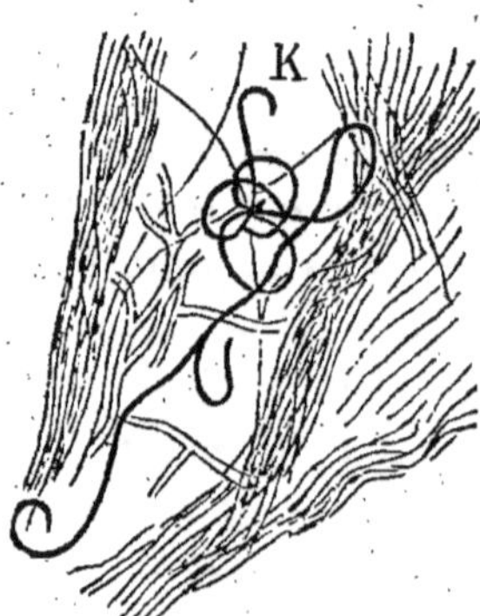


Fig. 9. — *Fibres de tissu élastique.*

la plèvre, le péricarde, les poches synoviales, la méninge moyenne ou arachnoïde. Leurs éléments sont des formes condensées du tissu conjonctif : chaque séreuse est composée d'un derme et d'un épithélium à la surface. Elles ont pour caractère commun de présenter une surface lisse, polie, humectée d'un liquide filant destiné à faciliter le glissement de quelque organe.

Le tissu **tendineux**, d'un blanc nacré, est formé du tissu conjonctif qui sert de gaine à chaque fibre du tissu musculaire. Les tendons servent à fixer les muscles sur les os et se montrent sous la forme de cordons plus ou moins arrondis.

Le tissu **élastique** (*fig.* 9), qui doit son nom à ce qu'il se laisse allonger et revient ensuite à sa forme primitive, comme une lame de caoutchouc, dérive des cellules conjonctives qui en ont sécrété la matière. Il constitue plusieurs organes, comme les ligaments jaunes des vertèbres, la tunique moyenne des artères, et il entre pour une bonne part dans la formation de la peau humaine.

Le tissu **cartilagineux**, dont les masses élastiques et les surfaces polies permettent aux os de s'articuler et de se mouvoir sans se blesser, est une nouvelle application de la forme conjonctive. Des cellules vivantes, tantôt arrondies, tantôt anguleuses ou aplaties, sécrètent une membrane enveloppante, dite *capsule*, qui donne au tissu sa consistance caractéristique (*fig.* 10).

Entre les capsules se déposent diverses substances dont la nature détermine l'espèce du cartilage : suivant que cette matière fondamentale interstitielle est homogène et transparente, ou fibreuse, ou élastique, le cartilage est dit *hyalin*, *fibreux* ou *élastique*.

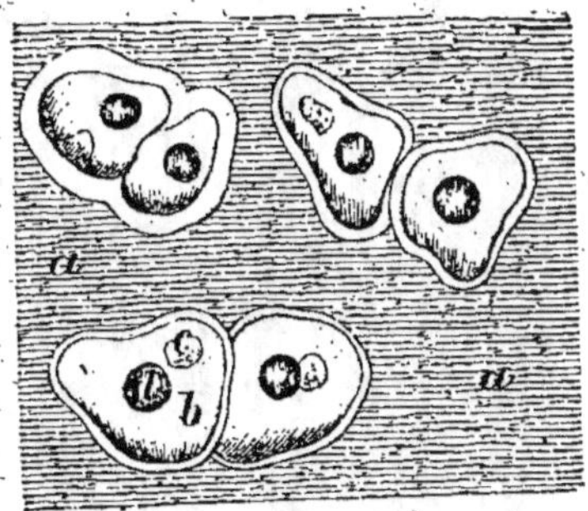

Fig. 10. — *Coupe de cartilage hyalin.*

*a*, substance fondamentale. — *b*, cellule cartilagineuse. — *c*, noyau de la cellule. — *d*, goutte de graisse dans la cellule. Une capsule entoure chaque cellule.

Il peut arriver que les cartilages s'incrustent de calcaire et deviennent durs et cassants comme les os. Les os, de leur côté, dans le premier stade de leur formation, sont mous comme des cartilages. Ne confondons pas cependant cet état primitif avec l'état cartilagineux, car la cellule osseuse et la cellule cartilagineuse sont nettement différentes dans leur production normale.

Le tissu **osseux** (*fig.* 11) appartient au genre conjonctif, tant par son rôle de soutien dans l'organisme des Vertébrés, que par son mode de formation. Des cellules conjonctives, abondamment nourries par des vaisseaux sanguins, ont sécrété une matière pierreuse composée de carbonate et de phosphate de chaux. L'osséine, ou partie molle de l'os, est formée des restes des cellules, et la partie dure, ou sels de chaux, est le produit des éléments cellulaires.

Pour examiner le tissu osseux, on coupe transversalement un os du bras, par exemple; on en détache une lame mince et transparente qu'on applique sur une plaque de verre sous l'objectif d'un microscope (*fig.* 12). Cette lame représente un anneau dont le centre évidé était rempli par

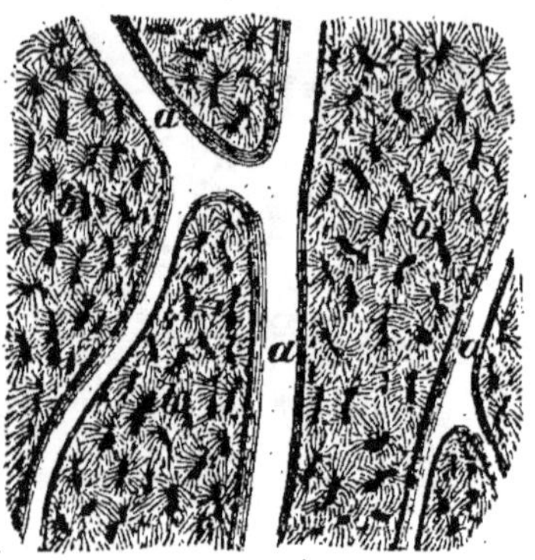

Fig. 11. — *Tissu osseux.*

Coupe longitudinale d'un fragment d'os. — *a*, canaux de Havers. — *b*, ostéoplastes ou corpuscules osseux.

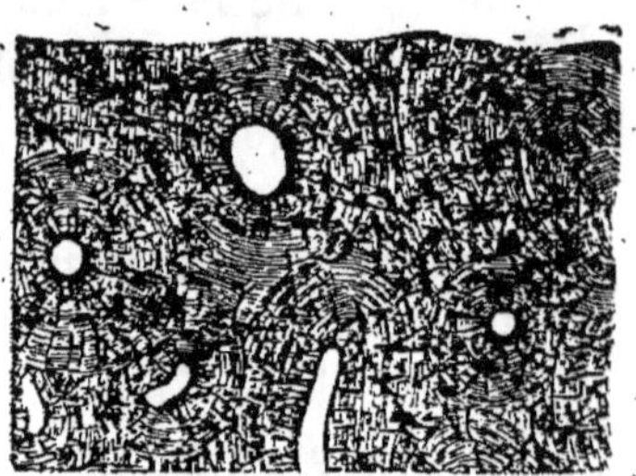

Fig. 12. — *Tissu osseux.*

Coupe transversale d'un fragment d'os. Autour des canaux de Havers, la substance osseuse est disposée en lamelles concentriques. Les taches noires, très ramifiées, sont les corpuscules osseux.

la moelle de l'os. De fines lamelles concentriques limitent le bord interne et le bord externe de l'anneau. Entre ces lamelles, la substance osseuse apparaît condensée en rondelles emboîtées autour de petits trous. Ces conduits creusés dans l'os, dits *canaux de Havers*, sont la trace des vaisseaux sanguins chargés de nourrir les cellules osseuses. Dans une coupe longitudinale, ils auraient l'aspect de ramifications parties d'un tronc commun.

On distingue aisément, au milieu de ces lamelles, des points sombres étendant en tous sens de fins prolongements (*fig.* 13). Ce sont les *ostéoplastes* ou corpuscules osseux, petites masses protoplasmiques douées d'abord d'une grande activité sécrétoire, puis aplaties et réduites à l'inaction sous la pression de la matière pierreuse dont elles se sont incrustées.

Ces éléments formateurs de l'os se sont détachés d'une membrane d'enveloppe, nommée *périoste*, qui est essentielle au renouvellement du tissu osseux : tandis que l'os se résorbe sans cesse par le dedans, le périoste produit constamment de nouvelles cellules qui le régénèrent par le dehors.

**IV. Tissus à cellules métamorphosées.** — Dans ces tissus, toute la masse est un protoplasme actif et vivant qui exerce les fonctions les plus élevées de l'organisme, comme le mouvement et la sensibilité. On en distingue deux : le tissu *musculaire* et le tissu *nerveux*.

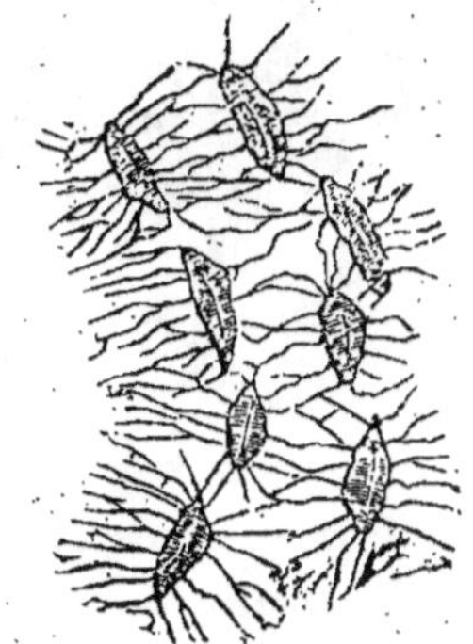

Fig. 13. — *Ostéoplastes, ou corpuscules osseux.*

Ces cellules, très ramifiées, se sont détachées du périoste et ont sécrété la matière pierreuse de l'os.

1° L'élément **musculaire** est une masse très effilée de protoplasme. On y remarque le mouvement nutritif, signe de la vie : s'il consomme des albuminoïdes pour se réparer, il brûle beaucoup de sucre et de graisse pour entretenir sa chaleur et fournir du travail. — Il est *élastique*, ce qui veut dire qu'il s'allonge sous la traction, et qu'il reprend sa dimension normale dès qu'il est libre. — La *contractilité* est sa propriété caractéristique : le rapprochement des extrémités de la fibre musculaire est la cause immédiate de tous les mouvements. L'excitation nerveuse est l'agent naturel de la contraction; mais le muscle se contracte aussi sous l'action du courant électrique.

On distingue deux sortes de fibres musculaires : la fibre *striée* et la fibre *lisse*.

La fibre *striée*, longue comme le muscle dont elle fait partie (*fig. 14*), est divisée en minces filets dans le sens de la longueur, et en petits disques superposés dans le sens transversal. Cette disposition favorise la prompte

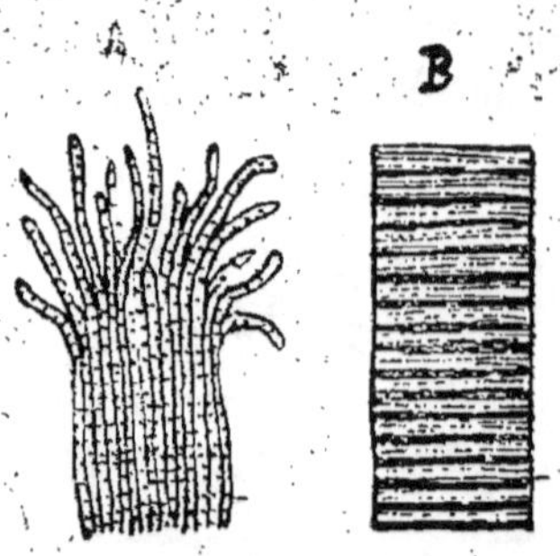

**Fig. 14.**

*Fibres musculaires striées.*

A, faisceau élémentaire divisé longitudinalement en plusieurs fibrilles. — B, C, faisceau élémentaire, d'abord contracté, puis relâché, montrant la striation transversale : des disques clairs alternent avec des disques foncés.

contraction de la fibre tout entière, dès que l'influx nerveux arrive.

Chaque fibre est enveloppée de *sarcolemme* de tissu conjonctif ; ces gaines se prolongent au delà des fibres et forment les cordons blancs ou *tendons*, par lesquels le muscle s'attache aux os et leur transmet le mouvement.

La fibre *lisse* (*fig.* 15), longue de quelques millimètres seulement, est faite tout d'une pièce. Faible et lente dans ses contractions, elle ne pourrait servir aux efforts rapides et vigoureux de la vie de relation. Aussi est-elle spécialement affectée aux organes de nutrition, dont elle constitue les muscles : intestins, vaisseaux sanguins et lymphatiques.

Les muscles du cœur humain sont formés de fibres qui tiennent le milieu entre les fibres lisses et les fibres nettement striées. Dans chaque cellule, en effet, le protoplasme présente des stries transversales et longitudinales sur toute son étendue, sans avoir néanmoins cette superposition bien accusée de disques clairs et de disques obscurs qu'on remarque dans les fibres striées.

La fibre musculaire striée paraît résulter de la fusion de plusieurs cellules, car on y remarque plusieurs noyaux. Une

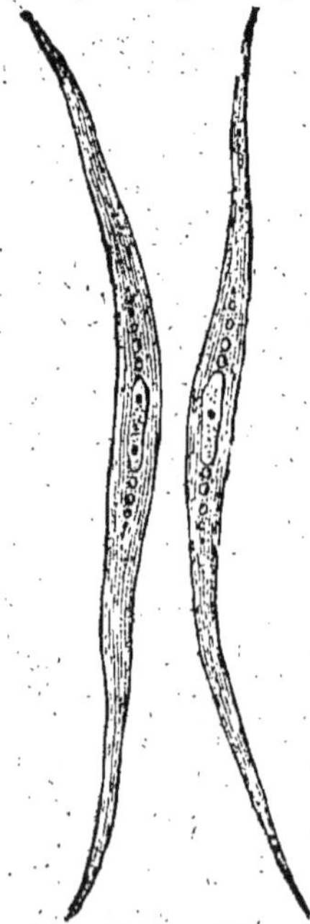

Fig. 15. — *Fibres musculaires lisses (très grossies).*

fibre lisse peut aussi se composer de plusieurs cellules soudées bout à bout.

Il n'existe pas une différence très profonde entre les fibres lisses et les fibres striées. En effet, la fibre lisse de l'intestin humain, traitée par l'alcool, montre des stries longitudinales. Sur les bords des fibres cardiaques de la Grenouille, on remarque des stries transversales. Chez l'Homme, les fibres du cœur, à cellules soudées et non fusionnées, sont striées dans les deux sens. Dans la fibre striée proprement dite, les cellules sont fusionnées et les

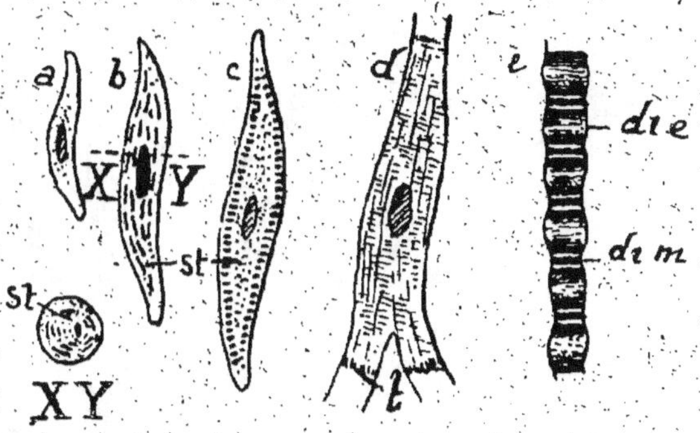

Fig. 16. — *Divers états de la fibre musculaire.*

(Schéma, d'après M. Aubert). — *a*, cellule contractile de l'intestin de l'homme. — *b*, la même fibre traitée par l'alcool et montrant des stries longitudinales *st*, visibles dans la coupe XY. — *c*, fibre du cœur de la grenouille, striée transversalement. — *d*, fibre du cœur de l'homme, avec deux sortes de stries. — *e*, fibre striée de l'homme, avec succession de disques clairs *di. e*, et de disques obscurs *di. m*.

stries nettement accusées. Ainsi se trouvent reliées, par d'insensibles transitions, les deux formes extrêmes de l'élément musculaire (*fig.* 16).

Le tissu **nerveux** régit toutes les fonctions de l'organisme. Il forme des *centres nerveux* qui sont reliés par des *nerfs* entre eux et aux diverses parties du corps. Ce tissu présente deux sortes d'éléments anatomiques : les *cellules* et les *filets nerveux*.

Les *cellules*, où le protoplasme abonde autour d'un large noyau, prennent toutes les formes. D'après le nombre de leurs prolongements, elles sont unipolaires, bipolaires ou multipolaires. Granuleux au centre, le protoplasme est fibrillaire à la périphérie. D'après les découvertes récentes, les cellules seraient unies entre elles et avec les nerfs par leurs prolongements en fibrilles.

Les *filets nerveux* sont de deux sortes : les *fibres à myéline* et les *fibres de Remak*, dépourvues de myéline.

Les *fibres à myéline*, les plus nombreuses dans les nerfs

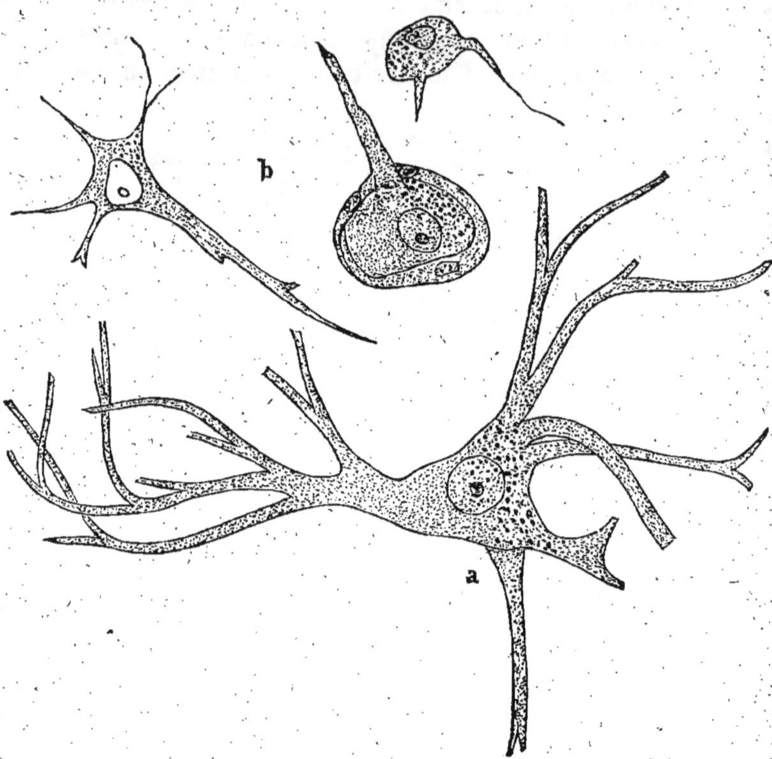

Fig. 17. — *Cellules nerveuses.*

de la vie de relation, sont formées d'un filament central ou *cylindre-axe*, d'une substance graisseuse ou *myéline* qui entoure ce filament d'une enveloppe ou *gaine de Schwann* qui recouvre le tout. Le cylindre-axe est la partie essentielle du nerf. Sur le parcours d'un nerf, on remarque une série d'étranglements où la myéline et la gaine de Schwann paraissent s'interrompre, tandis que le cylindre-axe continue sa route : cela donne aux nerfs l'aspect d'une série longitudinale de petits renflements traversés par le cylindre-axe.

Les *fibres de Remak*, dépourvues de myéline, appar-

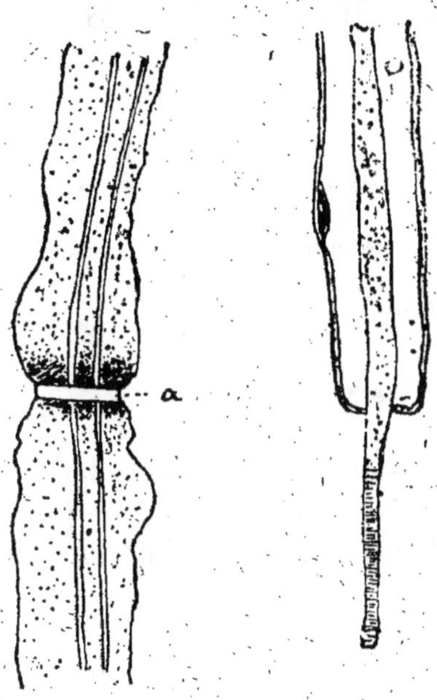

Fig. 18. — *Fibres nerveuses.*

A gauche, le filet nerveux présente, de dehors en dedans : l'enveloppe, ou névrilemme ; la myéline, ou moelle nerveuse ; le cylindre-axe, en forme de tube ; en *a*, une échancrure, trace de la soudure des éléments cellulaires qui ont formé la fibre. — A droite, le filet nerveux n'a point de myéline : le cylindre-axe se prolonge en dehors de l'enveloppe (fibre de Remak).

tiennent surtout au système du grand sympathique. On n'y trouve que le cylindre-axe et la gaine de Schwann avec ses noyaux.

## CHAPITRE IV

## CLASSIFICATION DES ANIMAUX

§ 1er. *Généralités* : Définition. Caractères fondamentaux. Divers degré
d'une classification.

§ 2. *Classification* : I. Protozoaires et Métazoaires. — II. Division de
Métazoaires. — III. Phytozoaires et Artiozoaires. — Séries de développe
ment : Spongiaires, Polypes, Échinodermes, Chitinophores (Arthropode
Némathelminthes), Nephridiés (Lophostomés, Vers, Mollusques, Proto
chordes, Vertébrés).

Tableau du Règne animal.

### § 1er. — GÉNÉRALITÉS

**Définition.** — La *classification* des animaux consiste
distribuer ces êtres dans un même plan général, suivan
leurs ressemblances et leurs différences, de manière à e
faciliter l'étude.

Une classification peut être naturelle ou artificielle. Ell
est *naturelle*, quand elle est fondée sur l'ensemble de
caractères groupés d'après leur importance relative; ell
est *artificielle*, quand elle est fondée sur des caractère
choisis arbitrairement. Ainsi, lorsque Aristote divisait le
animaux en deux groupes : les uns pourvus de sang, le
autres dépourvus de sang, il faisait une classification ar
ficielle. Celle que nous donnerons plus loin peut être di
naturelle.

**Des caractères fondamentaux.** — Pour grouper le
animaux suivant leurs vrais rapports naturels, il faut ten
compte à la fois de leur forme dans l'âge adulte et
l'histoire de leur développement.

La *morphologie* étudie les formes animales de l'âge adult
Elle doit s'attacher d'abord aux caractères les plus impo
tants, ceux que Cuvier appelait *dominateurs*. Or, le cara
tère dominateur par excellence est le système nerveu

dont la présence est presque constante dans le règne animal. Ses quatre principales formes avaient conduit Cuvier à diviser le règne animal en quatre embranchements : les *Vertébrés*, les *Annelés*, les *Mollusques*, les *Rayonnés*. — Il faut ensuite recourir aux caractères secondaires ou *subordonnés*, comme la forme des os, des dents, des ongles, des membres, etc...

Le *développement* des êtres, depuis l'état unicellulaire jusqu'à l'état adulte, permet de déterminer entre les animaux des rapports ou des degrés de parenté que la forme définitive ne permettait pas de reconnaître. Par ce moyen, on classera les animaux dans des cadres rapprochés ou éloignés, suivant que les phases de leur développement présenteront beaucoup ou peu d'analogies. C'est en vertu de cette méthode que les Tuniciers sont classés immédiatement au-dessous des Vertébrés.

D'ailleurs, les deux méthodes ne se contredisent pas : car l'histoire du développement des êtres devient l'explication de la forme définitive qu'ils conservent.

**Des divers degrés d'une classification.** — Une bonne classification applique aux êtres des termes qui se généralisent graduellement. Les termes employés dans une classification zoologique sont : *individu, variété, race, espèce, genre, famille, ordre, classe, embranchement, série.*

L'*individu* est un être distinct, isolé, qu'on ne peut diviser sans le détruire. Un Cheval, une Écrevisse, un Escargot, une Méduse sont des individus.

La *variété* comprend un ou plusieurs individus d'une même famille, qui se distinguent des autres individus de la famille par des caractères exceptionnels. Ainsi le Chat domestique présente plusieurs variétés, suivant la taille ou suivant la couleur.

La *race* est un ensemble d'individus en qui une variété est fixée et se transmet héréditairement. Ainsi, parmi les Hommes, on distingue les Blancs, les Nègres, les Jaunes; parmi les Chiens, on distingue le Lévrier, le Terre-Neuve, le Basset, le Boule-Dogue.

L'*espèce* est un ensemble d'êtres qui se ressemblent anatomiquement et physiologiquement et que l'on suppose issus d'une même souche primitive. En Histoire naturelle, l'espèce est l'unité au-dessous de laquelle on ne descend pas dans les classifications.

Le *genre* est un groupe qui réunit un certain nombre d'espèces ayant des caractères communs. Ainsi le Chat, le Lion, le Tigre, forment le genre *Felis ;* le Chien, le Loup, le Renard forment le genre *Canis.* — Quand on désigne un animal, on lui donne deux noms latins, celui du genre et celui de l'espèce : ainsi le Chien domestique s'appelle *canis familiaris*, le Loup est appelé *canis lupus*, le Renard *canis vulpes.*

La *famille* est un groupe plus étendu où l'on réunit plusieurs genres ayant des caractères communs. Ainsi la famille des *Équidés* comprend les genres Cheval, Ane, Zèbre... La famille des *Digitigrades* comprend, parmi les Carnivores, les genres Chat et Chien qui marchent sur leurs doigts.

L'*ordre* correspond à un groupe naturel de familles. Ainsi les Digitigrades et les Plantigrades forment l'ordre des *Carnivores.*

La *classe* est formée de la réunion de plusieurs ordres ayant entre eux une certaine conformité de structure. Ainsi on dira la classe des *Mammifères*, des *Oiseaux*.....

L'*embranchement* est l'ensemble des classes qui présentent le même plan. Ainsi les cinq classes des Mammifères, des Oiseaux, des Reptiles, des Batraciens, des Poissons, forment l'embranchement des *Vertébrés.*

Au delà des embranchements, nous établirons des divisions plus générales encore, les *séries* et les *degrés d'organisation.* Nous suivrons en cela la méthode adoptée par M. Ed. Perrier dans son grand *Traité de Zoologie.*


## § 2. — CLASSIFICATION

I. **Protozoaires et Métazoaires.** — Le premier trait qui frappe l'esprit dans l'étude des animaux, c'est que les uns sont composés d'une cellule unique ou forment des colonies d'éléments tous semblables, tandis que les autres sont composés d'éléments différenciés. Les premiers ont été appelés *Protozoaires*, les seconds *Métazoaires*.

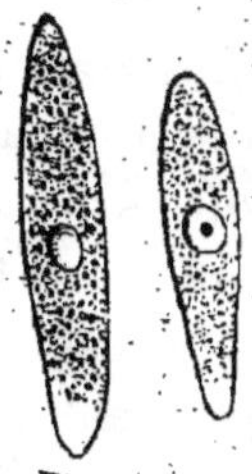

Les **Protozoaires**, ou animaux du plus simple degré d'organisation, ne présentent ni tissus, ni organes, mais seulement des cellules dont les variations constituent autant de groupes distincts. Les Monères (*fig.* 19), les Foraminifères (*fig.* 20), les Infusoires (*fig.* 21) appartiennent à cet embranchement.

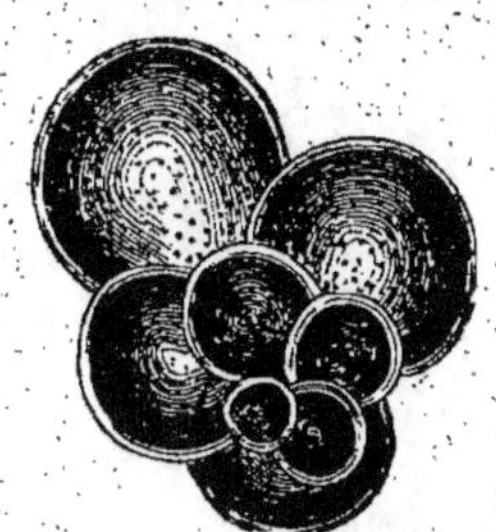

Fig. 20. — *Foraminifère* (Globigerina bulloïdes).

Dans ce Protozoaire, les cellules semblables sont groupées en colonies.

Fig. 19.

*Protozoaire* (Nemertes gesseriensis).

On remarque une enveloppe formée par l'épaississement du protoplasme, un noyau au centre, des granulations dans la masse protoplasmique.

II. **Division des Métazoaires.** — Les *Métazoaires* comprennent tous les animaux à cellules différenciées. Il y a deux façons de les diviser : d'après la disposition de leurs organes, on les sépare en *Phytozoaires* et en *Artiozoaires*; d'après leur mode de développement, on les partage en cinq séries :

Les *Spongiaires*, les *Polypes*, les *Echinodermes*, les *Chitinophores*, les *Néphridiés*.

III. **Phytozoaires et Artiozoaires.** — On nomme **Phytozoaires** ceux que leur aspect extérieur fait ressembler à des plantes, ceux que Cuvier appelait des *zoophytes* ou animaux-plantes. Dans les végétaux, les différentes parties du corps ne se disposent pas régulièrement de chaque côté d'un plan de symétrie, mais se ramifient autour d'un axe avec plus ou moins de régularité. De même chez les Phytozoaires, les parties affectent une forme rayonnée, comme on le voit dans les *Éponges*, les *Madrépores*, le *Corail*, les *Étoiles de mer*, les *Oursins*...

Ce groupe de Phytozoaires embrasse trois séries : les *Spongiaires*, les *Polypes*, les *Echinodermes*.

On nomme **Artiozoaires** les animaux dont les parties se disposent en segments sur une même ligne droite, mais en présentant toujours deux moitiés, l'une droite, l'autre gauche, exactement formées de la même façon. Ces moitiés correspondantes sont ordonnées symétriquement par rapport à un plan idéal qui traverse le corps, de telle façon que deux portions semblables sont toujours à la même distance de ce plan. Les *Vers*, les *Insectes*, les *Poissons*, les *Oiseaux* réalisent ce type.

Ce groupe des Artiozoaires embrasse les deux dernières séries : les *Chitinophores* et les *Néphridiés*.

Les animaux fixés au sol dans leur jeune âge prennent la forme phytozoaire, et ils la conservent dans l'âge adulte, même quand ils deviennent libres. — Les animaux libres dans leur jeune âge prennent la forme artiozoaire, et ils la gardent dans l'âge adulte, même lorsqu'ils se fixent au sol, comme les *Ascidies*.

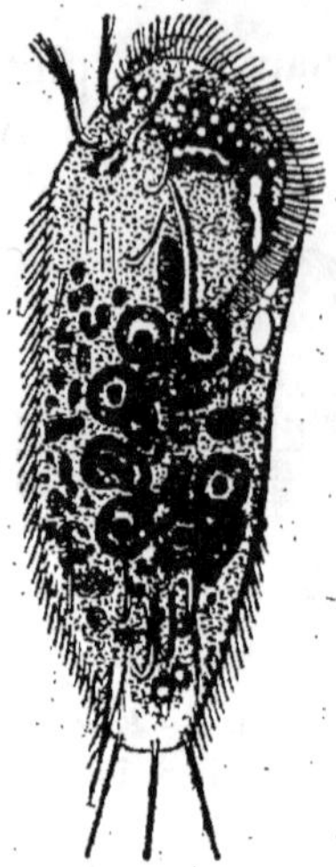

Fig. 21. — *Infusoire cilié* (Stylonychia mytilus).

Des cils nombreux servent à la nutrition et à la locomotion ; d'autres prolongements, plus rigides, ou cirrhes, servent à la même fin.

**IV. Les séries de développement.** — Si l'on considère la forme des larves d'où les Métazoaires tirent leur origine, on devra distinguer cinq *séries* d'êtres. Ces séries constituent des groupes d'autant plus naturels, que ces larves suivent, dans leur développement, des phases tout à fait distinctes et caractéristiques. Parmi les Phytozoaires, nous trouvons trois séries : les *Spongiaires*, les *Polypes*, les *Échinodermes*. Parmi les *Artiozoaires*, nous trouvons deux séries : les *Chitinophores*, les *Néphridiés*.

**1° Les Spongiaires.** — Les *Éponges*, calcaires ou siliceuses, sont des masses ramifiées, fixées au sol, plus semblables extérieurement à des végétaux qu'à des animaux. Elles vivent dans l'eau et se nourrissent des aliments en suspension dans l'eau qui traverse leur corps. Entre l'ectoderme ou cellules du dehors et l'entoderme ou cellules du dedans, se trouve un mésoderme ou tissu

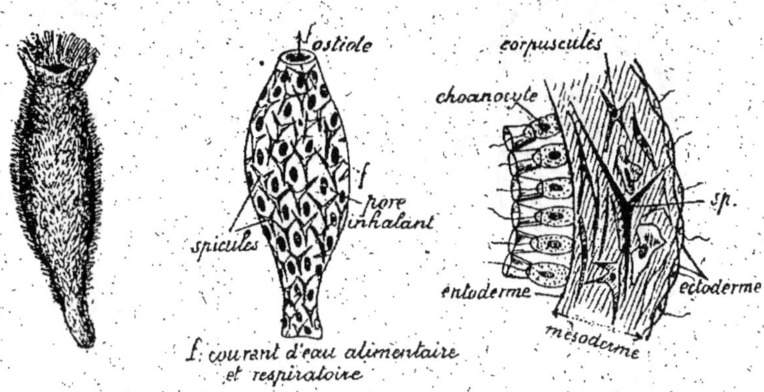



Fig. 22. — *Spongiaire.*

A gauche, une éponge du type Ascon, avec les cils sur toute la **surface** externe et la couronne ciliée autour de l'oscule. — Au milieu, la même représentée sans les cils, avec les spicules et les pores inhalants. — A droite, une portion de la même, grossie, montrant l'entoderme avec ses cellules à collerette, le mésoderme avec les spicules. Ce sont ces spicules qui forment le squelette de l'éponge.

intermédiaire ordinairement renforcé de spicules (*fig.* 22). Il n'y a point de cavité intérieure entre l'ectoderme et l'entoderme.

2° Les **Polypes.** — Les *Polypes*, souvent fixés au sol, sont tantôt rayonnés, tantôt ramifiés irrégulièrement. Entre le feuillet externe ou ectoderme et le feuillet interne ou entoderme, se trouve un mésoderme souvent rudimentaire, toujours sans cavité intérieure. Les aliments sont digérés dans la poche formée par l'entoderme : cette poche n'a qu'une seule ouverture entourée de tentacules préhenseurs. La peau contient de nombreux organes d'attaque, ou *nématocystes*, qui sont autant de capsules remplies d'un liquide venimeux et renfermant un filament creux roulé en spirale. Les *Méduses* (*fig.* 23), les *Madrépores*, le *Corail*... (*fig.* 24) appartiennent à cette série.

Dans les classifications les plus répandues, celle de Claus, par exemple, les Spongiaires et les Polypes sont réunis dans un seul embranchement, sous le nom de *Cœlentérés*, ou animaux à cavité digestive et circulatoire tout ensemble.

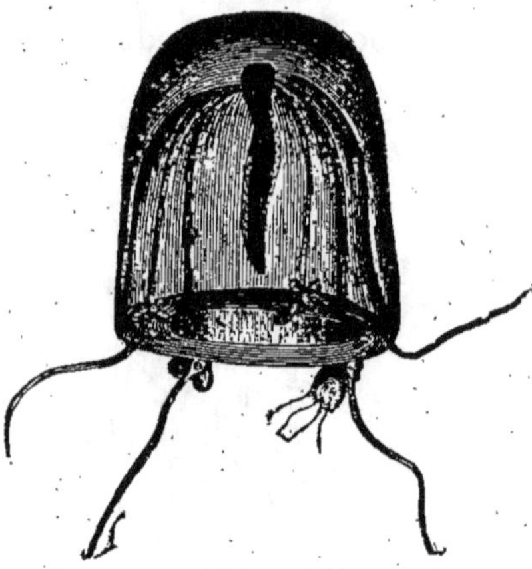

Fig. 23. — *Polype libre : Méduse* (Sarsia prolifera).

Cette Méduse libre, en forme de cloche, est la seconde forme d'un polypier fixé : les bourgeons qui commencent à paraître au bord inférieur donneront naissance à des polypiers fixés. Les tentacules en banderoles sont d'ordinaire armés de pointes, ou organes urticants (nématocystes).

3° Les Échinodermes. — Les *Échinodermes* affectent une disposition franchement rayonnée. La plupart mènent une vie libre, du moins dans l'âge adulte. Le mésoderme donne naissance à un squelette calcaire fort compliqué. Dans ce même mésoderme se creuse une cavité générale où circule le liquide nourricier ou sang. Avant de parvenir dans cette cavité intérieure, les aliments ont été préalablement digérés dans un tube digestif dont les parois sont distinctes de celles du corps. Enfin, un système aquifère, servant à la locomotion, projette au dehors des tentacules mous ou pieds ambulacraires, capables de s'appliquer comme des ventouses aux corps solides.

On les divise en cinq classes : 1° les *Astéries* (Étoiles de mer), dont le corps étoilé porte ordinairement cinq bras larges et fusionnés en un disque médian ; — 2° les *Ophiurides* (Ophiures), dont le corps est aussi étoilé, avec des bras grêles distincts du disque central ; — 3° les *Échinides* (Oursins) (*fig.* 25), dont le corps est globuleux et le test hérissé de piquants ; — 4° les *Holothurides* (Holothuries) dont le corps, criblé de petits trous, prend la forme allongée des Vers et porte une couronne de tentacules autour de la bouche ; — 5° les *Crinoïdes* (Encrines, Comatules), dont le corps présente l'aspect d'un calice pourvu de bras articulés et soutenu par une tige ou pédoncule.

4° **Les Chitinophores.** — Les *Chitinophores* n'ont plus la disposition rayonnée ni ramifiée. Leurs parties se disposent sur une même ligne droite avec symétrie bilatérale. Ils sont caractérisés par une épaisse cuticule ou *chitine* sécrétée par l'épiderme, qui revêt la surface du corps comme un vernis.

On les divise en deux

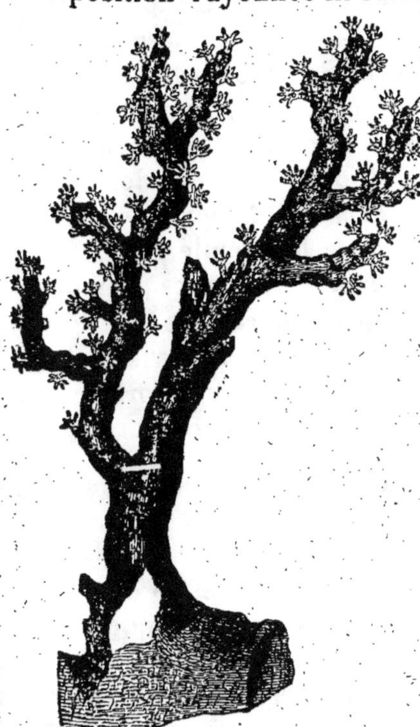

Fig. 24.

*Polype fixé : corail rouge.*

L'ensemble de l'animal forme un polypier : sur les branches poussent des rameaux ou polypes, dont les extrémités servent de tentacules.

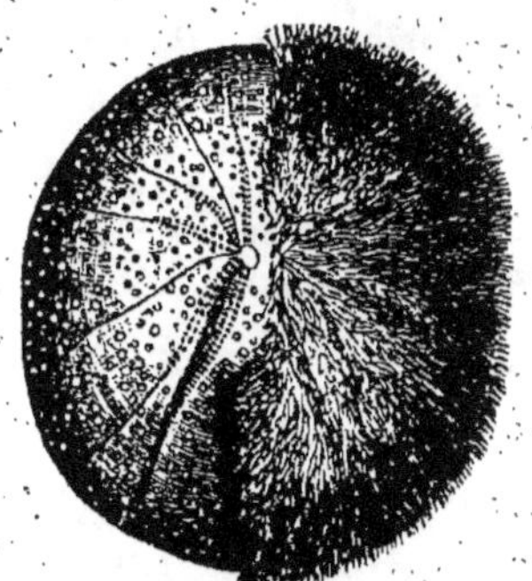

Fig. 25.

*Oursin* (Nucleolites recens).

D'un côté, le test de cet Echinoderme porte encore ses baguettes ; de l'autre côté, il a été mis à nu.

embranchements : les *Arthropodes* et les *Némathelminthes*.

Les **Arthropodes** sont libres ; leur corps est segmenté ; ils ont des membres articulés. Les divers segments du corps ou zoonites sont tantôt libres, tantôt soudés ; les ganglions nerveux sont de même tantôt libres et formant une chaîne longitudinale, tantôt soudés en un petit nombre de masses nerveuses distinctes. — Certains Arthropodes

respirent dans l'air par un système de trachées ; ce sont
1° les *Insectes* (*fig.* 26), comme le Papillon, caractérisés
par trois paires de pattes ; — 2° les
*Arachnides*, comme l'Araignée, caractérisés par quatre paires de
pattes ; — 3° les *Myriapodes*,
comme la Scolopendre, caractérisés par un nombre considérable de
pattes. — Les autres Arthropodes
respirent dans l'eau par des branchies ; ce sont : 1° les *Mérostoma-
cés*, comme la Limule et les Tri-
lobites anciens, dont les membres
ne sont pas différenciés ; — 2° les
*Crustacés*, comme l'Écrevisse, dont
les membres varient de forme suivant les régions du corps.

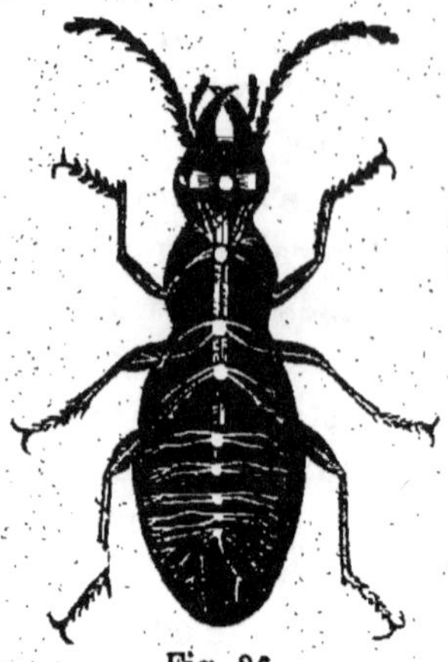

Fig, 26.

*Type d'Arthropode : Insecte.*

La chaîne des ganglions nerveux est représentée en blanc :
elle est liée aux ganglions de
la tête par un collier œsophagien.

Les **Némathelminthes**, plus souvent rangés parmi les Vers, sont
dépourvus de membres articulés,
n'ont pas le corps divisé en segments. C'est à cause de
leur enveloppe chitineuse qu'on les range aujourd'hui
parmi les Chitinophores, à côté des Arthropodes. Leur
forme allongée inclinera toujours l'esprit à les ranger
parmi les Vers. — La classe la plus connue est celle des
*Nématodes*, comprenant surtout des parasites, comme
l'Ascaride, la Trichine, l'Anguillule, la Filaire.

5° **Les Néphridiés.** — Les *Néphridiés* se classent parmi
les Artiozoaires à cause de leur symétrie bilatérale. Ils se
distinguent des Chitinophores, parce qu'ils ont une cuticule mince à la place de l'enveloppe chitineuse. Ils sont
caractérisés par leur appareil excréteur, composé, du
moins dans les formes inférieures, de *néphridies* ou organes
segmentaires, qui déversent au dehors les produits tirés
par excrétion du milieu intérieur. C'est l'appareil qui,
chez les Vertébrés, constitue les *reins*.

On divise les Néphridiés en cinq groupes ou embranchements : les *Lophostomés*, les *Vers*, les *Mollusques*, les *Protochordes* (Tuniciers...), les *Vertébrés*.

Les **Lophostomés** sont définis par un appareil spécial en forme de *houppe*, servant à porter les aliments à la bouche. Ils n'ont point l'apparence segmentée des Arthropodes et des Vers. — Dans cet embranchement on réunit trois classes qui ont été longtemps difficiles à encadrer : 1° les *Rotifères*, animaux de petite taille (1$^{mm}$ environ), ayant la singulière propriété de reprendre leur vitalité après un

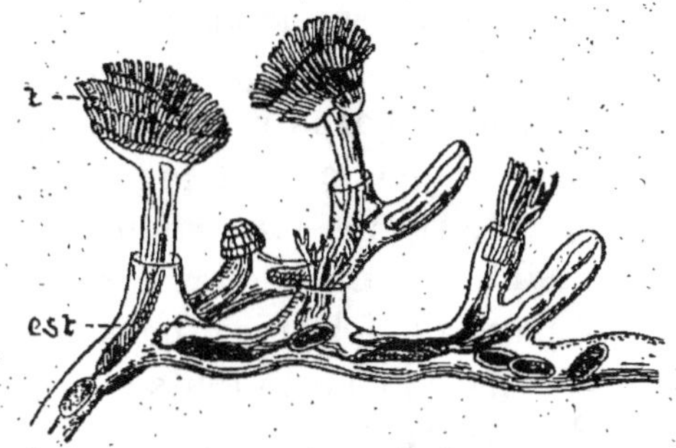


Fig. 27. — *Bryozoaire* (Plumatella repens).

*t*, tentacule. — *est*, estomac.

long dessèchement, caractérisés par un appareil rotateur : cet appareil consiste en lobes charnus portant une rangée de cils dont les mouvements donnent l'impression de roues tournant autour de leur axe ; — 2° les *Bryozoaires* (*fig.* 27), semblables à de la mousse, vivant en colonie et portant autour de la bouche un appareil ciliaire en forme de couronne ou de fer à cheval ; — 3° les *Brachiopodes*, munis de coquilles à deux valves, caractérisés par deux bras qui se terminent par une houppe de cils vibratiles.

Les **Vers** sont des animaux à corps allongé, segmenté, dépourvu d'organes articulés, tantôt lisse et tantôt muni de soies rigides ou de mamelons nommés parapodes. — On les divise actuellement en trois classes : 1° les *Annélides*, où les anneaux successifs sont très accentués, chacun d'eux formant comme un abrégé de tout l'animal ; les plus connus sont l'Arénicole ou Ver de terre (*fig.* 28) et la Sangsue ; — 2° les *Plathelminthes*, Vers plats ou cylindriques, où la cavité générale est souvent obstruée par du parenchyme ; les plus connus sont la Douve du mouton et le Ténia de l'homme ; — 3° sous le nom de *Pseudhelminthes*, on range aujourd'hui certains vers dégradés, réduits à une enveloppe mince recouvrant une ou plusieurs cellules centrales.

Les **Mollusques**, ou animaux mous, n'ont point le corps segmenté. On y distingue trois parties : le *manteau*, repli de la peau, enveloppe le corps ; entre le manteau et la paroi du corps se trouve la cavité palléale dans laquelle sont logés les appareils respiratoires ; — la *coquille*, sécrétée par le manteau, existe chez presque tous les Mollusques ; — le *pied*, organe musculaire, est l'appareil charnu qui sert à l'Escargot pour la locomotion.

On divise les Mollusques en cinq classes : 1° les *Amphineures*, comme le Chiton, dont le corps recouvert de valves multiples a une apparente segmentation, et dont le système nerveux est formé de bandelettes disposées en arc ; — 2° les *Gastéropodes*, comme l'Escargot et la Limace, dont le pied forme une large semelle ventrale, dont la tête porte des tentacules non locomoteurs, dont la coquille est univalve et enroulée ; — 3° les *Scaphopodes*, comme le Dentale, dont la coquille univalve, tubuleuse, présente une

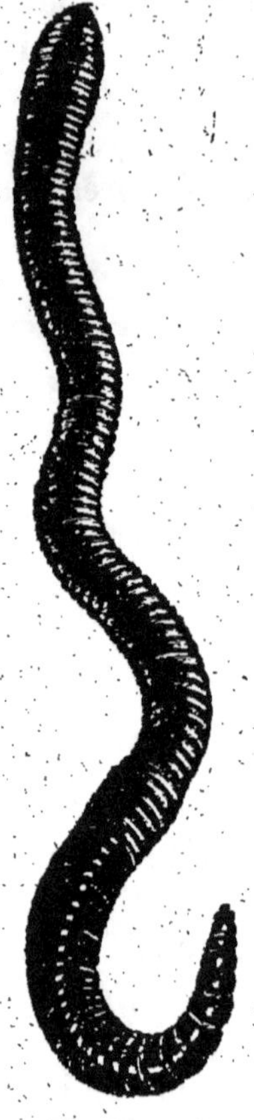

Fig. 28. — *Ver de terre* (Lumbricus agricola).

forme arquée rappelant celle d'une *dent* d'éléphant ; — 4° les *Lamellibranches*, ainsi nommés à cause de leurs branchies en lamelles frangées ; leur coquille est bivalve, et ils sont dépourvus de tête distincte, comme l'Huître (*fig.* 29) et la Moule ; — 5° les *Céphalopodes*, comme le Poulpe, la Seiche et le Nautile, dont la tête distincte est entourée d'une couronne de bras ou tentacules.

Les **Protochordes** sont les animaux dans lesquels on découvre les premières traces d'une colonne vertébrale. La première ébauche est la corde dorsale : tous les animaux dans lesquels la corde dorsale ne se transforme pas en colonne vertébrale forment le groupe des Protochordes.

On en distingue de trois sortes : 1° chez les uns, *Hémichordes* (Balanoglossus), la corde dorsale est localisée

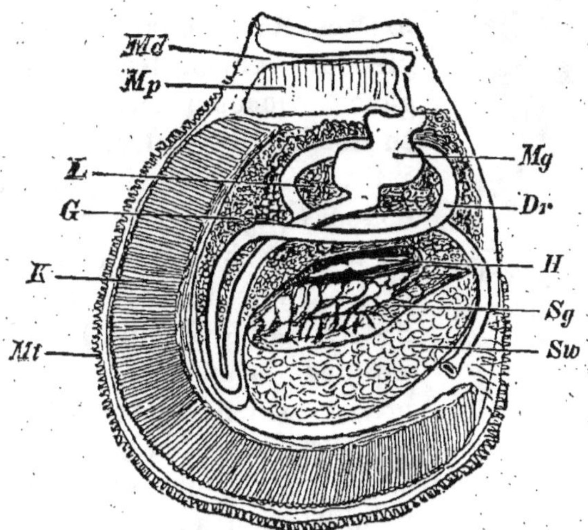


Fig. 29. — *Mollusque lamellibranche* (Ostrea edulis).

Huître dépouillée d'une valve et coupée suivant la longueur. — M *d*, bouche. — M *p*, lèvres. — M *g*, estomac. — D *r*, intestin. — L, foie. — H, cœur. — K, branchies. — M *t*, manteau. — S *g*, muscle gris. — S *w*, muscle blanc.

dans la tête ; — 2° chez d'autres, *Urochordes* ou *Tuniciers*, la corde dorsale est localisée dans la région caudale ; — 3° chez les autres, *Céphalochordes* (Amphioxus), la corde dorsale s'étend à tout le corps, plus développée cependant dans la partie antérieure.

Les *Tuniciers*, qui forment le second groupe, sont des animaux dépourvus de membres, enveloppés d'une *tunique* de composition très analogue à la cellulose. Chez la *Fritillaire*, la corde dorsale dure aussi longtemps que la vie ;

3.

chez les *Ascidies* (en forme de sac) (*fig.* 30), et chez les Salpes (en forme de tonneau), la corde dorsale disparaît quand l'animal atteint l'âge adulte.

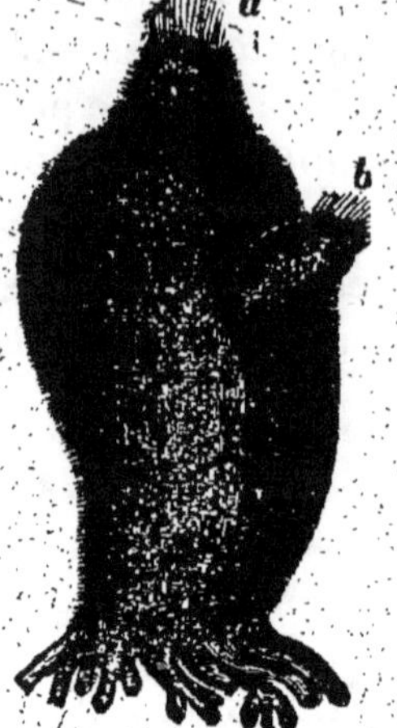

Fig. 30. — *Ascidie* (Cynthia papillosa.)

Ce Tunicier vit fixé au fond des mers. — *a*, orifice buccal. — *b*, orifice anal.

Les **Vertébrés** occupent le sommet de l'échelle animale. Leur nom leur vient d'une série de pièces articulées ou *vertèbres* servant de squelette interne. Derrière ces vertèbres se trouvent les centres nerveux formant un axe cérébro-spinal d'où partent les filets qui animent les muscles. Les organes de locomotion sont généralement au nombre de quatre.

On les divise en cinq classes : 1° les *Poissons* (*fig.* 31), dont la respiration est toujours branchiale et qui se meuvent à l'aide de nageoires ; — 2° les *Batraciens* (Grenouille), qui respirent par des branchies dans leur jeune âge et mènent la vie aérienne dans l'âge adulte ; — 3° les *Reptiles*, dont la respiration est toujours pulmonaire, la température variable, le corps recouvert d'écailles épidermiques ; — 4° les *Oiseaux*

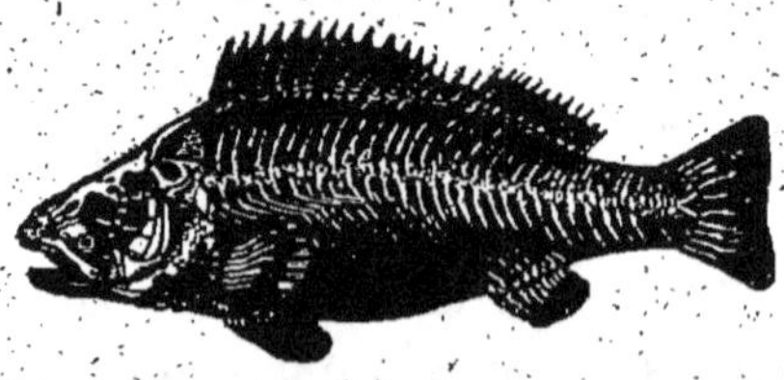

Fig. 31. — *Un poisson, type de vertébré.*

dont la respiration est toujours pulmonaire, la température constante, le corps couvert de plumes et les membres antérieurs transformés en ailes ; — 5° les *Mammifères* dont la respiration est toujours aérienne, la température constante, le corps couvert de poils ; ils sont caractérisés par des mamelles qui secrètent le lait.

# TABLEAU DU RÈGNE ANIMAL

## I. — PROTOZOAIRES

*Premier degré d'organisation* : Cellule unique, ou colonie formée de cellules semblables.

**Protozoaires.** (1er e.)

Membrane ni permanente ni continue. Pseudopodes . . . . . . . . RHIZOPODES . . . . . . . . . . *Amiboïdes.* — *Foraminifères.* — *Radiolaires.*

Membrane avec cytostome. Spores flagellifères . . . . . . . . . MÉGACYSTIDÉS . . . . . . . . . *Noctiluques.*

Parasites. Ni pseudopodes, ni cils vibratiles. Spores . . . . . . SPOROZOAIRES . . . . . . . . . *Sporidiés* ( pébrine ), *Grégarinidés.*

Libres. Membrane avec fouet ou cils. INFUSOIRES . . . . . . . . . *Flagellifères.* — *Ciliés.* — *Tentaculifères.*

## II. — MÉTAZOAIRES

*Deuxième degré d'organisation* : Cellules différenciées. Trois feuillets : ectoderme, entoderme, mésoderme.

I. — PHYTOZOAIRES — Corps ramifié comme une plante.

1re série. **Spongiaires.** (2e o.)

Corps massif, ou irrégulièrement ramifié. Pas rayonné. Ni tentacules, ni nématocystes. Oscule et pores inhalants.

Spicules calcaires. ÉPONGES CALCAIRES . . . . . . . . *Asconidés.* — *Syconidés.* — *Leuconidés.*

Spicules non calcaires. ÉPONGES NON CALCAIRES . . . . . . *Siliceuses* ( spongille). *Cornées* ( éponge commune). *Muqueuses* ( halisarca).

2e série. **Polypes.** (3e c.)

Corps en forme de sac, irrégulièrement ramifié ou rayonné. Nématocystes. Cavité gastro-vasculaire.

Adultes sédentaires. En colonies. Squelette calcaire ou corné (polypier). ANTHOZOAIRES . . . . . . . . . *Hydrocoralliaires* ( millépore). *Coralliaires* (corail, actinie, madrépore) 4

| Embranchement | Série | Caractères | Caractères (détail) | Classe | | Exemples |
|---|---|---|---|---|---|---|
| I. — PHYTOZOAIRES (*suite*). Corps ramifié comme une plante. | 2e série. Polypes (*suite*) (3e e.) | Corps en forme de sac irrégulièrement ramifié ou rayonné. Nématocystes. Cavité gastro-vasculaire. | Adultes libres ou associés en colonies. Pas de squelette minéral. | HYDROMÉDUSES . . . . . . . . . . . | | Hydroïdes (hydre). Acalèphes (méduses nageuses). Siphonophores (colonie de méduses). |
| | | | Libres. Palettes natatoires. | CTÉNOPHORES . . . . . . . . . . . | | Sténostomes (cydippe). Eurystomes (beroë). |
| | 3e série. Échinodermes. (4e e.) | Corps bien rayonné. Enveloppe rugueuse. Canaux ambulacraires. Tube digestif distinct du système circulatoire. | Corps étoilé. Bras larges, se fusionnant en un disque médian. | STELLÉRIDES, ou ASTÉRIES . . . . . | | Étoiles de mer. |
| | | | Corps étoilé. Bras grêles, distincts du disque central. | OPHIURIDES . . . . . . . . . . . | | Ophiures (bras simples). Euryales (bras ramifiés). |
| | | | Corps globuleux. Piquants. | ECHINIDES . . . . . . . . . . . | | Oursins. |
| | | | Corps cylindrique. Couronne buccale. | HOLOTHURIDES . . . . . . . . . | | Holothuries. |
| | | | Fixés. Corps en forme de coupe. | CRINOÏDES . . . . . . . . . . . | | Encrines, Comatules. |
| II. — ARTIOZOAIRES. Corps à symétrie bilatérale. | 4e série. Chitinophores. | Cuticule et divers organes *chitineux*. Pas de cils vibratiles. | Corps segmenté. Membres articulés. | ARTHROPODES. (5e e.) | aériens. { 6 pattes. / 8 pattes. / *n* pattes. } | Insectes (papillon). Arachnides (araignée). Myriapodes (scolopendre). |
| | | | | | aquatiques. { Membres non différenciés. / Membres différenciés. } | Mérostomacés (limule). Crustacés (écrevisse). |
| | | | Corps non segmenté. Pas de membres articulés. | NÉMATHELMINTHES (6e e.) . . . . . | | Nématodes (trichine, filaire). |

**II. — ARTIOZOAIRES** (*Suite.*)
Corps à symétrie bilatérale.

5e série.
**Néphridiés.**

Cuticule mince ou nulle. Cils vibratiles. Appareil *néphridien* ou rénal. Pas d'enveloppe chitineuse.

| Caractères | Embranchement | Caractères | Classe |
|---|---|---|---|
| Appareil ciliaire portant les aliments à la bouche. | LOPHOSTOMÉS. (7e e.) | Appareil ciliaire. Pas d'appareil masticateur. | *Bryozoaires.* |
|  |  | Bras en spirale, cirres respiratoires. | *Brachiopodes.* |
| Corps mobile, généralement *segmenté.* Aliments saisis par la bouche. | VERS. . . . . . . . . . . . . (8e e.) |  | *Annélides* (sangsue). |
|  |  |  | *Plathelminthes* (ténia). |
|  |  |  | *Pseudhelminthes* (vers dégradés). |
| Corps non segmenté. Pas de squelette. *Coquille* secrétée par le manteau. Corps *mou.* Système nerveux à deux ou trois colliers œsophagiens. | MOLLUSQUES. (9e e.) | Système nerveux en arc. | *Amphineures* (chiton). |
|  |  | Coquille enroulée. | *Gastéropodes* (escargot). |
|  |  | Coquille tubuleuse. | *Scaphopodes* (dentale). |
|  |  | Coquille bivalve, pas de tête distincte. | *Lamellibranches* (huître). |
|  |  | Couronne de bras. | *Céphalopodes* (nautile). |
| Une *corde dorsale* et des fentes branchiales, persistant à l'état adulte. | PROTOCHORDES. (10e e.) | Corde dorsale dans la tête. | *Hémichordes* (balanoglossus). |
|  |  | Corde dorsale dans la région caudale. | TUNICIERS (ascidies, salpes). |
|  |  | Corde dorsale dans tout le corps. | *Céphalochordes* (amphioxus). |
| Corde dorsale, cartilagineuse au début, formant l'axe primitif d'un *squelette interne.* Quatre membres au plus. Système nerveux cérébro-spinal. | VERTÉBRÉS. (11e e.) | Aquatiques. | *Poissons* (carpe). |
|  |  | Aquatiques, puis aériens. | *Batraciens* (grenouille). |
|  |  | Aériens, température variable. | *Reptiles* (serpent). |
|  |  | Aériens, couverts de plumes. | *Oiseaux* (aigle). |
|  |  | Aériens, poils, à mamelles. | *Mammifères* (chien). |

# CHAPITRE V

## FORMATION DES ÊTRES VIVANTS

I. Formation de la cellule initiale. 1° Scissiparité. 2° Gemmiparité. 3° Sporulation. 4° Conjugaison. Parthénogénèse. — II. Développement du germe. 1° Lieu où l'œuf se développe. 2° Mode de développement. 3° Origine des divers organes. 4° Différentes formes embryogéniques. 5° État adulte. 6° Mort.

Comme tout organisme dérive d'une cellule unique, nous traiterons les deux points suivants : 1° Comment se forme la cellule initiale d'un être vivant? 2° Comment se développe cette cellule-mère jusqu'à l'âge adulte et jusqu'à la mort de l'organisme?

**I. Formation de la cellule initiale.** — La cellule initiale d'un individu nouveau est toujours empruntée à un organisme préexistant, végétal ou animal. L'organisme qui abandonne ainsi une portion de lui-même est dit le *parent* du nouvel être : il *se reproduit*, il *engendre*.

Les Anciens croyaient à la *génération spontanée* des êtres inférieurs, c'est-à-dire à la création de cellules initiales sans l'intervention d'organismes préexistants : d'après eux, les matières en putréfaction produisaient des Vers, des Poissons, etc... — Depuis les belles expériences de Pasteur, il est démontré que tous les êtres vivants connus, même les plus infimes, naissent de germes produits par des parents semblables à eux.

La cellule-germe peut se former de plusieurs façons : par scissiparité, par bourgeonnement, par sporulation ou par conjugaison.

**1° Scissiparité.** — La *scissiparité* (v. *fig.* 2), comme le mot l'indique, est un fractionnement qui divise un organisme en deux parties semblables. Les deux êtres nouveaux ne diffèrent de leur parent que par la taille : après avoir atteint la même taille, ils subiront à leur tour une pareille scission.

Les Protozoaires se multiplient d'ordinaire de cette façon : la Monère, par exemple, se divise en deux lorsqu'elle est parvenue à une dimension maximum. Les végétaux inférieurs se reproduisent de la même manière.

Tantôt les individus formés par scissiparité se séparent immédiatement, tantôt ils demeurent associés, comme on le voit dans les colonies de Foraminifères et de Radiolaires.

2° **Gemmiparité.** — La *gemmiparité* diffère de la scissiparité en ce que les deux cellules produites par la cellule primitive sont de taille inégale : la plus petite est une sorte de *bourgeon*. Le bourgeon peut rester plus ou moins longtemps attaché à l'organisme parent. — Ce mode de reproduction est fréquent parmi les Protozoaires, particulièrement chez les Infusoires suceurs. Il existe aussi chez les Polypes, comme l'Hydre d'eau douce, le Corail. Le Corail est formé d'une colonie de Polypes associés : leurs sécrétions calcaires forment une masse commune ou polypier.

Dans le cas où les bourgeons restent groupés en une colonie, il n'est pas rare que les divers individus se partagent les fonctions vitales : les uns deviennent des bras préhenseurs, les autres opèrent pour toute la colonie la digestion des aliments, les autres sont spécialement adaptés à la reproduction. Exemple : les Hydractinies et les Millépores.

3° **Sporulation.** — La *sporulation* a lieu lorsque le protoplasme d'une cellule ou de plusieurs cellules fusionnées se divise en un grand nombre de germes ou *spores*, qui donneront naissance chacune à un individu nouveau. Ce mode de reproduction est très fréquent chez les Végétaux cryptogames et se retrouve aussi chez certains Protozoaires.

Prenons pour exemple la Grégarine (*fig.* 32), protozoaire parasite du Homard. L'individu adulte est une cellule allongée munie d'un appendice de fixation. A un moment donné, la Grégarine s'enkyste et prend un aspect sphérique. Alors le protoplasme se divise en une multitude de corpuscules ou *spores*. Bientôt se développent sur le kyste des tubes ou *sporoductes* par lesquels s'échappent les germes d'individus nouveaux.

4° **Conjugaison**. — La *conjugaison* consiste dans la fusion de deux cellules spéciales pour la formation du germe : la cellule initiale qui en résulte porte le nom d'*œuf*.

La conjugaison a lieu chez tous les Végétaux supérieurs où le pollen va *féconder* l'ovule : elle a lieu aussi chez les

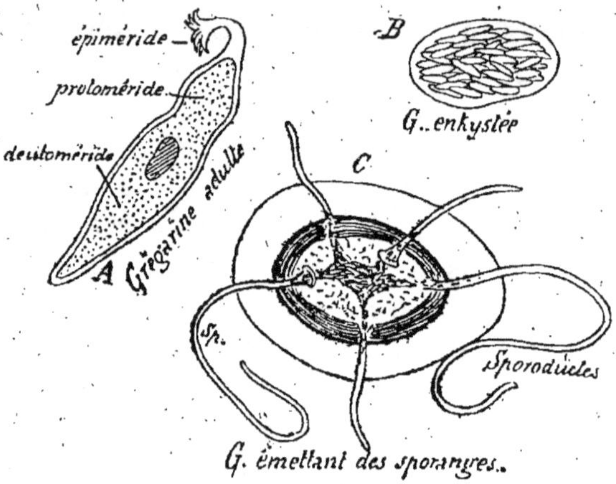


Fig. 32. — *Grégarine parasite des Invertébrés* (Hoplorhynchus).
La Grégarine est représentée à l'état d'adulte (A), enkystée avant la reproduction (B), puis émettant des sporanges (C).

Cryptogames, Algues, Mousses, Fougères, lorsque les éléments anthérozoïdes vont se combiner avec les éléments oosphères. — Elle se fait de même chez tous les Métazoaires et chez la plupart des Protozoaires. Il y a cependant cette différence : dans les Métazoaires, la fragmentation ultérieure de l'œuf produit *un seul* organisme nouveau à nombreuses cellules ; dans les Protozoaires, la fragmentation de l'œuf donne autant d'individus nouveaux qu'il se produit de cellules nouvelles.

Les cellules qui se conjuguent pour former l'œuf proviennent, soit du même individu, soit d'individus différents. — Les individus qui portent à la fois les deux sortes d'éléments reproducteurs sont dits *hermaphrodites* : c'est le cas d'un grand nombre de plantes, le lis, par exemple, et de plusieurs animaux, comme l'Hydre, les Cténophores, le Ténia, la Douve, la Sangsue, l'Escargot, l'Huître, etc... — Les individus qui ne produisent que l'un ou l'autre des deux éléments sont dits unisexués : c'est le cas d'un bon nombre de végétaux, le Dattier, par exemple, et de la plupart des animaux supérieurs.

**Parthénogénèse.** — Un certain nombre d'animaux, surtout parmi les Arthropodes, présentent le singulier phénomène de la *parthénogénèse*. Ce phénomène consiste dans la production d'êtres nouveaux sans fécondation préalable. Nous ne citerons que deux exemples : celui des Abeilles parmi les Hémiptères, et celui du Phylloxera parmi les Pucerons.

Parmi les Abeilles, la reine pond deux sortes d'œufs, les uns fécondés, les autres non fécondés. Les premiers, résultat d'une vraie conjugaison, donnent naissance à des Abeilles ouvrières ou à des reines, suivant la nature de l'aliment donné aux jeunes larves et suivant la grandeur des alvéoles. Les seconds, simples ovules semblables à des bourgeons, donnent naissance aux bourdons. Comme la reine est fécondée une seule fois, après son développement, elle pond principalement des œufs d'ouvrières la première année, et des œufs de bourdons les années suivantes. — La parthénogénèse est donc *facultative* chez les Abeilles, de même chez les Guêpes.

Elle est obligatoire chez les Pucerons. Le Phylloxera, issu de l'œuf pondu en automne sous l'écorce des vignes, est une femelle aptère qui pond une multitude d'ovules non fécondés. De ces ovules non fécondés naissent des femelles aptères qui se reproduisent aussi par parthénogénèse. Ces générations se succèdent durant tout l'été. A l'automne apparaissent des femelles ailées qui pondent des ovules de deux grosseurs : il en provient des êtres sexués qui produiront par conjugaison l'œut proprement dit qui, au printemps suivant, sera le point de départ de la même série de phénomènes.

**II. Développement du germe.** — La vie individuelle commence au moment précis de la formation de l'œuf et se termine à la mort. Elle se partage en deux périodes : la première, dite *embryonnaire*, comprend les phases multiples à travers lesquelles l'être vivant atteint sa forme définitive ; la seconde, dite *âge adulte*, comprend le reste de l'existence. La période embryonnaire, chez les animaux supérieurs, est beaucoup plus courte que celle de l'état adulte.

Pour toucher à tous les points de la question, nous traiterons successivement : du lieu où se fait le développement, du mode suivant lequel il s'opère, de l'origine des divers organes, des différentes formes embryogéniques, de l'état adulte et de la mort.

1° **Du lieu où l'œuf se développe.** — L'œuf ou cellule germe se développe ou bien en dehors du parent ou bien dans le corps même du parent.

Pour que l'œuf se développe en dehors du parent, il doit être muni d'une certaine quantité d'aliments qui approvisionnent le jeune être en attendant qu'il puisse se suffire. Dans une graine de Haricot, l'embryon déjà ébauché emporte avec lui des provisions entassées dans les deux cotylédons. Dans l'œuf de Poule, le germe est fort petit, mais il est accompagné d'une masse nutritive qui suffira pour conduire le jeune Poulet jusqu'à sa forme définitive.

Les animaux, et c'est le plus grand nombre, qui produisent des œufs où le germe est muni d'un *vitellus nutritif*, sont dits *ovipares*. Les animaux aquatiques pondent leurs œufs à une époque où la température de l'eau est assez élevée pour les faire éclore. La plupart des Oiseaux pondent leurs œufs dans des nids : pour les soustraire aux variations de température, la mère *couve* ses œufs. On appelle *ovovivipares* des animaux comme la Vipère, dont les œufs se développent et éclosent dans le corps du parent.

de sorte que les jeunes apparaissent avec leur forme définitive comme chez les Mammifères.

Quand l'œuf se développe dans le corps du parent, il n'a pas besoin de posséder des provisions nutritives. Il emprunte en effet au corps de la mère tous les aliments dont les cellules ont besoin, à mesure qu'elles se multiplient. Le jeune être ne se détache du parent que lorsqu'il a réalisé la forme définitive. Sa formation n'est pas achevée sans doute; du moins, l'être peut se suffire.

Les animaux qui produisent leurs petits ainsi avancés sont dits *vivipares*. Le moment où le jeune se sépare de la mère est la *naissance*. Les Mammifères, chez lesquels on remarque ce mode de reproduction, sont ainsi appelés à cause des glandes mammaires où les jeunes continuent à puiser de la nourriture dans l'organisme parent.

**2° Mode de développement dé l'œuf.** — Pour expliquer le mode de formation de l'organisme vivant, nous prendrons comme exemple les phases par lesquelles passe l'Amphioxus. Nous arriverons ainsi jusqu'à l'esquisse du corps des Vertébrés.

L'œuf se développe par une suite de segmentations et de différenciations (*fig.* 33).

La cellule unique de l'œuf se segmente en deux, puis en quatre, puis en huit, puis en seize, et ainsi de suite (1, 2, 3, 4). Les cellules résultant de la segmentation constituent une masse sphérique ou ovoïde, parfois plate, qu'on peut appeler *morula*, à cause de sa ressemblance à une mûre (n° 5). Dès le stade de quatre segments (n° 3), il existe une cavité de segmentation.

Un moment vient où les cellules de la *morula* se disposent en un plan unique : la forme nouvelle est une *blastula* (n° 6). Chez certains animaux (Némertes), la *blastula* devient libre dans l'eau, et elle acquiert des cils vibratiles qui lui permettent de se mouvoir.

Bientôt se produit une invagination (n° 7), en vertu de laquelle une moitié de la *blastula* s'enfonce dans l'autre : par là s'oblitère peu à peu la cavité de segmentation, et il se forme un hémisphère à deux feuillets (n° 8). Cette nou-

velle forme est dite *gastrula*. Le feuillet extérieur est l'ectoderme, le feuillet intérieur est l'*entoderme*, l'*archentéron*

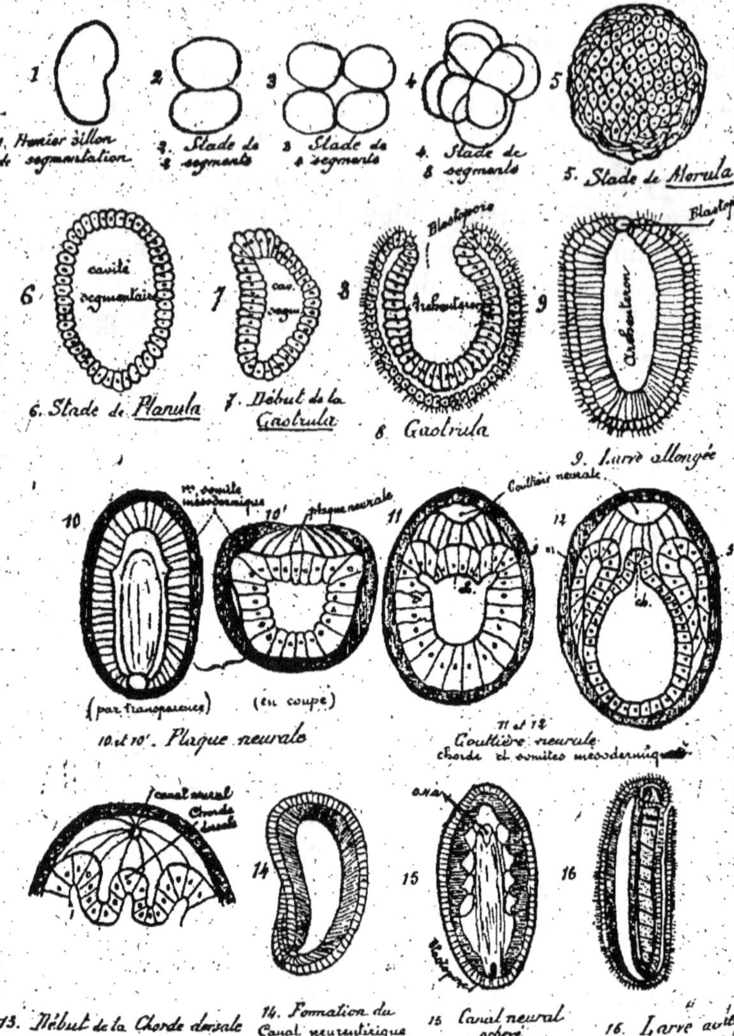

Fig. 33. — *Développement de l'Amphioxus.*

L'Amphioxus pouvant être considéré comme la forme la plus élémentaire des
Vertébrés, son développement présente la série des phases parcourues par les
animaux supérieurs.

ou cavité de la *gastrula* communique avec le dehors par le

*blastopore*. D'ailleurs, l'embryon s'allonge, ses deux bords se rapprochent et ne laissent plus qu'un orifice étroit (n° 9).

Le *mésoderme* apparaît alors : il consiste en feuillets logés entre l'ectoderme et l'entoderme. Les cellules du mésoderme se forment aux dépens de l'entoderme. Ces cellules (n°s 10, 11, 12) forment des diverticules qui s'isolent peu à peu de l'archentéron et constituent un véritable milieu intérieur (n° 12, s. m.). Le mésoderme présente deux lames, l'une accolée à l'ectoderme (*somatopleure*), l'autre accolée à l'entoderme (*splanchnopleure*).

En même temps se forme le système nerveux cérébro-spinal. On voit d'abord (n° 10) l'ectoderme s'aplatir en plaque, puis se creuser en gouttière : cette gouttière, dérivée de l'ectoderme, produira la moelle épinière.

En avant du canal neural (n° 13), des cellules entodermiques se différencient pour donner naissance à la corde dorsale. Alors la jeune larve se trouve à peu près dessinée (n°s 14, 15, 16) : son plan général contient une cavité digestive, un canal neural, une corde dorsale au milieu.

Ces phases de l'Amphioxus se retrouvent avec une infinité de variantes dans le développement de tous les êtres, suivant leur degré de complication. Dans le cas de l'Amphioxus, la segmentation est totale et régulière, parce que le vitellus nutritif est minime et ne trouble en rien l'évolution de l'œuf (œuf alécithe). — Si le vitellus est abondant, la segmentation est inégale, soit que l'œuf se trouve au sommet du vitellus (œuf télolécithe), soit que l'œuf se trouve au centre du vitellus (œuf centrolécithe).

3° **Origine des divers organes.** — Tous les organes se forment aux dépens des trois feuillets : ectoderme, entoderme, mésoderme.

De l'*ectoderme* dérivent l'épiderme et les formations tégumentaires qui en dépendent : ongles, poils, glandes sébacées et sudoripares ; le système nerveux et les organes des sens sont aussi le résultat de différenciations de cellules épidermiques.

De l'*entoderme* dérivent le tube digestif et les poumons.

Le tube digestif, d'abord fermé à ses deux extrémités, s'ouvre par une invagination de l'ectoderme dans la région buccale et dans la région anale. — Les poumons sont dus au développement de diverticules formés aux dépens de l'œsophage. Leurs ramifications, terminées en cul-de-sac, se prolongent, chez les Oiseaux, en vastes sacs aériens.

Du *mésoderme* dérivent l'appareil vasculaire (cœur, veines et artères), les muscles, même ceux de la paroi digestive et ceux du derme de la peau, les divers tissus conjonctifs et en particulier le tissu osseux, les appareils d'excrétion comme les reins.

**4° Différentes formes embryogéniques.** — L'étude du règne animal nous montre trois modes d'évolution : ou bien les phases sont rapides et sans interruption ; ou bien elles sont interrompues par des stades assez longs, pour se continuer ensuite dans le même individu ; ou bien le type complet de l'espèce ne se révèle qu'à travers plusieurs individus successifs.

1. Chez les animaux supérieurs, Mammifères, Oiseaux, Reptiles,... l'évolution se poursuit *sans arrêt*, et l'être vivant arrive de bonne heure à sa forme normale. Ainsi les jeunes chiens ont, dès leur naissance, les mêmes caractères anatomiques que les grands ; de même, quand l'Oiseau brise la coque de son œuf, il présente déjà les traits qu'il gardera toujours. Sans doute, certains organes ne reçoivent pas sitôt leur entier développement : mais du moins le plan en est tracé.

2. Le cas des *métamorphoses* est fréquent chez les Batraciens, les Arthropodes et les Vers. Un même individu, pour accomplir sa destinée, demeure un certain temps sous des états intermédiaires qui seraient regardés comme caractéristiques de l'espèce, si on ne connaissait les transformations qui précèdent et qui suivent. Les diverses formes d'un même animal ont souvent été classées comme espèces distinctes, avant qu'on eût pris sur le fait le changement d'état.

La Grenouille (*fig. 34*) est d'abord un têtard : elle vit dans l'eau, respire par des branchies, possède une longue queue. Puis des poumons se forment, les branchies s'atrophient, la queue disparaît, et l'animal vit hors de l'eau. — Les métamorphoses du Papillon sont très connues : l'éclosion des œufs donne la chenille ; après une période assez longue, la chenille devient chrysalide, elle s'ensevelit dans un cocon, d'où sortira plus tard le papillon ailé.

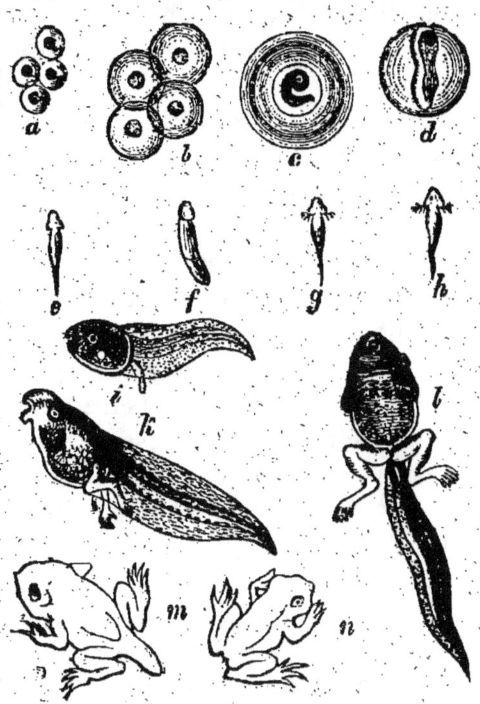

Fig. 34-35. — *Métamorphoses de la grenouille.*

*a, b, c, d,* évolution de l'œuf. — *e, f, g, h,* larves dans les premiers jours. — *i, k, l,* diverses phases du têtard ; il a d'abord des branchies qui s'atrophient, tandis que ses poumons se développent ; la queue s'atrophie de même peu à peu. — *m, n,* dernières phases conduisant à l'état définitif ; la grenouille peut alors respirer hors de l'eau.

— Les Vers intestinaux, le Ténia, par exemple, subissent aussi diverses phases ; et ils ont cela de singulier que ces phases ne peuvent se dérouler que dans les corps d'animaux différents.

3. Enfin, dans les *générations alternantes*, le type spécifique ne se développe entièrement qu'à travers plusieurs

individus successifs. La métamorphose, au lieu de s'accomplir en un même être, demande autant de générations qu'il y a de phases. Cela se voit chez plusieurs espèces d'Insectes. Le plus singulier est le Phylloxera : nous en avons parlé à la page 54. — Les Méduses, qui voyagent sous forme de cloches à travers l'océan, produisent des germes d'où sortiront des individus fixés : ceux-ci, en bourgeonnant, créeront une nouvelle génération de Méduses voyageuses.

5° **État adulte.** — L'*état adulte* est difficile à définir. Il semble devoir signifier l'état où la forme de l'individu reste stable. Mais la forme animale n'est jamais absolument stable.

L'état adulte serait sans doute le mieux défini par l'état où un être vivant est susceptible de se reproduire. Nous distinguerions alors trois périodes dans la vie de l'individu : la période de formation, durant laquelle l'être s'accroit ; l'âge adulte, durant lequel l'être se conserve et se reproduit ; la période de dégénérescence, durant laquelle l'être dépérit parce qu'il ne peut réparer toutes ses pertes.

6° **Mort.** — La vie s'éteint tôt ou tard dans l'individu. Comme elle ne s'entretient que par le tourbillon perpétuel de la matière, elle cesse au moment où la stabilité s'empare de ses éléments et les restitue au monde minéral. La mort devient donc synonyme de fixité ou de repos.

Elle peut se produire naturellement ou par accident : *naturellement*, parce que les tissus vivants se durcissent peu à peu et tendent à la stabilité atomique ; *par accident*, parce que souvent des lésions graves ou les atteintes de parasites dangereux suppriment la vie.

Parfois la mort n'est qu'apparente : il n'y a pas cessation, mais seulement suspension du mouvement vital. Les graines desséchées, les Vers, comme les Rotateurs et les Anguillules, où la vie peut se montrer encore, les Mammifères en léthargie, ne sont pas des êtres morts : le principe de vie demeure avec l'organisation ; leur *réviviscence* n'est pas une **résurrection.**

# CHAPITRE VI

# LES PARASITES DE L'HOMME

§ 1er. *Parasites animaux :* I. Parasites de la peau. — II. Vers intestinaux.

§ 2. *Les Microbes :* I. Découverte. — II. Anatomie et Physiologie. — III. Classification. — IV. Milieux naturels. — V. Culture artificielle. — VI. Action sur les corps vivants. — VII. Lutte contre les Microbes.

Le besoin de se nourrir soumet tous les êtres vivants à la loi générale de *la lutte pour la vie*. Les animaux mangent les végétaux ou se dévorent entre eux. Dans ce combat, la condition des commensaux et des parasites est particulièrement intéressante. On appelle *commensaux* les animaux qui s'attachent à d'autres pour leur emprunter le logement et la table : ainsi, le crabe qui vit dans la moule habite sa coquille et partage sa nourriture sans l'attaquer. Les *parasites* vivent aux dépens de la substance même de leurs hôtes. Il n'est pas un animal qui n'ait à lutter contre de nombreux parasites : nous ne parlerons ici que de ceux qui se rencontrent le plus ordinairement chez l'Homme. — Les uns sont des animaux assez élevés, insectes ou vers ; les autres sont des sortes de moisissures végétales, les *microbes*.

## § 1er. — PARASITES ANIMAUX

Le corps humain peut être attaqué à sa surface ou dans le tube digestif ; les parasites de la peau sont, pour la plupart, des insectes ; ceux du tube digestif sont des vers.

**I. Parasites de la peau.** — Des animaux suceurs peuvent s'attacher à la peau et en absorber le sang : les Sangsues, les Poux, les Puces, l'*Acarus* de la gale, sont de ce nombre.

Les *Sangsues* sont des vers que la médecine emploie pour combattre les congestions : appliquant sur la peau leur bouche terminée en ventouse, elles ne lâchent prise qu'après s'être gorgées de sang; un temps très long est nécessaire à la digestion du liquide absorbé.

Les *Poux* sont des insectes dont le corps, aplati et

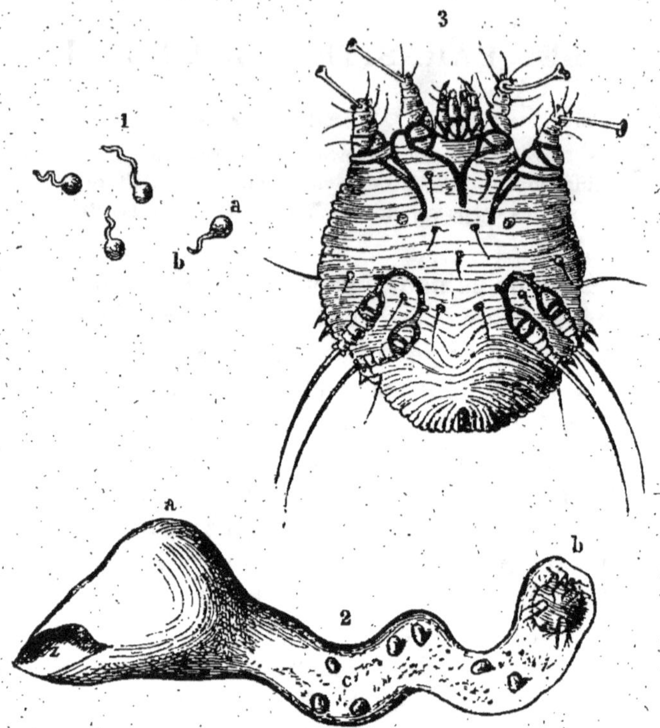

Fig. 36. — *Parasite de la gale* (Acarus scabiei).

1. Larves de l'animal. — 2. Galerie creusée dans l'épiderme par le parasite: *a*, boursouflure; *b*, insecte en place; *c*, ses œufs dans la galerie. — 3. Individu notablement grossi.

presque transparent, est divisé en douze segments distincts. Les pattes sont armées de crochets, et la bouche présente un museau armé d'un suçoir contractile. Ces insectes vivent du sang qu'ils puisent à l'aide de leur trompe. Les soins de propreté suffisent à débarrasser les enfants de ces parasites.

Les *Puces* se nourrissent aussi du sang de l'homme qu'elles aspirent à l'aide d'un suçoir de trois pièces disposées en forme de bec. Ces insectes aptères, formés de donze segments, ont des pieds très forts, propres pour le saut, épineux et terminés par des crochets allongés.

La *Gale* est une affection contagieuse de la peau, caractérisée extérieurement par des boursouflures, et accompagnée de démangeaisons plus ou moins intenses. Elle est due à un petit arachnide, *Acarus scabiei* (*fig.* 36), ayant environ un tiers de millimètre de diamètre. Cet animalcule vit sous l'épiderme, où il creuse des sillons ou galeries qu'il parcourt avec une prodigieuse rapidité. La contagion s'opère par la transmission de l'insecte adulte ou de ses œufs

La plupart des maladies de peau, érysipèle, eczéma, teigne, etc..., sont causées par des parasites végétaux, dont la place naturelle est parmi les microbes.

**II. Vers intestinaux.** — Ils peuvent être très nombreux chez l'Homme ; on sait quelles douloureuses convulsions ils causent chez certains enfants. Trois seulement nous paraissent devoir être spécialement décrits.

L'*Ascaride lombricoïde* (*fig.* 37), quoiqu'il se retrouve chez plusieurs animaux domestiques, cheval, âne, bœuf, est un des vers les plus communs chez l'Homme. Son corps est rond, aminci aux deux bouts, et la bouche est garnie de papilles charnues. La longueur excède parfois 40 centimètres. Il se multiplie souvent d'une façon prodigieuse et peut occasionner la mort.

Le *Tænia* est à la fois le plus redoutable et le plus singulier des vers parasites : redoutable, à cause du développement énorme qu'il peut prendre et de la nourriture abondante qu'il dépense ; singulier, à cause des phases diverses par lesquelles il passe. Presque tous

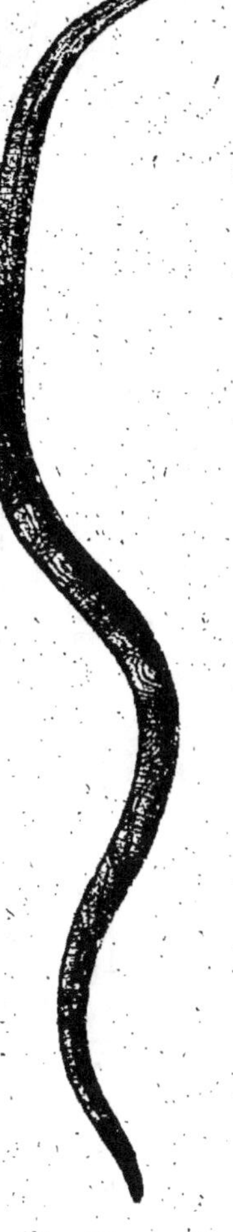

Fig. 37. — *Ver intestinal* (*Ascaris lumbricoïdes*).

les mammifères ont un tænia parasite qui leur est propre. Ces parasites ont deux formes distinctes : celle de *cysticerque* et celle de *tænia;* ils ne prennent ces formes successives que chez des hôtes différents (*fig.* 38 et 39).

Ainsi, le foie de la souris loge souvent un ver en forme de vésicule plus ou moins allongée, dont la tête est armée de ventouses et de crochets au moyen desquels il se fixe. Tant qu'il reste dans la souris, il ne change point d'état. Que la souris soit mangée par un chat, le ver, arrivé dans l'estomac du carnassier, s'y développe en un long ruban formé d'anneaux similaires; c'est alors qu'il se reproduit et pond des œufs qui suivent au dehors les déjections de l'animal. Là, ces œufs dispersés attendront qu'une souris les absorbe et leur donne asile pour une nouvelle évolution.

Le tænia de l'homme a pour origine le cysticerque du porc,

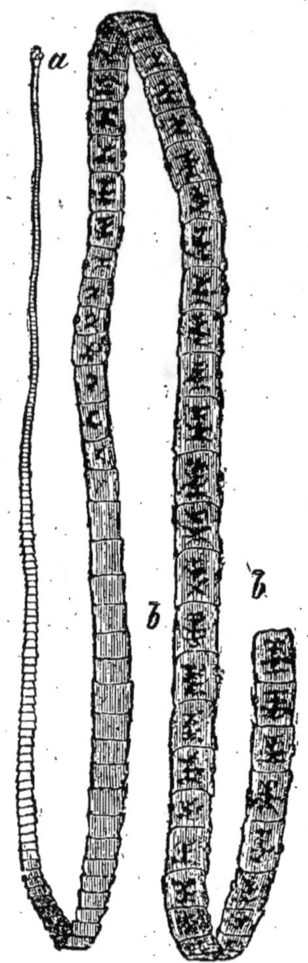

Fig. 38. — *Ver solitaire* (Tænia solium).

Le tænia, composé d'un grand nombre d'anneaux similaires disposés sur une même ligne, a la forme d'une longue banderole. — *a,* tête. — *b,* anneaux.

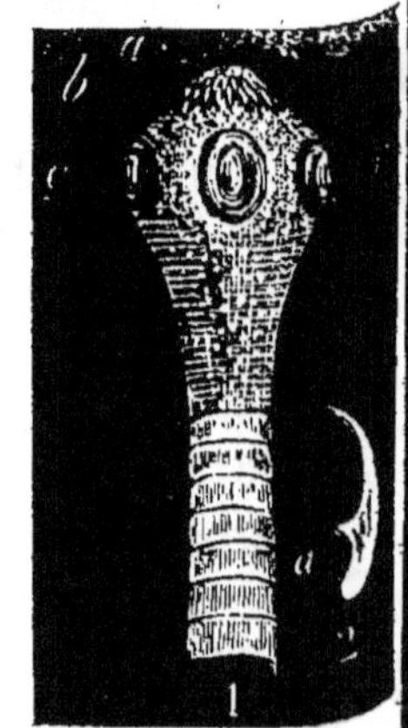

Fig. 39. — *Tête de tænia.*

1. *a,* proboscide ; *b,* couronne de crochets; — *c,* ventouses. — 2. Un crochet fortement grossi. *a,* partie fixée à la tête du tænia.

qui constitue la *ladrerie* chez cet animal. Arrivé dans l'estomac de l'homme avec la chair mal cuite, le cysticerque se développe en un long ver rubané qui peut atteindre plusieurs mètres. Ses œufs peuvent être mangés par d'autres animaux que le porc et y développer aussi la ladrerie. Par exemple, la chair de bœuf peut renfermer des cysticerques de tænias.

La *Trichine* est un petit ver dont le corps, mince comme un cheveu, n'a souvent que 3 à 4 millimètres de long. Elle vit dans l'intestin de l'homme et de certains animaux carnivores. Les trichines sont les hôtes naturels des rats qui,

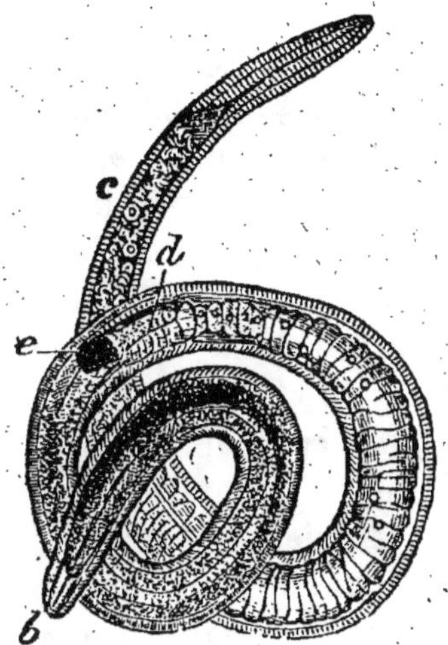
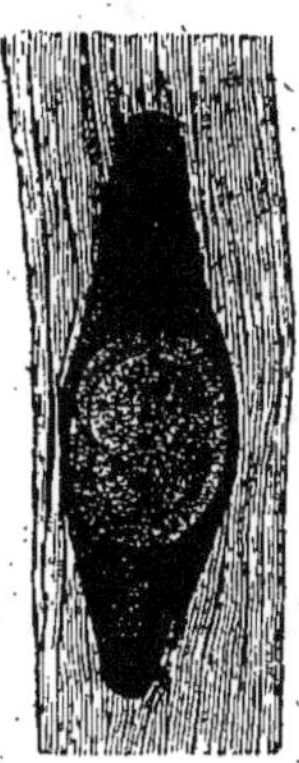


Fig. 40. — *Trichine* (Trichina spiralis).

A gauche, un individu développé et notablement grossi. A droite, individu enroulé dans une capsule, au milieu d'un muscle. a, bouche. — b, anus. — c, tissu musculaire entourant l'œsophage. — d, intestin.

en se dévorant entre eux, multiplient l'espèce. Les rats, mangés par les porcs, leur donnent des trichines dont les embryons s'enkystent dans leurs muscles. Cette chair, insuffisamment cuite, donne des trichines à l'homme, qui peut mourir de cette invasion. Aussi a-t-on raison de surveiller avec grand soin les viandes fréquemment trichinées qui nous arrivent d'Allemagne ou d'Amérique (*fig.* 40).

Voici comment les trichines parviennent jusqu'aux muscles. Les jeunes embryons, nés dans l'intestin d'un animal, traversent les parois du tube digestif, et sont portés avec le sang dans les tissus. En parcourant les muscles striés, ils

4.

percent l'enveloppe des fibres, pénètrent dans l'élément simple dont ils causent la dégénérescence, et se changent en petits vers enroulés en spirale; ils s'enkystent dans une capsule transparente ovoïde, qui se durcit par une couche de calcaire. Les trichines peuvent alors rester enkystées durant plusieurs années.

## § 2. — LES MICROBES

**I. Découverte des microbes.** — Les ennemis les plus dangereux pour l'homme, sont ces organismes infiniment petits qui l'entourent et pénètrent en lui, qui causent sans doute toutes les maladies contagieuses. Sédillot les baptisa du nom de *Microbes*, en 1878.

*Avant les découvertes de Pasteur*, en 1857, plusieurs opinions avaient cours sur la nature de la virulence. La plus commune attribuait à une sorte de fermentation le développement des maladies contagieuses; mais on ne savait point définir la fermentation. Depuis l'antiquité, l'hypothèse du parasitisme avait toujours eu des défenseurs; mais on errait étrangement sur la constitution de ces animaux parasites, qu'on n'avait d'ailleurs jamais observés; on les appelait insectes ou vers. Le vétérinaire Plasse, de Niort, fut le premier, dans ce siècle, à enseigner que ces parasites étaient des moisissures cryptogamiques.

Pour que cette idée fût acceptée dans la science, il fallait mettre en évidence, par les faits, que les agents de la virulence sont des êtres animés.

*M. Pasteur*, par ses belles découvertes sur la fermentation, ouvrit la voie. En 1857, dans son mémoire sur la *fermentation lactique*, M. Pasteur démontra que la fermentation est l'effet ou la fonction d'êtres vivants microscopiques ou ferments. Ses nombreux travaux prouvèrent que la fermentation de la bière, du moût de raisin, du beurre, etc..., est due à la même cause.

Comme la virulence avait toujours été assimilée à la fermentation, il était naturel de penser que les maladies contagieuses étaient aussi l'effet d'organismes semblables aux ferments. *Davaine*, étudiant le charbon du mouton, signala dans le sang des malades et des inoculés de petits corps filiformes, et prit à tâche de prouver que ces *bactéries* étaient la cause, et non le résultat, de l'infection charbonneuse. En 1868, *Chauveau* acceptait ses conclusions et les

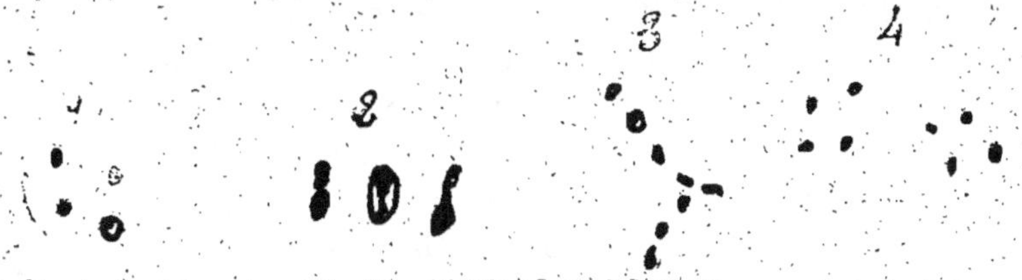

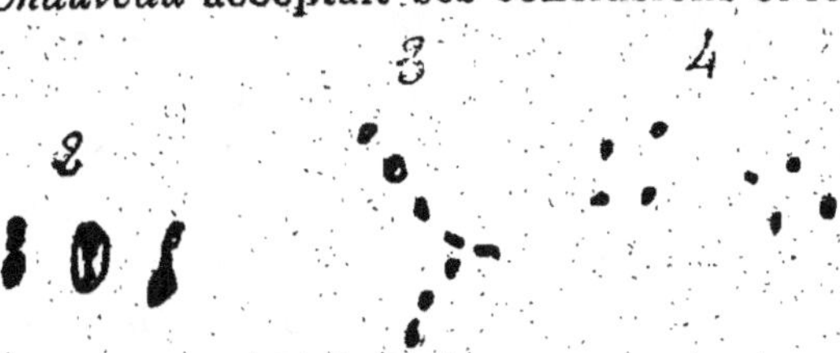

Fig. 41. — *Microbes globuleux.*

1, coccus isolé. — 2, diplococcus. — 3, chaînettes de micrococcus. — 4, tétragénie

étendait aux septicémies chirurgicales, à la pyémie, à la gangrène, au typhus ; il fit ensuite connaître que l'agent virulent de la vaccine, de la variole, de la morve, de la clavelée du mouton, revêt toujours la forme corpusculaire.

En 1876, *Koch*, célèbre docteur de Berlin, achevait de démontrer l'analogie des ferments et des virus, en cultivant

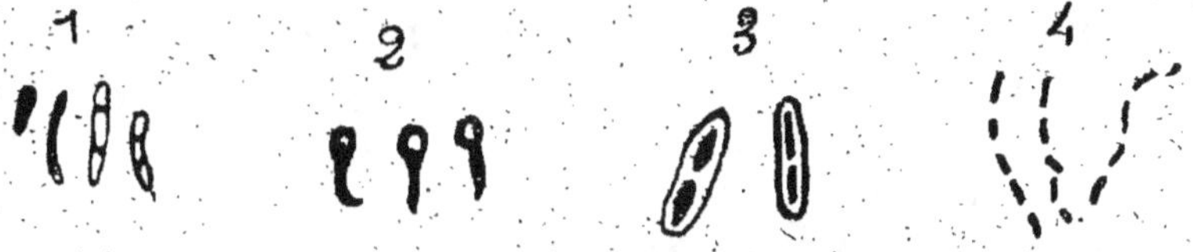

Fig. 42 — *Microbes en bâtonnets.*

1, bacilles isolés. — 2, bacilles munis d'un spore, ou germe. — 3, bacilles doubles dans une capsule. — 4, chaînettes de bacilles.

le bacille charbonneux, comme M. Pasteur avait appris à cultiver artificiellement les ferments. Depuis ce temps, les découvertes se sont succédé avec une prodigieuse rapidité.

II. **Anatomie et Physiologie des microbes.** — On admet généralement aujourd'hui, avec M. Pasteur, que les microbes doivent être rangés parmi les *végétaux* inférieurs. Ils affectent deux formes principales : la forme globuleuse de *micrococcus* (*fig.* 41), dont le diamètre n'a guère qu'un demi-millième de millimètre, et la forme de *bacilles* ou petits bâtonnets (*fig.* 42), tantôt très courts (tuberculose), tantôt allongés ou courbés en virgule (choléra).

Les microbes peuvent être isolés ou associés en chaînettes ; parfois ils s'enkystent dans une capsule visqueuse qui les protège. Ils sont incolores en général : cependant le *micrococcus* de la pomme de terre et le bacille de la diarrhée verte sont colorés. Pour les examiner sous le microscope, on les teint avec les couleurs d'aniline.

Leur volume est très restreint, puisque leur plus grande dimension atteint rarement 3 millièmes de millimètre. Quant à leur nombre, il dépasse tout ce que l'imagination pouvait concevoir, comme nous le verrons plus loin.

Ils ont les *propriétés vitales* des êtres vivants. Ils naissent, se nourrissent, se multiplient et meurent. Une température *optima* ou de prédilection favorise leurs fonctions ; à mesure qu'on s'en éloigne en plus ou en moins, leur vitalité diminue.

Ils se *nourrissent* dans les terrains qu'ils habitent, tantôt en prenant les principes nutritifs répandus dans leurs milieux, tantôt en décomposant les substances à leur portée. L'oxygène qu'ils *respirent* est tantôt pris à l'état de liberté (aérobies), tantôt retiré par décomposition des milieux ambiants (anaérobies). — Les ptomaïnes qu'ils se crètent jouent un rôle immense : tantôt ce sont des *toxines* qui causent des accidents, tantôt ce sont des ferments liquides utiles à notre organisme, par exemple dans la digestion.

La reproduction se fait ou bien par *segmentation*, chez les bacilles surtout, ou bien par *bourgeonnement*, chez les *cocci*, ou bien par *sporulation*, spécialement chez les bacilles. En un point du bacille apparaît, dans ce dernier cas, une granulation qui devient bientôt libre : la *spore* ainsi détachée est beaucoup plus résistante que le microbe qui lui a donné naissance. Tandis que les microbes sont généralement détruits par le suc gastrique de l'estomac, les spores résistent et peuvent infester le tube digestif.

**III. Classification des microbes. —** L'étude des microbes est trop peu avancée pour qu'on puisse en donner une classification définitive. Une division naturelle aurait à tenir compte des formes et des propriétés virulentes. Or, les formes sont si voisines les unes des autres qu'il est difficile de les distinguer, si variables qu'on iden- tifie avec peine un mi- crobe avec lui-même. Les propriétés virulentes su- bissent des oscillations très considérables.

Cependant Macé adopte aujourd'hui comme la plus rationnelle la classifica- tion suivante. Il admet trois familles :

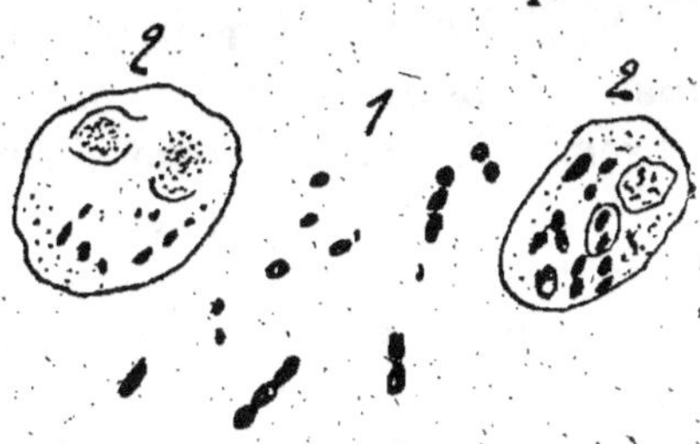

Fig. 43. — *Microbe de la pneumonie*
(Diplococcus pneumoniæ)

1, microbes libres. — 2, microbes dans les cellules pulmonaires rejetées dans les crachats des malades atteints de la fluxion de poitrine.

1<sup>re</sup> famille : les *Cocca- cées*, comprenant les bactéries sphériques, se reprodui- sant par division, quelquefois par spores. Exemple : diph- térie, variole, rougeole, rage, fièvre jaune, pus, pneumo- nie (*fig.* 43), etc...

2<sup>e</sup> famille : les *Bactériacées*, embrassant tous les microbes en bâtonnets, en cylindres ou en filaments. Exemple : char- bon, tuberculose, lèpre (*fig.* 44), typhus, dysenterie, tétanos, diarrhée verte, etc...

3<sup>e</sup> famille : les *Beggiatoacées*, formée par des bâtonnets ou des filaments à partie basilaire souvent fixe, et à sommet libre.

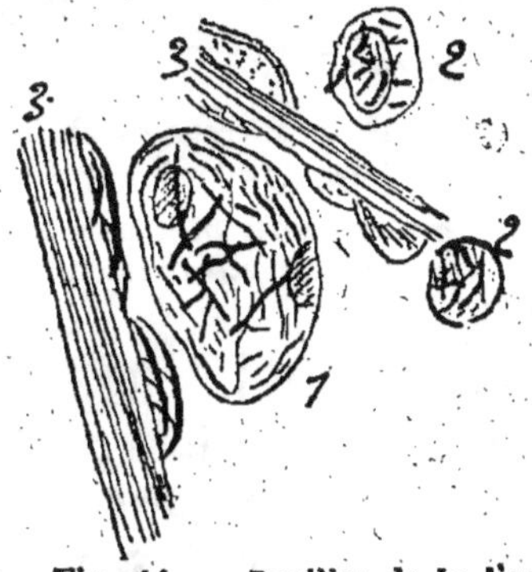

Fig. 44. — *Bacilles de la lèpre*
(Bacillus lepræ).

Les bacilles sont enkystés dans les cellules du tissu conjonctif de la peau. — 1, 2, cellules. — 3, fibres conjonc- tives.

Dans les deux premières fa- milles les genres *Micrococcus* et *Bacillus* comprennent des espèces pathogènes, des es- pèces chromogènes, et des ferments.

Les espèces pathogènes ont été rencontrées dans les maladies de l'homme et des animaux ; les espèces chromogènes produisent des pigments ; les dernières occasionnent les fermentations.

**IV. Milieux naturels des microbes.** — On appelle ainsi tous les endroits où les microbes peuvent se développer librement : l'atmosphère, l'eau, le sol, les corps vivants.

1° Dans toutes les parties de l'*atmosphère* on trouve des microbes, beaucoup moins cependant dans les régions élevées que dans les régions basses. Dans l'air confiné comme les habitations privées et les hôpitaux, les microbes abondent. Il s'en trouve jusqu'à 5 200 par mètre cube d'air dans certaines chambres mal aérées ; il y en a plus de 28 900 par mètre cube d'air dans quelques hôpitaux. Les microbes les plus répandus dans l'air sont ceux de la suppuration, des moisissures, etc...

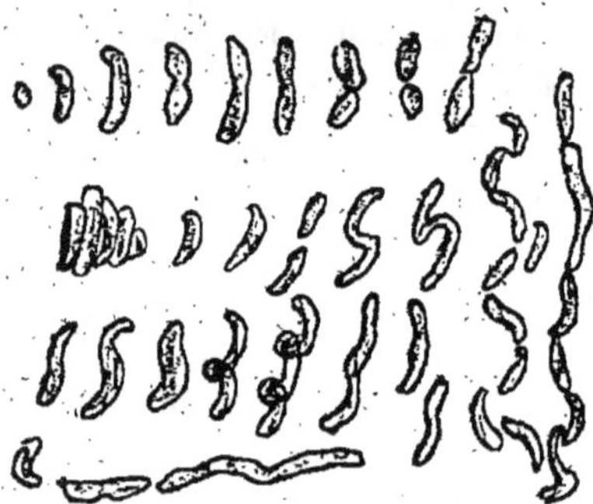

Fig. 45. — *Microbe du choléra*
(Bacillus komma.)

Différentes formes qu'il présente dans son accroissement et sa réunion en cellules.

2° L'*eau* de source filtrée par les couches du sol ne contient point de microbes. En revanche, ils sont très nombreux dans les eaux exposées à l'air : ils proviennent de l'air, des pluies, du sol, des infiltrations produites au voisinage des fosses d'aisances, des abattoirs, des égouts, etc... L'eau de certaines rivières, comme la Seine, contient une masse considérable de microbes : aussi est-il très dangereux de la boire sans la filtrer. Les bacilles de la fièvre typhoïde, du choléra (*fig.* 45), de la dysenterie, y sont très communs.

3° Les couches superficielles du *sol* sont très riches en microbes : M. Miquel en a trouvé jusqu'à 800 000 par gramme de terre. Le nombre diminue à mesure qu'on descend : il n'en existe plus à 3 mètres de profondeur. Les plus intéressants sont les microbes du charbon (*fig.* 46), de la septicémie, du tétanos, etc...

4° Les *corps vivants* sont des milieux très favorables. La *peau humaine* (*fig.* 47) et le *tube digestif* en portent de très nombreuses espèces ; on en compte plus de dix-sept espèces dans la bouche, plus de dix espèces dans l'intestin. L'estomac n'en contient pas normalement, parce que l'acidité du suc gastrique les détruit. Par les poumons (*fig.* 48), nous absorbons en moyenne six cents microbes à chaque inspiration, et nous n'en rejetons que quelques-uns.

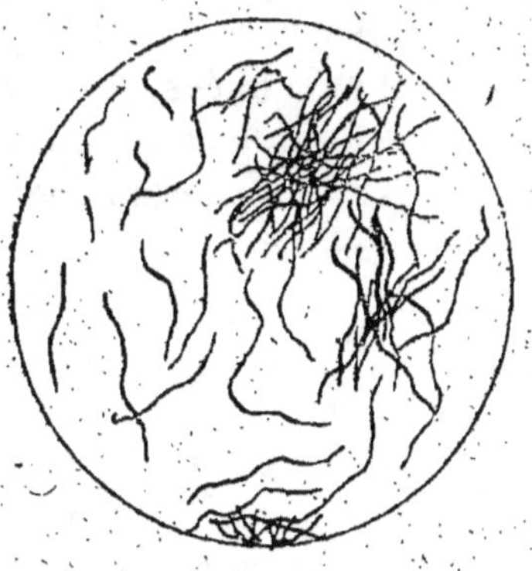

Fig. 46. — *Bacilles du charbon* (Bacillus anthracis).

La résistance de nos tissus en santé empêche que nous ne devenions la proie de ces parasites.

## V. Culture artificielle des microbes. — Pour étudier à loisir le développement et les propriétés des microbes, on les cultive dans des milieux où l'on a soin de maintenir leur température de prédilection. Ces milieux sont li-

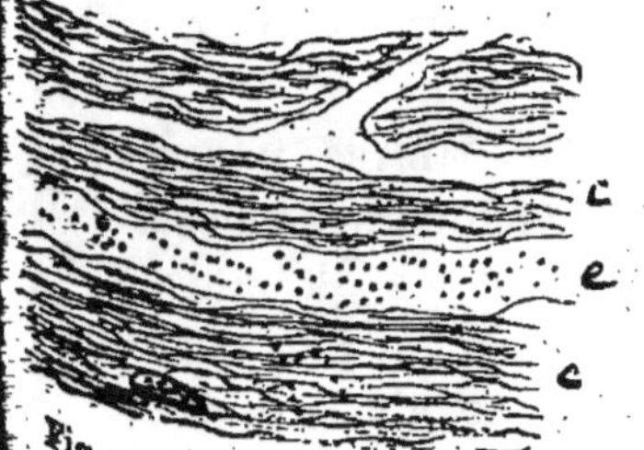

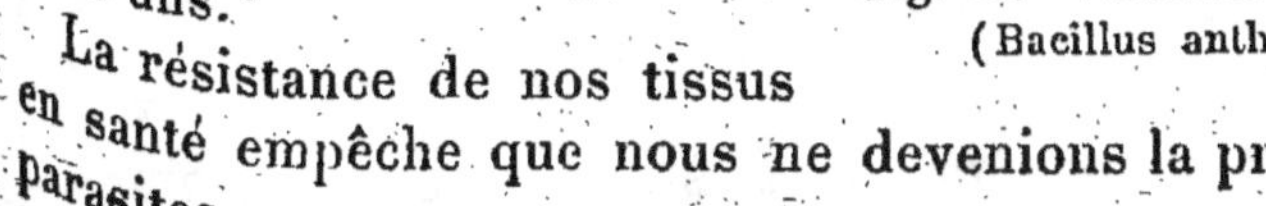

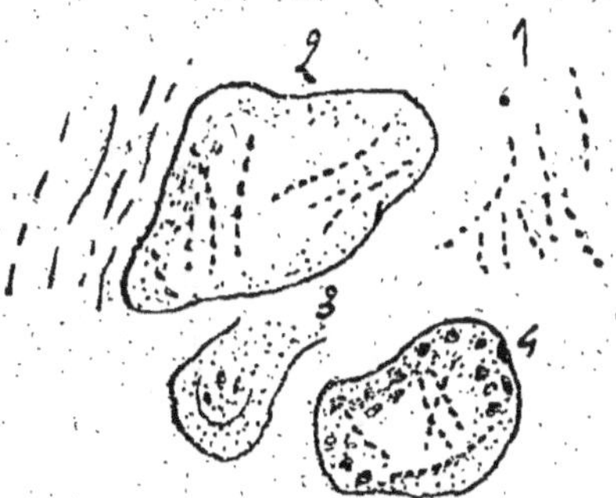

Fig. 47. — *Microbe de l'érysipèle* (Streptococcus erysipelatus). Coupe de la peau dans l'érysipèle : *c*, tissu conjonctif. — *e*, traînée de microbes dans un espace interfasciculaire.

Fig. 48. — *Bacilles de la tuberculose.* (Bacillus tuberculosis).

Bacilles pris dans les crachats d'un phtisique (grossis 800 fois). — 1, bacilles isolés. — 2, 3, 4, bacilles dans les cellules épithéliales du tissu pulmonaire.

quides ou solides, suivant qu'on emploie les procédés de Pasteur ou ceux de Koch.

1. *M. Pasteur* dispose une série de vases remplis à moitié avec des bouillons de culture et stérilisés ensuite dans des étuves sèches. C'est là qu'il *sème*, à l'aide d'aiguilles de platine stérilisées, les micro-organismes enlevés aux tissus ou aux liquides à examiner. Les bouillons liquides les plus employés sont faits avec de la viande de bœuf et une petite quantité de sucre.

2. *M. Koch* prend soit des tubes à essai, soit de petits godets en verre, et il y dépose, soit un mélange de gélatine et de peptone, soit du sérum, soit quelque fragment de pomme de terre. Les microbes y sont ensuite ensemencés par *piqûres* ou par *traînées*, à l'aide d'une aiguille de platine; ils y colonisent en dessinant des figures blanchâtres d'aspect variable.

**VI. Action des microbes sur les corps vivants.** Entourés de toutes parts par ces millions de parasites, nous sommes infailliblement envahis par eux. Les voies digestives et respiratoires, les moindres déchirures leur servent de porte d'entrée. En temps d'épidémie, personne n'est à l'abri des microbes virulents; seulement, les effets qu'ils opèrent dépendent du milieu plus ou moins favorable qu'un organisme présente à leur développement. — Les microbes agissent de deux façons sur nos tissus, par eux-mêmes et par leurs produits de sécrétion.

1. LES MICROBES AGISSENT PAR EUX-MÊMES, parce qu'ils empruntent aux tissus envahis les éléments nécessaires à leur alimentation. Les cellules fixes ou les globules voyageurs, attaqués par eux, s'irritent, perdent peu à peu leur vitalité, subissent la dégénérescence, et laissent enfin l'ennemi pénétrer jusqu'aux cellules encore saines. De la sorte, l'altération organique fait tache d'huile.

2. LES MICROBES AGISSENT PAR LEURS SÉCRÉTIONS, appelées aussi *diastases* ou *ptomaïnes*. Ces produits, étant très toxiques, exercent une action délétère qui est sans doute la principale cause des effets destructeurs des microbes. On a prouvé que la ptomaïne de la diphtérie, pure de tout microbe, amène les plus graves accidents. D'après l'hypothèse la

plus probable, ces liquides ont une influence pernicieuse, parce qu'ils s'opposent à ce que les globules blancs puissent remplir le rôle de défenseurs qui leur est dévolu, comme nous allons bientôt le dire.

Cependant certaines ptomaïnes procurent à l'organisme inoculé une sorte d'immunité contre les attaques ultérieures du microbe; pour cette raison, elles portent à juste titre le nom de vaccins.

**VII. De la lutte contre les microbes.** — Nous est-il possible de nous garantir contre ces redoutables ennemis; et, quand la lutte est inévitable, pouvons-nous espérer la victoire? — Nous pouvons les combattre hors de nous, et leur résister au dedans.

1. DESTRUCTION DES MICROBES AU DEHORS DE L'ORGANISME. — Peu d'agents naturels travaillent à les anéantir : ils périssent cependant sous l'influence prolongée de l'eau, de la sécheresse et de la lumière.

Les moyens artificiels les plus sûrs et les plus prompts pour détruire les microbes, sont la chaleur et les antiseptiques. En général, une *chaleur* de 100° tue les microbes; souvent les spores ou germes résistent jusqu'à 110° ou 125°. En pratique, une température de 70° durant trois heures produit le même effet que 100° durant vingt minutes. Le meilleur moyen d'assainir nos aliments est donc de les soumettre à la cuisson; le lait surtout, souvent infecté de divers parasites, doit toujours être bouilli. Les vêtements et autres objets ayant servi aux malades pris de virus, sont désormais passés dans des étuves où la haute température détruit les organismes virulents.

Les *antiseptiques* sont destinés à détruire les microbes qu'on ne peut atteindre par la chaleur. On donne ce nom à toute substance capable de tuer les microbes et leurs germes, ou simplement de les mettre hors d'état de nuire. Une même substance n'est pas antiseptique pour tous les parasites à la fois. Voici les plus employées : acide borique, acide phénique, iode, sublimé corrosif, salol, alcool, sel marin....

Depuis que l'usage des antiseptiques a été introduit, la médecine et surtout la chirurgie ont fait des progrès inouïs. Le soin qu'on prend de stériliser les instruments et les plaies a diminué notablement la mortalité dans la plupart des opérations. Le pus est éloigné de toute plaie bien lavée par un antiseptique.

2. Résistance de l'organisme. — Puisque nous sommes sans cesse en butte aux attaques des microbes, et que cependant nous ne succombons pas sous leurs coups, il est évident que nous leur résistons. L'organisme triomphe de l'infection microbienne principalement de deux façons : par le *phagocytisme* et par l'*état bactéricide*.

Le *phagocytisme* est l'opération par laquelle nos cellules absorbent les microbes et annulent leur virulence. Les *cellules fixes* sont comme des guerriers attachés à leur poste et prêts à défendre la place contre tout envahisseur : c'est le rôle des éléments qui tapissent nos organes digestifs et respiratoires. — Les *leucocytes* ou globules blancs, à qui incombe surtout la défense de l'organisme, sont comme des voltigeurs qui se hâtent de porter du secours sur les points menacés. L'irritation microbienne a pour effet de favoriser le passage des globules blancs à travers les vaisseaux et de les amener en nombre dans les lieux occupés par les parasites. Plus les tissus seront vigoureux et les cellules fortes, plus la résistance sera efficace. Un organisme débilité par le froid, le surmenage, l'épuisement, est une place mal gardée : on dit qu'il est alors en état de *réceptivité*.

L'*état bactéricide* est un état des humeurs qui s'oppose à la croissance et à la multiplication des microbes. Il est produit naturellement par une première atteinte de maladie infectieuse, comme la variole, ou par l'inoculation d'un vaccin, comme celui de la rage ou celui du charbon.

# LIVRE SECOND

# ANATOMIE ET PHYSIOLOGIE ANIMALES

## (ÉTUDE SPÉCIALE DE L'HOMME)

---

### CHAPITRE PREMIER

## OBJET ET DIVISION DE CE COURS

I. Objet de ce cours : 1º Anatomie ; 2º Physiologie. — II. Division de ce cours : 1º Fonctions de nutrition : préparation du milieu intérieur, utilisation, épuration ; 2º Fonctions de relation : mouvement et voix, sensibilité, système nerveux.

**I. Objet de ce Cours.** — L'Homme peut être étudié sous plusieurs aspects : ou bien on le considère comme individu, avec les caractères et les fonctions qui se retrouvent en chaque personne humaine ; ou bien on l'étudie comme espèce, dans les différents groupes qui constituent les races. Nous laissons de côté ce dernier point de vue, qui fait l'objet d'une science spéciale, nommée *Anthropologie*, et nous bornerons nos recherches à l'individu.

Même en tant qu'individu, l'Homme est encore l'objet de plusieurs sciences distinctes : la *Psychologie* le regarde par la partie spirituelle de son être, pour descendre jusque dans ses facultés sensibles ; l'*Anatomie* et la *Physiologie* le regardent par la partie corporelle et analysent les organes dont il se compose et les actes qu'ils exécutent.

Mais, si nous faisons abstraction des opérations propres à l'âme spirituelle, nous ne trouvons plus en l'Homme que les qualités qu'il possède en commun avec les animaux. Comme eux il vit et se nourrit, comme eux il sent et se meut. C'est pourquoi nous mènerons de front dans notre étude l'Homme et les animaux : notre attention se fixera d'abord, et principalement, sur l'Homme ; mais nous parcourrons aussi d'un rapide coup d'œil la série des embranchements animaux. De la sorte, nous verrons mieux comment le Créateur, pour donner à son œuvre plus de beauté, a voulu mettre l'unité de vie dans la variété des formes.

En limitant ainsi notre champ d'observation, nous n'aurons garde d'oublier que la vie animale n'est, dans l'Homme, que le support et la condition présente d'une activité plus haute, dont les opérations sont du domaine des philosophes.

1. ANATOMIE. — Le corps humain n'est point un corps homogène : il se présente comme un assemblage très compliqué de parties différentes, et chacune de ces parties est formée d'un grand nombre de tissus divers. Démonter une à une et décrire avec soin chacune des pièces de la machine humaine : tel est l'objet de l'*Anatomie*. L'Anatomie se distingue de l'*Histologie*, en ce que cette branche nouvelle considère les tissus dans leurs éléments intimes, indépendamment des organes à la constitution desquels ils concourent ; l'Anatomie est, au contraire, la description des organes.

Ce mot d'*organe* s'applique à toute portion du corps chargée d'accomplir une fonction physiologique. Ainsi le foie est un organe qui sécrète la bile ; l'estomac est un organe qui digère les aliments ; le cœur est un organe qui sert de moteur central à la circulation. Plusieurs tissus concourent à la formation d'un même organe : son activité même dépend de la nature du tissu qui domine. Ainsi, dans les glandes salivaires, c'est le tissu celluleux qui remplit la fonction sécrétoire.

On donne le nom d'*appareil* à l'ensemble de plusieurs organes combinés de manière à réaliser une fin commune. Par exemple, nous dirons que l'*appareil digestif* se compose de plusieurs organes : la bouche où se broient les aliments, l'estomac où ils se digèrent, les intestins où ils sont absorbés, les glandes qui fournissent les réactifs indispensables. De même, l'ensemble des organes, cœur et vaisseaux, par lesquels le sang est conduit à toutes les parties du corps, forme l'*appareil circulatoire*.

Si l'on veut désigner l'ensemble des parties de même nature remplissant des fonctions analogues dans tout le corps humain, on adoptera le nom de *système*. Le système musculaire embrasse tous les muscles dont les contractions produisent le mouvement; le système osseux comprend tous les os, et le système nerveux tous les nerfs.

Quand le naturaliste met en présence les organes de même espèce dans les différents groupes animaux, il fait de l'*Anatomie comparée*. C'est ainsi que nous comparerons l'appareil digestif des divers embranchements à celui de l'Homme; nous en ferons autant pour tous les autres appareils. Les organes varient d'un groupe à l'autre, et généralement ils se perfectionnent simultanément à mesure qu'on s'élève vers l'Homme.

2. PHYSIOLOGIE. — La *Physiologie* étudie le fonctionnement des organes que dissèque l'Anatomie : tandis que l'Anatomie ne s'occupe que des instruments, la Physiologie s'applique aux actes vitaux. Il peut y avoir une Anatomie comparée, parce que la constitution des organes est très variable; mais il n'y a point, à proprement parler, de Physiologie comparée, parce que les fonctions s'accomplissent de la même façon chez tous les animaux. Nous aurons l'occasion de dire qu'il n'y a qu'une sorte de digestion, qu'une sorte de respiration, etc... : les différences physiologiques proviennent de la diversité des organes.

Si les mêmes opérations se retrouvent chez tous les animaux, elles ne sont pas également distribuées entre les organes. Ce qu'on appelle aujourd'hui *la division du travail physiologique* est regardé comme un signe de perfection : dans la classification que nous avons donnée, la place assignée à chaque être dépend précisément de la division du travail.

L'animal le plus simple, le *Protozoaire*, accomplit tous les actes vitaux dans chacune de ses cellules. Chez les *Cœlentérés*, la besogne se partage; la distribution des rôles est plus accentuée encore chez les *Echinodermes*; chez l'Homme, elle est arrivée au suprême degré.

Pour mieux faire comprendre cette division et les avantages qui en résultent pour l'individu, on a recours à la comparaison suivante. Dans un atelier, chaque travailleur accomplit une tâche fixée, toujours la même : aussi arrive-t-il à s'en acquitter avec une grande vitesse et beaucoup de perfection. De même, l'organisme est d'autant plus productif et remplit des fonctions d'autant plus parfaites qu'il a des organes plus spécialement adaptés pour chacun de ses actes.

Il est à peine besoin de noter par où pèche cette comparaison. Dans une manufacture, les éléments, qui sont les ouvriers, sont de vraies unités ayant leur existence individuelle, capables de se suffire, attachées seulement par un lien externe au maître qui les emploie; dans l'organisme, au contraire, les cellules et les organes n'ont point d'existence individuelle, ils ne peuvent être séparés de l'être dont ils sont partie intégrante.

**II. Division de ce cours.** — Une étude complète des fonctions animales dans l'individu comprendrait celles qui ont trait à la conservation de l'espèce, et celles qui ont trait à la conservation et à la manifestation de sa propre vie. Nous restreignons notre cours à ce dernier point.

En tant qu'être vivant, l'Homme possède des *fonctions de nutrition*; en tant qu'animal sensible et doué de mouvement, il a des *fonctions de relation*. Telles sont les deux parties ordinairement adoptées par les physiologistes.

1. FONCTIONS DE NUTRITION. — La nutrition consiste en cet échange perpétuel de matière qui se fait entre un organisme vivant et le milieu qui l'entoure. Chez les animaux élevés, comme chez l'Homme, la nutrition s'opère dans chaque élément anatomique; mais, comme chaque élément n'est pas au contact du monde extérieur, il est nécessaire qu'il soit entouré d'un milieu liquide où il puisse emprunter ses aliments et rejeter ses déchets.

Nous appellerons *milieu intérieur* ce liquide dans lequel

sont plongées toutes nos cellules, et dans lequel elles se nourrissent comme autant de petits protozoaires. Pour y vivre à l'aise, elles doivent y trouver tous leurs principes nutritifs; elles y déversent tous leurs produits désassimilés. Comme elles l'appauvrissent sans cesse, il doit s'enrichir de provisions nouvelles; comme elles le corrompent par les cendres de leur foyer, il doit s'épurer toujours.

Cela nous conduit à distinguer trois séries d'opérations dans la nutrition :

1ʳᵉ série : la *préparation du milieu intérieur;*

2ᵉ série : l'*utilisation du milieu intérieur, ou assimilation;*

3ᵉ série : l'*épuration du milieu intérieur par les excrétions.*

Quatre fonctions concourent à la *préparation* du milieu intérieur :

1° La *digestion,* qui transforme les aliments empruntés au monde extérieur, de façon qu'ils puissent pénétrer dans le milieu intérieur;

2° L'*absorption,* par laquelle les aliments, modifiés dans le tube digestif, traversent ses parois pour se jeter dans le milieu intérieur avec le sang ou la lymphe;

3° La *circulation,* qui transporte le sang et la lymphe dans tout l'organisme, de façon à renouveler constamment le liquide au contact de chaque cellule;

4° La *respiration,* qui renouvelle la provision d'oxygène dont le sang a besoin pour activer la combustion vitale.

L'*assimilation* constitue la nutrition proprement dite.

Les *excrétions* purifient le sang par diverses voies, et maintiennent ainsi l'équilibre de composition dans le milieu.

2. FONCTIONS DE RELATION. — Par les fonctions de *relation,* l'animal entre en commerce avec le monde extérieur. Il en subit l'action et il le connaît par la *sensibilité;* il réagit sur lui et se meut vers lui par des actes spontanés, par le *mouvement* et par la *voix.*

Nous diviserons les faits concernant la vie de relation en trois sections;

1° Notre action sur le monde extérieur, par les *mouvements* et la *voix*.

2° L'action du monde extérieur sur nous, et la *connaissance* que nous avons de lui par les *sens*.

3° Le *système nerveux*, centre de toutes les opérations vitales, de la nutrition aussi bien que de la sensibilité, achèvera de nous révéler les secrets de la science physiologique.

# FONCTIONS DE NUTRITION

## CHAPITRE II

## L'APPAREIL DIGESTIF CHEZ L'HOMME

§ 1er. *Le tube digestif :* I. La bouche. Description de la bouche, mâchoires, dents (forme, nombre, structure, développement). — II. L'estomac : œsophage, estomac. — III. Intestins : intestin grêle, gros intestin (description et structure), péritoine.

§ 2. — *Glandes et sécrétions annexes du tube digestif :* I. Structure des glandes. — II. Mécanisme de la sécrétion. — III. Glandes diverses : glandes de la bouche, glandes de l'estomac, glandes intestinales, pancréas, foie.

La nutrition, nous l'avons dit, est la fonction essentielle de la vie organique. Mais la nutrition s'opère, chez l'Homme et chez les animaux supérieurs, dans les profondeurs de l'organisme, où chaque cellule puise dans un milieu liquide les éléments nécessaires. Pour que ce milieu, qui tend sans cesse à s'appauvrir, demeure toujours riche en provisions nutritives, il a besoin de faire des emprunts au monde extérieur.

On nomme *aliments* toutes les substances capables de régénérer la composition du milieu.

Ces aliments, avant d'être absorbés par le sang, doivent le plus souvent changer de nature et d'état; ils ne traversent les parois intestinales qu'après avoir été broyés, transformés, dissous. Ce premier travail préparatoire s'appelle *digestion*. Nous décrirons d'abord l'appareil de la digestion, puis nous étudierons la digestion proprement dite avec l'absorption qui la suit.

L'*appareil digestif* est une sorte de laboratoire où les aliments sont élaborés et sont mis en état d'être absorbés. Il se compose de deux parties : le *tube digestif*, dont nous indiquerons la structure et la forme; les *glandes annexes*, qui sécrètent les réactifs destinés à la transformation des aliments.

## § 1er. — LE TUBE DIGESTIF

Le *tube digestif* est, théoriquement, un cylindre creux, traversant tout le corps, ouvert à ses deux extrémités : la bouche en est l'entrée, et l'anus la sortie. En fait, c'est un organe très compliqué, dont les différentes parties sont adaptées à la fonction qui leur est dévolue (*fig.* 49).

La *bouche* en est le vestibule, avec le pharynx; de là, par le canal étroit de l'*œsophage*, les aliments sont poussés vers le réservoir de l'*estomac*; après y avoir subi diverses modifications, ils entrent dans les *intestins*, dont les nombreux replis présentent une très large surface d'absorption. La *bouche*, l'*estomac*, les *intestins* sont donc les trois principales portions du tube digestif.

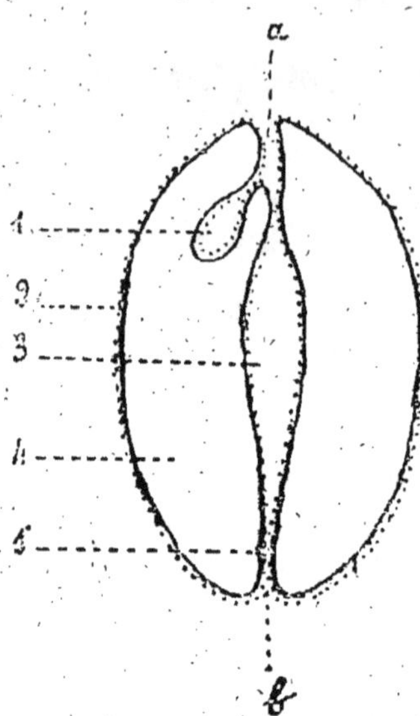

Fig. 49. — *Schéma du corps humain.*

a, bouche. — b, anus. — 1, poumons.— 2, tégument externe.— 3, dilatation stomacale du tube digestif.— 4, intérieur du corps. — 5, intestin.

**I. La bouche.** — La bouche est une sorte d'entonnoir; les aliments liquides n'y font aucun séjour; les aliments solides y sont broyés et réduits en pâte.

1. DESCRIPTION DE LA BOUCHE. — La bouche est tapissée sur toute sa surface, d'un tissu épithélial pavimenteux, percé de nombreux pores par lesquels se déverse le mucus d'une foule de petites glandes. — Elle est limitée en avant par les *lèvres*, bourrelets musculaires capables de se fermer à volonté.

La partie supérieure de la bouche, le *palais*, est formée des os de la mâchoire supérieure et des os palatins. Ce plafond osseux se termine en arrière par le *voile du palais,* sorte de ciel-de-lit, au milieu duquel pend la *luette,* comme un gland, et d'où se détachent, en forme de rideaux, des bandes musculaires ou piliers (*fig.* 50). Les deux piliers antérieurs s'écartent de chaque côté de la base de la langue : les deux piliers postérieurs s'allongent et vont se perdre dans les parois du canal œsophagien.

Entre les piliers de chaque côté sont logées les glandes *amygdales,* grosses comme de petites amandes, dont le liquide humecte le pharynx, et qui, lorsqu'elles s'enflamment, gênent notablement la déglutition.

Le *pharynx,* ou arrière-bouche, est un carrefour où se croisent les voies digestives et les voies respiratoires ; c'est là que les fosses nasales communiquent avec le larynx, et la bouche avec l'œsophage.

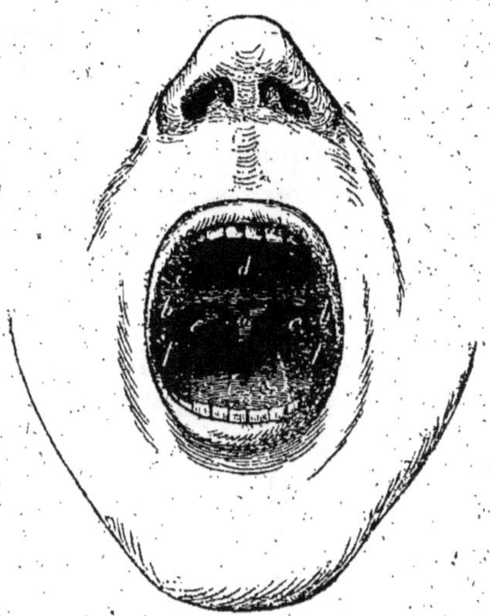

Fig. 50. — *Le voile du palais.*

On voit, au fond de la bouche, les différentes partie du voile du palais : *a,* luette. — *b,* piliers antérieurs. — *c,* piliers postérieurs. — *d,* portion supérieure du voile. — *f,* place des amygdales.

La *langue* remplit la partie inférieure de la bouche. Cet organe, attaché sous la mâchoire à l'os hyoïde, est composé de fibres musculaires distribuées en tous sens, ce qui lui donne la plus grande liberté de mouvement. La surface supérieure de la langue est l'organe du goût ; en bas, elle est retenue par un frein de tissu conjonctif. Elle change les aliments de place pour la commodité de la mastication, et elle joue un rôle important dans la parole.

Enfin, les *joues* sont comme les cloisons de la bouche : élastiques et contractiles, elles se dilatent ou se resserrent suivant les circonstances.

**2. Les machoires.** — Les mâchoires sont le squelette de la bouche ; ce sont les instruments rigides destinés à broyer les aliments.

La *mâchoire inférieure*, constituée par un seul os en forme de fer à cheval, dessine le menton. Elle envoie sur les côtés deux branches montantes : l'une, terminée par un *condyle*, s'articule dans une cavité du crâne, sous le conduit auditif, et permet à la mâchoire de se mouvoir et de tourner comme une porte sur ses gonds ; l'autre, l'*apophyse coronoïde*, passe sous l'arcade de la joue, et va recevoir l'insertion du puissant muscle temporal.

La *mâchoire supérieure*, fixée au crâne, est composée de deux os : c'est le solide point d'appui contre lequel la mâchoire inférieure presse les aliments.

Des *muscles* spéciaux sont destinés à produire les mouvements de mastication ; il en faut de trois sortes : pour abaisser la mâchoire inférieure, pour la relever et pour la mouvoir latéralement.

Il y a trois paires de muscles *abaisseurs* : les muscles *geni-hyoïdiens* sont insérés, d'une part à la surface interne du menton, et d'autre part à l'os *hyoïde*, sorte d'anneau osseux situé sous la mâchoire ; les muscles *mylo-hyoïdiens* ont les mêmes insertions, mais ils sont un peu plus en dehors ; les *muscles digastriques* ont trois points d'appui, l'un à la mâchoire, l'autre à l'os hyoïde, et le troisième au crâne, ce qui leur donne l'aspect de muscles doubles. Ces muscles, n'ayant d'autre travail à produire que l'abaissement de la mâchoire inférieure, sont peu développés.

Les muscles *élévateurs* sont, au contraire, très puissants ; leur rôle est de serrer fortement les mâchoires l'une contre l'autre. On en distingue deux paires : le *temporal* a son insertion fixe sur les tempes et son insertion mobile sur l'apophyse coronoïde de la mâchoire inférieure ; le *masséter*, fixé à l'*arcade zygomatique* des joues, s'applique près des angles latéraux de la mâchoire mobile. Ces deux muscles deviennent raides et résistants, lorsque nous serrons les mâchoires (*fig.* 51).

Des muscles *ptérygoïdiens* permettent des mouvements

latéraux ; mais ces mouvements sont beaucoup moins étendus chez l'Homme que chez certains animaux.

3. LES DENTS. — L'appareil broyeur est principalement formé par les *dents*. Les dents sont de petites masses pierreuses et rigides, plantées dans les alvéoles des mâchoires comme des instruments sont pris dans leurs manches. La racine de chaque dent est enfoncée dans la mâchoire et recouverte des masses charnues appelées *gencives* ; la *couronne* est la portion libre qui paraît dans la bouche ; le

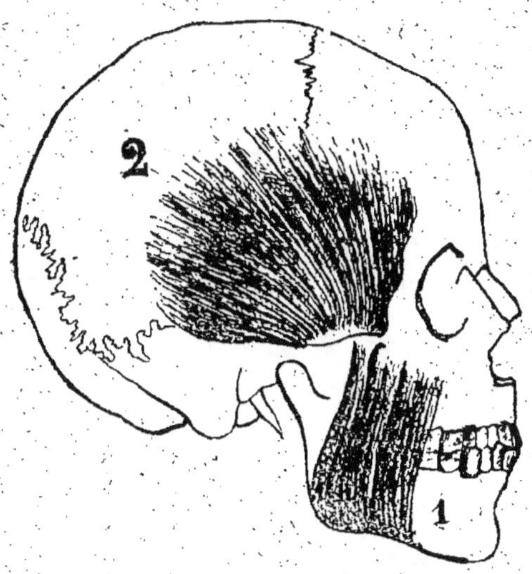

Fig. 51. — *Muscles élévateurs de la mastication.*

1, masséter. — 2, temporal.

collet est la ligne de jonction de la couronne et de la racine.

*Forme.* — La forme des dents varie suivant le rôle qu'elles ont à remplir. Chaque mâchoire porte quatre *incisives* taillées en lames de couteau et destinées à trancher. Une *canine* de chaque côté, terminée en pointe, déchire la nourriture. Enfin les *molaires*, semblables à des râpes, dont la surface est plus ou moins rude suivant les espèces animales, ont pour but d'écraser les corps durs. Les racines sont simples dans les incisives, les canines et les premières

molaires; elles sont doubles et triples dans les dernières
molaires (*fig.* 52).

*Nombre.* — Le nombre des dents chez l'Homme varie

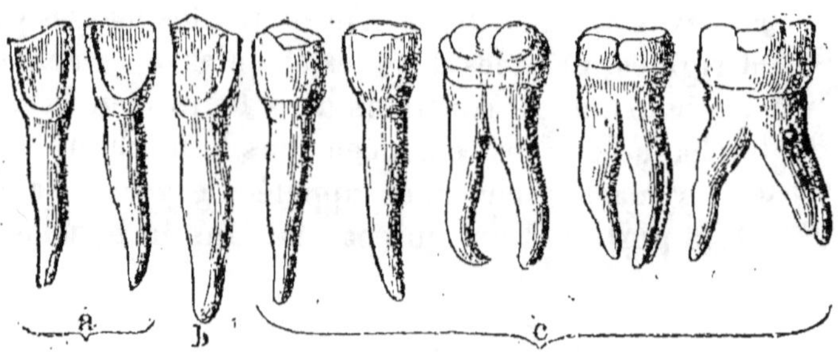

Fig. 52. — *Les dents chez l'adulte.*

Les dents du côté droit de la mâchoire inférieure; deuxième dentition
complète : *a*, incisives. — *b*, canine. — *c*, molaires.

suivant l'âge de l'individu. — La première dentition, qui
pousse chez l'enfant de sept mois environ, compte 20 dents
seulement : 4 incisives, 2 canines et 4 molaires à chaque

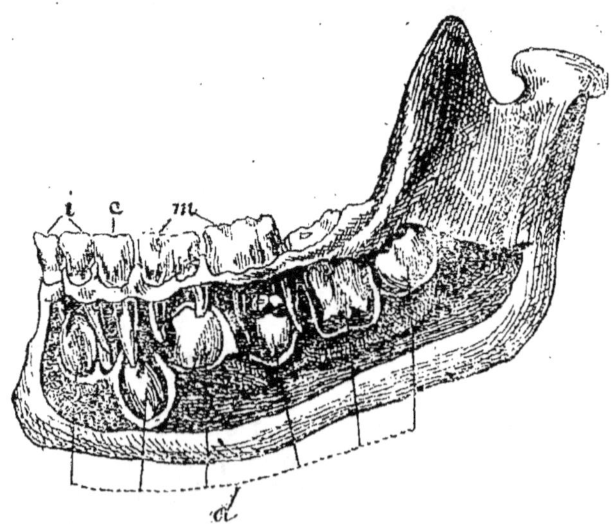

Fig. 53. — *Portion de la mâchoire inférieure chez l'enfant.*

*i*, *c*, *m*, première dentition. — *d*, germes de la deuxième dentition.

mâchoire. — Vers l'âge de sept à huit ans, les *dents de lait*
tombent sous la poussée de la seconde dentition (*fig.* 53).

Les dents nouvelles sont au nombre de 28 : 4 incisives, 2 canines et 8 molaires à chaque mâchoire ; lorsque la *dent de sagesse* a fait son apparition aux deux extrémités de chaque arcade dentaire, le nombre est porté à 32 ; c'est vers l'âge de vingt à vingt-cinq ans que la dentition s'achève.

*Structure.* — La coupe verticale d'une dent en manifeste bien la structure ; on y voit la *pulpe,* l'*ivoire,* l'*émail* et le *cément.*

La *pulpe* est cette partie molle qui occupe le milieu de la dent ; elle se compose de tissu conjonctif et cellulaire à travers lequel circulent des

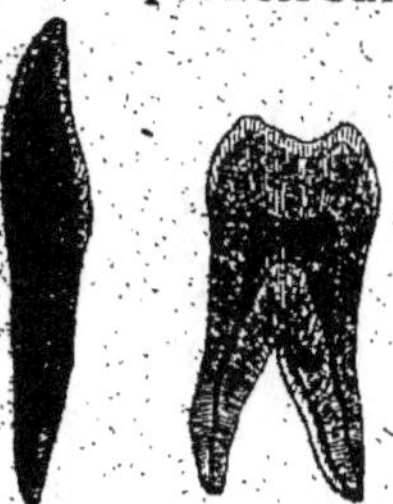

Fig. 54. — *Coupe verticale d'une incisive et d'une molaire.*

On voit au dedans la pulpe dentaire qu'entoure l'ivoire ; l'ivoire est recouvert : en haut, par l'émail ; en bas, par le cément.

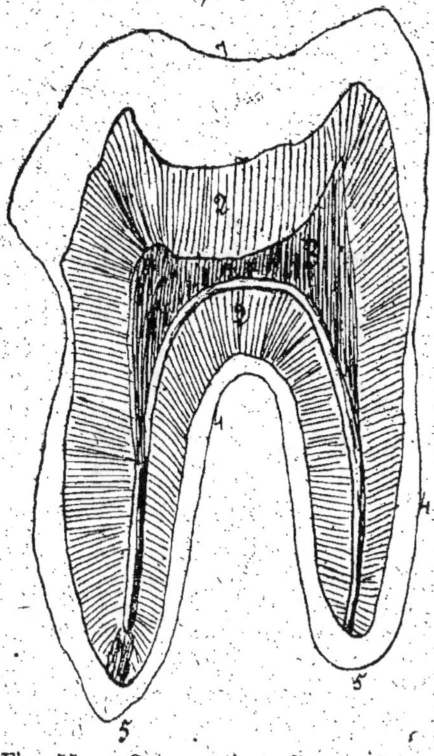

Fig. 55. — *Coupe verticale d'une molaire.*

1, émail. — 2, ivoire. — 3, pulpe dentaire. — 4, cément. — 5, racines de la dent.

vaisseaux sanguins et passent des filets nerveux ; le sang nourrit la dent et lui permet de s'accroître par le dedans ; les nerfs lui communiquent cette sensibilité qui s'irrite si aisément lorsque la dent est cariée. La matière pierreuse peut fermer par en bas la voie au sang et aux nerfs ; alors la pulpe s'atrophie et la sensibilité disparaît (*fig.* 54 et 55).

L'*ivoire* est composé de carbonate et de phosphate de chaux sécrétés par les cellules organiques ; il présente l'aspect de fins canalicules rayonnant vers la périphérie.

L'*émail* a moins d'épaisseur, mais beaucoup plus de dureté ; constitué par de petites colonnes prismatiques parallèles entre elles et perpendiculaires à la surface de la dent, il protège l'ivoire contre les réactifs de la bouche. Lorsqu'il se brise ou se fendillé, soit par le choc, soit par le contact de substances trop chaudes ou trop froides, les liquides de la bouche atteignent l'ivoire, l'entament et arrivent ainsi au contact de la pulpe intérieure : c'est le phénomène de la *carie*. Une fine *cuticule* épidermique revêt l'émail.

Enfin le *cément* est l'enveloppe de l'ivoire de la racine : c'est aussi une matière pierreuse de même composition.

*Développement.* — La formation des dents est assez simple. Dans l'alvéole s'est d'abord constitué un bulbe arrondi, dont les cellules extérieures se trouvaient au contact des cellules intérieures de la cavité (*fig.* 56). Les cellules du bulbe, bien nourries par les vaisseaux sanguins, se sont multipliées et ont sécrété des matières calcaires pour s'y envelopper. Cette enveloppe pierreuse, s'accroissant par le dedans, a formé l'*ivoire* : le bulbe se rétrécissant ainsi peu à peu n'a plus gardé qu'une légère masse de pulpe dentaire. — En même temps, la cavité alvéolaire sécrétait une matière solide qui s'appliquait sur l'ivoire par le dehors ; en haut de la cavité, c'était une sécrétion d'émail, plus bas une sécrétion de cément. — Le germe de la dent, croissant ainsi peu à peu en volume, a fini par émerger de l'alvéole.

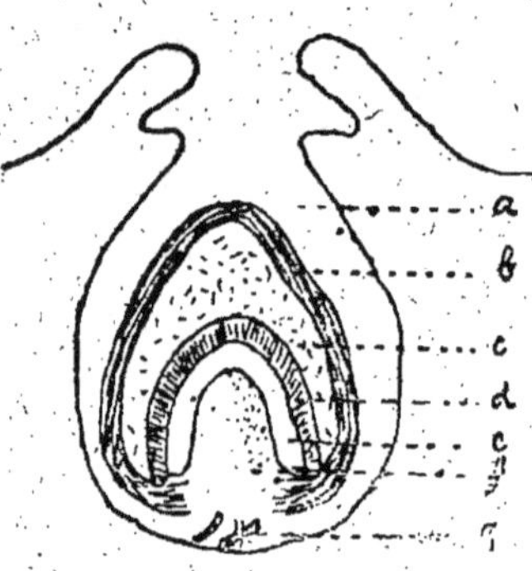

Fig. 56. — *Développement d'une dent.*

a, alvéole, dans laquelle s'est formé le bulbe dentaire. — b, capsule dentaire. — c, organe producteur de l'émail. — d, émail. — e, ivoire. — f, pulpe dentaire. — g, vaisseaux et nerfs de la dent.

Tandis que les dents de lait se formaient de cette sorte, d'autres germes se développaient au-dessous ; leur accroissement progressif a ébranlé et repoussé les premières dents.

**II. Estomac.** — L'estomac est bien la seconde partie du tube digestif, car l'œsophage qui l'unit à la bouche est un simple canal où les aliments ne font que passer (*fig.* 57).

L'*œsophage* est un long tube musculaire, qui part de l'arrière-bouche ou pharynx, et se termine à l'entrée de l'estomac. Il est tapissé, au dedans, par une muqueuse revêtue

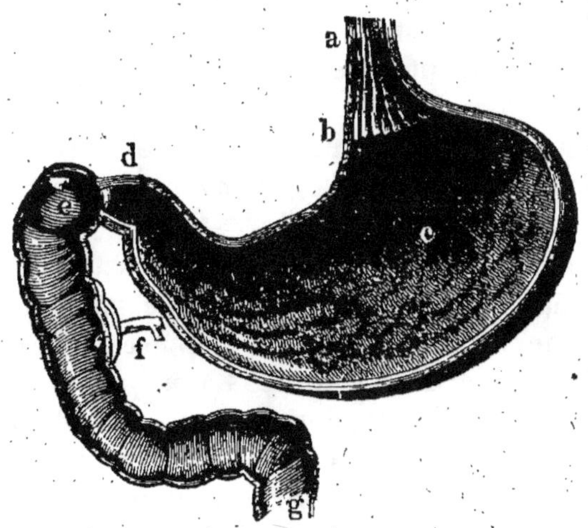


Fig. 57. — *Coupe verticale de l'estomac et du duodénum.*

*a*, œsophage. — *b*, cardia. — *c*, estomac. — *d*, pylore. — *e*, commencement du duodénum. — *f*, canal cholédoque et canal pancréatique s'ouvrant dans le duodénum. — *g*, commencement du jéjunum.

de tissu épithélial, et dans laquelle se trouvent en grand nombre de petites glandes simples. Sous la muqueuse sont des muscles à fibres lisses et indépendantes de la volonté : ces fibres sont les unes longitudinales, les autres transversales ou circulaires. Quand les fibres longitudinales se contractent, la base de l'œsophage vient pour ainsi dire au devant des aliments ; la contraction des fibres circulaires presse le bol alimentaire et le fait avancer. Il en résulte que le passage des aliments à travers l'œsophage n'est pas accompli par l'effet de la pesanteur, mais bien par l'action vitale des muscles des parois. C'est pour cela qu'un acrobate peut boire, ayant la tête en bas.

L'*estomac* est l'organe principal de la digestion, quoique le travail digestif ne s'y opère point entièrement. C'est une poche musculaire, communiquant en haut avec l'œsophage par le *cardia*, et en bas avec l'intestin par le pylore.

Il est situé dans l'abdomen, au-dessous du diaphragme, dans la région du corps qu'on nomme *épigastre*. Sa forme est celle d'une cornemuse ; sa partie convexe, tournée par en bas, en est la *grande courbure* ; la partie concave, tournée par en haut, en est la *petite courbure*. L'estomac est disposé transversalement, de sorte que le *cardia*, ou porte d'entrée, est situé vers la gauche, et le *pylore*, ou porte de sortie, est du côté droit. Deux bosselures ou renflements augmentent son volume ; la *grosse tubérosité* est à gauche, et la *petite tubérosité* est à droite.

Trois membranes superposées constituent les parois de l'estomac ; la plus interne est une muqueuse, la tunique moyenne est musculaire, l'enveloppe externe est une séreuse faisant partie du péritoine. La *muqueuse* interne contient une multitude de glandes que nous étudierons bientôt. Les fibres *musculaires* de la tunique moyenne sont dirigées en divers sens : les unes sont *longitudinales*, et leurs contractions se font normalement de façon à conduire les aliments du cardia au pylore ; les autres sont *circulaires*, et leurs contractions pressent les parois de l'estomac sur le bol alimentaire ; d'autres encore sont *obliques* et permettent de varier les mouvements.

La surface interne n'est point unie, mais elle est sillonnée de nombreux replis qui augmentent considérablement son étendue.

Une dépression dans la paroi inférieure de l'estomac sert comme de réservoir au bol alimentaire ; grâce à cette disposition, l'estomac dirige librement, et par petites portions, les aliments digérés vers le passage du pylore.

**III. Intestins.** — Les *intestins* font suite à l'estomac : à travers leurs longues sinuosités la digestion s'achève et l'absorption se fait. Il faut distinguer l'*intestin grêle* et le *gros intestin* (*fig.* 58).

1. L'INTESTIN GRÊLE est un tube de calibre à peu près

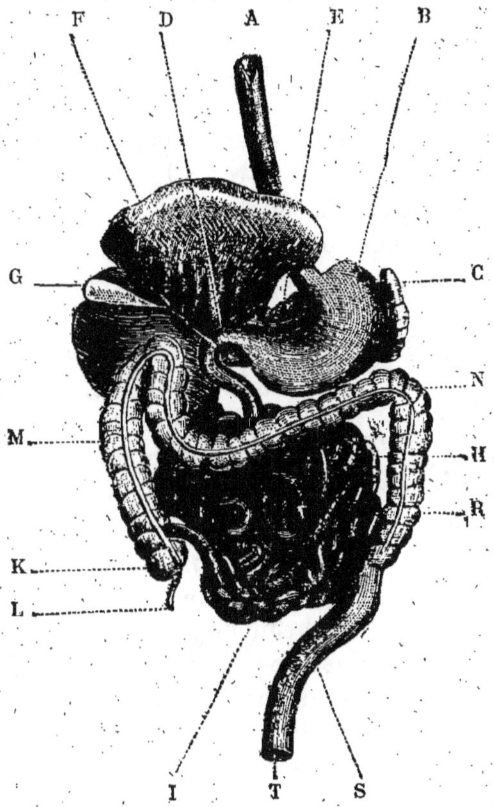


Fig. 58. — *Vue d'ensemble de l'appareil digestif.*

A, œsophage. — B, estomac. — C, rate. — D, duodénum, première partie de l'intestin grêle. — E, pancréas. — F, foie. — G, vésicule biliaire. — H, jéjunum, deuxième partie de l'intestin grêle. — I, iléon, troisième partie de l'intestin grêle. — K, cæcum. — L, appendice cæcal. — M, colon ascendant. — N, colon transversal. — R, colon descendant. — S, rectum. — T, anus.

constant, et dont la longueur varie suivant les animaux. Chez l'Homme, il atteint sept à huit fois la longueur du corps entier ; chez les herbivores, il égale jusqu'à vingt-

huit fois les dimensions du corps, mais, chez les carnivores
il ne dépasse pas quatre ou cinq fois. La raison de cette
différence est facile à saisir : les aliments animaux sont
digérés par l'estomac, aussi l'intestin n'a guère qu'un rôle
absorbant à remplir ; les aliments végétaux sont principalement digérés par l'intestin, aussi doit-il être plus étendu
pour que les matières nutritives y fassent un plus long
séjour. Comme l'Homme est à la fois carnivore et her-
bivore, ses intestins pouvaient prendre une longueur
moyenne.

L'intestin grêle se divise en trois portions : le *duodénum*,
long de douze doigts environ ; le *jéjunum*, qu'on trouve
toujours vide après la mort ; l'*iléon*, ainsi nommé à cause
de ses nombreuses circonvolutions.

La surface interne de l'intestin grêle ressemble à celle
de l'estomac ; elle n'est point unie : des replis, très rapprochés les uns des autres, les *valvules conniventes*, en augmentent la superficie. Ces valvules sont
hérissées de *villosités*, espèces de suçoirs
ou racines semblables à des poils, qui
donnent à l'intérieur des intestins un aspect velouté.

2. Le GROS INTESTIN est beaucoup
moins long que le petit, mais son calibre
est beaucoup plus grand. Il présente
des bosselures à sa surface externe.
L'intestin grêle communique avec lui
par la valvule *iléo-cæcale*, qui empêche
tout retour des matériaux. Cette jonction ne se fait pas tout à fait à la base
du gros intestin, de sorte qu'il reste
au-dessous de la valvule iléo-cæcale une
sorte de cul-de-sac ou *cæcum*, qui se termine lui-même par un *appendice cæcal*
ou *vermiculaire* dont le rôle est inconnu
(*fig.* 59).

Fig. 59. — *Le cæcum.*

Commencement du gros intestin : *a*, extrémité de l'intestin grêle, aboutissant au gros intestin par la valvule iléo-cæcale. — *b*, colon ascendant. — *c*, cæcum. — *d*, appendice cæcal.

Outre le cæcum, le gros intestin comprend le *colon* et le
*rectum*. Le *colon* prend naissance vers la hanche droite

au bas de l'abdomen ; le *colon ascendant* remonte le long du flanc droit ; le *colon transversal* passe sous l'estomac, de droite à gauche ; le *colon descendant* est du côté gauche. Le *rectum* aboutit en ligne droite au *sphincter* terminal de l'anus.

La STRUCTURE des intestins présente les mêmes caractères sur toute leur longeur : trois tuniques les constituent ; l'une est muqueuse, l'autre, musculaire, et la troisième, séreuse.

La *tunique interne*, dont nous avons dit les nombreux replis, est muqueuse et composée de plusieurs couches de tissu épithélial ; les glandes y abondent, comme nous le verrons bientôt.

La *tunique moyenne* est musculaire, et formée de fibres longitudinales et de fibres circulaires : les premières peuvent se contracter dans les deux sens, et imprimer aux aliments des mouvements de va-et-vient : les secondes, en se contractant, pressent les aliments et facilitent tout à la fois leur progression et leur absorption.

La *tunique externe* est séreuse et fait partie d'une membrane très développée qu'on nomme péritoine.

Pour nous faire une idée nette du péritoine, supposons, placé sur une table, un sac fermé et gonflé par un liquide interne : il aurait la forme d'un coussin très élastique (*fig.* 60). Mettons sur la face supérieure du coussin tous les organes de l'abdomen ; admettons, en même temps, que ce feuillet se ride et s'allonge pour faire le tour de chaque organe. Le feuillet inférieur reste tel, lisse et tendu. Transportons alors tout cela dans la cavité abdominale : le feuillet libre s'accole en arrière à la colonne vertébrale ;

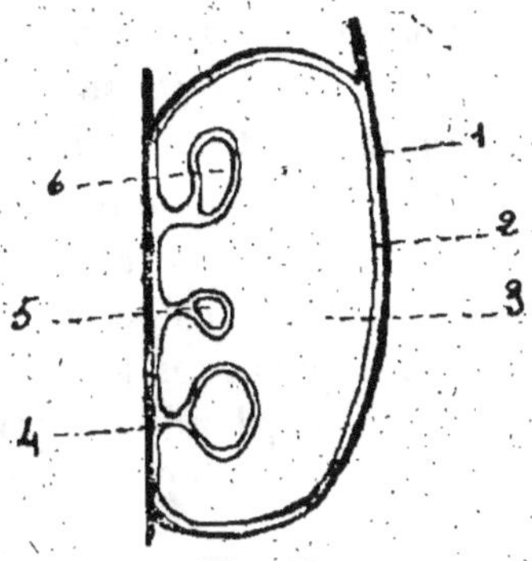


Fig. 60.

Schéma de l'abdomen montrant la disposition du péritoine : 1, colonne vertébrale. — 2, feuillet postérieur du péritoine. — 3, intérieur du péritoine, très réduit dans la réalité. — 4, paroi antérieure de l'abdomen. — 5, 6, organes enveloppés par le feuillet externe du péritoine.

par en haut, une portion libre de la membrane se replie comme un tablier sous la peau de l'abdomen et en avant des intestins, c'est l'*épiploon*. Tout le reste de cette toile enveloppant les intestins porte le nom de *mésentère*.

Il est facile de concevoir que tous les organes abdominaux, soit qu'ils se gonflent, soit qu'ils s'affaissent, ne subiront aucun froissement : le frottement entre les feuillets est adouci par le liquide qui les sépare. Si l'un des feuillets s'enflamme et adhère à l'autre, le glissement est empêché : c'est le cas de la péritonite. Lorsque le liquide interne se développe outre mesure, l'abdomen se dilate comme dans l'*hydropisie*.

## § II. — GLANDES ET SÉCRÉTIONS ANNEXES

### DU TUBE DIGESTIF

En décrivant le tube digestif, nous avons fait connaître le laboratoire où la digestion s'opère : il nous reste à considérer les agents mêmes de la transformation. Les agents ou *réactifs* sont sécrétés par des organes annexes nommés *glandes*. Nous ne ferons connaître ici que les glandes qui concourent à l'élaboration des aliments; nous traiterons des autres quand nous parlerons des fonctions auxquelles elles coopèrent.

Pour procéder avec plus de méthode, nous dirons : 1° ce qu'est une glande en général; 2° comment la sécrétion se fait; 3° quelles glandes fournissent les liquides nécessaires à la digestion.

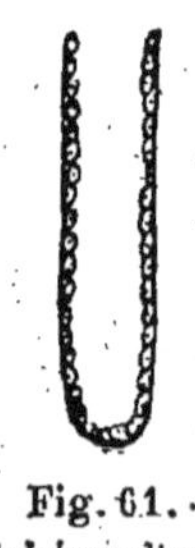

Fig. 61. — *Schéma d'une glande simple en tube.*

I. **Structure des glandes.** — Les glandes simples ou composées, ont une structure assez uniforme.

1. Les GLANDES SIMPLES (*fig.* 61) sont de petits sacs creusés dans les muqueuses, et tapissés intérieurement de cellules épithéliales glandulaires très serrées les unes contre les autres : elles sont abondamment nourries par les vaisseaux sanguins du voisinage. — Ces petites glan-

des, ou cryptes, sont très répandues sur toute la surface du tube digestif et de l'appareil respiratoire. Tantôt elles ont une profondeur insignifiante, tantôt elles s'allongent en tubes et s'enroulent sur elles-mêmes. Les cellules sont portées dans les mailles d'un léger tissu conjonctif.

2. Les GLANDES COMPOSÉES, comme les glandes salivaires et autres, ressemblent à des grappes de raisin, dont tous les grains représenteraient des glandes sim-ples (*fig.* 62). Chaque portion est un petit sac glandulaire qui se déverse dans un canal spé-cial : tous ces canaux particuliers aboutissent à un conduit unique ouvert dans le tube diges-tif. Les cellules y sont les parties actives : elles sont portées par du tissu conjonctif, et nour-ries par des vaisseaux sanguins, où des filets nerveux viennent régler le cours du sang. — Telles sont les sources où se préparent les réactifs de la digestion.

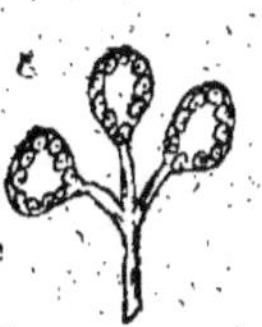

Fig. 62 — *Acini d'une glande en grappe.*

**II. Mécanisme de la sécrétion.** — Les glandes ne sont point de simples filtres qui se laissent traverser par le plasma incolore du sang. Elles ont un rôle actif pour fabriquer, ou du moins pour tirer du sang les substances qui les caractérisent. Si elles ne produisaient pas un vrai travail organique, tous les liquides sécrétés par les glandes diverses seraient identiques.

Il n'est pas certain que chaque glande fabrique le fer-ment liquide qui lui est propre : il peut être l'effet de divers microbes auxiliaires du corps humain ; dans cette hypothèse, la glande n'aurait qu'à extraire l'agent caracté-ristique. Ainsi un bacille très répandu dans le tube di-gestif, le *mesentericus vulgatus*, sécrète une ptomaïne qui attaque les féculents comme le fait la diastase salivaire.

Les glandes simples ont une *activité toujours égale*, et elles versent leur produit dans le tube digestif d'une façon uniforme ; elles ont plutôt pour fin de lubréfier les surfaces que de prendre part à la digestion.

Les glandes composées sont des sources à *écoulement*

*intermittent* : aussi devons-nous distinguer pour elles le temps du repos et le temps de l'activité.

Durant les heures de *repos*, la glande concentre en elle-même son produit et ne déverse rien au dehors. C'est alors qu'elle prépare au dedans ce qu'elle dépensera plus tard. Un nerf ferme ses conduits excréteurs en resserrant leurs fibres musculaires ; un autre ralentit la marche du sang dans les vaisseaux qui la traversent (*fig.* 63). Durant ce temps, les cellules tirent du sang les éléments qui répondent à leur activité propre, elles les emmagasinent ; et ces réserves donnent bientôt à la glande un accroissement notable de volume. Le sang, au sortir des vaisseaux de la glande, est plus noir et plus chaud ; ce sont les signes d'une opération chimique intense.

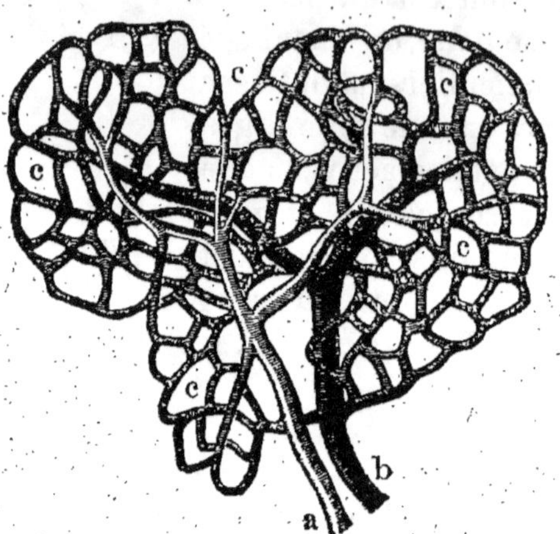

Fig. 63. — *Réseau vasculaire d'une glande en grappe.*

*a*, artère. — *b*, veine. — *c*, vaisseaux capillaires dont les mailles serrées enveloppent et nourrissent toutes les cellules glandulaires.

La glande est dite en *activité*, lorsqu'elle verse ses produits dans le tube digestif. — La vue des aliments, ou leur présence dans la bouche ou dans l'estomac, détermine une impression nerveuse qui se réfléchit sur les nerfs glandulaires. Cette action nerveuse modifie l'état des muscles ; ceux des canaux excréteurs se dilatent et ouvrent les portes toutes grandes ; ceux des vaisseaux sanguins se dilatent aussi, et le sang traverse alors la glande à gros bouillons et à haute pression. — Voici le résultat : les vaisseaux capillaires laissent le plasma du sang exsuder en abondance dans le tissu glandulaire ; sous la pression, ce liquide pénètre dans les cellules, les gonfle, en brise un grand nombre, et vient tomber avec leurs débris et le fruit de leur travail dans le canal commun, par où une issue est ouverte vers le tube digestif. — Les liquides sécrétés contiennent en effet des débris cellulaires avec les éléments caractéristiques de chaque glande. Ce torrent dévastateur diminue donc le volume des glandes, et, s'il continuait ses ravages, il ne contiendrait bientôt plus que les éléments liquides propres au sang.

Les liquides sécrétés sont généralement incolores : quoiqu'ils soient empruntés au sang, ils ne contiennent aucun globule rouge.

**III. Glandes diverses.** — Il nous reste à étudier les glandes diverses préparées pour donner au laboratoire les réactifs dont il a besoin.

Disons en une seule fois que tout le tube digestif est tapissé de glandes simples, dont les sécrétions humectent constamment sa surface : elles abondent dès la paroi interne des lèvres.

Nous ne parlerons en détail que des principales glandes composées.

1. GLANDES DE LA BOUCHE. — Quatre paires de glandes versent leurs liquides dans la bouche et le pharynx : les glandes salivaires et les amygdales.

On compte trois sortes de *glandes salivaires*. 1° Les glandes *parotides*, situées un peu au-dessous des oreilles, débouchent à la mâchoire supérieure, au niveau de la deuxième molaire, par le *canal de Sténon*. Le liquide clair et fluide qui en provient est destiné à diviser les corps solides : les animaux qui se nourrissent d'herbages secs, comme les chevaux, les possèdent très développées ; elles sont rudimentaires ou nulles chez ceux qui vivent dans l'eau, comme les baleines et les poissons. — 2° Les glandes *sous-maxillaires*, placées au dedans de la mâchoire inférieure, versent leur produit près du frein de la langue, par le *canal de Wharton* : l'eau qui vient à la bouche quand on voit les aliments, sort de cette source. 3° Au même endroit débouche le canal des glandes *sublinguales*, dont le liquide, plus visqueux, revêtira d'une sorte de vernis le bol alimentaire et l'empêchera de se diviser durant la traversée du pharynx et de l'œsophage (*fig.* 64).

Ces trois salives mélangées contiennent un *ferment* soluble, la *ptyaline*, dont nous étudierons le rôle sur les féculents.

Les *amygdales*, situées à l'entrée du pharynx entre les

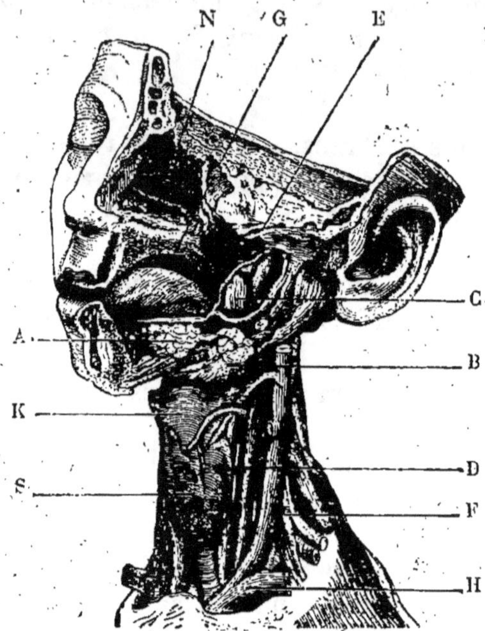


Fig. 64. — *Coupe verticale à travers la tête et le cou.*

A, glandes sublinguales. — B, glandes sous-maxillaires. — C, amygdales. K, saillie du larynx (pomme d'Adam). — S, corps thyroïde (glande vasculaire). N, cornets du nez. — G, le palais. — E, la trompe d'Eustache. — D, artère carotide gauche. — F, veine jugulaire gauche. — H, veine sous-clavière gauche.

piliers du voile du palais, lubréfient sans cesse ce difficile carrefour. Elles ne paraissent pas indispensables : on peut les enlever, sans que la déglutition en devienne plus malaisée.

2. GLANDES DE L'ESTOMAC. — L'estomac est particulièrement riche en glandes. Il y en a deux espèces : les *glandes à mucus* et les *glandes à pepsine* (*fig.* 65).

Les *glandes à mucus* sont par millions sur toute la surface de l'estomac; dans le voisinage du pylore, elles se groupent et affectent des formes de doigts. Le liquide qu'elles sécrètent est pour l'estomac un vêtement protecteur; car, non seulement ce mucus facilite la dissolution des substances ingérées, mais encore il met l'estomac à l'abri de ses propres morsures. Sans ce mucus, l'estomac, qui digère toutes les viandes, se consumerait lui-même.

Les *glandes à pepsine* sont les plus importantes; elles abondent surtout dans la moitié voisine du cardia; le liquide qu'elles sécrètent est nommé *suc gastrique*. Dès que les

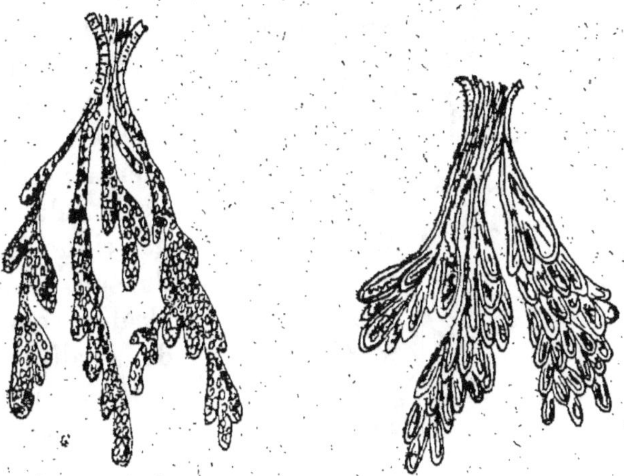

Fig. 65. — *Glandes de l'estomac.*

A gauche, glande à pepsine; à droite, glande à mucus.

aliments pénètrent dans l'estomac, le suc gastrique perle au bord des canaux des glandes à pepsine. Un jeune Canadien, à qui un coup de feu avait perforé l'estomac, a servi plusieurs fois pour l'observation directe de ce phénomène.

Le suc gastrique est rendu légèrement acide par une faible quantité d'acide chlorhydrique. Son ferment caractéristique est la *pepsine*, dont nous dirons bientôt l'action sur les albuminoïdes.

L'usage immodéré de l'alcool, en détruisant les glandes à pepsine, amène les *gastrites* ou *dyspepsies*; trop de viande dans l'alimentation peut conduire au même résultat. Les malades ont alors recours à des pepsines artificielles fabriquées avec des estomacs de veaux.

3. GLANDES INTESTINALES. — Les intestins ont aussi, dans l'épaisseur de leur muqueuse, de nombreuses glandes en tubes, dites de *Lieberkühn*. Le duodénum seul présente des glandes en grappes, dites de *Brunner*.

Le *suc intestinal* joue un rôle très complexe que nous aurons à analyser ; le ferment qu'il contient n'est pas aussi bien connu que ceux de la salive et du suc gastrique. La réaction du suc intestinal est alcaline comme celle de la salive.

Il ne faut pas confondre avec ces glandes les *plaques de Peyer* ou *follicules clos*, petits corps blanchâtres visibles à l'œil nu sur tout l'intestin. Ce sont des dépendances du système lymphatique, et non du système glandulaire.

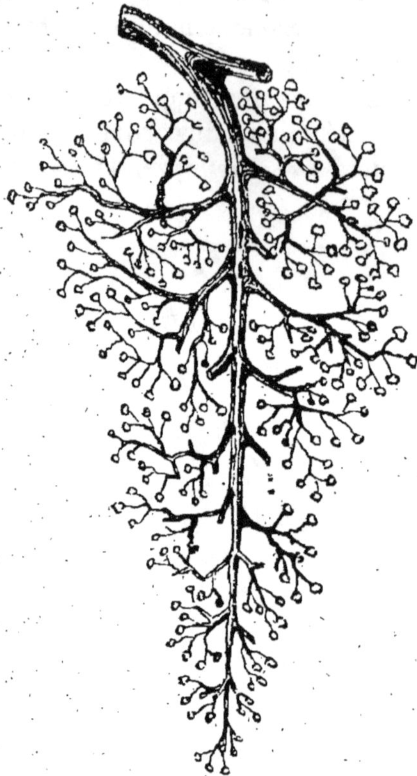

Fig. 66. — *Schéma du pancréas.*

Les plus fines ramifications prennent naissance dans des acini dont les cellules sécrètent le suc pancréatique ; ce liquide s'écoule peu à peu dans le conduit central et se déverse dans le duodénum.

4. PANCRÉAS. — Les opérations digestives de l'intestin sont principalement sous l'influence de deux grosses glandes, le *pancréas* (*fig.* 66) et le *foie*, qu'il nous reste à décrire.

Le *pancréas*, qu'on appelle aussi la glande salivaire de l'intestin, est une masse de tissu celluleux glandulaire, longue de 10 à 12 centimètres, large de 3 ou 4 seulement.

Étendu sous l'estomac, le pancréas s'attache au duodénum par deux canaux excréteurs, à une petite distance du pylore. Dans la période dite de repos, le pancréas prépare son produit caractéristique; au temps de l'activité, dès que les aliments arrivent, il le déverse dans l'intestin. Le suc pancréatique contient un ferment, la *pancréatine*, capable d'agir à la fois sur tous les aliments.

Il est probable que le pancréas joue aussi un rôle interne : des auteurs récents pensent qu'il sécrète un ferment qui aurait pour effet de dédoubler les sucres du sang et d'en préparer ainsi la combustion. Si le pancréas devient malade, ce ferment fait défaut ; alors les sucres, soustraits à la combustion, se retrouvent dans l'urine ; et l'organisme est sans force, parce qu'il est sans chaleur. Cette façon d'expliquer le *diabète* est très simple, et elle paraît bien confirmée par les faits.

5. FOIE. — Le foie est la glande la plus importante du corps humain, tant par son volume que par le nombre et le caractère de ses fonctions. Cet organe, si mystérieux pour les anciens, a enfin révélé ses fonctions aux patientes recherches des physiologistes modernes, parmi lesquels Claude Bernard occupe le premier rang (*fig.* 67).

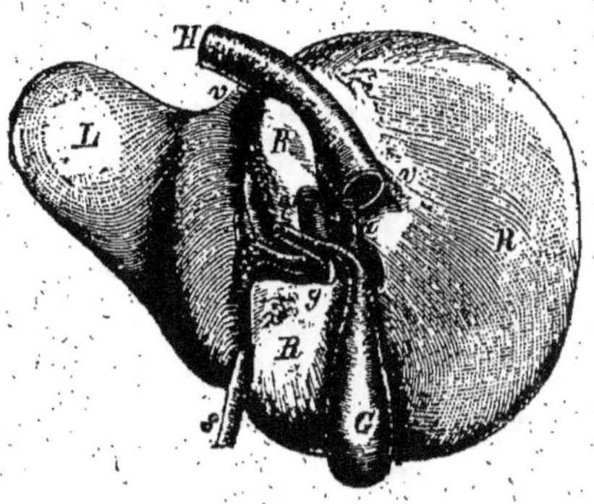

Fig. 67. — *Le foie, vu par derrière.*

R, lobe droit. — L, lobe gauche, beaucoup moins développé. — *p*, veine porte, par laquelle entre le sang veineux qui a nourri les intestins et qui, chemin faisant, a absorbé les produits liquides de la digestion. — *a*, artère hépatique, par laquelle le sang artériel arrive de l'artère aorte. — *v*, veine hépatique, par laquelle le sang sort du foie. — H, veine cave inférieure, dans laquelle la veine hépatique verse immédiatement le sang du foie. — G, vésicule biliaire. — *g*, conduits de la bile, canal cystique près de la vésicule, canal cholédoque du côté de l'intestin.

*Forme.* — Le foie est une masse spongieuse, d'aspect rougeâtre, très volumineuse, placée dans l'abdomen, au-dessous du diaphragme. La surface antérieure est unie et légèrement arrondie ; en arrière, deux sillons divisent le

6.

foie en trois lobes. Le lobe de droite est très développé, et il constitue plus de la moitié de l'organe; le lobe de gauche, beaucoup plus mince, ne dépasse guère le milieu du corps.

Sous le foie se voit une *vésicule* verte, où la bile excrétée par l'organe trouve un refuge, jusqu'à ce que le canal cholédoque s'ouvre pour lui donner accès dans l'intestin.

*Circulation.* — Deux gros vaisseaux sanguins pénètrent dans le foie. L'*artère hépatique* amène le sang artériel, indispensable à la nutrition des cellules. La *veine porte* y verse tout le sang qu'elle a recueilli dans les intestins, sang mêlé des produits liquides de la digestion, dans les heures qui suivent les repas. Ces deux vaisseaux se ramifient à l'infini, pour distribuer le sang à tous les éléments anatomiques. Un seul vaisseau reçoit le liquide arrivé par ces deux voies : c'est la veine *sus-hépatique* qui le jette dans la veine-cave inférieure, à peu de distance du cœur.

*Structure.* — Le foie se compose de cellules glandulaires, portées par du tissu conjonctif et entourées d'un réseau capillaire qui présente le sang à leur activité. On peut étudier sous le microscope une petite portion du foie, un *lobule* (*fig.* 68). Chaque lobule contient un grand nombre d'unités cellulaires; deux vaisseaux sanguins, l'un de l'artère hépatique, l'autre de la veine porte, serpentent autour du lobule; au centre, on distingue une petite veinule, origine de la veine sus-hépatique. Les deux canaux du dehors communiquent avec la veinule par de fins capillaires. De la sorte, il n'est pas une cellule hépatique qui n'ait près d'elle un courant de sang artériel et un courant de sang veineux de la veine porte. Cette disposition permet à chaque élément du foie d'accomplir ses fonctions (*fig.* 69).

*Fonctions.* — a) *Sécrétion de la bile.* — Les cellules hépatiques tirent du sang les éléments constitutifs de la bile. La bile, versée d'abord dans de fins canalicules, arrive ensuite dans des conduits plus larges, et enfin sort du foie par le *canal hépatique*. Le canal hépatique se ra-

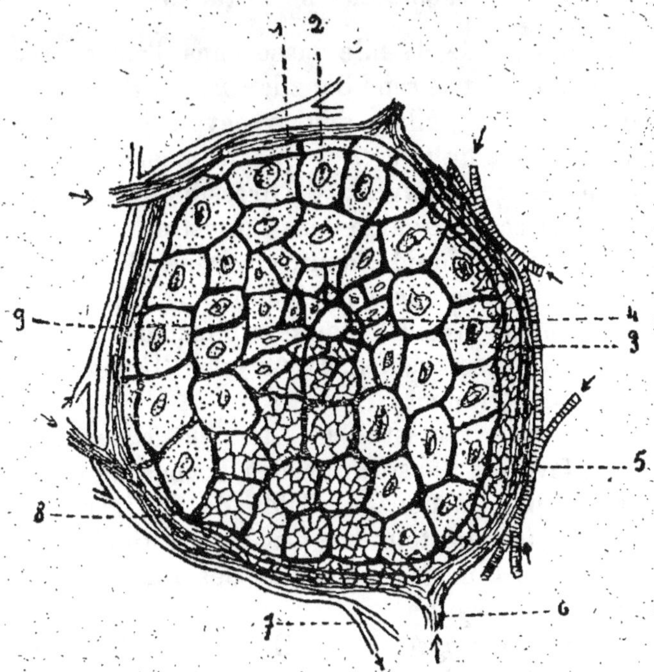

Fig. 68. — *Un lobule du foie.*

1, 2, cellules hépatiques : protoplasme (1), noyau (2). — 3, capillaires fins et serrés de l'artère hépatique. — 5, artère hépatique. — 6, ramification de la veine porte. — 9, capillaires de la veine porte entourant toutes les cellules. — 4, veinule sus-hépatique, recevant tout le sang de l'artère hépatique et de la veine porte. — 8, capillaires biliaires au dedans du lobule. — 7, canalicule biliaire autour du lobule.

mifie bientôt : une des branches, le *canal cholédoque*, communique avec l'intestin ; mais comme cette voie est habi-

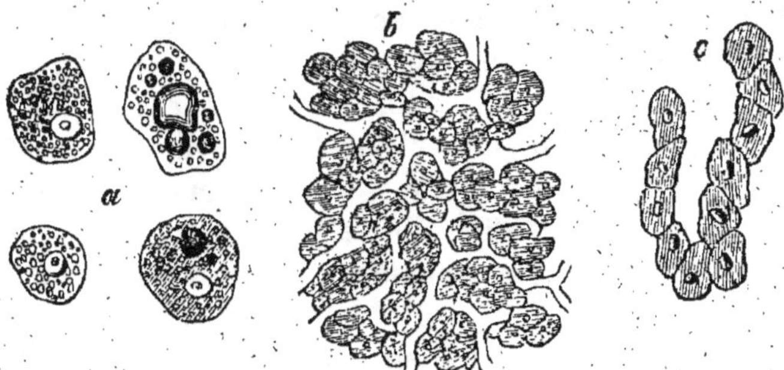

Fig. 69. — *Cellules du foie.*

a, cellules isolées, avec grains d'amidon, ou glycogène. — b, lobule du foie. — c, fragments de lobule.

tuellement fermée, la bile passe dans l'autre branche, le *canal cystique*, et se rend dans la *vésicule biliaire*. Ce réci-pient élastique se dilate pour recevoir la bile, à mesure qu'elle s'écoule du foie. Lorsque le muscle qui ferme le canal cholédoque s'ouvrira, la pression de la vésicule et la bile chassera ce liquide dans l'intestin.

La bile est un liquide filant, visqueux, d'un jaune tour-nant au vert, d'une odeur nauséabonde, de réaction alcaline et de saveur amère. Elle contient plusieurs sels minéraux et des matières colorantes. En un jour, l'Homme en sécrète environ 1 300 grammes.

Arrivée dans l'intestin, la bile *émulsionne* les matières grasses, favorise l'absorption des corpuscules graisseux, retarde la putréfaction du résidu de la digestion, balaye après chaque digestion les parois intestinales, dont elle entraîne les cellules superficielles, désormais impropres au travail de l'absorption.

*b) Fonction glycogénique.* — C'est à Claude Bernard que revient l'honneur d'avoir découvert que le foie fabrique du sucre. Ce physiologiste éminent, ayant préparé et lavé à plusieurs eaux le foie d'un animal, remarqua qu'il s'y pro-duisait encore du sucre de glycose. Voici comment s'ac-complit l'opération dans l'organisme vivant :

Pendant la digestion, le sucre, absorbé par les veines de l'intestin, est très abondant. Toutes ces veines se réu-nissent dans le tronc commun de la *veine porte*, et vont traverser le foie où elles se ramifient de nouveau. Alors les cellules hépatiques exercent une sorte de surveillance très active. Lorsque le sucre est en excès, le foie le dé-compose en amidon, dont il garde les grains dans ses cel-lules, comme des provisions dans un grenier. Lorsque le sang, plus pauvre, a besoin de sucre, un ferment toujours présent dans le foie transforme de nouveau l'amidon en sucre.

Ainsi, tant qu'il est bien portant, le foie dirige avec une sage mesure la distribution du sucre ; quand il souffre, il remplit mal son office, et tout le corps en pâtit. Une alimentation trop riche en féculents dilate le foie, surtout si l'exercice ne fait pas une consommation suffisante de ces aliments.

Le foie possède aussi d'autres fonctions; mais elles sont imparfaitement connues. C'est là que l'acide urique achève de se transformer en urée. Le foie n'est certainement pas étranger à la formation des globules sanguins.

De toutes ces fonctions, une seule, la sécrétion de la bile, intéresse directement la digestion des aliments.

CHAPITRE III

# LA DIGESTION ET L'ABSORPTION

§ 1er. — *La digestion* : I. Les aliments (définition, diverses sortes, [origi]gine ; définition du régime). — II. Action physique exercée par le [tube] digestif sur les aliments (préhension, mastication, insalivation, dégluti[tion], action mécanique de l'estomac, action mécanique des intestins, défécations). — III. Transformation chimique des aliments (féculents, albuminoïdes, gras).

§ 2. *L'absorption* : I. Siège de l'absorption. — II. Mode de l'absorption. — III. Voies de l'absorption et trajet suivi par les matières absorbées.

## § 1er. — LA DIGESTION

Nous avons décrit l'organe où s'élaborent les aliments, nous avons étudié la source des réactifs qui opèrent ce travail : il est temps de raconter ce qui se passe dans le tube digestif. Les aliments subissent des modifications dont l'ensemble constitue la *digestion ;* les éléments préparés pénètrent, par l'*absorption*, dans le milieu intérieur.

La *digestion* est une opération organique par laquelle les aliments sont transformés et rendus capables de traverser les parois closes du tube digestif. La digestion ne doit donc pas être confondue avec la nutrition proprement dite ; elle n'est qu'un acte préliminaire préparant le milieu où la nutrition se fera.

Pour bien expliquer la digestion, nous parlerons : 1º des aliments ; 2º des changements physiques dont ils sont l'objet ; 3º des transformations chimiques qu'ils ont à subir.

**I. Les aliments.** — On nomme *aliments* les substances que nous devons emprunter au dehors pour entretenir nos organes et réparer nos pertes. Connaissant la composition chimique du corps humain, nous savons par le fait nature des aliments qu'il faut prendre : des éléments mi néraux, comme l'eau, les sels calcaires, le chlorure de sodium ou sel de cuisine ; des principes immédiats, comme les féculents, les corps gras, les substances albuminoïdes.

Quel que soit le régime adopté par un individu, les éléments dont il doit se nourrir sont en définitive toujours les mêmes. En effet, il a besoin de substances azotées pour refaire son protoplasme, de féculents et de graisses pour entretenir par la combustion sa chaleur normale.

On distingue d'ordinaire deux sortes d'aliments : les aliments *azotés* ou *plastiques* contiennent de l'azote et sont employés à refaire la trame des tissus ; les aliments *respiratoires*, consumés par l'oxygène que fournit la respiration, sont plus spécialement destinés à conserver la chaleur.

Les aliments de l'Homme sont d'ordinaire empruntés aux trois règnes inférieurs.

Au *Règne minéral* l'Homme demande l'eau, les sels, le fer, etc., qui sont indispensables à sa constitution organique.

Le *Règne végétal* pourrait lui suffire pour les principes immédiats, car il les possède tous ; riche surtout en féculents, il présente aussi des albuminoïdes. En effet, les graines des céréales et les tiges des graminées contiennent de l'azote en abondance : la fécule de pomme de terre et les fruits eux-mêmes n'en sont pas dépourvus. Quant aux graisses, si l'organisme ne les trouve pas dans tous les aliments végétaux, il peut les fabriquer à leurs dépens.

Dans le *Règne animal*, les albuminoïdes et les graisses abondent : le sucre, bien qu'il n'y fasse pas défaut, y est en moins grande quantité ; il y a cependant des grains d'amidon dans les cellules, surtout dans celles du foie.

On nomme *régime* la règle que suit chaque individu dans le choix de ses aliments. Tout régime doit accorder une large place aux éléments minéraux : les végétaux peuvent s'en contenter ; mais le règne minéral ne saurait suffire aux animaux.

Le régime d'un animal peut être *exclusif, mixte* ou *indifférent*. Parmi les animaux à régime *exclusif*, les uns sont

carnivores, comme le lion et le tigre ; d'autres sont herbivores, comme la chèvre et le mouton. Cependant la domes-
tication peut accoutumer les animaux à un régime *mixte* :
ainsi le chat et le chien mangent volontiers le pain et le
sucre ; parfois le bœuf et le lapin ne rebutent point la chair
animale. Beaucoup d'animaux sont *indifférents* sur leur
nourriture : ils sont vraiment *omnivores*.

L'*Homme* est omnivore par nature, et son meilleur
régime est sans doute un sage mélange d'aliments végétaux
et de substances animales. Quelques personnes, les *végéta-
riens*, affectent de ne prendre que des aliments d'origine
végétale : ils n'en souffrent point, car ils y trouvent tous
les principes nutritifs. D'autres, au contraire, ne vivent
que de chair : l'excès de ce côté est plutôt nuisible à l'organisme, où il provoque plusieurs infirmités.

Notons enfin qu'un régime végétal impose un bien plus
grand volume de nourriture qu'un régime animal, soit parce
que les albuminoïdes sont moins abondants, soit parce qu'une
partie est formée de cellulose qui ne peut être digérée.
Chacun sait que les herbivores mangent beaucoup de four-
rage, et les carnivores peu de viande.

**II. Action physique exercée par le tube digestif
sur les aliments.** — C'est ici qu'il nous faut considérer
comment les aliments progressent à travers le tube digestif, et dire les différentes opérations mécaniques qu'ils
ont à subir.

1. Préhension des aliments. — L'Homme use de ses
mains pour saisir les aliments ; chez les peuples civilisés,
des instruments spéciaux sont adaptés à cette fin. Pour
prendre les liquides, il use de divers récipients. Parfois il
applique la bouche sur les objets. Il *aspire* alors, par un
jeu semblable à celui des pompes aspirantes : la bouche
est une sorte de corps de pompe où la langue fait office de
piston. Dans la *succion*, le procédé n'est pas différent.

2. Mastication. — Une fois introduits dans la bouche,
les aliments solides doivent être réduits en menus fragments, tant pour traverser plus aisément le pharynx

œsophage que pour épargner à l'estomac un travail trop pénible. Les dents ont précisément pour rôle de diviser et de moudre les substances solides ; les incisives les coupent en morceaux, les canines les déchirent, les molaires les écrasent. La langue, par ses mouvements en tous sens, ramène sans cesse les aliments sous la pression des dents.

L'hygiène commande une bonne mastication. Les maux d'estomac sont souvent le résultat d'une funeste précipitation dans les repas ; les personnes privées de dents sont victimes des mêmes infirmités.

3. INSALIVATION. — Dès que les aliments sont dans la bouche, une abondante sécrétion de salive se produit. Ce liquide, imbibant les aliments broyés, en forme une pâte semi-fluide qu'il sera très facile d'avaler. Cette opération physique est beaucoup moins importante que la transformation chimique que la salive commence, dès la bouche, à faire subir aux aliments.

4. DÉGLUTITION. — La déglutition est l'acte par lequel l'organisme fait passer les aliments mastiqués de la bouche à l'estomac, à travers le pharynx et l'œsophage. Elle comprend trois temps : la formation du bol alimentaire, le passage du pharynx et la traversée du couloir œsophagien.

Lorsque les aliments sont convenablement broyés et humectés de salive, la langue les ramasse sur son dos, puis elle relève ses bords en forme de tuile et s'applique par la pointe au palais. Alors le bol se dirige, sous la pression des muscles, vers la base de la langue. Ce premier temps est sous la dépendance de la volonté ; mais, dès que le bol est au fond de la bouche, il détermine des actes automatiques que la volonté ne pourrait plus empêcher.

Le passage du pharynx offre des difficultés, car il s'agit d'éviter tout à la fois l'entrée du larynx par en bas et les fosses nasales par en haut. Le larynx est abrité de deux façons : durant le premier acte, il s'avance et se protège sous la langue ; et, pour plus de sûreté, l'épiglotte, petit cartilage flexible, s'abaisse comme un pont pour le couvrir. — Par en haut, les piliers du voile du palais se rapprochent comme les rideaux d'une fenêtre, et la luette se relève pour fermer plus complètement l'entrée des fosses nasales (*fig.* 70).

Alors les muscles de l'œsophage entrent en jeu, dans le

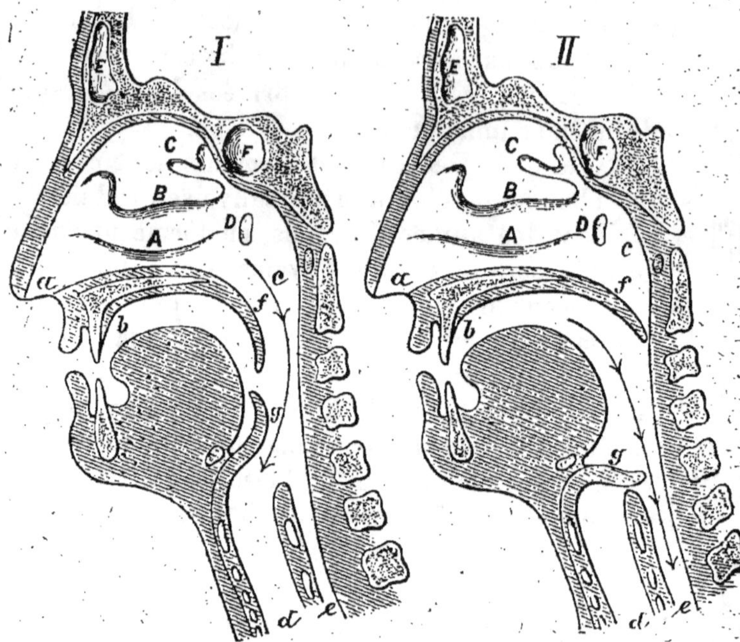


Fig. 70. — *Le pharynx, pendant la respiration et la déglutition.*

I. Pendant la respiration.— II. Pendant la déglutition. — *a*, narines.— *b*, bouche. *c*, pharynx. — *f*, voile du palais. — *g*, épiglotte. — *d*, trachée-artère. — *e*, œsophage. — E, sinus frontal. — F, sinus sphénoïdal. — D, ouverture de la trompe d'Eustache.— A, B, C, cornets inférieur, moyen, supérieur.

sens longitudinal et dans le sens transversal, pour faire cheminer les aliments jusqu'à l'estomac.

5. ACTION MÉCANIQUE DE L'ESTOMAC. — Les liquides de l'estomac étendent et dissolvent en partie le bol alimentaire; ses contractions musculaires en divers sens ballottent les aliments et les soumettent plus énergiquement à l'action chimique des ferments. Tantôt les muscles circulaires compriment la masse liquide; tantôt les muscles longitudinaux la poussent du cardia vers le pylore, ou du pylore vers

le cardia. D'ordinaire les mouvements vers le pylore dominent; et, à chaque contraction, une portion du liquide est poussée à travers le pylore jusque dans l'intestin. Si, par hasard, les mouvements vers le cardia l'emportent, les aliments retournent en partie vers la bouche : c'est ce qui arrive dans le vomissement et dans le *merycérisme* des ruminants.

6. ACTION MÉCANIQUE DES INTESTINS. — Les aliments, entraînés peu à peu dans les replis intestinaux, y progressent par les contractions des deux sortes de fibres. Les fibres longitudinales se contractent tantôt en avant et tantôt en retour; ces contractions *péristaltiques* ou *antipéristaltiques*, quoique très lentes, communiquent aux aliments des mouvements de va-et-vient perpétuels; mais les premiers l'emportent toujours, et les matériaux avancent. Grâce à ces mouvements et à la pression incessante exercée par les fibres circulaires, les liquides sont comme sollicités d'imbiber et de traverser les parois intestinales. C'est en effet ce qui a lieu, si bien que les éléments diminuent en volume, à mesure qu'ils arrivent vers le gros intestin.

7. DÉJECTIONS. — Les résidus de la digestion qui ne peuvent être absorbés, par exemple la cellulose, les parties digérées qui échappent cependant à l'absorption, une certaine quantité de bile et de sécrétions intestinales non résorbées, forment la matière des déjections qui doivent être éliminées par l'anus. Elles sont conduites, indépendamment de la volonté, jusqu'au rectum, d'où elles sont expulsées par un acte volontaire. Une paresse nerveuse, en diminuant les mouvements de progression de ces résidus, cause souvent la *constipation*, dont les effets sont très pernicieux.

III. **Transformation chimique des aliments** ou **digestion proprement dite**. — Les aliments que nous ingérons ne sont pas tous soumis à la digestion. Les uns, comme les liquides, l'eau, le vin, l'alcool, et les sels minéraux en dissolution, le carbonate de chaux, le sel de cuisine, etc..., sont aptes à être absorbés sans avoir besoin de subir aucune transformation. D'autres sont réfractaires à l'action des sucs digestifs, par exemple la cellulose dans l'enveloppe des haricots, la coque des grains de raisins, les fibres ligneuses, les noyaux de fruits; ces corps peuvent être triturés, mais non digérés, et, après avoir traversé les intestins, ils se retrouvent intacts dans les déjections. Trois sortes de substances seulement sont transformées: les féculents, les albuminoïdes et les graisses.

Avant le dix-huitième siècle, on ne se faisait aucune idée précise sur la digestion; comme on n'était guidé par aucune observation directe, on la regardait tantôt comme une coction, tantôt comme une trituration, tantôt comme une fermentation. Réaumur tenta le premier la voie de l'expérimentation; ayant fait avaler à des oiseaux des aliments renfermés dans des tubes criblés de trous, il reconnut que la digestion était opérée par le seul contact du liquide stomacal. L'abbé Spallanzani, à la fin du siècle dernier, obtint une digestion artificielle en mettant de la viande en contact avec le suc gastrique retiré de l'estomac d'un animal.

Aujourd'hui que la nature de la fermentation digestive est bien établie, on la reproduit artificiellement à l'aide des divers sucs digestifs recueillis sur l'organisme vivant. Nous allons exposer le résultat de ces travaux.

1. DIGESTION DES FÉCULENTS. — Les *féculents* ne sont pas solubles dans l'état où nous les prenons. Dans la pomme de terre, le pain, les végétaux en général, ils se trouvent en petits corpuscules d'amidon, ayant pour formule $(C^6 H^{10} O^5)_n$. Pour les rendre solubles et capables de traverser par osmose la membrane intestinale, il faut les transformer en sucre ou *glycose*, dont la formule est $C^6 H^{12} O^6$. Où et comment se fait cette modification?

Elle commence dans la bouche, se continue dans l'estomac, et s'achève dans les intestins.

Dans la bouche, dès que les aliments sont triturés et imbibés de salive, les féculents sont l'objet d'un premier changement. La *ptyaline*, ferment soluble de la salive, attaque les grains d'amidon et les transforme en *dextrine*, cette dextrine, sans donner à l'analyse d'autres éléments que l'amidon, a pourtant des propriétés différentes. Mais ce nouvel état n'est que transitoire ; la ptyaline poursuit son ouvrage et transforme la dextrine en sucre de glycose, par l'addition d'une molécule d'eau.

Les aliments ne restent pas assez longtemps dans la bouche pour que ces phénomènes s'accomplissent dans tous les grains d'amidon. Nous les avalons promptement, mais la salive continue son travail dans l'estomac et dans l'intestin.

Dans l'estomac, aucun réactif ne vient au secours de la ptyaline, car le suc gastrique ne s'attaque qu'aux albuminoïdes. — Dès que les féculents arrivent dans les intestins, l'opération est activée par deux nouveaux agents : le suc pancréatique et le suc intestinal s'unissent au ferment de la bouche ; tant d'efforts réunis ont vite élaboré les grains d'amidon encore intacts. Chemin faisant, le glycose formé se laisse absorber, comme nous le dirons bientôt.

Le sucre de canne, que nous mélangeons parfois à nos boissons et à nos aliments, est sans doute soluble, mais il n'est pas absorbable. Pour être absorbable, il doit être transformé en glycose. C'est ce qu'opère le suc intestinal. En même temps qu'il est changé en glycose, le suc est *interverti*. Voici l'explication de ce phénomène.

Quand le physicien prend une solution de sucre naturel dans un tube de verre, et qu'il met ce tube transparent sur le parcours d'un rayon lumineux *polarisé*, ce rayon subit une modification physique : le plan de ses vibrations *tourne à droite*. Mettez à la place du sucre naturel une solution de sucre interverti, et le plan des vibrations du rayon polarisé *tournera à gauche*. Le sucre est donc modifié tout à la fois dans sa constitution chimique et dans ses propriétés physiques.

2. Digestion des albuminoïdes. — Les *albuminoïdes*, comme la viande, le fromage, le gluten du pain, la légumine des végétaux, ont été broyés, humectés, mais non attaqués chimiquement, dans la bouche. Le suc gastrique

les guette à l'entrée de l'estomac. Il contient un ferment soluble, la *pepsine*, qui les transforme en de nouvelles substances nommées *peptones* ou *albuminoses*. Dans ce nouvel état, ils sont solubles et absorbables. — L'estomac, par ses mouvements péristaltiques, peut chasser les aliments dans l'intestin avant que la digestion des albuminoïdes ne soit achevée ; mais la pepsine continue son œuvre. D'ailleurs le suc pancréatique et le suc intestinal concourent puissamment à son action.

Tous ces ferments ont cela de singulier qu'ils transforment les aliments, sans subir eux-mêmes aucune modification ; c'est un exemple frappant d'action *catalytique* ou de simple présence.

3. DIGESTION DES GRAISSES. — Les corps gras, comme l'huile, le beurre, la graisse, sont formés de petits corpuscules enveloppés d'une gaîne albuminoïde. Cette enveloppe est digérée par le suc gastrique dans l'estomac. Ainsi mise à nu, la graisse pénètre dans le duodénum, où elle est saisie par la bile et par le suc pancréatique. Ces deux liquides sont également indispensables ; les animaux privés de l'un ou de l'autre maigrissent promptement, parce qu'ils n'absorbent plus les graisses.

La bile et le suc pancréatique émulsionnent les corpuscules graisseux, c'est-à-dire les divisent en particules extrêmement petites, capables de pénétrer dans les cellules de l'intestin sans les blesser notablement. Quelques auteurs ont pensé que les graisses subissent en même temps une décomposition chimique.

Résumons tous ces phénomènes sous une autre forme.

La *salive* exerce une action mécanique et une action chimique. L'action chimique est la transformation des féculents en dextrine, puis en glycose ; commencée dans la bouche, cette action continue dans l'estomac et dans les intestins.

Le *suc gastrique* n'attaque que les albuminoïdes, qu'il transforme en peptones ; il agit dans l'estomac et suit l'aliment dans les intestins.

La *bile*, dans la digestion, a pour fonction d'émulsionner

les graisses. Elle est ensuite en partie résorbée, en partie expulsée.

Le *suc pancréatique* concourt à l'émulsion des graisses et à la transformation des féculents et des albuminoïdes.

Le *suc intestinal* concourt à la même transformation ; sa note caractéristique est d'intervertir le sucre de canne.

Le nom de *chyme* désigne les aliments dans l'état où ils sortent de l'estomac : dans l'intestin, ils prennent le nom de *chyle*. Ces deux mots n'impliquent pas des différences bien marquées dans les objets dont il s'agit.

## § 2. — L'ABSORPTION

L'*absorption* est la fonction par laquelle les éléments empruntés au monde extérieur et transformés par la digestion sont introduits dans le vrai milieu organique. Dans l'intestin, ils sont encore en dehors de l'organisme : une fois absorbés, ils sont bien en lui.

Mais ils ont à traverser une muraille qui paraît infranchissable. Le tube digestif est composé de cellules serrées les unes contre les autres, entre lesquelles on ne voit aucun vide qui puisse livrer passage aux aliments digérés.

Nous dirons où et comment se fait l'absorption, puis les voies que suivent les matières absorbées pour se rendre dans le torrent de la circulation.

I. **Siège de l'absorption.** — L'absorption se fait sur toute la surface du tube digestif, mais principalement dans les replis intestinaux.

Dès la *bouche,* les liquides imbibent les muqueuses et pénètrent jusqu'aux vaisseaux sanguins : toutefois, l'absorption s'y fait très faiblement.

Elle est plus active dans l'*estomac :* les parois de cet organe se laissent imbiber par les boissons et par les liquides provenant de la digestion commencée. Ces liquides, arrivés aux veines de l'estomac, sont entraînés par le courant sanguin.

Le principal siège de l'absorption est dans les intestins.

Leurs circonvolutions compliquées en agrandissent la surface, leurs contractions incessantes facilitent l'endosmose, et les villosités qui se détachent de la muqueuse sont comme autant de suçoirs plongés dans le liquide absorbable.

Ces villosités, vues à l'œil nu, ont l'aspect de poils fins implantés dans les parois du tube intestinal (*fig.* 71). Au microscope, elles ont l'apparence de doigts de gant, ou de petits sacs dont le fond est tourné vers la cavité digestive, et dont l'ouverture est au dedans de l'organisme. Chaque villosité est limitée par une double couche de cellules épithéliales très perméables. Sous cette enveloppe courent des vaisseaux capillaires très nombreux, au milieu desquels on distingue un vaisseau lymphatique, et Vaisseaux sanguins et vaisseaux lymphatiques, c'est là que le chyle doit aboutir; mais auparavant il doit traverser la mince enveloppe des villosités (*fig.* 72).

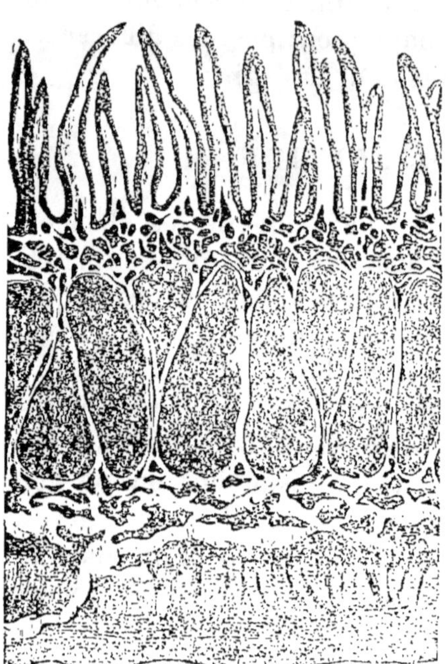

Fig. 71. — *Coupe verticale de la paroi intestinale* (très grossie).

Les filaments qui se détachent de la paroi sont les *villosités*; dans chaque villosité naît un vaisseau lymphatique ou chylifère; les vaisseaux lymphatiques, après avoir traversé une sorte de réseau lacunaire, aboutissent aux rameaux variqueux qui paraissent au-dessous.

**II. Mode de l'absorption.** — Cette traversée ne s'opère point de la même façon pour les éléments liquides et pour les particules graisseuses : les liquides pénètrent par *osmose*, les graisses par *effraction*.

1. Les LIQUIDES, boissons, glycoses, albuminoses, im-

*bibent* les cellules de la surface : celles-ci se gonflent, et, sous la pression causée par les contractions de l'intestin, elles transmettent leur trop-plein aux cellules profondes : ces dernières, à leur tour, se déversent dans l'intérieur de la villosité.

Mais le phénomène ne se réduit pas à une action pu-

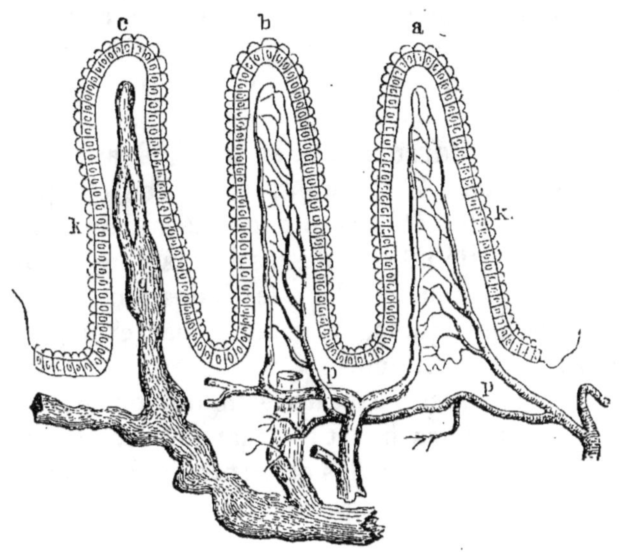

Fig. 72. — *Villosités de l'intestin.*

*a*, *b*, *c*, trois villosités très grossies. — *k*, deux couches de cellules épithéliales : la couche externe, pavimenteuse, est dans l'intestin, au contact du chyle ; la couche interne, cylindrique, est à l'intérieur de la villosité. — *q*, vaisseau lymphatique, ou chylifère. — *p*, réseau sanguin, où le sang circule autour du vaisseau chylifère. — Chaque villosité contient, au centre, un vaisseau chylifère entouré d'un réseau sanguin.

rement mécanique : il y a une vraie opération vitale. En effet, les éléments ne sont pas seulement *transportés* du dehors au dedans, ils subissent une certaine transformation. Les albuminoïdes étaient à l'état de peptones ou albuminoses dans l'intestin, on les retrouve à l'état d'albumine après l'absorption. Il est démontré que les peptones sont un poison et que l'organisme n'en contient jamais qu'une faible quantité. Ce seul exemple montre bien que l'Homme, même dans sa vie végétative, n'est pas une

7.

simple machine où tout se règle d'après les lois de la pure mécanique.

2. Les GRAISSES traversent par *effraction* la barrière épithéliale. Les petits corpuscules émulsionnés font à l'enveloppe cellulaire des brèches qui se réparent aussitôt. Pourtant les cellules en éprouvent une réelle fatigue. A cause de cela, l'excès de graisse dans l'alimentation épuise l'intestin ; pour la même raison, les cellules superficielles ont besoin de se renouveler après chaque digestion ; la bile donne le coup de balai qui enlève tous les débris.

### III. Voies de l'absorption, et trajet des matières absorbées.

— Quand le chyle a traversé l'enveloppe des villosités, quand il a été versé dans ce milieu lymphatique qui forme la cavité interne de ces doigts de gant, la partie la plus liquide pénètre dans les vaisseaux sanguins ; la partie la moins liquide, la graisse, par exemple, tombe dans le tube lymphatique.

En tout temps, les vaisseaux sanguins portent du sang, celui qui nourrit les intestins ; mais, durant l'absorption, ils saisissent au passage les éléments liquides absorbés, et emportent ainsi la plus grande part des albuminoïdes et des glycoses. — Les vaisseaux lymphatiques contiennent aussi de la lymphe en tout temps ; mais, durant l'absorption, ils reçoivent une part du chyle, surtout les graisses : ils prennent alors un aspect laiteux ; et, à cause du chyle qu'ils transportent, on les nomme désormais *vaisseaux chylifères*. Il importe de remarquer que les vaisseaux chylifères sont la portion intestinale du grand appareil lymphatique.

Connaissant les deux *voies* de l'absorption, il nous reste à dire le double *trajet* suivi par les éléments absorbés.

Les liquides entraînés par les vaisseaux capillaires sont conduits dans la *veine porte*, puissant rameau veineux où vient aboutir tout le sang des intestins. Ce gros vaisseau se rend au foie, où il se divise en mille ramifications : toutes ces branches se réunissent ensuite dans la veine sus-hépatique ; par là, le sang arrive à la veine cave inférieure qui le mène aux portes du cœur. Nous savons la raison de ce passage à travers le foie : en vertu de la fonction glycogénique, les sucres en excès y sont arrêtés et mis en réserve pour les heures de disette.

Les substances tombées dans les vaisseaux chylifères s'écoulent lentement à travers ces tubes contournés et variqueux. Des ganglions semés sur le passage sont le siège d'une certaine élaboration encore peu précisée. Enfin le chyle arrive dans un réservoir commun, *la citerne de Pecquet*. — Alors, par le tube étroit du canal thoracique, qui monte en avant de la colonne vertébrale, les éléments sont transmis à la veine sous-clavière gauche, près de l'épaule, d'où ils se rendent dans l'oreillette droite du cœur.

Ainsi les deux voies prises par les matières absorbées conduisent au même centre. Nous saurons désormais de quelle façon le sang renouvelle ses approvisionnements et demeure en état de maintenir l'équilibre de composition dans le milieu nutritif.

Nous terminons ici les deux premières fonctions ayant pour but de *préparer* le milieu intérieur : les deux autres sont la circulation et la respiration.

## CHAPITRE IV

# L'APPAREIL DIGESTIF DANS LA SÉRIE ANIMALE

I. Protozoaires. — II. Cœlentérés. — III. Échinodermes. — IV. Vers. — V. Arthropodes. — VI. Mollusques. — VII. Tuniciers. — VIII. Vertébrés : 1° Poissons ; 2° Batraciens ; 3° Reptiles ; 4° Oiseaux ; 5° Mammifères.

I. Il n'y a point, à proprement parler, d'appareil digestif chez les **Protozoaires** (*fig.* 73). Ils absorbent directement la nourriture qui se rencontre dans le milieu où ils vivent. Les plus simples émettent des prolongements ou pseudopodes, à l'aide desquels ils saisissent les particules solides. D'autres, à l'aide des nombreux filaments ou cils dont ils sont armés, battent l'eau et amènent ainsi à leur portée les éléments nutritifs. Les plus élevés, groupés en colonies, présentent une sorte de cavité digestive, dans laquelle une certaine élaboration prépare l'absorption. C'est donc au sein même de chaque cellule que s'accomplit tout le travail préliminaire indispensable pour que les aliments puissent être assimilés.

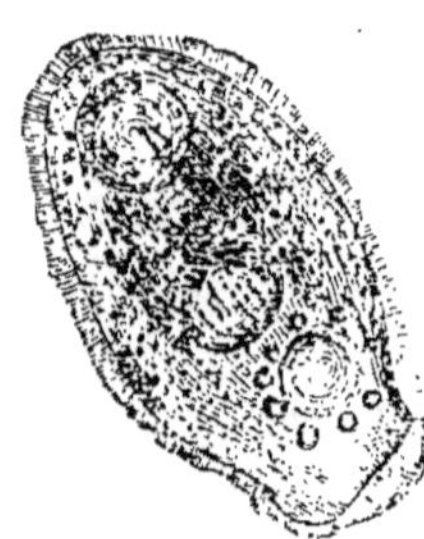

Fig. 73. — *Protozoaire* (Opalina polymorpha).

II. Chez les **Cœlentérés**, la cavité interne du corps fonctionne comme poche digestive. A part les Éponges, qui ont la forme de tubes cylindriques, ces animaux présentent l'aspect de sac à une seule ouverture. La digestion, quoique plus active en certains points, s'opère cependant par toute la surface. Des cils vibratiles déterminent des courants en tous sens, et renouvellent sans cesse le liquide qui porte les provisions. Des organes de préhension, simples prolongements du corps, armés de petites flèches ou hameçons, permettent aux Cœlentérés les plus développés de s'emparer des corps étrangers et de les porter à leur bouche. Ces tentacules, disposés le plus souvent autour de l'orifice buccal, peuvent aussi se rencontrer sur les autres parties du corps (*fig.* 74).

III. — A partir des Cœlentérés, les animaux possèdent une cavité digestive pourvue d'une paroi propre : cette cavité n'est plus destinée qu'à la digestion proprement dite : la nutrition se fait dans le milieu vasculaire, placé entre le tégument externe et la surface digestive, dans lequel les aliments digérés doivent passer par l'absorption. Le tube digestif

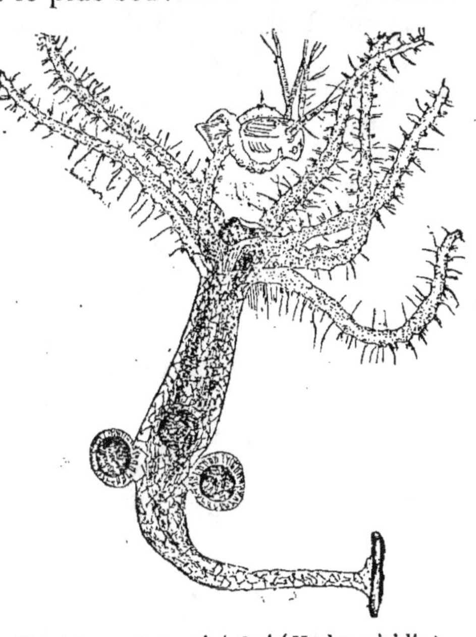

Fig. 74. — *Cœlentéré fixé* (Hydra viridis).

Animal dont la disposition ressemble à celle d'une plante : les branches, ou tentacules, sont mobiles et servent à battre l'eau et à saisir la proie.

est alors composé de trois parties : l'intestin buccal (œsophage), qui sert à l'introduction et au passage des aliments ; l'intestin moyen, qui les digère ; et l'intestin terminal, qui conduit au dehors les résidus de la digestion. A mesure qu'on s'élève dans l'échelle animale, le nombre de ces divisions augmente, la forme et la disposition sont de plus en plus variées. Les organes de préhension, ordinairement situés près de la bouche, comme les membres, se compliquent plus particulièrement.

Les **Echinodermes** ont un tube digestif très développé, divisé en trois parties : l'œsophage, l'intestin gastrique et l'intestin terminal. Parfois il est terminé en cul-de-sac, et l'anus fait défaut ; le plus ordinairement il a deux ouvertures. On trouve souvent autour de la bouche des plaques

saillantes, surmontées d'épines, ou des dents pointues
revêtues d'émail, qui constituent un puissant appareil masti-
cateur. Un système de pièces calcaires, disposées en an-

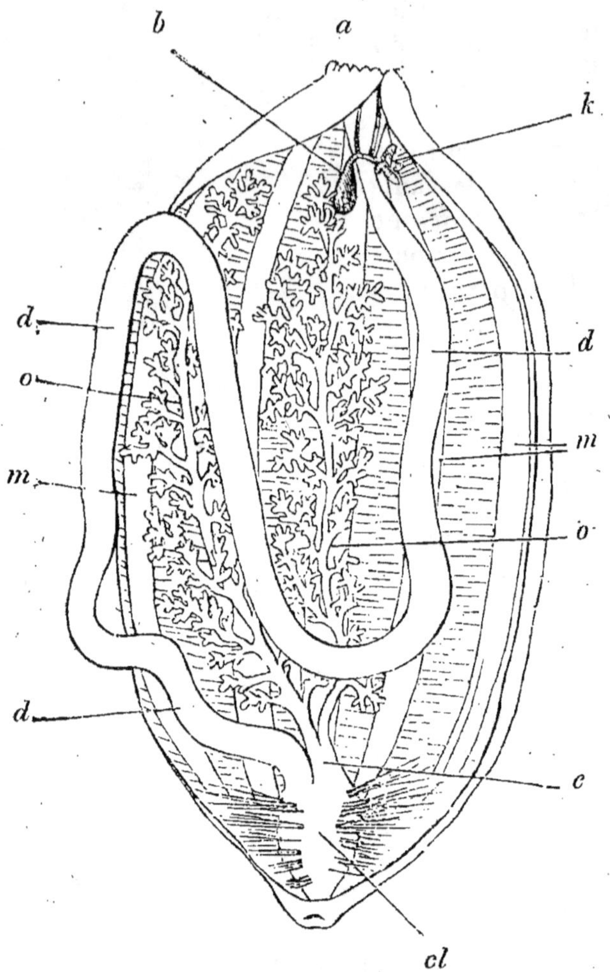



Fig. 75. — *Structure intérieure d'une Holoturie.*

*a,* la bouche. — *d,* tube intestinal. — *cl,* cloaque. — *o o,* organe ramifié servant
à la respiration. — *c,* lieu où cet organe aboutit au cloaque. — *m,* muscles longitudinaux. — *b,* vésicule de Poli. — *k,* canal pierreux.

neau autour de l'œsophage, peuvent les renforcer encore
(*fig.* 75).

IV. — La conformation du tube digestif est extrêmement

variable chez les **Vers**. Il peut aller jusqu'à l'atrophie complète, comme cela se voit pour les Vers parasites, plats ou ronds, qui vivent dans le chyme ou dans d'autres sucs organiques des animaux supérieurs. Quand il existe un tube digestif, il a deux ouvertures ; la bouche est généralement située à l'extrémité antérieure du corps, sur la face ventrale, l'anus à l'extrémité postérieure ou dans son voisinage. Le plus souvent il est simple, c'est-à-dire que ses nombreuses parties ne sont pas chargées de fonctions différentes. Dans la Sangsue (fig. 76), par exemple, l'intestin gastrique ou estomac, divisé en un grand nombre de poches où le sang absorbé peut séjourner longtemps sans s'altérer, occupe presque toute la longueur du corps.

Les Vers sédentaires amènent leur nourriture par le battement de cils vibratiles. Les Vers libres, munis de trompes ou de ventouses, s'attachent à leurs proies et en tirent par succion leurs aliments.

V. — La conformation et le degré d'organisation du tube digestif ne sont pas moins variables chez les **Arthropodes**. Ce n'est que par exception qu'il s'atrophie et disparaît chez certains parasites. La bouche est située à la face inférieure de la tête, surmontée d'une lèvre supérieure, et entourée le plus souvent à droite et à gauche par les pièces buccales, dispo-

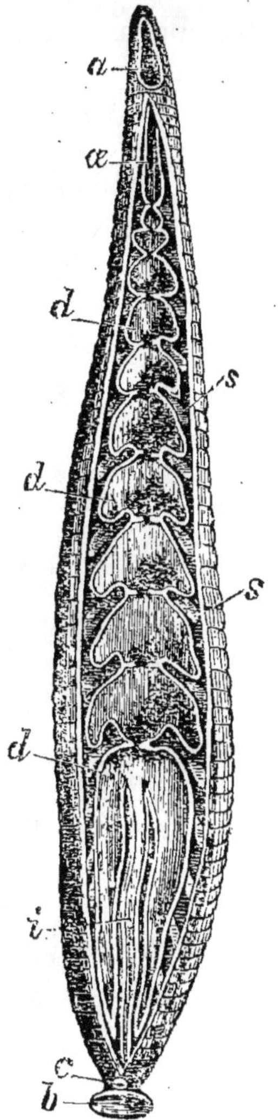

Fig. 76. — *Sangsue médicinale.*

a, ventouse buccale. — œ, œsophage, ou entrée du tube digestif — d, intestin, divisé en autant de segments qu'il y a d'anneaux dans l'animal. — s, appareil segmentaire destiné à la sécrétion urinaire. — c, anus. — b, ventouse postérieure.

sées pour mâcher, pour piquer et pour sucer. L'œsophage est large ou étroit ; l'estomac est tantôt situé simplement dans l'axe du corps, et tantôt contourné en circonvolutions. L'œsophage et l'estomac peuvent se subdiviser, présenter des glandes salivaires et des appendices hépatiques. L'intestin terminal débouche à l'extrémité postérieure du corps.

La préhension des aliments se fait, tantôt par des pattes en forme de pinces (Crustacés), tantôt par les mâchoires et les lèvres ingénieusement modifiées pour s'approprier au genre d'alimentation : trompe des Papillons, suçoir des Hémiptères, langue des Hyménoptères (abeille).

Il n'y a pas de mastication proprement dite ; la nourriture est seulement lacérée ou déchiquetée par les membres antérieurs adaptés à cette fin.

L'estomac des *Crustacés* est garni de nombreuses pièces fort dures, destinées à broyer les aliments. L'appareil digestif des *Insectes* peut être pris comme type chez les Arthropodes (*fig.* 77). La bouche, entourée d'organes masticateurs, transmet les aliments au cou-

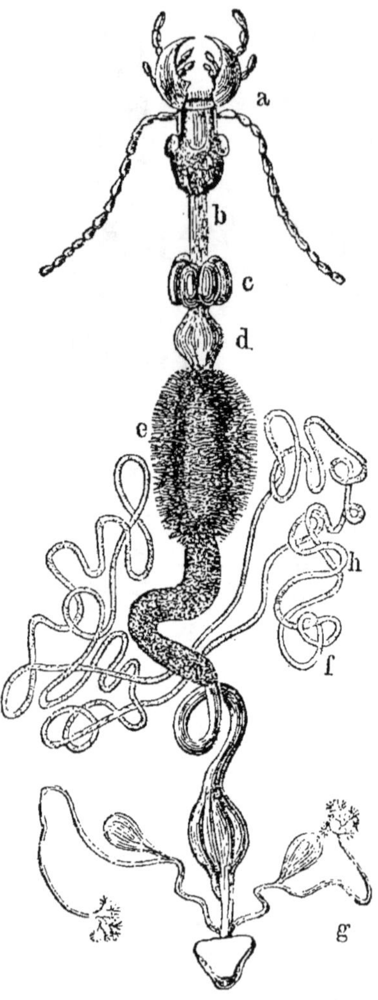


Fig. 77. — *Appareil digestif d'un Insecte coléoptère.*

**a**, la tête avec les antennes et les organes buccaux. — *b*, œsophage. — *c*, jabot. — *d*, gésier. — *e*, ventricule chylifique, hérissé de glandes et suivi d'un court intestin. — *f, h*, tubes de Malpighi, organes urinaires. — *g*, organe sécrétant un liquide fétide.

loir œsophagien ; un *jabot* leur sert de réservoir, d'où ils passent lentement dans le *gésier,* où ils sont triturés, puis dans le *ventricule chylifique,* où ils sont transformés. De l'intestin se détachent des tubes souvent fort longs, sortes de cæcums dont le rôle est assez obscur.

VI. — Les **Mollusques** ont les trois régions nettement distinctes dans leur tube digestif. Les espèces sédentaires, d'ailleurs peu nombreuses, attirent leurs aliments par le mouvement de cils vibratiles ; les espèces libres, surtout les plus élevées, vont à la recherche de leur nourriture, la saisissent avec leurs lèvres, et parfois s'aident de longs bras garnis de nombreuses ventouses (Céphalopodes). Leur cavité buccale est armée d'une sorte de râpe qui ne fait défaut qu'aux seuls Lamellibranches. Ils ont le plus souvent un jabot, et toujours un estomac très développé. L'anus est fréquemment placé, loin de la ligne médiane, sur un des côtés du corps.

VII. — Le tube digestif des **Tuniciers** commence toujours par une vaste cavité pharyngienne qui joue le rôle d'organe de la respiration. L'orifice antérieur du manteau, que l'on doit considérer comme la bouche, y donne entrée. L'ouverture de l'œsophage est au fond de cette chambre respiratoire. Le canal digestif, qui fait suite à la cavité pharyngienne, se compose d'un œsophage vibratile, d'ordinaire en forme d'entonnoir, d'un estomac spacieux pourvu généralement d'un foie, et d'un intestin qui, après s'être recourbé en anse, vient déboucher dans le cloaque. On appelle ainsi le réservoir où se rendent à la fois les résidus de la digestion et les excrétions. Chez les *Ascidies* (*fig.* 78), l'anus est non loin de l'orifice buccal ; chez les *Salpes,* il est à l'autre extrémité du corps.

VIII. — Pour étudier avec plus de soin l'appareil digestif des **Vertébrés**, nous considérerons les modifications qu'il subit dans les cinq classes de cet embranchement ; la plupart des variantes portent sur la cavité buccale.

1. Les Poissons prennent leurs aliments par les bords de la bouche, qui sont souvent protractiles. La *bouche* est en général une fente transversale, tantôt projetée en avant, tantôt placée à une certaine distance de l'extrémité, comme chez les Requins. Le *pharynx* est remarquable par ses dimensions et le grand nombre de dents qu'il présente.

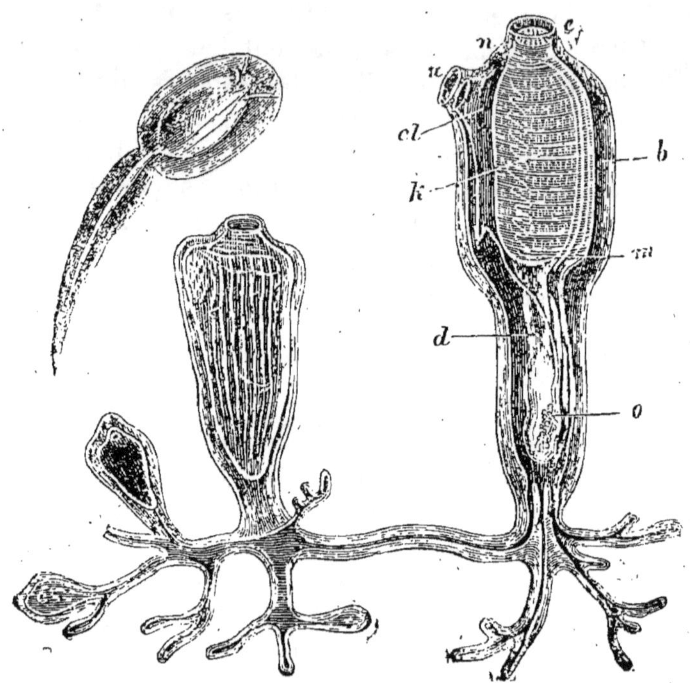

Fig. 78. — *Colonie de Tuniciers* ( Clavellina lapadiformis).

A travers l'enveloppe transparente on voit les parties antérieures du corps : *t*, la bouche. — *a*, l'anus, ou orifice du cloaque. — *b*, le manteau. — *k*, appareil respiratoire. — *m*, entrée du tube digestif. — *d*, intestin. — *o*, ovaire. — *cl*, cloaque. *n*, ganglion nerveux. Plusieurs individus se sont formés par bourgeonnement sur les prolongements du premier.

ces dents sont ankylosées, étant produites par l'ossification des papilles de la muqueuse. La mâchoire supérieure porte souvent deux rangées courbes parallèles de dents; parfois il s'en trouve une troisième, impaire et médiane, sur le vomer; il n'y a qu'une seule rangée de dents sur la mâchoire inférieure. Suivant leur forme, on distingue les dents pointues et coniques (dents en carde, en brosse et en velours), et les dents larges et plates (dents molaires).

Chez les Poissons, la mâchoire supérieure est mobile aussi bien que l'inférieure ; la langue est rudimentaire, à peine mobile, dure et résistante, parfois armée de dents. L'*œsophage* est court, en forme d'entonnoir, et donne entrée dans un estomac spacieux souvent prolongé en un vaste cæcum. L'*intestin* des Poissons varie en longueur, suivant qu'ils sont carnivores, comme le Brochet, ou herbivores, comme la Carpe. Les Poissons n'ont point de glandes salivaires ; mais ils ont toujours un foie volumineux, riche en graisse, et ordinairement aussi un pancréas.

Un prolongement du tube digestif donne naissance à la *vessie natatoire*, sac presque toujours impair, rempli d'air, et situé au-dessus de l'intestin, près de la colonne vertébrale. Cet organe paraît avoir pour rôle de faire varier le poids spécifique du corps et de permettre un changement rapide dans la position du centre de gravité. Le corps s'élève ou s'abaisse dans les eaux, suivant que la vessie se dilate ou se comprime. Cependant, le Poisson ne doit point dépasser certaines limites de hauteur ou de profondeur, afin que la vessie garde toujours le pouvoir de se dilater et de se comprimer.

2. Les Batraciens ont une large ouverture buccale. La mâchoire inférieure seule est mobile. Les deux mâchoires et le palais sont d'ordinaire armés de dents pointues, recourbées en arrière, qui servent, non à broyer, mais à retenir la proie. Une langue tout engluée de salive épaisse se projette en avant pour saisir les aliments. Le reste du tube digestif est simple : le foie et le pancréas en sont les annexes.

3. Chez la plupart des Reptiles, il existe sur les mâchoires des dents préhensiles, coniques ou crochues, qui servent à retenir la proie ; chez les Tortues, les mâchoires sont bordées d'un revêtement tranchant, formant une sorte de bec. D'ordinaire les dents des Reptiles ne se trouvent que sur les mâchoires, où elles sont disposées en une seule rangée ; elles sont le plus souvent soudées, mais, chez les

Crocodiles, elles sont implantées dans des alvéoles. Les Serpents venimeux (*fig.* 79) possèdent sur la mâchoire supérieure des dents particulières creusées d'un sillon ou traversées par un canal en rapport avec des glandes à venin ; c'est par là que le venin coule dans les blessures causées par la morsure de ces animaux. La bouche est très dilatable, parce que les deux mâchoires sont mobiles, et parce que les deux branches de la mâchoire inférieure, n'étant pas soudées en avant, peuvent s'écarter l'une de l'autre. Cette disposition permet

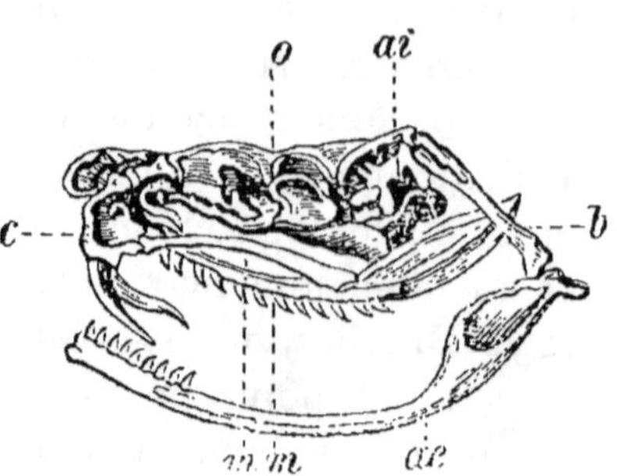


Fig. 79. — *Tête de serpent venimeux.*

*o*, crâne, sur le côté duquel est placée la glande à venin. — *a i*, occipital. — *c*, maxillaire supérieur, très court, mobile, portant les crochets ou dents à venin. — *m m*, os transverse et ptérygoïde : le premier soutient le maxillaire, le second porte de nombreuses dents non venimeuses. — *a e*, mâchoire inférieure. — *b*, os carré, intermédiaire au crâne et à la mâchoire inférieure.

aux Reptiles d'avaler des proies considérables. Ils ont des glandes salivaires. Leur langue, très mobile, est assez inoffensive, sauf chez le Caméléon, où elle est très longue et très prompte à saisir les insectes.

L'œsophage, très long, est d'une extensibilité extraordinaire. L'estomac est droit, sauf chez les Tortues, où il devient transversal. L'intestin a peu de circonvolutions, sa longueur varie suivant le régime des diverses espèces; il aboutit à un cloaque. Le foie et le pancréas ne manquent jamais.

4. Les Oiseaux saisissent en général la nourriture avec leur bec corné, quelquefois avec une des pattes, comme les Perroquets, d'autres fois avec une langue très allongée qui va chercher les insectes dans les fentes profondes des arbres, comme font les Pics. Le *bec* est formé de deux mâchoires ou *mandibules* revêtues d'un étui corné très solide. La mandibule supérieure est formée de deux os intermaxillaires, qui répondent aux fragments dans lesquels, chez l'Homme, sont implantées les dents incisives

La mandibule inférieure est formée par les deux branches du maxillaire inférieur, qui se soudent en avant et forment une pointe. Les dents, qui existaient chez les Oiseaux de l'époque secondaire, font défaut aux Oiseaux actuels.

La forme du bec varie avec le régime alimentaire. Il est recourbé et tranchant chez les Carnassiers (Aigle, Epervier); court, pourvu de dents sur les bords, très apte à écraser les graines et à saisir les branches d'arbre, chez les Perroquets; très allongé, chez les Pics; gros, court et conique chez les Passereaux qui se nourrissent de graines; fin et délicat chez les Rouges-gorges, qui mangent la pulpe des fruits ou les insectes; court et fendu dans les Hirondelles, qui saisissent au vol les insectes; fort, dur et recourbé dans les Gallinacés, qui grattent le sol et y cherchent des graines; élargi en forme de cuiller, ou bien long et étroit, chez les Oiseaux qui vivent dans les mares et les fossés (Canards).

L'œsophage présente fréquemment, surtout chez les Oiseaux de proie et les Granivores, un *jabot*, où les aliments sont ramollis (*fig.* 80). Le jabot des Pigeons sécrète,

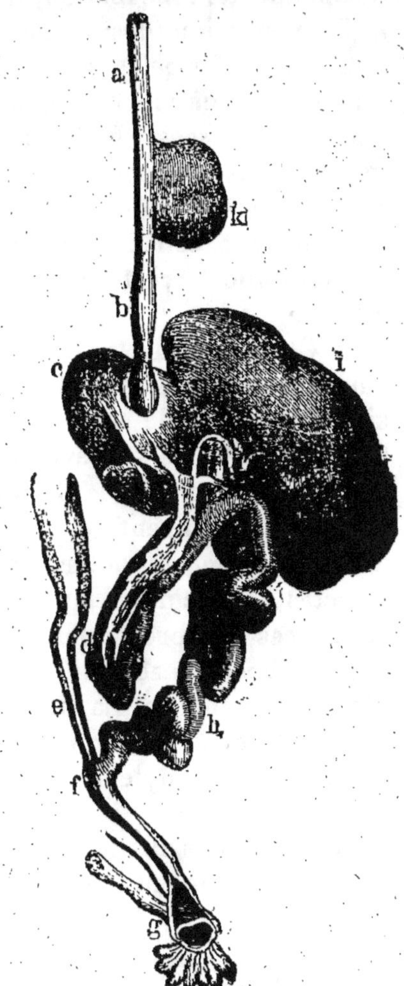


Fig. 80. — *Appareil digestif d'un oiseau.*

*a*, œsophage. — *k*, jabot. — *b*, ventricule succenturié. — *c*, gésier. — *i*, foie. *d*, pancréas, le long du duodénum. — *e*, cæcums intestinaux. — *h*, intestin grêle. — *f*, rectum. — *g*, cloaque, avec les plumes du croupion.

à l'époque de l'incubation, une matière caséeuse desti[...]
à l'alimentation des jeunes. Une seconde dilatatio[n...]
l'œsophage forme le *ventricule succenturié* à parois gl[...]
duleuses. Puis vient le *gésier*, dont les muscles, min[...]
chez les Rapaces, sont épais et puissants chez les Gra[...]
vores. Dans ce dernier cas, deux disques tendineux, p[...]
cés vis-à-vis l'un de l'autre, revêtus d'une couche cor[...]
forment un excellent appareil broyeur. Rien de particul[...]
ne distingue le reste du tube digestif, qui se termine[...]
cloaque.

5. Chez les MAMMIFÈRES, *la préhension des alime[...]*
varie beaucoup suivant les espèces : les Carnassiers sa[...]
sissent leur proie avec leurs dents et leurs griffes[;]
Cheval se sert de ses lèvres, le Bœuf de sa langue, l'Élé[...]
phant de sa trompe ; le Castor, les Rongeurs et les Sing[es]
prennent les aliments et les portent à leur bouche à l'ai[de]
de leurs membres antérieurs ; le Fourmilier ramasse [les]
insectes à l'aide d'une langue gluante qui se glisse hors [...]
mâchoires très proéminentes.

Les *mâchoires* sont différemment conformées, suivant [le]
régime alimentaire. La mâchoire inférieure seule est libr[e]
et elle s'articule au crâne par un condyle. Chez les Ca[r-]
nassiers, le condyle est transversal et emboîté dans [...]
sillon creusé dans le crâne : la mâchoire peut s'élever[...]
s'abaisser, mais elle ne peut produire de mouvements la[té-]
raux : les aliments sont déchirés et non broyés. L[...]

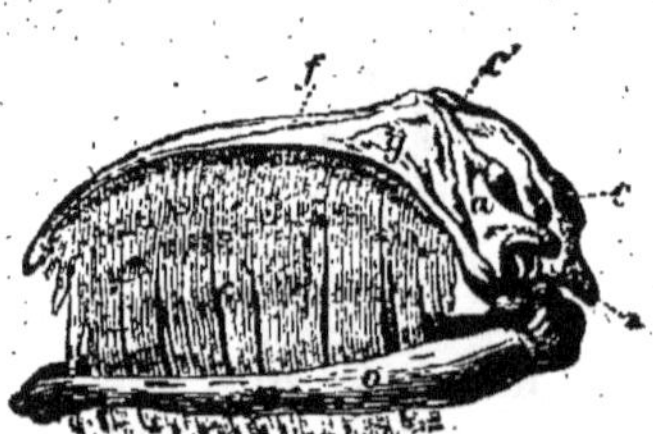

Fig. 81. — *Tête de baleine.*
Les dents sont remplacées par des
fanons.

*Rongeurs* ont le condyle allon[gé]
d'avant en arrière, si bien qu[...]
peuvent avancer ou reculer [...]
mâchoire à volonté. Les mo[u-]
vements latéraux sont favori[sés]
chez les *Herbivores* par l'ins[er-]
tion du condyle sur une la[rge]
surface libre.

Les *dents* ne font pres[que]
jamais défaut. Les Bal[eines]
(*fig.* 81), chez qui elles sont remplacées par des fanons[,]
lames cornées verticales, présentent, du moins dans le[...]

jeune âge, des bulbes ou germes dentaires. Les dents des Mammifères ne sont jamais soudées aux mâchoires, mais seulement implantées dans des alvéoles. Tantôt elles s'accroissent d'une manière continue à partir de l'extrémité inférieure du germe dentaire (défenses des Éléphants, incisives des Rongeurs); tantôt leur croissance est limitée, elles deviennent des dents à racines. Il peut arriver, exceptionnellement, que des dents à racines continuent de croître et s'allongent démesurément.

On distingue trois sortes de dents chez les Mammifères : les incisives, les canines et les molaires. Les *in-*

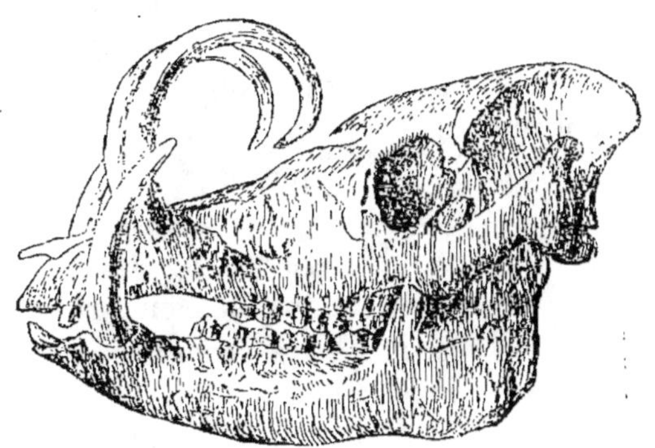

Fig. 82. — *Tête de sanglier* (Porcus babirussa).
Les canines, très développées, font saillie hors de la bouche et servent de *défenses*

*cisives* ne sont pas constantes : elles manquent chez les Édentés et à la mâchoire supérieure des Ruminants. Elles sont très longues chez l'Hippopotame et chez l'Éléphant, dont elles constituent les défenses. Les *canines* manquent chez les Rongeurs et à la mâchoire supérieure des Ruminants à cornes : dans le Sanglier, elles font saillie hors de la bouche et servent de défenses (*fig.* 82). Les *molaires* sont les plus constantes : hérissées de tubercules tranchants chez les Carnassiers, de pointes aiguës chez les Insectivores, elles sont larges et plates, traversées de lignes saillantes, chez les Herbivores

Il faut reconnaître une merveilleuse adaptation des dents au régime adopté par les différents genres d'animaux.

Les Carnivores (Lion, Tigre) n'ont qu'à déchirer la nourriture : la mastication leur est moins nécessaire, puisque la digestion des viandes s'opère dans l'estomac. Les Insectivores (Taupe (*fig.* 83), Musaraigne) sont dans le même cas : il leur suffit de saisir et de diviser les insectes qu'ils avalent. Les Herbivores, au contraire, ont besoin de moudre et d'imprégner de salive leur nourriture végétale. Ils

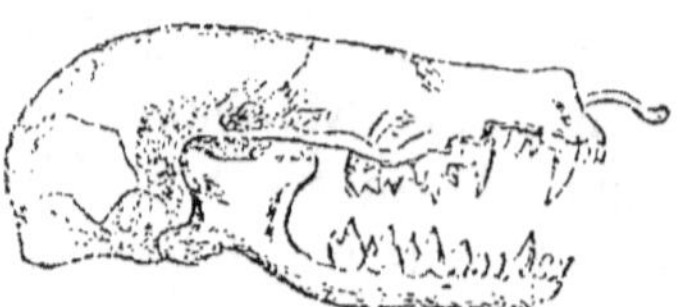

Fig. 83. — *Tête de Taupe*
(Insectivore)

Cet animal, insectivore et fouisseur, a des dents armées de pointes fines.

peuvent manquer de canines et même d'incisives, mais les molaires doivent être très développées. Chez les Ruminants, les collines de ces larges meules sont dirigées d'avant en arrière, de sorte que les aliments sont broyés par les mouvements latéraux. Chez les Rongeurs (*fig.* 84), les incisives sont recourbées en arc : comme l'émail ne les recouvre que par le dehors, elles s'aiguisent en s'usant par le dedans : des lames verticales et transversales font des molaires de véritables râpes. Les omnivores, comme l'Homme, possèdent les trois sortes de dents.

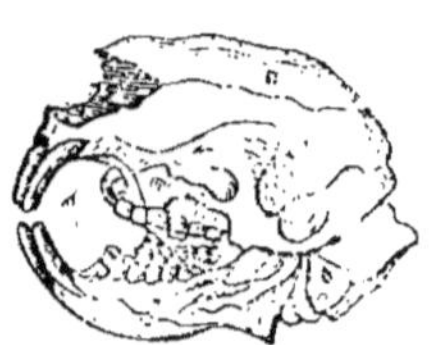

Fig. 84.
*Tête de Rongeur* (Castor).

On remarque quatre longues incisives, taillées en biseau; les canines font défaut; les molaires sont séparées des incisives par un espace notable.

Les dents sont simples ou composées, selon que l'émail forme une couche simple autour de l'ivoire (Homme), ou présente des replis verticaux qui pénètrent dans l'ivoire (Lièvre, Éléphant (*fig.* 85 et 86). Chez le Cheval, l'émail de la surface s'enfonce dans l'ivoire en forme de godet, dans lequel se dépose ensuite de l'ivoire. Comme l'ivoire s'use plus vite que l'émail, l'émail fait bientôt saillie en anneau sur l'ivoire, et on dit que le cheval *marque;* mais, avec l'âge, l'usure finit par enlever jusqu'au godet d'émail lui-même (*fig.* 87).

Les *glandes* salivaires des Mammifères marins (Cétacés)

sont très rudimentaires ; en revanche, elles prennent un grand développement chez les animaux qui se nourrissent de végétaux secs (Cheval).

La *langue*, organe char-

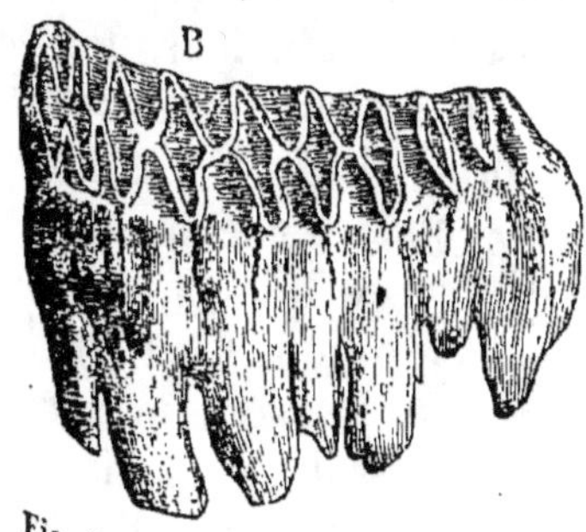

Fig. 85.— *Dent molaire d'Éléphant d'Afrique.*

Les lames d'émail sont disposées en losanges.

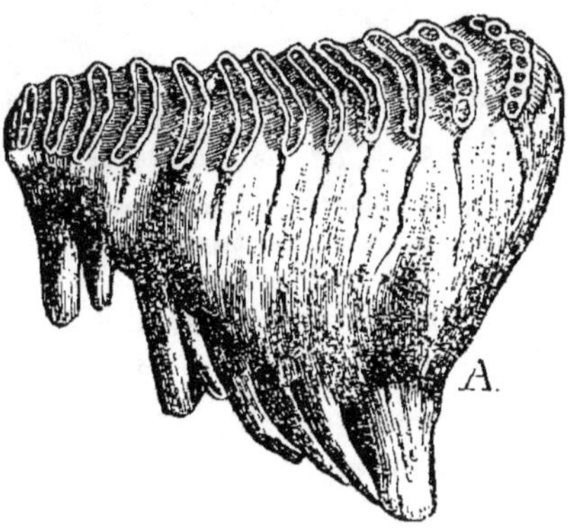

Fig. 86. — *Dent molaire d'Éléphant d'Asie.*

Les lames d'émail et de cément qui divisent la dent dans toute sa longueur sont disposées en figures ovalaires

nu attaché à l'os hyoïde, ne manque jamais. Elle est soudée au plancher de la bouche chez les baleines, mais elle

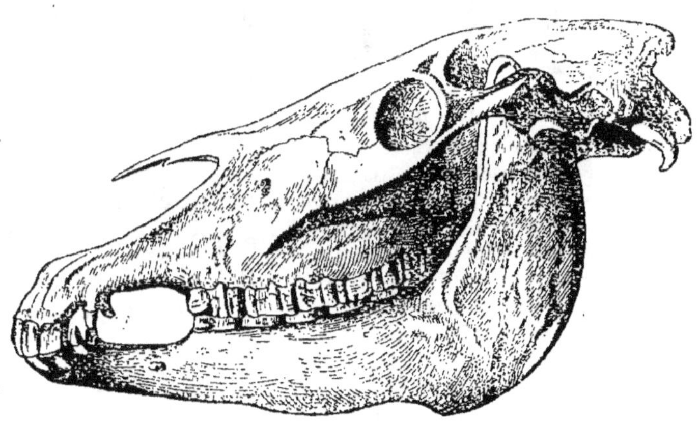

Fig. 87. — *Tête de cheval.*

En avant des mâchoires, les incisives et les canines ; plus en arrière, les molaires.

est très mobile dans les autres espèces. Elle sert d'organe du goûter et même de préhension (Girafe, Fourmilier, *fig.* 88) chez quelques animaux. Le *voile du palais* est propre

8

aux Mammifères. L'*œsophage*, toujours long, ne présente qu'exceptionnellement un jabot.

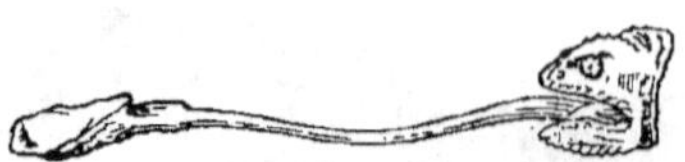

Fig. 88. — *Tête de Caméléon.*

La langue, projetée hors de la bouche, sert à la préhension des aliments.

L'*estomac* est le plus souvent simple, comme celui de l'Homme. Il peut cependant se diviser en plusieurs loges, sans que les animaux soient ruminants ; il y a deux loges chez les Rongeurs, deux ou trois chez les Singes, les Cétacés, les Hippopotames. On distingue quatre cavités dans l'estomac des Ruminants (Bœuf, Mouton, Cerf...) : la *panse*, le *bonnet*, le *feuillet* et la *caillette*. Lorsque le ruminant avale le bol alimentaire, la partie liquide glisse par la rigole de l'œsophage directement dans le *feuillet ;* mais la partie solide, incomplètement broyée, tombe dans la *panse*, sorte de magasin subdivisé en plusieurs poches, où les aliments sont tenus en réserve (*fig.* 89). Après les repas, les contractions de la panse poussent les aliments par petites portions dans le *bonnet :* là, ils sont roulés en petites

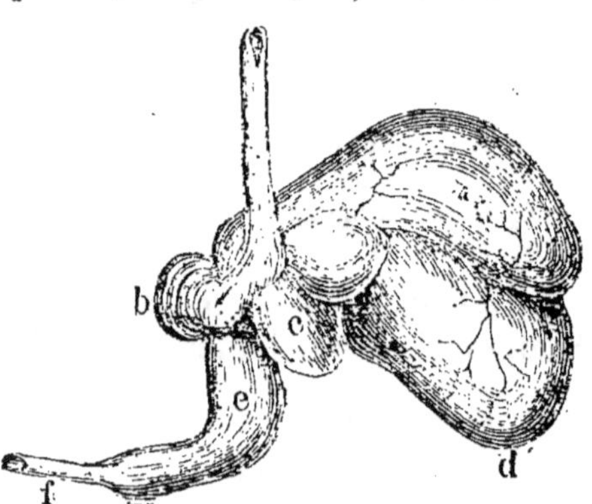

Fig. 89. — *Estomac d'un Ruminant.*

*d*, la panse, où se rendent d'abord les aliments insuffisamment mâchés. — *c*, le bonnet, où les aliments sortis de la panse se mettent en pelote pour retourner à la bouche. — *b*, le feuillet, où descendent les aliments après la seconde mastication. — *e*, la caillette, où se fait la digestion stomacale. — *f*, commencement de l'intestin.

pelotes, puis ils reviennent à la bouche sous l'influence d'une brusque contraction du diaphragme. Après avoir été bien broyés, bien insalivés, les aliments, au lieu de reprendre le chemin de la panse, glissent par la rigole œsophagienne dans le *feuillet :* c'est dans le feuillet et la caillette qu'ils sont soumis à l'action des sucs digestifs. Le feuillet doit son nom à ses nombreux replis, qui rappellent les feuilles d'un livre ; la caillette doit le sien à la propriété qu'a le suc gastrique de coaguler ou *cailler* le lait. Notons en passant que la panse du Chameau est munie de nombreuses alvéoles propres à contenir des provisions d'eau (cinq ou six litres) : c'est pourquoi cet animal est plus apte que les autres aux longues traversées du désert.

Les dimensions de l'*intestin* varient avec le régime des Mammifères ; tandis qu'il n'atteint que trois ou quatre fois la longueur du corps chez les Carnivores, il arrive jusqu'à vingt-huit chez le Mouton. Il se termine par l'anus : le cloaque se rencontre encore cependant chez les Mammifères inférieurs.

**CHAPITRE V**

# APPAREIL DE LA CIRCULATION

§ 1er. — *Appareil de la circulation chez l'Homme :* I. Le sang. Composition (globules, plasma, gaz); coagulation. — II. Le cœur (oreillettes, ventricules, valvules, nerfs). — III. Les vaisseaux (structure, distribution).

§ 2. — *Appareil de la circulation dans la série animale :* Invertébrés; Vertébrés : trois types fondamentaux.

Pour que la nutrition s'opère dans la profondeur des tissus, il est nécessaire que les éléments s'y renouvellent constamment, que les déchets soient emportés, que les matières nutritives y soient amenées. C'est la *circulation du sang* qui assure l'entretien de cet équilibre. Tant que le sang passe au contact des organites, il entraîne leurs résidus, il leur donne leur nourriture.

En étudiant la *Digestion* et l'*Absorption*, nous avons dit comment les aliments arrivent du monde extérieur jusqu'au sang ; l'étude de la *Circulation* nous montrera comment ils arrivent jusqu'aux cellules les plus intimes de l'organisme.

Après avoir décrit l'appareil de la circulation chez l'Homme et chez les Animaux, nous en préciserons les phénomènes physiologiques.

## § 1er. — APPAREIL DE LA CIRCULATION CHEZ L'HOMME

Le *sang* est le liquide qui circule, le *cœur* est le moteur central qui lui donne l'impulsion, les *vaisseaux* sont le système clos à travers lequel passe le sang. Tel doit être le triple objet de notre attention.

**I. Le Sang.** — Le *sang* est ce liquide rouge qui jaillit d'une blessure; dès que la plaie se cicatrise, quand le vaisseau sanguin entamé s'est réparé, le liquide incolore qui suinte encore à la surface est la *lymphe*, dont nous parlerons plus loin.

Le sang, tel qu'il est dans l'organisme, contient des parties solides, des parties liquides et des gaz dissous dans les liquides. Si nous prenons 1000 grammes de sang, nous trouvons à l'analyse :

Parties solides, globules . . . . . . . . 350 gr.
Parties liquides, plasma . . , . . . . . 650 —
Gaz. . . . . . . . . . . . . . . . . Faible poids.

1. GLOBULES. — Les globules sont des corpuscules microscopiques qui forment le *cruor* du sang. Les 350 grammes de globules sont composés comme il suit :

Eau. . . . . . . . . . . . . . . . . 230 gr.
Hémoglobine. . . . . . . . . . . . . . 100 —
Albuminoïdes. . . . . . . . . . . . . . 10 —
Lécithine et cholestérine . . . . . . . . 5 —
Sels minéraux . . . . . . . . . . . . 5 —

On distingue deux sortes de globules : les *globules rouges* et les *globules blancs*.

*Globules rouges*. — Les globules rouges ou *hématies*, découverts par Swammerdam, en 1658, dans le sang de la grenouille, furent vus chez l'Homme pour la première fois en 1773, par Leuwenhoek. Ils ne sont pas sphériques, mais aplatis comme des pièces de monnaie, moins épais au centre que sur les bords, et dépourvus de noyau.

Hauts seulement de deux millièmes de millimètre, ils ont six à sept millièmes de millimètre de diamètre. Un seul millimètre cube en contient cinq millions, et les six litres de sang que l'Homme possède en contiennent environ trente mille milliards. Empilés les uns sur les autres, ils traceraient une ligne égale à la demi-distance de la terre à la lune.

Chaque globule est une cellule vivante dont l'enveloppe, simple épaississement du protoplasme, se laisse aisément traverser par des corps solides. Très flexibles et élastiques, ils peuvent se déformer pour traverser les plus petits capillaires. La charpente, formée par la *globuline*, est un composé d'albuminoïdes additionnés de sels minéraux. La partie colorante, ou *hémoglobine*, est un albuminoïde capable de cristalliser (*fig.* 90).

Le *fer* entre pour une part dans la constitution de l'hémoglobine : il y est à l'état de sesquioxyde. La diminution du fer amène l'*anémie*, que la médecine combat en faisant absorber du fer en nature ou en combinaisons.

La propriété caractéristique de l'hémoglobine est son avidité pour l'oxygène : avec lui elle forme une combinaison

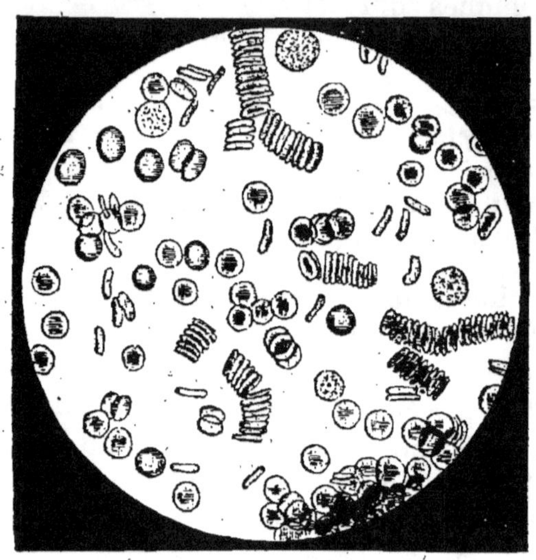

Fig. 90. — *Globules rouges du sang.*

très instable. Ainsi l'oxygène est transporté à travers tout l'organisme, et il s'en sépare à propos, lorsque la respiration des tissus l'exige.

L'hémoglobine s'unit aussi volontiers avec l'oxyde de carbone, CO ; mais la combinaison est stable : aussi le globule devient-il incapable de recevoir et de porter l'oxygène. C'est le mécanisme de l'empoisonnement par l'oxyde de carbone, dans les chambres mal aérées où l'on allume des poêles en fonte.

*Globules blancs.* — A l'état normal, ils sont trois cents

fois moins nombreux que les rouges, mais ils sont plus gros et sphériques. Constitués par une masse de protoplasme incolore, ils ont le pouvoir d'émettre des prolongements ou pseudopodes, comme autant de monères indépendantes. Ils se retrouvent dans la lymphe comme dans le sang. Ils s'allongent en filets pour traverser les plus

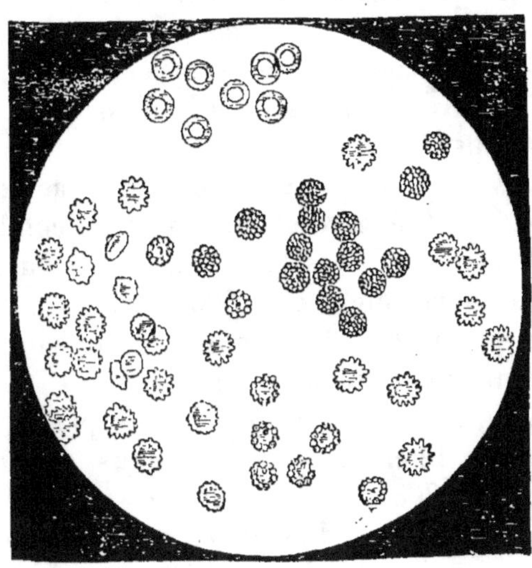

Fig. 91. — *Globules blancs du sang.*

petits tubes sanguins. Comme ils croissent notablement en nombre après les repas, on a pensé qu'ils prenaient peut-être naissance dans les vaisseaux ou les ganglions chylifères (*fig.* 91).

2. PLASMA. — Le *plasma*, ainsi appelé parce qu'il contient les éléments réparateurs des organes, est la partie liquide et incolore dans laquelle nagent les globules. Sur 1 000 grammes de sang, le plasma comprend 650 grammes, dont le tableau suivant indique la composition :

|  | grammes. |
|---|---|
| Eau | 560 |
| Fibrine | 3 |
| Sérine, ou albumine | 75 |
| Glucose | 0 3 |

|                                   | grammes. |
| --------------------------------- | -------- |
| Urée. . . . . . . . . . . . . . . . . . . . . | 0.3 |
| Matières grasses . . . . . . . . . . . . . . | 1.5 |
| Matières extractives. . . . . . . . . . . . | 1.5 |
| Sels minéraux . . . . . . . . . . . . . . | 6 |
| Biliverdine et urobiline. . . . . . . . . . . | traces. |

De toutes ces substances, les unes sont destinées à la nutrition, les autres à l'élimination ; les unes sont des matériaux de construction, les autres sont les cendres de la combustion. Nous dirons plus loin l'origine et le rôle de tous ces corps dissous.

3. Gaz. — Les gaz du sang, oxygène, acide carbonique, azote, sont à la fois en dissolution et en combinaison. Sur un litre de sang, tous les gaz réunis, s'ils passaient à l'état gazeux, ne fourniraient que 600$^{c3}$ sous pression normale.

L'*azote* est dissous dans le plasma du sang : sa quantité est constamment environ 15$^{c3}$ par litre.

L'*oxygène*, en partie dissous dans le plasma, et en partie combiné avec l'hémoglobine, est plus abondant dans le sang artériel (203$^{c3}$) que dans le sang veineux (135$^{c3}$).

L'*acide carbonique*, dissous en partie dans le plasma, et combiné en partie avec les carbonates qu'il transforme en bicarbonates, est au contraire en plus grande quantité dans le sang veineux (450$^{c3}$) que dans le sang artériel (389$^{c3}$).

Coagulation. — Le sang doit garder dans nos vaisseaux une parfaite fluidité. S'il vient à se coaguler dans les veines, les caillots qu'il y forme peuvent se détacher et causer la mort subite. Hors de l'organisme, le sang se coagule au bout de sept à huit minutes.

La coagulation du sang le divise en deux parts : le *caillot*, masse rouge et molle où les globules sont pris dans les mailles serrées de la fibrine ; le *sérum*, légèrement coloré qui contient tous les éléments du plasma, sauf la fibrine (*fig.* 92).

On peut empêcher la coagulation en battant le sang avec un petit balai : la fibrine adhère en petits filaments aux branches du balai, et les globules restés libres nagent dans le sérum.

Cette propriété qu'a le sang de se coaguler est très précieuse pour arrêter les hémorragies. Mais les tempéraments débiles ont si peu de fibrine que les moindres déchirures se ferment très difficilement. Le bichlorure de fer est toujours utilement employé pour provoquer la coagulation.

Sous quelles influences le sang se coagule-t-il ? Ce problème est encore à l'étude pour les biologistes. L'opinion la plus vraisemblable admet que, le sang arrivant au contact

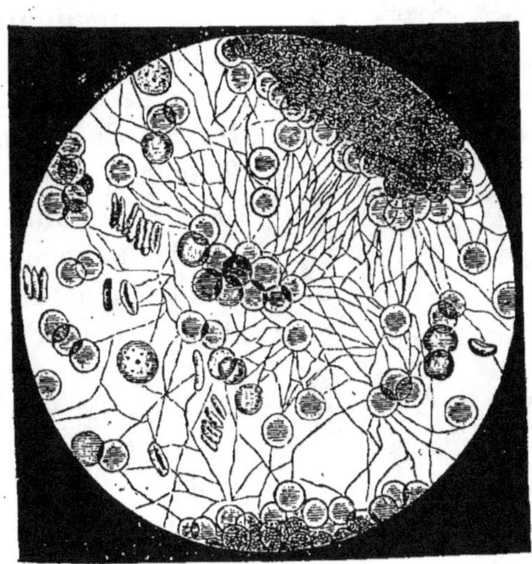

Fig. 92. — *Sang coagulé.*

de l'air, il s'y développe un ferment dont les produits feraient coaguler la fibrine. Mais la coagulation est si prompte que l'action de ce ferment se transmettrait sans contact direct, par une sorte d'ébranlement moléculaire.

**II. Le Cœur.** — Le *Cœur* est l'organe de propulsion chargé d'assurer la parfaite irrigation de tout l'organisme par le sang.

Organe musculaire, de couleur rouge, le cœur est placé au milieu de la poitrine, sous le sternum, et légèrement incliné vers la gauche. Il présente la forme d'un cône dont

la base est en haut; la pointe repose à gauche, sur le thorax, entre la cinquième et la sixième côte ; c'est là qu'on
sent les battements du cœur (*fig.* 93).

Le cœur est couvert d'une enveloppe à deux feuillets, en
forme de bonnet : le feuil-
let interne adhère à la paroi externe du cœur, l'autre
feuillet l'entoure sans adhérence ; entre les deux se
trouve un liquide qui facilite le glissement, lorsque le
cœur se dilate ou se con-
tracte. Ce *péricarde* s'enflamme quelquefois : tantôt
ses deux feuillets adhèrent,
tantôt la poche se remplit
d'une humeur trop abon-
dante; quelque forme qu'elle
prenne, la *péricardite* est
toujours dangereuse. Les cavités internes du cœur sont
tapissées d'une membrane
simple, l'*endocarde*, conjonctive séreuse comme le
sac extérieur.

Chez l'Homme, comme
chez les Mammifères et les
Oiseaux, le cœur est divisé
en quatre loges distinctes,
deux oreillettes et deux ventricules. Les ventricules ne
communiquent pas entre
eux ; les oreillettes sont aussi

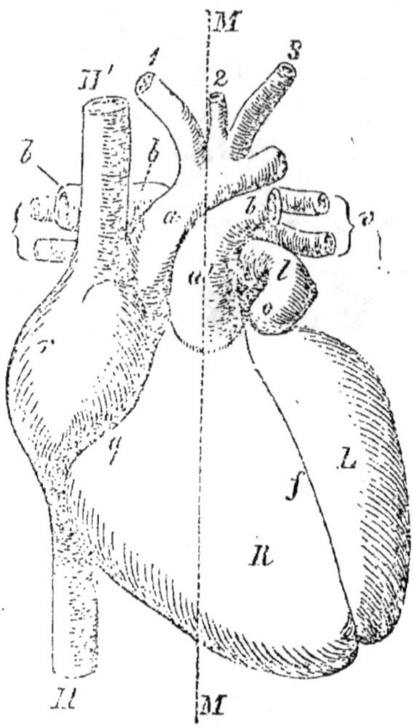

Fig. 93. — *Le cœur avec les vaisseaux.*

MM, ligne médiane du corps humain.
— R, ventricule droit. — L, ventricule
gauche. — r, oreillette droite. — l, oreillette gauche. — a, artère aorte, dont les
branches (1, 2, 3, 4) vont porter le sang
vers la périphérie. — a', artère pulmonaire, dont les branches (b), conduisent
le sang aux poumons. — v, les quatre
veines pulmonaires qui ramènent le sang
des poumons au cœur. — HH', les deux
veines caves qui ramènent au cœur le
sang de la périphérie.

séparées, sauf dans les premiers mois de la vie, où elles
communiquent par le *trou de Botal*. Mais, de chaque côté,
l'oreillette communique avec le ventricule. Il y a donc
comme deux cœurs soudés ensemble : l'un, le cœur droit
préside à la circulation pulmonaire ; l'autre, le cœur

gauche, préside à la grande circulation dans les organes (fig. 94).

Les OREILLETTES, ainsi nommées à cause de leur forme, sont composées de fibres musculaires striées ; elles ne sont ni épaisses ni dures comme les ventricules. On remarque au dedans un grand nombre de replis, de sorte que, en se contractant, elles divisent et battent le sang qui passe : sa fluidité parfaite ne peut qu'y gagner.

Les oreillettes reçoivent le sang par les veines et le transmettent aux ventricules par les orifices auriculo-ventriculaires.

Des bandes de tissu conjonctif, les *valvules*, pendent tout autour de ces orifices. Elles sont attachées au fond des ventricules par de nombreuses cordes tendineuses. A droite, la valvule est composée de trois portions terminées en pointe, ce qui lui a valu le nom de *tricuspide* ; la valvule de gauche a deux parties pendantes et allongées en pointe comme les pans d'une mitre d'évêque, ce qui l'a fait nommer valvule *mitrale*.

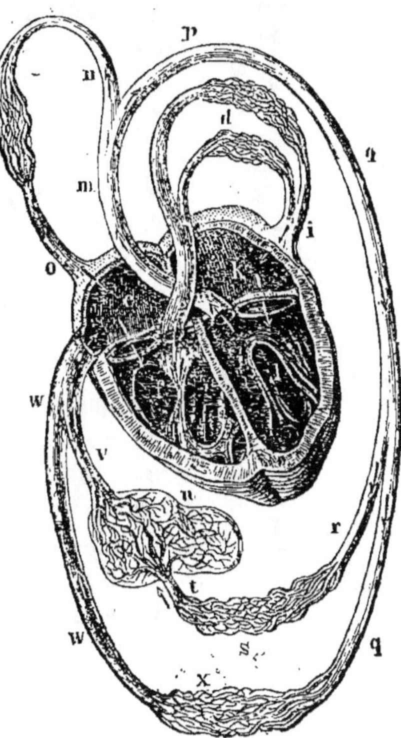

Fig. 94. — *Schéma du cœur et des vaisseaux.*

e, oreillette droite. — f, ventricule droit. — g, artère pulmonaire. — d, capillaires des poumons.— i, veines pulmonaires. — k, oreillette gauche. — l, ventricule gauche. — m m artère aorte. — n, vaisseaux de la tête, dont le sang revient en o à l'oreillette droite. — p, q, continuation de l'artère aorte. — x, capillaires des membres. — w, veine ramenant le sang au cœur. — r, rameau artériel des intestins. — s, capillaires des intestins. — t, veine porte. — u, capillaires du foie. — v, veine sus-hépatique, se jetant dans la veine cave inférieure.

Les **VENTRICULES** sont épais et puissants, composés de fibres striées qui s'anastomosent et se ramifient (*fig.* 95).

On distingue dans leurs parois trois couches de fibres. La couche moyenne est formée de fibres circulaires, ce qui donnerait à chaque ventricule l'apparence d'un cône tronqué ouvert. Par-dessus s'étendent les fibres longitudinales ; parties de la base du cœur, elles se dirigent vers la pointe, qu'elles constituent par leur masse ; de là, elles se replient au dedans des ventricules pour en former la couche interne.

Tantôt elle s'arrêtent au fond du cœur et envoient aux valvules des tendons blancs ; tantôt, se détachant de la base, elles courent comme des cordes le long des parois et vont s'insérer plus haut : ces *muscles papillaires* servent à cet endroit, aussi bien que dans les oreillettes, à procurer la fluidité de la masse sanguine.

Le ventricule gauche est plus épais que le ventricule droit ; il doit aussi dépenser plus d'énergie : en effet, il lance le sang à travers tout l'organisme, tandis que le ventricule droit ne l'envoie qu'aux poumons.

Chaque ventricule débouche, à sa partie supérieure, sous les valvules auriculo-ventriculaires, dans un gros tronc artériel. A l'entrée de ces artères se trouvent des valvules, au nombre de trois, appelées *sigmoïdes* à cause de leur forme de C, ancien *sigma* grec. Ces valvules de tissu conjonctif sont très flexibles. Quand le sang part du cœur, elles se couchent sur les parois des artères ; mais quand le sang tend à revenir vers le cœur, elles se remplissent de liquide, et, comme des godets élastiques, elles s'unissent pour fermer au sang la porte du retour (*fig.* 96).

Quoique le cœur ne soit point formé de *fibres lisses*, comme tous les autres organes de la vie végétative, mais bien de

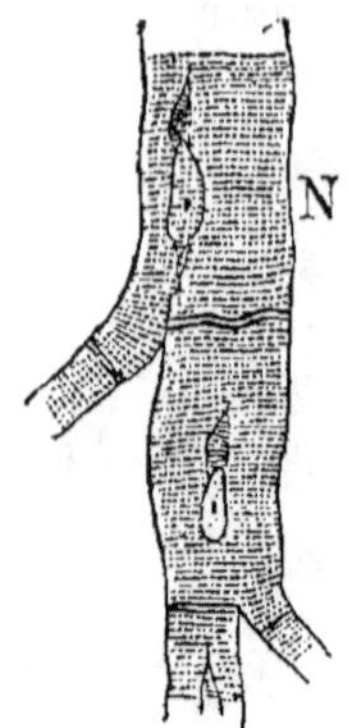

Fig. 95. — *Fibre musculaire du cœur.*

Les fibres musculaires du cœur sont striées comme celles de la vie de relation. Ce qui les distingue, c'est qu'elles sont ramifiées, tandis que les autres sont simples et parallèles.

fibres *striées*, comme les organes de la vie animale, il est néanmoins soustrait à l'action de la volonté.

Trois sortes de NERFS animent le cœur : des ganglions propres au cœur, des nerfs accélérateurs et des nerfs modérateurs. Les *ganglions propres du cœur* se rencontrent dans le sinus de la veine cave, dans la paroi des oreillettes,

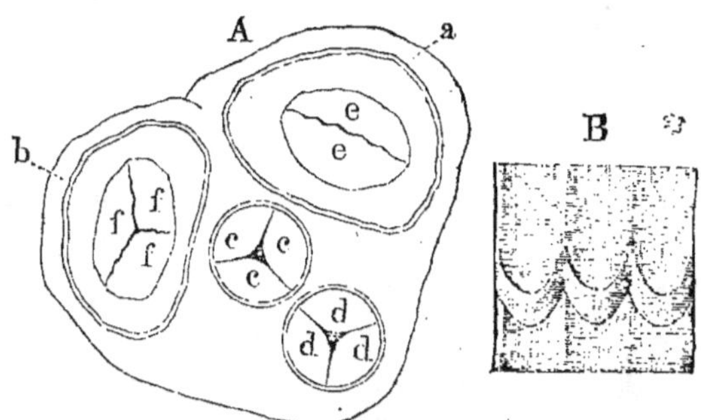


Fig. 96. — *Valvules du cœur.*

A. Schéma des valvules. — *a*, ventricule gauche. — *e*, *e*, valvules mitrales. — *b*, ventricule droit. — *f*, *f*, *f*, valvules tricuspides. — *c*, *c*, *c*, *d*, *d*, *d*, valvules sigmoïdes. B. Artère ouverte longitudinalement, montrant les trois valvules sigmoïdes en forme de godets.

dans la cloison auriculo-ventriculaire et dans la paroi postérieure du ventricule. Ces ganglions commandent les mouvements rythmiques du cœur. Vrais réservoirs d'énergie nerveuse, ils suffisent à entretenir les battements du cœur, même après que cet organe a été complètement tiré du corps d'un animal. — Les *nerfs accélérateurs*, qui prennent naissance dans les ganglions sympathiques du cou, et peut-être à la base même de l'encéphale, multiplient les battements du cœur, lorsqu'ils sont excités, comme cela arrive dans l'*émotion*. — Les *nerfs modérateurs* sont une branche du pneumo-gastrique et viennent de l'encéphale : leur excitation ralentit ou suspend les mouvements du cœur, comme cela se présente naturellement dans la *syncope*.

III. **Les vaisseaux.** — Il nous reste à décrire les canaux à travers lesquels le sang, poussé par le cœur, circule dans l'organisme. Les uns partent du cœur, les *artères;* les autres y ramènent le sang, les *veines ;* entre les derniers rameaux des artères et les premières branches des veines se développe un système de tubes étroits qu'on nomme *capillaires.*

Nous étudierons successivement la structure et le mode de distribution des artères, des capillaires et des veines.

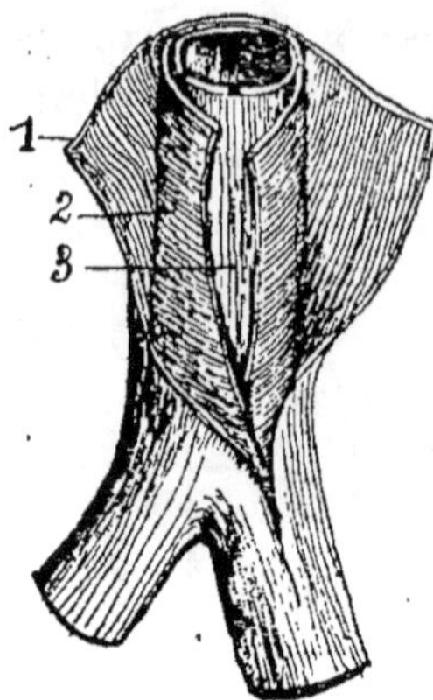

Fig. 97. — *Les tuniques d'une artère.*

Artère ouverte montrant les trois tuniques. 1, tunique externe, conjonctive.— 2, tunique moyenne, élastique et musculaire. — 3, tunique interne, épithéliale.

1. STRUCTURE DES VAISSEAUX. Les *artères* sont formées d'un tissu à trois couches ou tuniques (*fig.* 97). La couche interne est épithéliale ; la couche moyenne contient beaucoup de fibres conjonctives élastiques et quelques fibres musculaires ; la couche externe est une séreuse conjonctive servant de protection. L'épithélium aurait pour rôle, suivant Claude Bernard, de modifier l'albumine du sang et de la transformer peu à peu en fibrine. La couche moyenne est d'une importance capitale. Ses quelques fibres musculaires, en se contractant, peuvent resserrer le calibre du vaisseau et presser ainsi sur le sang. Ses fibres jaunes, élastiques, semblables à du caoutchouc, gardent un calibre moyen et empêchent l'artère ouverte de se refermer (*fig.* 98); sous la pression du sang, elles peuvent s'élargir, et agrandir ainsi la capacité du conduit. Que cette couche résistante s'affaiblisse, aussitôt la poussée du sang sur la tunique externe forme une poche sanguine, connue sous le nom d'*anévrisme,* dont la rupture est mortelle.

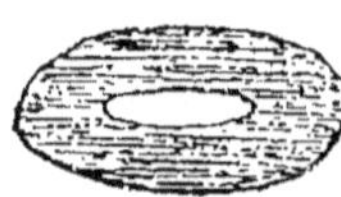

Fig. 98. — *Coupe d'une artère.*

A cause du tissu élastique, l'artère coupée reste béante, mais suivant une forme elliptique.

Les *artérioles,* qui précèdent immédiatement les capillaires, sont dépourvues de tissu élastique; elles n'ont qu'un épithélium et des fibres musculaires. Ces petits muscles, contractés ou dilatés par les nerfs, règlent le cours du sang dans les capillaires.

Les *capillaires*, plus fins que des cheveux, assez amples cependant pour laisser passer les globules avec le plasma, n'ont plus d'autre enveloppe qu'une simple couche cellulaire. Aussi l'échange s'y fait-il aisément entre le courant sanguin et les éléments anatomiques. Ces capillaires sont partout : il n'y a pas une unité organique dont ils n'arrosent le voisinage. Au reste, si quelque part ils venaient à s'obstruer, la dégénérescence se ferait.

Les *veinules*, où le sang arrive en sortant des capillaires, ont deux enveloppes : l'épithélium et les fibres musculaires. Les *veines*, plus nombreuses et plus grosses que les artères, sont formées d'épithélium, d'une couche musculaire et d'une membrane conjonctive. Le tissu élastique fait défaut : aussi, quand elles se sont ouvertes, elles ne peuvent rester béantes, parce que le bord supérieur s'affaisse sur le bord inférieur.

Sous la poussée du sang, les veines peuvent se dilater sur une certaine longueur : les *varices* ainsi formées naissent surtout aux mollets ; car, dans la station, le sang pèse sur les parois des vaisseaux. Les varices ne sont pas aussi exposées à se rompre que les anévrismes ; mais le sang peut s'y coaguler et donner lieu à la *phlébite*.

Au-dessous du cœur, toutes les veines présentent, de distance en distance, des valvules en forme de godets : lorsque le sang tend à descendre, elles se gonflent et supportent le poids du sang (*fig.* 99).

2. DISTRIBUTION DES VAISSEAUX. — Les vaisseaux que nous venons de décrire se divisent, chez l'Homme, en deux systèmes : la petite et la grande circulation.

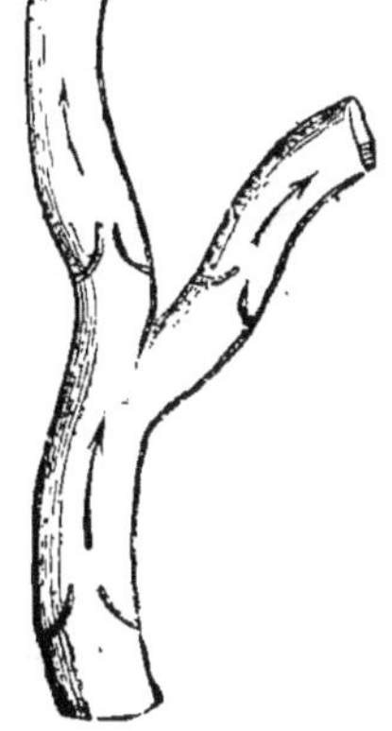

Fig. 99. — *Veine munie de valvules.*

Les vaisseaux de la *petite circulation* partent du ventricule droit, se rendent aux poumons et reviennent à l'oreillette gauche du cœur.

Une *artère pulmonaire* part du ventricule droit, et se
divise en deux branches pour donner à chaque poumon

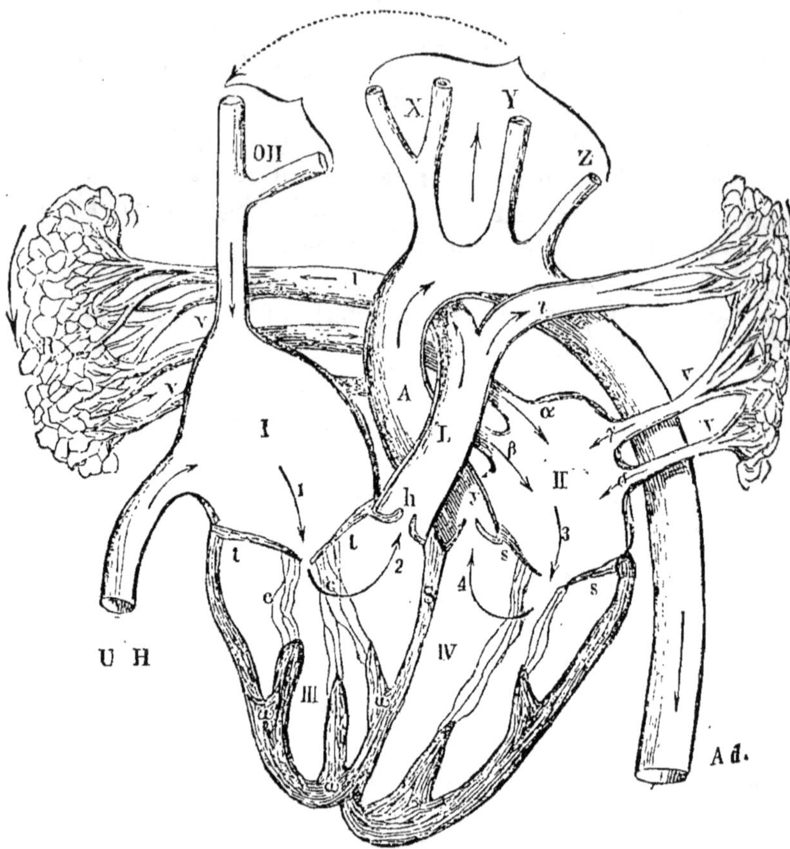



Fig. 100. — *Schéma de la circulation dans le cœur et les vaisseaux.*

I. Oreillette droite, d'où le sang part suivant la direction des flèches : *t*, valvules
tricuspides. — *c*, tendons qui attachent les valvules aux muscles papillaires (*w*).
— III. Ventricule droit : *h*, valvules sigmoïdes de l'artère pulmonaire. — L, artère
pulmonaire, bientôt partagée en deux troncs (*l, l*). — R, capillaires pulmonaires.
— V. Les quatre veines pulmonaires par lesquelles le sang revient au cœur (α, β,
γ, δ). — II. Oreillette gauche : *s*, valvule mitrale. — IV. Ventricule gauche : *y*, valvules sigmoïdes de l'artère aorte : A, artère aorte. — X, Y, Z, vaisseaux artériels
distribuant le sang. — O II, veine cave supérieure. — U II, veine cave inférieure.

des rameaux et des *capillaires*. Le réseau capillaire des
poumons est extrêmement fin : le sang n'y est séparé de
l'air que par une très mince cloison. De chaque poumon

sortent *deux veines pulmonaires,* de sorte que *quatre* vaisseaux distincts se déversent à la fois dans l'oreillette gauche du cœur.

Les vaisseaux de la *grande circulation* partent du ventricule gauche, et, après avoir arrosé tout l'organisme, ramènent le sang à l'oreillette droite.

Une seule artère, l'*aorte,* sort du ventricule gauche, remonte au-dessus du cœur, puis se recourbe en forme de crosse, descend à travers la poitrine et l'abdomen le long de la colonne vertébrale, et se bifurque au niveau des dernières vertèbres lombaires.

Chemin faisant, elle fournit le sang aux organes par de nombreux canaux (*fig.* 101).

Après l'artère qui nourrit le cœur, se détachent, sur un tronc commun, l'*artère carotide* et l'*artère sous-clavière* de droite : puis naissent les artères *carotide* et *sous-clavière* de gauche. Viennent ensuite les artères *bronchiques, intercostales,* etc...; les *artères cœliaques,* d'où se détachent les artères *hépatique, stomacale, splénique ;* les artères *rénales,* les artères *mésentériques* des intestins. Après la bifurcation, les artères *iliaques* se répandent par branches dans le bassin et les membres inférieurs.

Ainsi il n'est pas une portion du corps où les artères ne portent le sang nourricier. Lorsqu'il a cédé ses éléments nutritifs et recueilli les déchets organiques, durant son trajet à travers les capillaires, le sang rentre au cœur droit par la *veine cave inférieure* et par la *veine cave supérieure.* La *veine coronale,* qui rapporte le sang des muscles mêmes du cœur, se jette dans l'oreillette droite en même temps que les deux gros vaisseaux.

Remarquons encore une fois que le sang des intestins, au lieu de revenir droit au cœur, se rend au foie par la *veine porte ;* il en sort ensuite, avec le sang de l'artère hépatique, par la veine *sus-hépatique,* qui se jette dans la veine cave inférieure.

Ayant tracé l'itinéraire du sang à travers l'organisme, il nous sera aisé d'en suivre le cours.

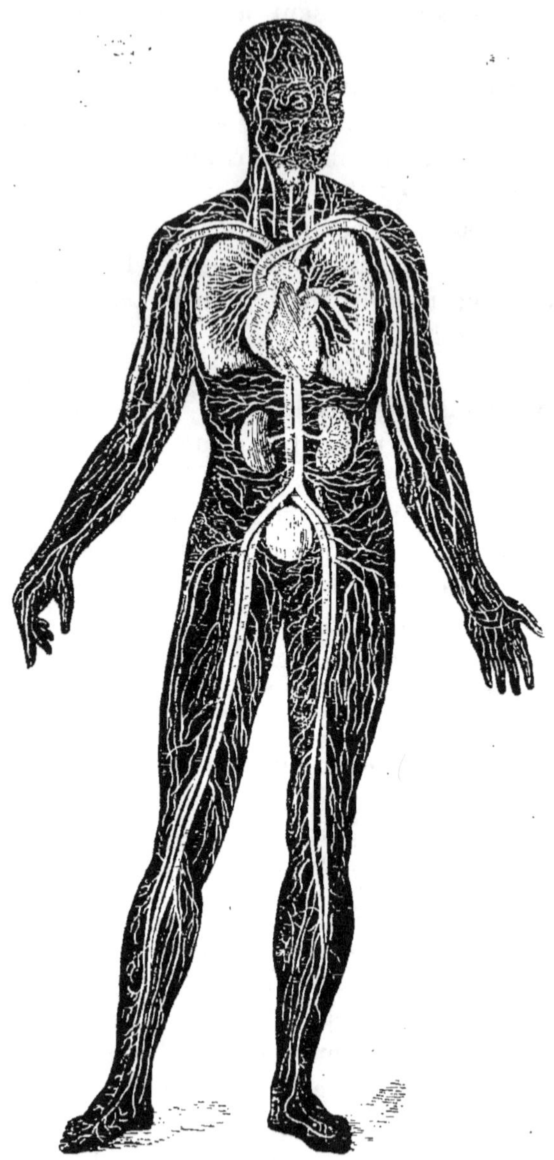

Fig. 101. — *Distribution des vaisseaux sanguins.*
Les artères sont représentées par des lignes blanches; les veines
par des hachures.

## §2. — APPAREIL DE LA CIRCULATION

### DANS LA SÉRIE ANIMALE

Les **Protozoaires** et les **Cœlentérés** n'ont point, à proprement parler, d'appareil circulatoire. Les premiers puisent directement leur nourriture dans le milieu extérieur; les seconds se laissent imbiber par le liquide qu'ils ont élaboré dans leur poche digestive. Les mouvements imprimés à ce liquide par le jeu des cils vibratiles n'ont aucune ressemblance avec les phénomènes de circulation. Il est vrai que les aliments circulent à l'intérieur de chaque élément anatomique; mais ce fait, le même dans toutes les unités vivantes de tous les organismes, appartient surtout à l'assimilation.

La vraie circulation commence chez les **Echinodermes**. Dans le milieu qui sépare le tégument externe du tube digestif apparaît un liquide clair, légèrement coloré, tenant en suspension de nombreux globules sanguins incolores. Ce sang est contenu dans deux systèmes de vaisseaux : l'un, formant un anneau autour de l'œsophage, envoie des branches dans chaque rayon de l'animal; l'autre, disposé aussi en forme d'anneau à vaisseaux multiples, alimente les organes digestifs. La circulation s'opère tant par la contractilité des parois vasculaires que par une sorte de cœur unissant les deux anneaux.

Les **Vers** n'ont pas tous un système circulatoire. Les uns, surtout les parasites, se nourrissent, par endosmose, du liquide dans lequel ils plongent. Les autres ont un appareil très développé : il peut même être clos et animé de contractions rythmiques comme chez les animaux supérieurs. On distingue alors un tronc longitudinal dorsal et un autre ventral, réunis dans chaque segment par des anses transversales, parfois pulsatiles. Le sang n'est pas toujours incolore : s'il est coloré, c'est le plus souvent en rouge, grâce à des globules sanguins.

Les degrés les plus divers d'organisation existent dans les **Arthropodes**. Dans le cas le plus simple, le liquide sanguin transparent, rarement coloré, et renfermant des globules, remplit la cavité du corps et les interstices entre les organes : il est maintenu en circulation très irrégulièrement par les mouvements des parties du corps. Quelquefois, on rencontre au-dessus de l'intestin soit un cœur en forme de poche, soit un tube allongé divisé en chambres, le *vaisseau dorsal*, servant d'organe propulseur. Quoique le sang parte par des artères et revienne par des veines, le système n'est jamais complètement clos : au lieu de vaisseaux capillaires reliant les artères et les veines, on ne voit que des espaces lacunaires, où le liquide baigne directement les organites.

Un cœur sert d'organe central de la circulation chez tous les **Mollusques** : il chasse le sang dans les organes par l'intermédiaire de vaisseaux. Le système n'est jamais complètement clos ; car là même où les artères et les veines sont reliées entre elles par des capillaires, le sang peut encore se répandre dans des lacunes. Chez certaines espèces, le milieu sanguin communique avec le dehors, de sorte que les individus peuvent, à volonté, expulser une certaine quantité de sang. Le cœur des Mollusques est artériel, c'est-à-dire qu'il ne reçoit le sang qu'après son passage à travers les organes respiratoires (*fig. 102*).

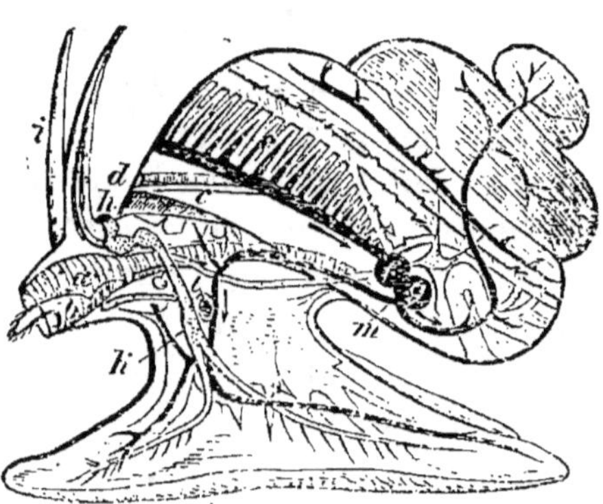

Fig. 102. — *Anatomie d'un Mollusque gastéropode* (Paludina).

*f*, oreillette du cœur. — *g*, ventricule, d'où le sang s'élance dans deux vaisseaux : à droite, l'artère abdominale ; à gauche, l'artère céphalique. — *e*, branchies, sur lesquelles passent le sang veineux pour s'artérialiser avant de retourner au cœur. — *i*, tentacules. — *a*, orifice buccal, suivi de l'œsophage. — *b*, langue. — *c*, dernière portion de l'intestin. — *d*, anus. — *h*, les yeux. — *l*, vésicule auditive.

Tous les **Tuniciers** ont un cœur situé sur la face ventrale de l'intestin et entouré d'un péricarde délicat. Il est animé de contractions rapides. Fait curieux, chez les Salpes, les contractions changent brusquement de direction : le cœur s'arrête après quelques pulsations et reprend ses battements dans le sens opposé. Le sang circule à travers des lacunes, et non à travers un système clos.

Chez les **Vertébrés**, un sang rouge, poussé par les contractions du cœur, circule dans un système de vaisseaux parfaitement clos : l'*Amphioxus* garde seul la trace du milieu lacunaire.

On distingue trois types de circulation chez les Vertébrés, correspondant à trois modifications considérables dans la structure du cœur.

1er *type* : Les Poissons. — Le cœur des Poissons (*fig.* 103) n'a que deux cavités : une oreillette et un ventricule. L'oreillette reçoit le sang veineux qui a parcouru tout l'organisme et le transmet au ventricule, qui le lance vers les branchies; là, le sang se vivifie, et, sans revenir au cœur, il se répand dans les organes. On dit, dans ce cas, que le cœur est *veineux,* à cause de la nature du sang qu'il contient. La circulation des Poissons est donc *simple,* puisqu'il n'y a qu'un circuit, mais *complète,* puisqu'il n'y a jamais mélange de sang veineux et de sang artériel.

2e *type* : Les Batraciens et les Reptiles. — Dans ces deux classes, le cœur a trois cavités : deux oreillettes et un ventricule. L'oreillette droite reçoit le sang veineux, l'oreillette gauche le sang artérialisé dans les organes respiratoires; le ventricule unique reçoit les deux espèces de sang : il s'y fait un mélange, de sorte que les artères ne portent jamais un sang franchement veineux ni franc-

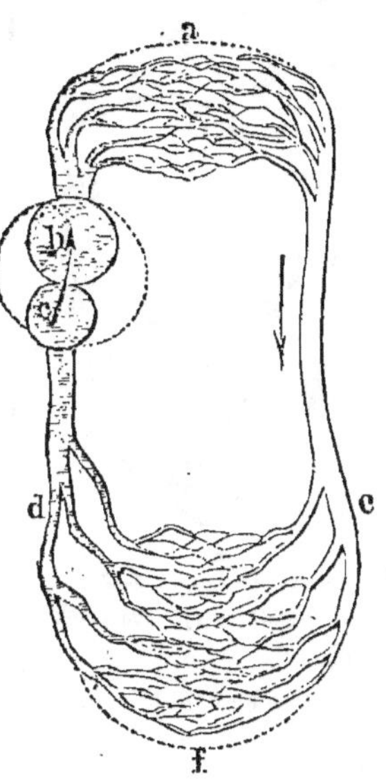



Fig. 103. — *Circulation chez les Poissons.*

*a,* branchies, où le sang devient artériel. — *c, f, d,* vaisseaux périphériques, par lesquels le sang nourrit l'organisme. — *c,* oreillette recevant le sang veineux. — *b,* ventricule qui lance le sang vers les branchies.

chement artériel. La circulation est *double*, puisque le sang va successivement dans les organes respiratoires et dans les tissus à nourrir, mais *incomplète*, à cause du mélange qui s'opère (*fig.* 104).

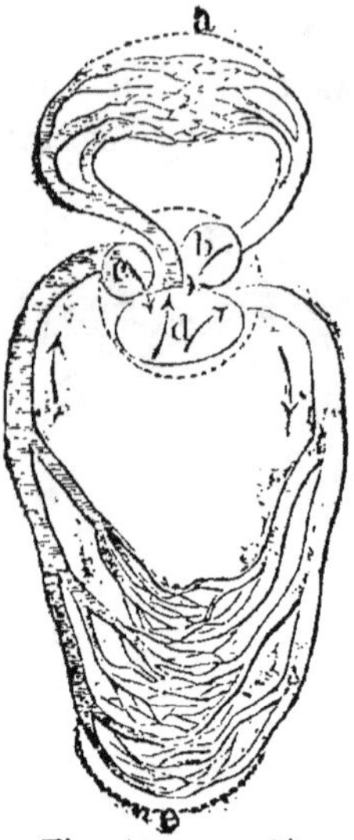

Il est vrai qu'une cloison divise le ventricule chez certains Reptiles; chez les Crocodiles même, la cloison est assez forte pour empêcher le mélange du sang veineux et du sang artériel; mais l'artère aorte, après avoir fourni à la tête du sang artériel pur, s'unit par un rameau à l'artère pulmonaire dont le sang est veineux, de sorte que le reste du corps ne reçoit qu'un sang mélangé.

3e *type* : LES OISEAUX ET LES MAMMIFÈRES ont un cœur à quatre cavités : la circulation ressemble à celle de l'Homme;

Fig. 104. — *Circulation des Reptiles* (fig. schém.).

*a*, réseau capillaire des poumons; le sang, devenu artériel, se rend au cœur. — *b*, oreillette gauche du cœur, contenant du sang artériel pur. — *d*, ventricule unique, où e sang artériel se mêle avec le sang veineux avant de partir pour la périphérie. — *c*, réseau capillaire de la périphérie. — *e*, oreillette droite, par laquelle le sang veineux rentre dans le cœur.

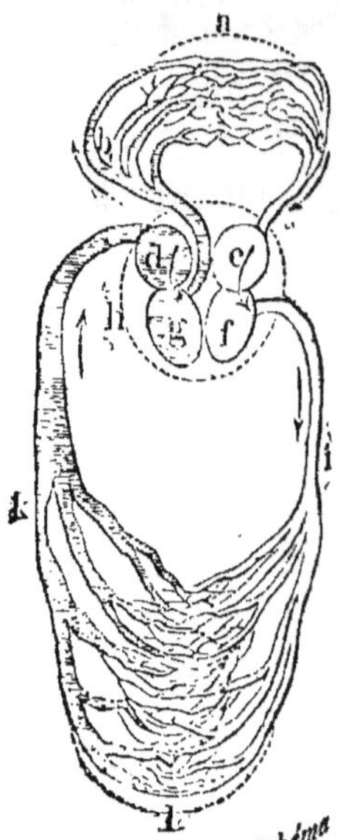

Fig. 105. — *Schéma de la circulation chez les Oiseaux et les Mammifères.*

*c, f, i, l, k,* cœur et vaisseaux de la grande circulation. — *d, g, b, a, e,* cœur et vaisseaux de la circulation pulmonaire.

elle est *double* et *complète* tout à la fois (*fig.* 105). La séparation des deux cœurs, droit et gauche, imparfaite dans les premiers mois de la vie, est absolue le reste du temps : certains malades cependant, atteints de la *cyanose*, ont gardé la communication des deux oreillettes, et par conséquent le mélange des deux sortes de sang.

# CHAPITRE VI

## PHYSIOLOGIE DE LA CIRCULATION

Découverte de la circulation. — I. Physiologie du *cœur* (contractions, choc, bruits, jeu des valvules, travail du cœur). — II. Physiologie des *vaisseaux* (trajet parcouru par le sang) : physiologie des artères ; physiologie des capillaires ; physiologie des veines. — III. Physiologie du *sang*. Sang veineux et sang artériel ; rôle et origine des globules rouges et des globules blancs ; rôle et origine du plasma ; rôle et origine des gaz ; glandes vasculaires.

**Découverte de la Circulation.** — La connaissance des phénomènes de la circulation a été lentement acquise dans le cours des siècles. Les anciens pensaient que les artères, toujours vides sur les cadavres, ne contenaient point de sang durant la vie ; ils les prenaient pour des réservoirs d'air, d'où le nom qu'ils leur donnaient. Galien (131 après J.-C.) abandonna l'erreur d'Hippocrate et d'Aristote, et reconnut la présence du sang dans les artères ; mais il crut que ce sang venait directement du ventricule droit, à travers la cloison ventriculaire. Cette opinion de Galien paraît avoir fait loi durant le moyen âge, et ce fut au seizième siècle seulement que la science de la circulation fit de nouveaux progrès.

Après qu'André Vésale eut démontré que la communication interventriculaire admise par Galien n'existe pas, Michel Servet, le même que Calvin fit brûler à Genève en 1553, découvrit la *petite circulation*. Il put s'assurer que le sang ne va du ventricule droit au ventricule gauche qu'en faisant un long détour par les poumons.

C'est à Guillaume Harvey, médecin du roi d'Angleterre Charles I<sup>er</sup>, que revient la gloire d'avoir expliqué la vraie circulation. En 1629, il publia un ouvrage intitulé : *De motu cordis et sanguinis circulatione*, où il établit la vérité sur les mouvements du cœur et le cours du sang : le passage du sang de l'oreillette droite au ventricule droit, puis

aux poumons, son retour à l'oreillette gauche et au ventricule gauche, son départ pour l'organisme par les artères
et sa rentrée au cœur par les veines. D'ingénieuses expériences l'avaient conduit à ces résultats : la ligature d'une
artère étant faite en un point, le vaisseau restait vide en
dessous et demeurait plein de sang du côté du cœur ; la
ligature d'une veine le conduisait à des observations con-
traires, puisque la veine restait vide du côté du cœur et
pleine à l'opposé. Cela prouvait bien que l'ondée sanguine
dans les artères, s'éloigne du cœur, et, dans les veines, se
rend vers le cœur.

Longtemps discutée au dix-septième siècle, la découverte d'Harvey ne fait plus l'objet d'un doute pour personne. Les études microscopiques de Malpighi et de Leuwenhoek, au dix-huitième siècle, ont mis en lumière
l'existence des vaisseaux capillaires qui relient les artères
et les veines, et qu'Harvey n'avait fait que soupçonner.

Nous allons maintenant exposer ce que l'on sait de plus
précis sur la physiologie du cœur et des vaisseaux, sur le
rôle et l'origine des diverses parties du sang.

**I. Physiologie du cœur.** — Il suffit de mettre la main
sur la poitrine, au niveau de la sixième côte, pour constater les battements du cœur. Ces battements ou chocs sont
l'effet des contractions des muscles cardiaques.

CONTRACTIONS. — On peut diviser en trois *temps* l'intervalle qui s'écoule entre deux battements. — Le *premier
temps* correspond à la contraction simultanée des deux
oreillettes : le sang, pressé par leurs parois, se dirige
dans les ventricules qui sont alors dilatés. — Le *second
temps* correspond à la contraction simultanée des deux
ventricules : le sang, pressé par leurs parois et arrêté du
côté des oreillettes, se trouve refoulé dans l'artère pulmonaire et dans l'artère aorte ; les oreillettes sont alors dilatées. — Le *troisième temps* correspond au repos du cœur ;
tandis que le sang progresse dans les artères, les oreillettes et les ventricules sont dilatés.

On nomme *systole* l'état de contraction des muscles, et

*diastole* leur état de dilatation. Ainsi, tandis que les oreillettes sont en systole, les ventricules sont en diastole, et réciproquement : oreillettes et ventricules sont à la fois en diastole durant le troisième temps.

Choc. — Le choc du cœur contre la poitrine a lieu au moment de la contraction des ventricules. On ne saurait en dire au juste la cause. Quelques auteurs ont pensé que c'était un effet de choc en retour analogue à celui d'une arme à feu qu'on décharge ; mais cette opinion est peu probable, puisque le choc se fait sentir même quand on expérimente sur un cœur d'animal vide de sang. D'autres ont cru que le choc était dû à un brusque redressement de l'aorte ; mais le même phénomène se produit chez les animaux dépourvus de crosse aortique. Le choc aurait plutôt pour cause le brusque passage à l'état rigide d'un organe qui reposait auparavant comme une pâte molle sur les côtes.

Bruits. — L'oreille exercée du médecin perçoit des bruits en même temps que les battements du cœur : le premier bruit est sourd et prolongé, le second est plus clair et plus bref ; un moment de silence succède aux deux bruits.

Le *premier bruit* coïncide avec la systole ventriculaire, et il est produit tout à la fois par le jeu des valvules auriculo-ventriculaires et par la contraction des fibres puissantes des ventricules. — Le *second bruit* coïncide avec le temps de repos du cœur, et il est produit par le claquement des valvules sigmoïdes à l'entrée des artères. — Le *silence* coïncide avec le temps de la systole auriculaire.

Pour résumer les coïncidences de tous ces phénomènes, nous dirons : 1° au premier temps, contraction des oreillettes, dilatation des ventricules, silence ; 2° au second temps, dilatation des oreillettes, contraction des ventricules, jeu des valvules auriculo-ventriculaires, premier bruit ; 3° au troisième temps, repos des oreillettes et des ventricules, jeu des valvules sigmoïdes, second bruit.

Jeu des valvules. — D'une façon générale, les valvules ont pour fin d'empêcher que le sang ne revienne sur ses pas. Les valvules auriculo-ventriculaires s'opposent au retour du sang des ventricules vers les oreillettes; à l'entrée des artères, les valvules sigmoïdes s'opposent au retour du sang des artères vers les ventricules. Le mécanisme de la fermeture n'est pas le même dans les deux cas.

Au moment où les ventricules se contractent, le liquide qu'ils renferment remonte le long des parois ventriculaires; il rencontre la face ventriculaire des valvules, les soulève et tend à les renverser vers la cavité des orcillettes. Mais, comme elles sont maintenues dans la cavité ventriculaire par les cordons tendineux, ces valvules ne sont pas renversées; elles s'appliquent à elles-mêmes, en même temps qu'elles sont considérablement tendues par le sang qui les repousse en haut et par les tendons qui les retiennent en bas. La tension brusque des valvules et leur adossement produisent le premier bruit.

Les valvules ne sont donc pas tout à fait comme des portes d'écluse qui s'écartent ou s'ajustent pour ouvrir ou fermer la voie au sang; elles forment plutôt dans chaque ventricule un cône dont le sommet regarde la pointe du ventricule.

Le jeu des valvules sigmoïdes est beaucoup plus simple. Lorsque les artères dilatées par l'ondée sanguine reviennent sur elles mêmes, elles exercent une forte pression sur le sang. Ce liquide tend à refluer vers les ventricules; mais les valvules se gonflent et s'abaissent sous l'effort du sang, elles s'adossent les unes aux autres et forment une barrière complète du côté des ventricules. Au moment où elles se ferment, ces valvules produisent un claquement qui donne le second bruit du cœur.

Travail du cœur. — A chaque systole, le cœur gauche lance dans l'aorte environ 180 grammes de sang, soit la trentième partie de toute la masse sanguine; de la sorte, au bout de trente pulsations, tout le sang a fait le tour de l'organisme. Et, puisque le cœur bat un peu plus de soixante fois par minute, il en résulte qu'un même globule accomplit la double circulation un peu plus de deux fois par minute.

La vitesse n'est sans doute pas la même partout : elle est

maximum dans l'aorte, minimum dans les veines ; le trajet est plus vite accompli dans la tête que dans les membres.

Dans une seule journée, le cœur fournit un travail inouï : la force de chaque contraction ventriculaire ferait équilibre à une colonne d'eau de $2^m,50$ de hauteur. Cette énergie, déployée plus de soixante fois par minute, donne au bout de vingt-quatre heures une somme qu'aucun autre muscle de l'organisme ne pourrait atteindre.

Le nombre des battements varie avec l'âge et suivant l'état de l'organisme. Chez l'enfant, ils sont plus rapides, plus lents chez le vieillard ; ils se précipitent dans la fièvre. En moyenne, le cœur bat soixante-dix fois à la minute. Les pulsations augmentent quand on court ou quand on monte un escalier : l'affluence du sang au cœur lui fait accélérer ses mouvements.

**11. Physiologie des vaisseaux.** — Trajet parcouru par le sang. — Pour mieux comprendre la marche du sang à travers les vaisseaux, suivons un globule rouge depuis son départ du ventricule gauche jusqu'à son retour, en supposant qu'il visite dans sa course le muscle du mollet de la jambe droite.

Une contraction ventriculaire le lance dans l'aorte ; il descend dans cette grosse artère jusqu'au niveau de la bifurcation, dans la région lombaire ; là, il s'engage dans l'artère iliaque, qu'il suit jusqu'à ce qu'il prenne le rameau tibial. Une fois arrivé au muscle par les grandes voies de communication, il passe au travers des artérioles, puis des capillaires, où il cède une portion de son oxygène. Sa mission accomplie, il continue sa route vers la veine qui le ramène au cœur ; c'est par le gros tronc de la veine cave inférieure qu'il entre dans l'oreillette droite. Ce premier circuit qu'il vient de parcourir est la *grande circulation*.

Il lui reste à accomplir la *petite circulation*. Il descend dans le ventricule droit qui le lance vers l'un des poumons par l'artère pulmonaire. Après qu'il a renouvelé sa provision d'oxygène dans les capillaires des poumons, il retourne par l'une des quatre veines pulmonaires dans l'oreillette gauche du cœur. C'est là que s'achève ce long voyage qui n'a duré cependant que trente secondes environ.

Quelque endroit du corps que l'on considère, il sera aisé de faire l'itinéraire du sang qui vient le nourrir. Nous devons seulement ajouter comment le sang progresse dans chacun des vaisseaux.

PHYSIOLOGIE DES ARTÈRES. — Le sang marche dans les artères sous la poussée du cœur et sous l'influence des tuniques élastiques et contractiles de ces vaisseaux.

Lorsque le ventricule gauche, par exemple, se contracte, il lance brusquement 180 grammes de sang dans l'aorte. Cette artère, déjà pleine, se dilate pour recevoir cette vague sanguine. Mais bientôt ses fibres élastiques, tendant à reprendre leur calibre normal, et ses fibres musculaires venant à se contracter, exercent une certaine préssion sur le sang. Le sang, ne pouvant refluer vers le cœur dont la porte est fermée par les valvules sigmoïdes, est forcé d'avancer dans l'artère vers la périphérie.

Quoique l'impulsion du cœur soit saccadée, le sang marche cependant dans les artères d'une façon continue, parce que le tissu artériel rend peu à peu la quantité d'énergie qu'il avait brusquement reçue du cœur. Néanmoins le courant sanguin n'est pas uniforme, il accuse les saccades isochrones du moteur central. Si l'on coupe une artère, le sang coule sans interruption, mais on voit que le jet n'a pas constamment la même pression : il devient plus énergique à chaque contraction du cœur.

C'est ce qui explique le phénomène du *pouls*. Quand on applique le doigt sur une artère adossée à un plan résistant, à l'os du poignet ou à celui des tempes, on suit exactement le rythme du cœur par la poussée que l'artère exerce sur la pulpe du doigt. L'artère, dilatée par l'onde sanguine, se soulève d'autant mieux sous le doigt qui la presse qu'elle éprouve plus de résistance du côté de l'os.

Ce n'est point le sang chassé par le cœur qui produit au même moment le phénomène du pouls : de même, quand on jette une pierre dans l'eau d'un bassin, ce n'est pas la masse d'eau atteinte qui se dirige en petites vagues jusqu'au bord du bassin, mais seulement le *mouvement* imprimé au centre qui se transmet de proche en proche. Ainsi, la vague de sang poussée par le cœur produit dans tous les canaux artériels un mouvement d'ondulation qui se propage avec beaucoup plus de vitesse que celle du liquide lui-même.

La fréquence du pouls varie, comme celle des battements du cœur, avec l'âge et l'état de l'organisme. Autrefois, les médecins mesuraient le degré de la fièvre par le nombre des pulsations du cœur. On préfère aujourd'hui mesurer la température du malade ; la chaleur organique est un indice beaucoup plus sûr de la marche des maladies. Soir et matin, un petit thermomètre placé sous l'aisselle des malades indique le degré de température ; comme il y a toujours plus de chaleur le soir que le matin, en marquant ces variations sur des feuilles quadrillées, on forme des courbes dont l'allure ascendante ou descendante devient l'image sensible de l'allure même du mal.

La pulsation artérielle s'atténue à mesure que le sang s'éloigne du cœur : la division des artères en rameaux, aussi bien que le frottement contre les parois des artérioles, amortit peu à peu l'effet du choc. Dans les vaisseaux capillaires, le courant est devenu parfaitement égal.

PHYSIOLOGIE DES CAPILLAIRES. — La marche du sang dans les capillaires est réglée par les artérioles qui les précèdent. Ces petits vaisseaux, munis de fibres musculaires, augmentent ou resserrent leur calibre, sous l'action des nerfs constricteurs ou dilatateurs. Nous avons expliqué déjà ce phénomène en parlant de la circulation dans les glandes.

Les capillaires sanguins sont le siège des échanges opérés entre l'organisme et le sang ; c'est là que le sang laisse exsuder les substances nutritives dont les cellules ont besoin, là aussi qu'il reprend les déchets dont la présence serait nuisible à la vitalité des unités organiques. Il n'est pas un organe, pas un tissu qui ne soit traversé par ces canaux de conduite indispensables à l'équilibre de composition du milieu nutritif. Nous nous réservons de traiter plus précisément de ce qui se passe dans les capillaires, lorsque nous parlerons du système lymphatique.

PHYSIOLOGIE DES VEINES. — Le sang, dépouillé d'une partie de ses meilleurs éléments, chargé des produits de désassimilation, pénètre dans les veines pour retourner au cœur. Les veines sont à la fois plus grosses et plus nombreuses que les artères; elles sont aussi plus près de la surface de la peau, où elles dessinent souvent des lignes bleuâtres. Le sang y progresse avec moins de rapidité.

Plusieurs causes concourent à le faire avancer. — La poussée du cœur se fait encore sentir à travers les artères et les capillaires; cette force *a tergo* est devenue constante dans son action, mais elle n'en est pas moins efficace : il faut bien que le sang marche dans les veines pour céder la place à celui qui vient du cœur. — De plus, le sang est attiré vers le cœur par le vide qui s'y fait à chaque contraction; la chute dans les cavités cardiaques de la masse liquide qui remplit les veines caves produit un appel du liquide plus éloigné. — A ces influences s'ajoutent les contractions des parois musculaires des veines; leurs fibres circulaires pressent la colonne sanguine. Il est vrai que, sous cette pression, le sang serait porté à reculer aussi bien qu'à progresser; mais les valvules barrent le chemin du retour; sous la poussée du sang, elles se gonflent, s'étendent en forme de godets dont la face concave est tournée vers le cœur. Au-dessous du cœur, toutes les veines offrent au sang ces points d'appui ; plus haut, les valvules étaient inutiles, puisque la pesanteur favorise la marche du sang. — Enfin, les mouvements du corps activent la circulation; les muscles qui se contractent compriment les veines et chassent le sang vers le cœur. Aussi, chez les personnes sédentaires, la circulation est-elle plus lente et la nutrition moins riche.


**III. Physiologie du sang.** — *Sang veineux et sang artériel.* Le sang change d'aspect et de propriétés dans son trajet à travers les vaisseaux capillaires. Il devient vers meil et très propre à la nutrition par son passage dans les capillaires des poumons; il devient noirâtre et impropre à l'entretien des tissus par son passage dans les capillaires de la périphérie. C'est dire qu'il se régénère aux poumons et qu'il se corrompt dans les tissus qu'il alimente.

On nomme *artériel* le sang vermeil qui revient des poumons au cœur gauche par les veines pulmonaires, et qui se distribue ensuite par l'aorte et ses ramifications à tout l'organisme. On appelle *veineux* le sang noirâtre qui revient des tissus vers le cœur droit par les veines caves, et qui se rend ensuite par les artères pulmonaires jusqu'aux poumons. Le sang artériel coule dans les veines de la petite circulation et dans les artères de la grande; le sang veineux coule dans les veines de la grande circulation et dans les artères de la petite.

La différence qui distingue les deux sortes de sang est due à la dose d'oxygène et d'acide carbonique qu'ils contiennent : le sang artériel doit sa couleur vermeille à sa richesse en oxygène; le sang veineux doit son aspect foncé à sa pauvreté en oxygène et à son excès d'acide carbonique. Une expérience simple en donne la preuve : secouez du sang veineux dans un flacon d'oxygène, et il deviendra vermeil; secouez au contraire du sang artériel dans un flacon d'acide carbonique, et il deviendra veineux.

La coloration produite par l'oxygène aurait pour cause un changement d'état dans les globules : suivant qu'ils sont plus ou moins oxygénés, ils seraient aussi plus ou moins aplatis, ce qui amènerait une réfraction différente de la lumière.

Rôle et origine des globules. — Tous les globules sont nécessaires à l'entretien de la vie. Si un animal tombe inanimé, à cause d'une perte trop considérable de son sang, on peut le rappeler à la vie par la *transfusion* du sang d'un animal de même espèce. Mais, si le sang transfusé avait été préalablement dépouillé de ses globules par la filtration, il ne produirait aucun effet.

Le rôle spécial dévolu aux *globules rouges* est le transport de l'oxygène : ils le prennent aux poumons, l'em-

portent à l'état de combinaison avec l'hémoglobine, et le
cèdent aux tissus, lorsqu'ils sont arrivés dans les capillaires.

Les globules rouges n'ont pas une longue durée individuelle; ils naissent et ils périssent; mais on ne peut rien
dire de certain sur leur commencement et leur fin. Quelques
auteurs ont pensé qu'ils provenaient de la transformation
des globules blancs, opérée dans le foie et dans la rate,
parce que les globules rouges sont toujours plus abondants
dans le sang qui sort de ces deux organes. D'autres, au
contraire, ont supposé que la rate avait pour fonction de
détruire les vieux globules rouges. En tout cas, la rate ne
paraît pas étrangère à la formation des globules; car, lorsqu'elle est malade, les globules blancs abondent et les
globules rouges diminuent : ou bien elle produit alors un
excès de globules blancs, ou bien elle est devenue incapable de les transformer en rouges. Des travaux récents
nous inclinent à croire que les globules rouges ont pour
générateurs de petits corpuscules nommés *hématoblastes*;
ils sont très difficiles à observer, à cause de leur petitesse;
ils commenceraient par être pourvus de noyaux, comme
les éléments organiques ordinaires.

L'origine et la fin des *globules blancs* ne sont pas mieux
connues. Il s'en forme sans doute un grand nombre dans
le système lymphatique, et spécialement dans les vaisseaux chylifères. Comme le courant lymphatique les entraîne dans le sang, on peut supposer que tous les globules
blancs du sang proviennent de la lymphe, que ces globules sont de même nature dans la lymphe et dans le
sang. Mais, une fois dans le sang, que deviennent-ils?
Traversent-ils les tubes capillaires en s'allongeant, pour
aller porter leur masse albuminoïde en nourriture aux
cellules organiques ?

Leur rôle est mieux connu depuis les découvertes de
M. Metchnikoff, l'illustre élève de Pasteur. Toujours prêts
à lutter contre les parasites microscopiques, ils englobent
ceux qui errent dans le sang, et ils se portent sur les points
de l'organisme qui sont attaqués par les microbes : là, ils

sortent des vaisseaux, se multiplient; plusieurs dégénèrent et périssent dans la lutte au point enflammé; finalement, ils arrêtent l'envahisseur.

RÔLE ET ORIGINE DU PLASMA. — Le *plasma* sanguin est en grande partie composé d'eau, et il porte en dissolution des éléments propres à la nutrition et des déchets qui doivent être éliminés.

L'*eau* provient tant des boissons que des combinaisons d'oxygène et d'hydrogène qui s'opèrent dans la nutrition. Elle sert à charrier tous les éléments du sang : elle introduit les aliments, elle emporte au dehors les produits d'excrétion.

Les *substances nutritives* dissoutes dans le plasma sont les albuminoïdes, les graisses et les sucres. Les sels de chaux sont destinés à la fabrication des os, les sels de potasse et de soude à la constitution de certains tissus, surtout des globules. Toutes ces substances sont introduites par l'absorption faite dans les intestins.

Les *substances à éliminer* sont l'urée, l'acide urique, la créatine, etc., qui ont été produites par la nutrition intime des tissus et qui devront être chassées de l'organisme, soit par les reins, soit par les glandes sudoripares.

RÔLE ET ORIGINE DES GAZ. — L'*azote*, si abondant dans l'atmosphère, ne pouvait manquer de se dissoudre dans le liquide sanguin suivant son coefficient ; sa quantité reste invariable, parce qu'il n'est jamais utilisé.

L'*oxygène*, absorbé tout à la fois par la peau et par les poumons, est l'élément comburant qui joue le rôle le plus actif dans la nutrition ; on pourrait en effet réduire toute la partie physique de la nutrition à une combustion.

L'*acide carbonique*, produit de la combustion intra-cellulaire, ne pourrait qu'amener l'asphyxie, s'il n'était régulièrement exhalé par les poumons.

GLANDES VASCULAIRES. — Nous ne dirons qu'un mot de trois organes vasculaires dont le rôle est presque absolument ignoré, et dont l'ablation n'endommage pas notablement l'organisme.

La *rate* est un organe de l'abdomen, placé à gauche de

l'estomac, dont l'influence sur les globules paraît réelle, sans pouvoir être précisée.

Le *corps thyroïde* est placé en avant du larynx, sous la pomme *d'Adam*. Le développement excessif qu'il prend en certaines personnes constitue le *goître*.

Le *thymus* n'existe que chez l'enfant; il est placé sous le sternum en avant du cœur. Il correspond à ce que l'économie domestique désigne sous le nom de *ris de veau*.

# CHAPITRE VII

## APPAREIL LYMPHATIQUE

I. Idée générale de l'appareil lymphatique. — II. Diverses parties du système lymphatique : milieu, capillaires, vaisseaux, ganglions. — III. Nature de la lymphe. — IV. Rôle de la lymphe. — V. Circulation de la lymphe.

**I. Idée générale de l'appareil lymphatique.** — L'appareil lymphatique peut être considéré comme une annexe de la grande circulation. Le liquide sanguin est lancé vers les capillaires périphériques par le ventricule gauche, et il chemine à travers les artères ; mais il a deux voies pour revenir à l'oreillette droite du cœur, les veines et les vaisseaux lymphatiques. Nous avons décrit les veines ; il nous reste à faire connaître le réseau parallèle qui leur vient en aide.

Une comparaison nous fera bien comprendre le point de départ du système lymphatique. Supposons un bassin circulaire, au milieu duquel vivent plongés dans l'eau des êtres de diverses espèces, plantes et animaux. Un tuyau de conduite amène le liquide jusqu'au bord ; là, il se divise en une multitude de fins canalicules qui traversent le bassin et vont rejoindre à l'autre bord un autre tronc par lequel se fait l'écoulement. Il semblerait, au premier aspect, que ces canalicules n'ont aucune relation avec le liquide répandu dans le bassin, et qu'ils ne servent qu'à transmettre l'eau depuis le canal d'arrivée jusqu'au canal de départ. Mais, à travers ces fins conduits, des échanges perpétuels s'opèrent entre le liquide du bassin et le liquide qui passe, de sorte que les canalicules renouvellent sans cesse la composition de la pièce d'eau. Ainsi l'osmose seule suffirait à réparer l'équilibre du milieu (*fig.* 106).

Mais supposons que, sur le pourtour du bassin, des canaux à ouverture béante reçoivent constamment le trop plein, et nous aurons trouvé une seconde voie de dégagement. Alors nous dirons que tout le liquide est fourni au bassin par le canal d'arrivée, et qu'il s'écoule à la fois par le canal de départ et par les tuyaux qui prennent naissance au bord du bassin lui-même.

Prenons maintenant un membre du corps humain : tous les éléments anatomiques qui le composent, fibres, cel-

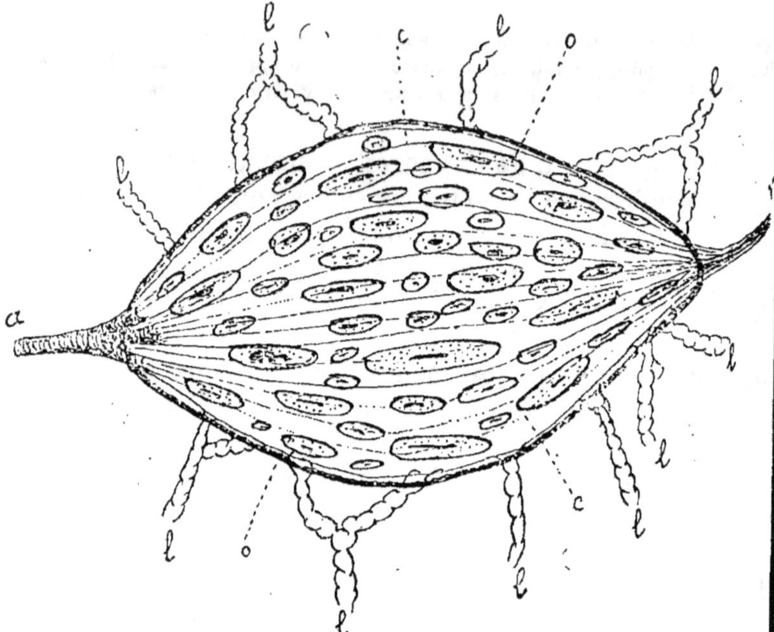


Fig. 106. — *Schéma du milieu intérieur.*

*a*, artériole. — *v*, veinule. — *c*, vaisseaux capillaires. — *o*, unités organiques plongeant dans le milieu intérieur. — *l*, capillaires lymphatiques, prenant naissance dans le milieu.

lules, etc., sont plongés dans un liquide incolore, comme les plantes et les animaux dans l'eau de notre bassin. Une artère arrive dans ce membre, le traverse en fins capillaires qui aboutissent à un tronc veineux. Chemin faisant, le liquide sanguin suinte à travers les parois des capillaires et entretient ainsi le milieu où les organites sont plongés ; par osmose, le sang donne une part de sa masse liquide et prend une part du liquide ambiant. Ainsi le milieu interstitiel pourrait déjà se renouveler par le seul fait de cet échange. Mais le sang donne plus de liquide qu'il n'en reprend ; c'est pourquoi, dans ces lacunes, dans ce bassin organique, s'ouvrent des vaisseaux qui reçoivent le trop plein ; la poussée y fait entrer le liquide, et il y avance d'un pas lent, mais constant, jusqu'à ce qu'il ait rejoint, près du cœur, les gros troncs du système sanguin.

Ce milieu liquide, vrai *milieu intérieur* où vivent tous les éléments du corps, c'est le milieu lymphatique ; ce liquide incolore est la lymphe ; ces vaisseaux qui naissent dans les lacunes et les interstices constituent le système lymphatique.

Remarquons seulement que ces lacunes sont tantôt fort restreintes et tantôt fort développées. Dans les muscles, où les fibres sont serrées les unes contre les autres, le milieu interstitiel n'existe presque pas ; dans les tissus conjonctifs, sous le derme et dans l'abdomen en particulier, il prend beaucoup plus de développement.

II. — Cette idée générale une fois élucidée, nous étudierons sans peine les **diverses parties** du système lymphatique, la nature, le rôle et la circulation de la lymphe.

1. LE MILIEU INTERSTITIEL. — Les organites de nos membres ne sont jamais en contact direct avec le sang : ils baignent dans le liquide lymphatique qui remplit tous les interstices. Ce liquide est partout, dans tous les tissus de tous nos membres.

Il se modifie et se renouvelle sans cesse par l'action des organites qui vivent dans ses eaux et des capillaires sanguins qui le traversent. Les organites puisent en lui leurs aliments et ils y versent leurs déchets ; les capillaires sanguins, n'interposant qu'une mince couche cellulaire entre le sang et le milieu lymphatique, cèdent une partie des éléments du sang et emportent une portion des éléments de la lymphe.

Cet échange au niveau des capillaires pourrait, à la rigueur, suffire au renouvellement du milieu intérieur ; mais il se fait plus vite et plus complètement par l'écoulement du liquide interstitiel dans les vaisseaux lymphatiques.

2. LES CAPILLAIRES LYMPHATIQUES. — Les capillaires lymphatiques ont beaucoup de ressemblance avec les capillaires sanguins; ils n'ont qu'une couche peu épaisse de tissu cellulaire épithélial, sans trace d'éléments musculaires. Mais ils en diffèrent notablement par le mode d'origine. Les capillaires sanguins sont un réseau *fermé* qui unit les branches artérielles aux premiers rameaux des veines; ils forment comme la base commune de deux cônes, dont l'un a son sommet au ventricule gauche du cœur, et l'autre à l'oreillette droite. Les capillaires lymphatiques sont un réseau *ouvert* dans les lacunes interstitielles; ils unissent le milieu lymphatique aux vaisseaux qui vont conduire la lymphe au cœur; ils sont la base d'un cône unique dont le sommet est au cœur.

3. LES VAISSEAUX LYMPHATIQUES. — Les troncs lymphatiques font suite aux capillaires de même nom, comme les veines font suite aux capillaires sanguins. Ils suivent une marche parallèle à celle des veines, qu'ils entourent souvent de leur réseau. Peu abondants dans les organes musculaires, ils se rencontrent surtout sous le derme, dans le mésentère et près des ouvertures naturelles, bouche, narines, paupières....

Leur trajet est à peu près direct; à leur point de départ, ils sont souvent ramifiés, mais ils demeurent ensuite parallèles. Quand ils arrivent à la racine des membres, aux plis de l'aisselle et de l'aine, par exemple, ils traversent des *ganglions*.

Leur aspect est variqueux, parce qu'ils présentent des bosselures; ces renflements sont dus à des *valvules* distribuées deux à deux sur tout leur parcours.

Tous les vaisseaux lymphatiques vont se jeter dans le système veineux. — La *grande veine lymphatique* droite verse dans la veine sous-clavière droite la lymphe qui provient de la moitié droite du corps située au-dessus du diaphragme. Tous les autres lymphatiques vont aboutir au *canal thoracique*, qui se jette lui-même dans la veine sous-

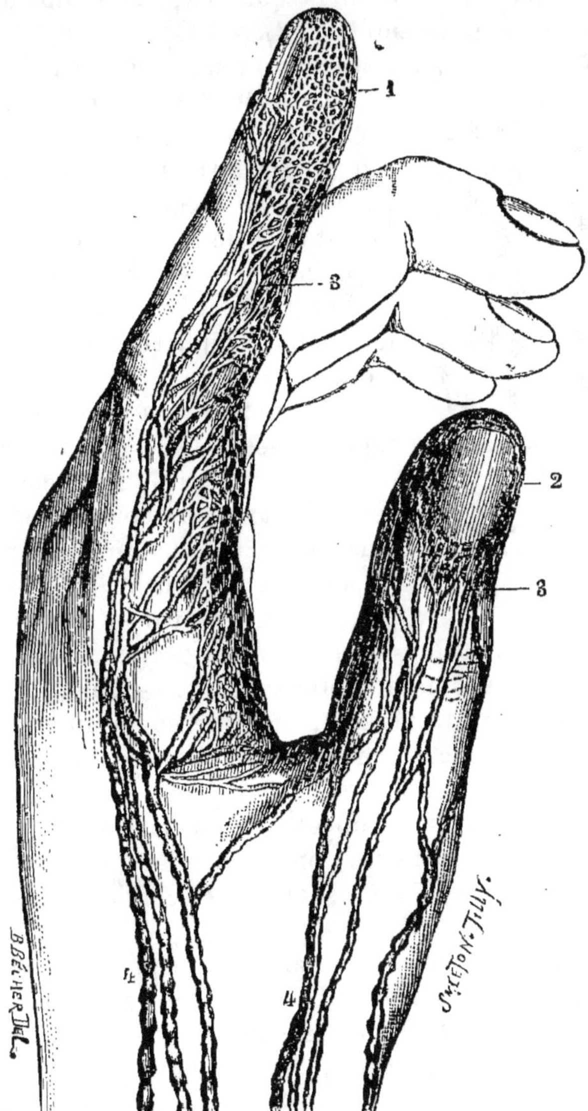

Fig. 107. — *Vaisseaux lymphatiques superficiels de la main.*
1, 2, milieu lymphatique de l'index et du pouce. — 3, capillaires lymphatiques.
4, vaisseaux lymphatiques.

claivère gauche. Le canal thoracique est un tube étroit qui
prend naissance, au niveau de la deuxième vertèbre lom-

baire, dans la *citerne de Pecquet*, large dilatation du système lymphatique mésentérique (*fig.* 108).

Entre tous les vaisseaux lymphatiques, ceux qu'on nomme *chylifères* méritent une mention spéciale. Ils n'ont rien sans doute qui les distingue par la structure. Mais, comme ils naissent au centre des villosités, jouent un rôle important dans l'absorption. Incolores en dehors des heures de la digestion, ils deviennent lactescents lorsqu'ils remplissent leur rôle absorbant.

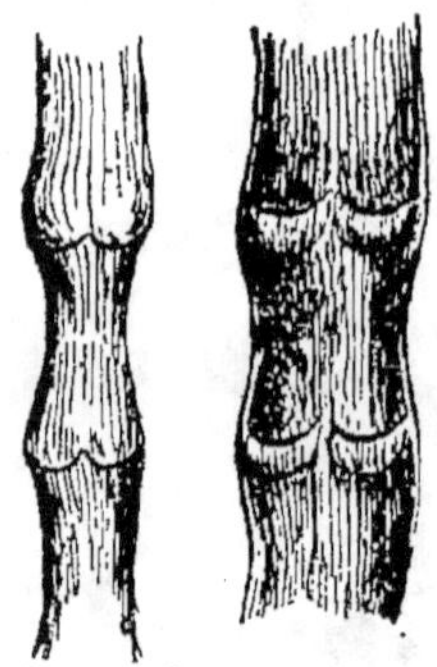

Fig. 108. — *Vaisseau lymphatique.*

A gauche, vu par le dehors, il a un aspect variqueux; à droite, il est ouvert et montre les valvules.

La structure des vaisseaux lymphatiques ressemble à celle des veines : ils ont trois tuniques. La couche interne est cellulaire ; la couche moyenne est musculaire et contient quelques fibres élastiques ; la couche externe est conjonctive. Les valvules, ou petits godets internes, sont dues au plissement des tuniques.

4. LES GANGLIONS LYMPHATIQUES. — Tous les vaisseaux lymphatiques traversent, avant de se terminer au système veineux, de petits organes elliptiques appelés *ganglions* (*fig.* 109).

Les ganglions occupent plus spécialement la racine et les plis des membres; on les trouve près des viscères, surtout près des points où pénètrent les vaisseaux sanguins.

Ils ont la forme d'un haricot, comme les reins; par un point déprimé, le *hile*, sortent les vaisseaux lymphatiques efférents. Leurs dimensions varient depuis la grosseur d'un grain de millet jusqu'à celle d'une petite amande.

La coupe transversale d'un ganglion présente : 1° une *capsule d'enveloppe* assez épaisse, formée de tissu conjonctif; 2° des *sinus* ou petits sacs adossés à la capsule et dont l'ouverture est tournée vers le centre; 3° au centre, une *zone médullaire* d'un tissu réticulé à mailles très fines.

Des vaisseaux sanguins nourrissent les ganglions lymphatiques, comme ils nourrissent tous les organes du corps humain. Mais il n'y a aucune communication directe entre cette circulation sanguine et celle de la lymphe.

La lymphe ne traverse point les ganglions dans des canaux. Les vaisseaux *afférents* la déversent dans le milieu lacunaire des ganglions; là elle circule librement, subit une élaboration; elle s'engage ensuite dans les vaisseaux

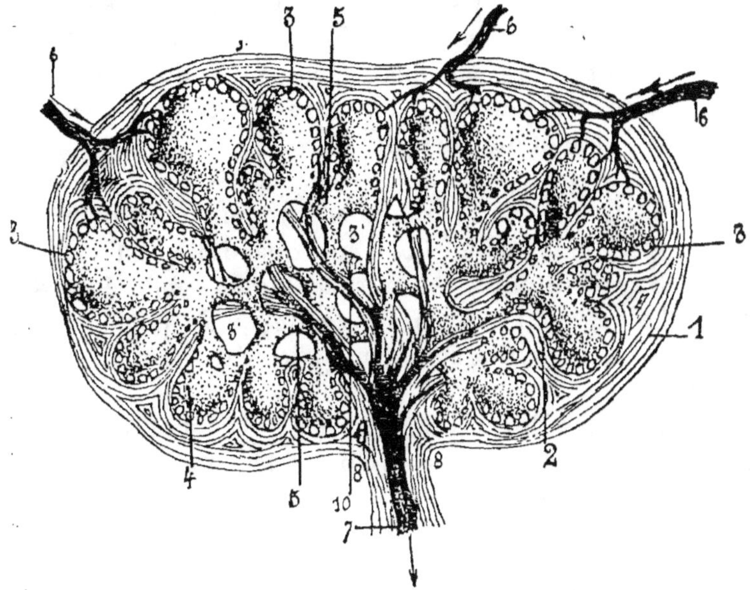

Fig. 109. — *Structure des ganglions lymphatiques.*

1, capsule d'enveloppe. — 2, cloisons conjonctives entre les sinus. — 3, sinus lymphatiques, où s'élaborent les globules blancs. — 4, follicules. — 5, canaux folliculaires. — 6, vaisseaux lymphatiques afférents. — 7, vaisseau lymphatique efférent. — 8, hile. — 9, tissu conjonctif du hile. — 10, cloisons conjonctives centrales. — Les vaisseaux afférents ne se continuent pas avec le vaisseau efférent : le milieu du ganglion est lacunaire.

*efférents*, qui la dirigent vers le système veineux. Il n'y a donc pas de vaisseaux lymphatiques proprement dits dans les ganglions.

Quoique le rôle des ganglions lymphatiques soit loin d'être entièrement connu, on peut affirmer que leurs sinus sont une sorte de laboratoire où se forment les globules blancs ou *leucocytes*. Les vaisseaux afférents contiennent des leucocytes déformés, peu vivants; dans les vaisseaux

10.

efférents, ces cellules sont, au contraire, actives et prospères.

C'est par le système lymphatique que se propagent toujours les infections ; c'est là aussi qu'on injecte les substances qu'on veut mettre directement dans le milieu intérieur.

Les ganglions lymphatiques s'engorgent et s'enflamment fréquemment. Dans la scrofule ou tuberculose atténuée, ils prennent un volume considérable. Une simple blessure aux extrémités des membres peut provoquer, par une infection microbienne, des désordres graves dans les ganglions de l'aine et de l'aisselle.

**III. Nature de la lymphe.** — La lymphe est incolore ; elle se coagule en caillot fibrineux quand elle est exposée à l'air. Sa constitution est très analogue à celle du sang : les globules rouges, avec l'oxygène qu'ils portent, sont l'élément qui distingue principalement le sang de la lymphe.

Les globules blancs ou leucocytes y sont très nombreux ; leurs mouvements amiboïdes leur permettent d'englober des corps solides.

Les globules rouges s'y rencontrent en quantité insignifiante, et la plupart d'entre eux sont absorbés par les leucocytes.

Les corpuscules graisseux abondent dans la lymphe, surtout dans les vaisseaux chylifères, au moment de l'absorption.

**IV. Rôle de la lymphe.** — Le rôle de la lymphe paraîtra très important, si l'on réfléchit que chaque organite du corps humain doit vivre dans un milieu liquide, comme font les animaux monocellulaires. La lymphe, répandue par tout le corps, est donc le milieu intérieur indispensable où chaque élément puise sa nourriture et verse ses produits de désassimilation. Que la lymphe perde son équilibre de composition, et tout l'organisme souffrira ; qu'elle garde constamment cette composition moyenne que réclament les besoins des cellules, et toutes les unités seront prospères.

Dans les vaisseaux lympathiques, la lymphe est un liquide qui retourne vers le cœur. Par cette voie détournée, elle va plus lentement que par le système sanguin. Aussi les tempéraments où la circulation lymphatique est plus développée sont-ils moins actifs que ceux où la circulation sanguine l'emporte.

**V. Circulation lymphatique.** — Plusieurs causes concourent à faire avancer la lymphe vers le système sanguin. 1° Elle est constamment poussée par la pression du sang ; l'exsudation qui se fait aux capillaires force le liquide des lacunes de s'engager dans les capillaires lymphatiques. — 2° Un appel constant se fait du côté de la terminaison des vaisseaux, car le passage rapide du sang dans les veines sous-clavières entraîne le liquide qui débouche par la veine lymphatique et le canal thoracique. — 3° Les mouvements du corps, les exercices musculaires agissent sur la lymphe en pressant les vaisseaux : les valvules, s'opposant au retour du liquide, le font progresser. — 4° Enfin, les fibres musculaires propres des vaisseaux lymphatiques exercent une action incessante qui n'est point négligeable.

# CHAPITRE VIII

# LA RESPIRATION

§ 1er. — *Appareil respiratoire de l'Homme :* I. Voies respiratoires (bouche et fosses nasales, larynx, trachée-artère, bronches, poumons). — III. Organes moteurs de la respiration (plèvre, thorax, muscles inspirateurs et diaphragme, muscles expirateurs).

§ 2. — *Physiologie de la respiration :* I. Phénomènes mécaniques (inspiration, expiration, types respiratoires, phénomènes qui accompagnent la respiration). — II. Phénomènes chimiques. 1º Quels échanges s'opèrent dans les poumons ; 2º comment s'opèrent les échanges ; 3º rien de plus que ces échanges n'appartient à la respiration. — III. Nécessité de la respiration. Asphyxie causée : 1º par défaut d'air ; 2º par défaut de pression normale ; 3º par l'impureté de l'air.

§ 3. — *Modifications de l'appareil respiratoire dans la série animale.*

IDÉE GÉNÉRALE DU PHÉNOMÈNE ET DES APPAREILS DE LA RESPIRATION. — Puisque le milieu nutritif doit avoir une composition constante, il a besoin de renouveler ses provisions. La *digestion* lui prépare des éléments ; l'*absorption* les lui donne ; la *circulation* les transporte près de toutes les unités cellulaires ; la *respiration* a pour but de fournir l'oxygène, l'élément vital par excellence, sans lequel la vie s'éteint comme un flambeau privé d'air.

Considérée comme simple fonction préparatoire du milieu intérieur, la respiration est donc l'opération organique par laquelle l'animal emprunte l'oxygène au monde extérieur. Chez l'Homme, l'oxygène pénètre par deux voies, par les poumons et par la peau. Les poumons sont la voie par laquelle l'oxygène entre le plus abondamment. Mais l'action cutanée est loin d'être nulle : dans la syncope, on a raison de découvrir la poitrine des malades pour agrandir la surface respiratoire ; un animal couvert de goudron périrait étouffé ; un homme périt de même lorsqu'une brûlure a détruit sur une large surface la perméabilité de la peau.

Cependant, nous ne traiterons ici que de la respiration pulmonaire.

Les poumons, en fait, jouent un double rôle : ils absorbent l'oxygène et ils dégagent l'acide carbonique ; ils concourent tout à la fois à la préparation et à l'épuration du milieu intérieur.

Après avoir décrit l'*appareil respiratoire* de l'Homme, nous ferons connaître les *phénomènes physiologiques* qui s'y passent, et nous terminerons par le tableau des modifications que subit, dans la *série animale*, le système de la respiration.

## § 1er. — APPAREIL RESPIRATOIRE DE L'HOMME

Les organes respiratoires comprennent les *voies respiratoires* et les *organes moteurs* de la respiration.

I. **Voies respiratoires.** — Les voies respiratoires sont, en allant du dehors au dedans : la *bouche* et les *fosses nasales*, le *larynx*, la *trachée-artère*, les *bronches* et les *poumons* (*fig.* 110).

1. L'air pénètre par la BOUCHE et les FOSSES NASALES. Mieux vaut cependant respirer par les fosses nasales que par la bouche. Ce n'est pas seulement disgracieux de respirer la bouche ouverte, c'est aussi dangereux. En effet, l'air ne doit arriver ni trop froid ni trop sec dans les bronches, qu'il pourrait irriter ; reçu par le nez, il a le temps de s'échauffer, de se charger de vapeur et de déposer les corpuscules qu'il tient en suspension. Dans cet état, l'air est inoffensif.

Par quelque voie qu'il soit entré, l'air traverse le carrefour du pharynx, et, par la glotte ouverte, il descend dans le larynx.

2. Le LARYNX, que nous étudierons en détail à l'occasion de la Voix, est une sorte d'entonnoir qui se rétrécit par en bas où il se continue avec la trachée-artère. Les cartilages qui le constituent le maintiennent toujours ouvert.

**3.** La TRACHÉE-ARTÈRE est un conduit de dix centimètres environ qui fait suite au larynx. Le squelette de ce tube est composé de *demi-anneaux cartilagineux* et de divers tissus mous. Ces demi-anneaux, situés en avant, empêchent

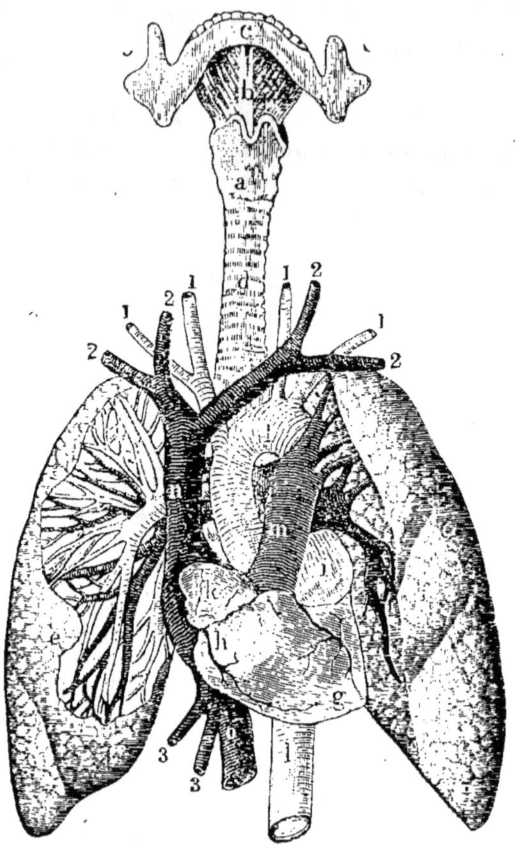



Fig. 110. — *Les poumons et le cœur chez l'Homme.*

*a*, larynx. — *b*, ligaments qui attachent le larynx à l'os hyoïde. — *c*, mâchoire inférieure. — *d*, trachée-artère. — *e*, poumon droit. — *f*, poumon gauche. — *g*, *h*, *i*, *k*, le cœur. — *l*, artère aorte, avec les vaisseaux qui s'en détachent (1). — *m*, artère pulmonaire. — *o*, *n*, veines caves ramenant le sang au cœur.

que la trachée ne se ferme. En arrière, ils sont remplacés par des fibres musculaires transversales; cette disposition laisse à l'œsophage, qui est derrière, toute facilité de se dilater pour le passage du bol alimentaire.

Une *muqueuse* délicate tapisse l'intérieur de la trachée; elle est recouverte de cellules épithéliales dont les cils vibratiles, toujours en mouvement, chassent vers le dehors les mucosités encombrantes et les poussières transportées par l'air.

4. A dix centimètres environ de la *pomme d'Adam*, qui est la saillie du cou, la trachée se divise en deux gros rameaux qui se dirigent vers les poumons : ce sont les BRONCHES. Les bronches restent béantes, grâce à des *anneaux* cartilagineux complets. Le reste de l'enveloppe est conjonctif et musculaire; le dedans est revêtu de la même muqueuse que la trachée.

En pénétrant dans la masse des poumons, les bronches se ramifient et diminuent de calibre à mesure que leurs branches se multiplient; les cartilages disparaissent : les *bronchioles* n'ont plus que des fibres musculaires autour de la muqueuse. Par la contraction de ces fibres, nous resserrons les poumons, et nous expulsons presque entièrement les résidus de l'air aspiré (*fig.* 111).

Enfin les bronchioles se terminent en culs-de-sac qui n'ont plus d'autre revêtement qu'une très mince couche épithéliale. Leur extrémité bosselée en *lobules* (*fig.* 112 et 113) donne aux vésicules pulmonaires une très large surface, soit près de deux cents mètres carrés.

Cette énorme superficie permet un échange abondant et rapide entre l'air inspiré et le liquide sanguin, qui n'en

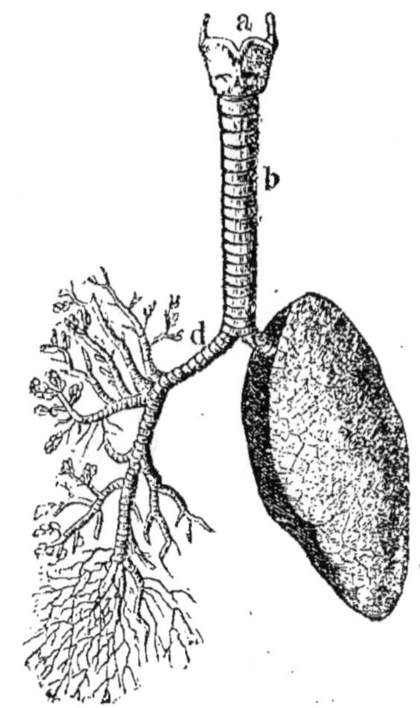

Fig. 111. — *Appareil respiratoire de l'Homme.*

*a*, larynx. — *b*, trachée-artère. — *c*, *d*, grosses bronches se subdivisant ensuite en petits rameaux. A gauche, les bronchioles sont représentées sans le tissu spongieux. A droite, on ne voit que l'extérieur du poumon.

est séparé que par une épaisseur insignifiante (*fig.* 114).

5. Mais, avec les bronchioles, nous sommes déjà dans la profondeur des POUMONS.

L'Homme a deux poumons, logés dans la poitrine, sous les côtes, au dessus du diaphragme, et séparés par le cœur. — Le poumon *droit*, divisé en trois lobes par deux sillons, est plus volumineux et moins long que l'autre. — Celui de *gauche* n'a que deux lobes ; il perd en volume la place que

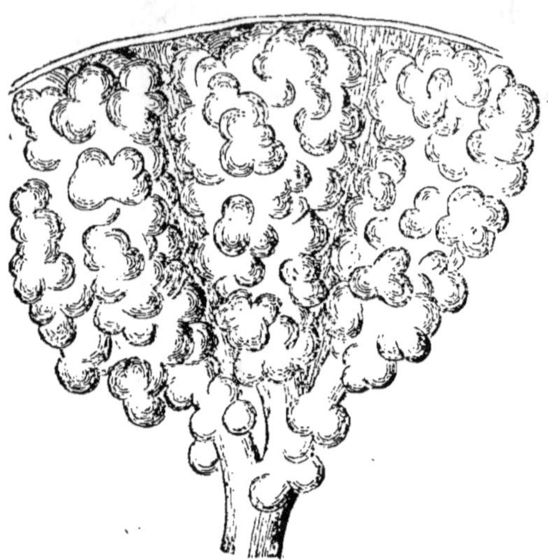

Fig. 112. — *Alvéoles pulmonaires.*

Chaque bosselure représente une vésicule pulmonaire vue par le dehors : chacune des vésicules est sillonnée d'un réseau capillaire partant d'une artériole et aboutissant à une veinule.

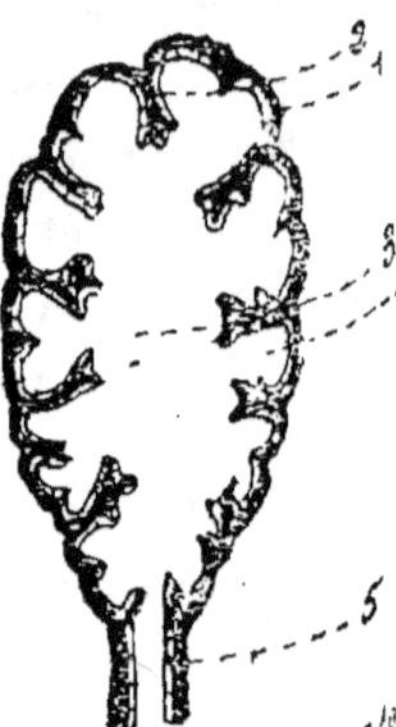

Fig. 113. — *Coupe longitudinale d'une alvéole pulmonaire.*

1, membrane propre de l'alvéole. — 2, épithélium qui la tapisse. — 3, cavité de l'alvéole. — 4, cavité d'une vésicule. — 5, rameau bronchique.

le cœur lui emprunte. Dans l'*hypertrophie* du cœur, le développement excessif du cœur restreint les poumons.

Les poumons sont des masses spongieuses, de couleur rosée. Des mailles très lâches de tissu conjonctif portent les vaisseaux sanguins et les vésicules bronchiques. Chaque poumon reçoit un rameau de l'artère pulmonaire ; les capillaires qui en dérivent sont en nombre incalculable, et ils recouvrent toutes les capacités aériennes pour s'y imbiber d'air ; ils se déversent ensuite dans les veines

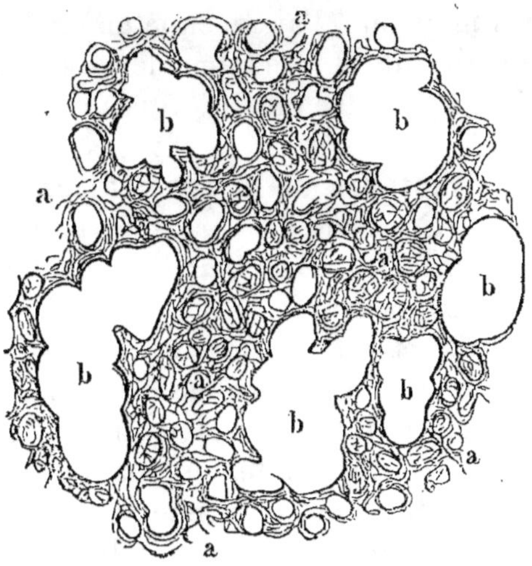

Fig. 114. — *Coupe transversale d'une portion de poumon.*
*b*, alvéoles à travers lesquelles passe l'air. — *a*, vésicules bronchiques.

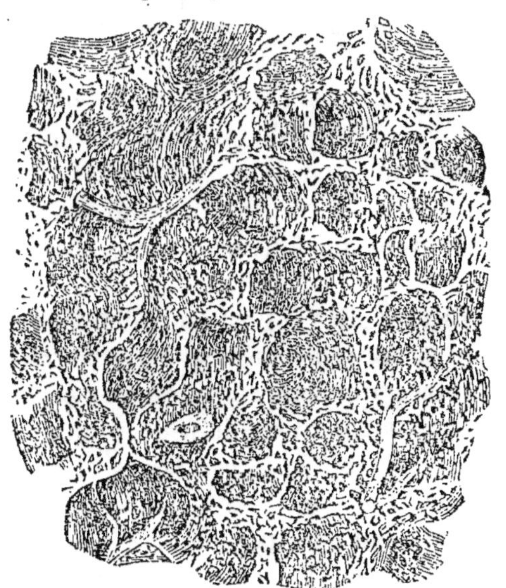

Fig. 115. — *Vaisseaux capillaires du poumon.*

pulmonaires, qui ramènent le sang au cœur (*fig.* 115). Le sang arrive noir et chargé d'acide carbonique; il s'en retourne vermeil et riche en oxygène.

Il y a constamment environ deux litres de sang dans les

poumons. En moyenne, l'air occupe un égal volume. Dans les larges inspirations, la contenance des poumons peut s'accroître jusqu'à quatre ou cinq litres d'air.

**II. Organes moteurs de la respiration.** — Le jeu des poumons est dirigé par des organes moteurs : *passifs,* comme la plèvre et le thorax; *actifs,* comme les muscles inspirateurs et expirateurs.

La PLÈVRE est un sac fermé, analogue au péritoine et au péricarde : les poumons ne sont pas contenus au dedans de cette séreuse, mais ils reposent sur un de ses feuillets qui les enveloppe. Le feuillet interne adhère aux poumons et suit tous leurs mouvements; le feuillet externe adhère aux parois du thorax. Entre les deux feuillets se trouve une lymphe destinée à permettre le glissement avec frottement doux. L'inflammation de la plèvre, dans la *pleurésie,* provoque un développement considérable du liquide ou bien l'adhérence des deux feuillets.

2. Le THORAX est une boîte osseuse, de forme ovoïde, très étroite par en haut, plus évasée par en bas.

Soutenu en arrière par la *colonne vertébrale,* il est limité par les *côtes,* et il se termine en avant par le *sternum,* os plat de la poitrine, qui finit en pointe au niveau de l'estomac.

Les *côtes* sont mobiles; elles sont disposées obliquement et tordues, ce qui leur permettra de dilater la poitrine en deux sens. Parce qu'elles sont tordues, elles dilatent la poitrine transversalement en se redressant.

Des douze côtes, sept sont *complètes* et viennent s'insérer au sternum; les cinq autres sont plus courtes; trois d'entre elles envoient des ligaments à la septième côte, les deux autres restent flottantes dans les parois de l'abdomen.

3. Les muscles INSPIRATEURS exercent leur activité en dilatant la cavité thoracique. — Les uns soulèvent les côtes et les tirent transversalement; ils ont leur point d'attache ou point fixe sur les vertèbres du cou, sur l'omoplate et la clavicule, sur l'humérus; leur point mobile est sur les côtes placées au-dessous. — Les autres, les intercostaux

externes, unissent les côtes entre elles et les entraînent en haut dans un mouvement commun (*fig.* 116).

Le *diaphragme* peut être considéré comme un muscle inspirateur; il joue d'ailleurs le principal rôle dans l'inspiration. C'est un organe musculaire séparant la poitrine de l'abdomen; il suit le pourtour de la base du thorax, s'attache en arrière à la colonne vertébrale et vient en avant s'appliquer aux parois de l'abdomen. Quand il est au repos, il prend la forme d'une voûte; ses fibres convergent vers une aponévrose nommée *centre phrénique*, qui est comme une clef de voûte. S'il se contracte, il s'abaisse, pousse l'abdomen et agrandit de haut en bas le volume de la poitrine.

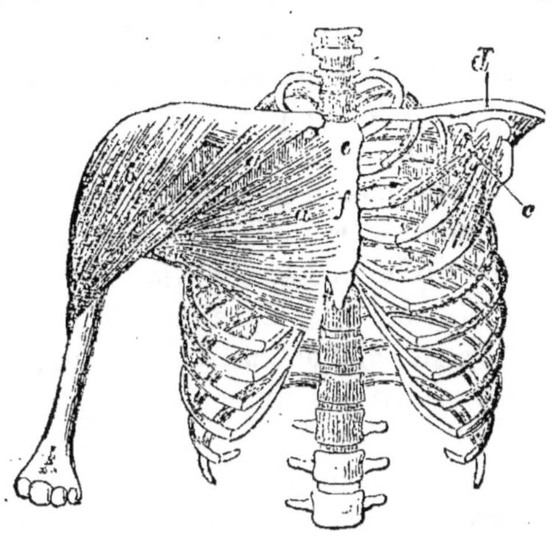

Fig. 116. — *Thorax et quelques muscles inspirateurs.*

*a, a,* muscle grand pectoral. — *b,* muscle grand deltoïde. — *c,* muscle petit pectoral. — *d,* clavicule. — *e, f,* sternum.

4. Les muscles EXPIRATEURS ont pour fonction de resserrer la cavité thoracique. — Les uns sont attachés aux côtes comme à leur point mobile, et ont pour point fixe les vertèbres placées au-dessous, les os du bassin et les parois de l'abdomen. — Les autres sont les intercostaux internes, qui unissent les côtes et les abaissent toutes ensemble.

Ces muscles ne servent que rarement, et pour vider le plus possible les poumons. D'ordinaire, le thorax, en revenant à sa position normale, exerce sur les poumons une pression qui suffit pour en chasser tout l'air qu'il faut expirer.

## § 2. — PHYSIOLOGIE DE LA RESPIRATION

**I. Phénomènes mécaniques.** — Les phénomènes mécaniques ont pour but d'appeler l'air dans les poumons et de l'en chasser ensuite : c'est l'*inspiration* et l'*expiration*.

INSPIRATION. — Quand le besoin de respirer se fait sentir, environ quinze ou seize fois par minute chez l'adulte, les muscles inspirateurs entrent en jeu pour dilater la poitrine suivant ses trois dimensions. — Le relèvement et le redressement des côtes agrandissent le thorax d'avant en arrière et transversalement; la contraction du diaphragme accroît le diamètre vertical.

Comme la plèvre est liée au thorax par son feuillet externe, elle en suit le développement; le feuillet interne, avec le tissu pulmonaire, ne peut non plus s'en séparer. Le poumon se dilate donc dans tous les sens. Les lobules peuvent se déplier à loisir. — L'air déjà aspiré, occupant alors un plus grand volume, perd une partie de sa tension, en vertu de la loi de Mariotte. L'air extérieur, plus dense, se précipite par les voies respiratoires, afin de combler ce vide ; l'*inspiration* est faite.

EXPIRATION. — Bientôt les muscles se relâchent, les côtes s'affaissent, le diaphragme reprend sa voussure; la cavité ayant diminué de volume, les poumons compriment l'air ; c'est alors qu'il est expulsé, afin que l'équilibre de tension se rétablisse entre le milieu atmosphérique et les poumons. Ainsi se fait l'*expiration*. De ces deux phases d'un même phénomène résulte l'acte de la *respiration*.

L'inspiration ordinaire n'absorbe qu'un demi-litre d'air; la quantité augmente quand l'inspiration est plus ou moins forcée. — Même dans l'expiration forcée, où les muscles expirateurs entrent en jeu ainsi que les muscles des petites bronches, nous ne chassons jamais tout l'air de nos poumons; une réserve d'un litre environ y demeure toujours.

TYPES RESPIRATOIRES. — Toute personne au lit respire suivant le *type abdominal :* la partie inférieure des poumons se dilate plus que le reste. Ce type domine rarement quand l'Homme a pris la position verticale. — Le type *costo-infé-rieur* est le plus répandu chez les hommes : les côtes infé-rieures seules se relèvent, tandis que le diaphragme s'abaisse légèrement. — Le type *costo-supérieur* se ren-contre le plus souvent chez les femmes : les poumons se dilatent surtout par le sommet, et les côtes supérieures ont un mouvement très accusé.

La respiration *abdominale* est la plus avantageuse, soit parce qu'elle développe la portion la plus notable des pou-mons, soit parce qu'elle empêche le surmenage de leur partie supérieure. L'habitude de dilater les poumons par la base, en repoussant l'abdomen, rendrait la respiration plus abon-dante, et deviendrait une aussi précieuse ressource pour la parole et le chant que pour la santé.

PHÉNOMÈNES QUI ACCOMPAGNENT LA RESPIRATION. — Quand les poumons sont sains, l'air souffle sans *râle* au travers des lobules pulmonaires, et la paroi thoracique rend un bruit *sonore* sous la main qui la frappe. — Mais, lorsque les conduits sont encombrés ou les vésicules en-gorgées, l'air ne peut passer sans crépitation, la poitrine rend un son mat. Cette différence permet au médecin de connaître, par l'*auscultation* ou la *percussion*, l'état de la poitrine.

Tantôt les voies sont obstruées par des mucosités abon-dantes, résultat d'inflammations diverses, bronchites, rhumes, fluxions de poitrine. Tantôt les parois sont enva-hies par le redoutable microbe de la tuberculose ; les gra-nulations qu'il forme d'abord diminuent la surface respi-ratoire, sans nuire au libre passage de l'air ; mais, plus tard, des masses tuberculeuses nuisent à la circulation de l'air aussi bien qu'à son absorption. Dans ces cas de phtisie, loin de confiner les malades dans une atmosphère malsaine et de les réduire à une inaction meurtrière, on ne saurait trop surexciter la vitalité organique par une nourriture abondante et forte, une respiration riche et pure, un exer-cice modéré.

Plusieurs actes se rattachent aux phénomènes respira-toires. Le plus important est la *phonation,* ou émission de la voix, dont nous verrons plus loin le mécanisme. D'autres, comme l'olfaction, les sanglots, les soupirs, le bâillement, la toux, l'éternuement, le rire, le hoquet, etc..., s'accomplissent par des modes particuliers d'aspiration ou d'expiration de l'air ; leur étude n'aurait ici qu'un intérêt de troisième ordre.

**II. Phénomènes chimiques.** — Les phénomènes chimiques, qui constituent à proprement parler l'acte de la respiration, sont les échanges de gaz qui s'opèrent à la surface interne des poumons entre l'air et le sang. Nous devons dire à ce sujet : 1° *Quels* échanges s'opèrent aux poumons; 2° *Comment* ils s'opèrent; 3° Que *rien de plus* n'appartient à la respiration.

1. QUELS ÉCHANGES S'OPÈRENT DANS LES POUMONS. — il

Pour constater et étudier les échanges respiratoires, il suffit de comparer l'air qui entre dans les poumons avec celui qui en sort, ou bien le sang veineux qui arrive par les artères avec le sang artériel qui s'en éloigne par les veines.

Chacun sait que, sur 100 volumes d'*air*, il y a 21 parties d'oxygène et 79 parties d'azote, avec des traces d'acide carbonique et de vapeur d'eau. Or, quand l'air sort des poumons, sur 100 volumes, on trouve la même quantité d'azote, 16 parties seulement d'oxygène, 4 à 5 parties d'acide carbonique, et de la vapeur d'eau en abondance. Donc, à chaque respiration, l'Homme absorbe 5 parties d'oxygène et exhale de la vapeur d'eau et de l'acide carbonique. L'oxygène a été pris et entraîné par le sang qui en était avide; l'acide carbonique a passé du sang dans le milieu pulmonaire. La vapeur d'eau s'est formée aux dépens du mucus liquide qui recouvre constamment la surface des poumons.

Il est aisé de calculer le poids des gaz échangés durant toute une journée. Sachant que l'Homme adulte respire de 15 à 20 fois par minute, nous compterons un minimum de 20 000 inspirations par jour. Si chaque inspiration introduit un demi-litre d'air, nous dirons que 10 000 litres d'air ont pénétré dans les poumons. Mais, chaque fois, le sang attire 5 volumes d'oxygène sur 100 volumes d'air, soit un vingtième ; donc, 500 litres d'oxygène sont absorbés dans l'espace de vingt-quatre heures ; le poids d'un tel volume d'oxygène est de 740 grammes. — L'acide carbonique exhalé dans le même temps est de 400 litres environ, ce qui donne près de 850 grammes. — La quantité de vapeur d'eau expirée s'élève à 500 grammes environ ; elle varie du reste notablement avec l'état hygrométrique de l'air : dans une atmosphère humide, la transpiration pulmonaire est notablement diminuée.

Des expériences simples permettent de constater la présence de la vapeur d'eau et de l'acide carbonique dans l'air expiré. En hiver, la vapeur d'eau se condense en une buée visible : il suffit de souffler sur un miroir pour en ternir la surface par de fines gouttelettes d'eau. Prenez un verre d'eau tenant en dissolution un peu de chaux ; lorsqu'elle est devenue claire, faites-y passer, à l'aide d'un chalumeau, l'air que vous expirez, et bientôt elle se troublera : la poussière blanche qui se forme provient d'une combinaison de l'acide carbonique de vos poumons avec la chaux dissoute.

Cet échange gazeux est l'acte essentiel de toute respiration : tous les êtres vivants respirent de la même façon ; tous, végétaux et animaux, absorbent de l'oxygène et dégagent de l'acide carbonique. Les organes où s'accomplit la fonction sont très variables ; mais la fonction elle-même ne varie jamais. C'est de cette sorte que les plantes respirent jour et nuit ; si, à la lumière, elles absorbent de l'acide carbonique et dégagent de l'oxygène, cette fonction chlorophyllienne est plutôt alimentaire que respiratoire, et elle n'interrompt aucunement l'acte proprement dit de la respiration.

Au lieu de considérer les changements opérés dans l'air, observons les *différences qui distinguent le sang veineux du sang artériel*.

Le sang est noir quand il arrive aux poumons ; il est vermeil quand il en sort. En effet, nous l'avons déjà dit à propos de la composition du sang, il y a 450^c3 d'acide carbonique dans le sang veineux, et 388^c3 dans le sang artériel ; 135^c3 d'oxygène dans le sang veineux, et 203^c3 dans le sang artériel. Nous arrivons par ce côté au même résultat : en passant aux poumons, le sang prend de l'oxygène et perd de l'acide carbonique.

2. COMMENT S'OPÈRENT LES ÉCHANGES. — On peut les assimiler aux échanges osmotiques qui se font à travers des membranes ; cependant, plusieurs auteurs pensent que le tissu pulmonaire n'est pas seulement passif, mais qu'il influe par un acte vital sur les courants croisés des deux gaz.

Voici comment se passe le phénomène.

L'air et le sang ne sont séparés que par la très mince cloison de deux couches épithéliales : l'une est le revêtement du lobule pulmonaire, l'autre est l'enveloppe du vaisseau capillaire sanguin. L'air des poumons est riche en oxygène, pauvre en acide carbonique ; le sang, au contraire, est avide d'oxygène et possède en excès l'acide carbonique. L'équilibre tend à s'établir à travers la paroi membraneuse, et les courants de gaz se croisent d'une façon continue.

L'oxygène de l'air se dissout dans le mucus qui recouvre la surface pulmonaire ; de là, il pénètre par imbibition jusqu'au sang, arrive jusqu'aux globules rouges qui en sont fort avides, et se combine avec l'hémoglobine. Ainsi combiné, il est emporté par les globules, parcourt l'organisme avec eux, prêt à s'en séparer à la première réquisition, tant est peu serré le lien qui l'y attache.

Durant ce temps, l'acide carbonique sort des combinaisons où il était dans les bicarbonates du plasma, se dirige vers le mucus superficiel, et passe à l'état gazeux pour remplacer l'oxygène de l'atmosphère.

On voit par là que la respiration, en donnant au liquide sanguin son élément vital, le débarrasse du résidu de la combustion. Elle sert donc à deux fins : elle vivifie et elle purifie le sang.

3. MAIS RIEN DE PLUS QUE CES ÉCHANGES N'APPARTIENT À

LA RESPIRATION : tous les phénomènes consécutifs relèvent d'autres fonctions.

En effet, le *transport* de l'oxygène à travers l'organisme est l'œuvre de la circulation. A peine est-il fixé sur les globules, qu'il est entraîné avec eux dans les veines pulmonaires jusqu'au cœur; là, sous l'impulsion du ventricule gauche, il est lancé vers les capillaires périphériques, où il se séparera de l'hémoglobine pour aller porter la vie aux unités cellulaires.

L'*utilisation* de l'oxygène ne fait donc point partie non plus de la respiration. L'échange qui se fait aux poumons n'est que la préparation lointaine de l'échange qui s'opère en chaque organite. C'est là, dans chaque cellule, dans l'acte intime de l'assimilation, que l'oxygène remplit sa fonction de comburant et se combine avec les combustibles qui l'y attendent.

Ce que nous savons aujourd'hui n'a été que très lentement découvert. — Quand Michel Servet reconnut la petite circulation et vit que, dans les poumons, le sang veineux se vivifie au contact de l'air, il ne put analyser la nature du phénomène. — Au dix-septième siècle, Robert Boyle s'aperçut que l'air exhalé était rendu impropre à la respiration. — Au dix-huitième siècle, Black identifiait le gaz exhalé par les animaux avec celui que dégage la craie sous une goutte d'acide sulfurique, et Priestley signalait dans l'air la présence de l'azote et d'un gaz propre à entretenir les combustions et la respiration.

C'est alors que Lavoisier exposa pour la première fois la vraie théorie de la respiration. « L'opération qui se passe en nous, dit-il, est semblable à celle qui se passe dans nos foyers. Sur un combustible arrive l'oxygène, gaz comburant; la combinaison du carbone et de l'oxygène produit l'acide carbonique qui se dégage. Le corps humain est donc un vrai foyer de combustion lente; la vie humaine est donc, sans figure, un flambeau qui se consume; l'oxygène et les aliments se combinent, l'acide carbonique et l'eau en sont les produits, la chaleur en est le résultat physique. »

11.

Restait à savoir si la combustion s'opère dans les poumons. Lagrange prouva que les poumons seraient vite consumés s'ils étaient le théâtre de la combinaison de l'oxygène avec les hydro-carbures. D'ailleurs d'ingénieuses expériences de Spallanzani et de William Edwards établirent qu'aucune combustion ne se fait dans les poumons. Spallanzani mettait des colimaçons dans l'azote; Edwards se servait plutôt d'une grenouille. Puisque ces animaux exhalaient encore de l'acide carbonique, c'est évidemment qu'il s'en formait toujours dans la profondeur des tissus, où l'oxygène emmagasiné continuait la combustion.

Cela établit encore une fois que la respiration n'est, à vrai dire, qu'une fonction préparatoire du milieu intérieur, et que la combustion se fait là où s'opère la nutrition. Et comme la *chaleur animale* est le résultat de cette combinaison, ce n'est pas ici le lieu de l'étudier.

**III. Nécessité de la respiration. Asphyxie.** — Rien ne révèle mieux la nécessité de la respiration que les phénomènes d'*asphyxie*. La perte de connaissance, de mouvement, et bientôt de vie, dès que la respiration cesse, prouve que cette fonction ne peut s'interrompre sans dommage notable. L'Homme peut supporter le jeûne durant plusieurs heures, et même durant plusieurs jours : il ne peut manquer d'air, sans mourir au bout de cinq ou six minutes.

L'asphyxie peut être causée, soit par défaut d'air, soit par défaut de pression normale, soit par l'impureté du gaz respiré.

1. Le DÉFAUT D'AIR est amené par strangulation, pendaison, submersion ou suffocation. Les voies aériennes étant fermées, l'air n'arrive plus aux poumons. Quand on rencontre une personne en qui la vie est ainsi suspendue, il faut se hâter de la ranimer par des frictions ou divers excitants, car la mort peut n'être pas encore survenue.

2. La PRESSION NORMALE concerne seulement l'oxygène; il n'en faut ni trop ni trop peu. Régulièrement, l'oxygène devrait toujours garder la tension de 1 cinquième d'atmosphère qu'il a dans l'air que nous respirons. Si, au

lieu de 20 centièmes de tension, il n'a que 15 centièmes, il ne peut plus suffire à nos besoins : c'est le cas de l'air expiré ; aussi a-t-on raison de dire que « l'haleine de l'homme est mortelle à l'homme ». Si, au contraire, la tension propre de l'oxygène augmente jusqu'à dépasser 60 centièmes d'une atmosphère, il cause aussi la mort. La tension de l'oxygène a donc 15 centièmes pour minimum, et 60 centièmes d'atmosphère pour maximum.

Ces données nous permettent d'expliquer divers phénomènes.

*Mal des montagnes.* L'ascension des sommets élevés donne lieu à de nombreux troubles organiques, comme la fatigue, les éblouissements et les vertiges. Outre la dépense excessive d'énergie et l'épuisement qui en résulte, deux causes contribuent à la production du malaise ressenti. 1° Au sommet des montagnes la pression est plus faible dans l'atmosphère ; la tension des liquides et des gaz de l'organisme l'emporte sur elle ; il peut arriver que les vaisseaux se rompent et que le sang s'échappe. 2° A mesure que l'atmosphère se fait rare, l'oxygène, qui n'est jamais dans l'air pour plus de 20 centièmes, peut descendre à une tension inférieure au minimum de 15 centièmes d'une pression normale : dans ce cas, l'oxygène absorbé n'est plus suffisant pour alimenter l'organisme ; il faudrait alors aspirer de l'oxygène pur, emporté dans de petits ballons.

C'est à cette précaution qu'ont recours les aéronautes pour éviter l'asphyxie dont ils sont menacés au delà de 6 000 à 7 000 mètres de hauteur. Ils peuvent d'autant mieux entretenir ainsi leur respiration qu'ils ne font pas, comme les touristes sur les montagnes, une dépense notable d'oxygène.

*Cloches à plongeur.* Lorsqu'on comprime l'air dans les cloches à plongeur ou dans les scaphandres, il faut bien veiller à ne pas dépasser la quantité tolérable d'oxygène. L'Homme peut supporter des pressions de 20 ou 25 atmosphères, peut-être davantage ; mais ce milieu artificiel où il s'engage ne doit jamais contenir aucun gaz délétère ni plus de 60 centièmes d'une atmosphère normale d'oxygène. Avec cette précaution, un ouvrier peut descendre à des profondeurs considérables.

Mais lorsque le plongeur sort de la cloche à air comprimé, il faut avoir grand soin de ne pas diminuer brusquement la pression. Les gaz dissous dans le sang ont pris la tension qu'avait l'air de la cloche : si la pression du dehors venait brusquement à se détendre, les gaz ne pourraient plus rester dissous, et ils formeraient dans les capillaires des *chapelets* de bulles ou granulations qui arrêteraient toute circulation. Si, par mégarde, cet effet avait été produit, on devrait remettre le patient sous pression, afin de le faire ensuite revenir lentement à la tension normale.

3. L'IMPURETÉ DE L'AIR peut provenir de plusieurs causes. Ou bien l'oxygène y est en défaut; ou bien des gaz délétères le corrompent.

L'oxygène est en défaut principalement dans l'air *confiné.* On appelle ainsi le milieu où l'air ne se renouvelle pas assez rapidement : il se vicie tout à la fois par l'insuffisance de l'oxygène et par l'abondance d'exhalaisons pernicieuses.

Les gaz nuisibles sont principalement l'acide carbonique, l'oxyde de carbone, l'acide chlorhydrique, l'acide sulfhydrique. L'acide carbonique asphyxie, mais sans empoisonner : on peut ranimer une personne qui vient d'être asphyxiée par ce gaz. L'oxyde de carbone, d'autant plus redoutable qu'on ne le sent pas, agit comme un vrai poison sur les globules qu'il rend impuissants à transporter l'oxygène. Le chlore et l'acide chlorhydrique attaquent les cellules des voies respiratoires. L'acide sulfhydrique, qui se dégage des fosses d'aisances, empoisonne, même en faible quantité.

Outre les désordres brusques produits par l'asphyxie proprement dite, il y aurait à signaler la *misère physiologique* ou asphyxie lente, amenée par une mauvaise respiration. Beaucoup de personnes sont languissantes et deviennent la proie des microbes, soit parce qu'elles respirent une atmosphère viciée, soit parce qu'elles dilatent trop peu leurs poumons. L'hygiène de la respiration préviendrait plus de maladies que l'hygiène de l'alimentation.

## § 3. — MODIFICATIONS DE L'APPAREIL RESPIRATOIRE

### DANS LA SÉRIE ANIMALE

Tous les animaux respirent l'oxygène libre, et non pas l'oxygène en combinaison. L'oxygène est libre dans l'air, dont il forme la cinquième partie, et dans l'eau, où il est en dissolution. Les animaux peuvent donc respirer ou dans l'air ou dans l'eau. Mais, comme l'oxygène dissous dans l'eau est peu abondant, les animaux à respiration aquatique sont condamnés à n'avoir qu'une vitalité très restreinte en comparaison des animaux à respiration aérienne.

L'absorption de l'oxygène se fait, dans le règne animal, par quatre sortes d'organes : la peau, les trachées, les branchies et les poumons.

La respiration *cutanée* s'opère à travers l'enveloppe de l'animal, dans l'air aussi bien que dans l'eau. Elle existe, au moins à quelque degré, chez tous les animaux; cependant le test calcaire ou chitineux de plusieurs espèces y met obstacle.

La respiration *trachéenne* se rencontre chez les Arthropodes aériens (Insectes, Arachnides). Des tubes à air sillonnent tout le corps et amènent le gaz au contact des vaisseaux sanguins; ces *trachées* s'ouvrent à la surface externe du corps par de petites bouches ou *stigmates* (*fig.* 117).

La respiration *branchiale* appartient aux animaux qui absorbent l'oxygène dissous dans l'eau; s'ils sont un peu élevés, ils ne peuvent vivre avec la seule absorption cutanée, comme les êtres inférieurs. Alors le sang se porte vers des organes nommés *branchies*, disposés en houppes ou en peignes, où il se trouve, sur une large surface, dans le voisinage immédiat du liquide oxygéné. C'est donc une sorte de respiration cutanée activée dans les branchies (*fig.* 118 et 119).

La respiration *pulmonaire* appartient aux animaux supérieurs. Elle se fait dans des sacs à large surface, sur les parois desquels le sang vient puiser l'oxygène de l'atmosphère. Ce mode de respiration aérienne est celui de l'Homme.

Les PROTOZOAIRES et les CŒLENTÉRÉS ont la respiration aquatique et cutanée. Déjà, chez les Coralliaires, les tenta-

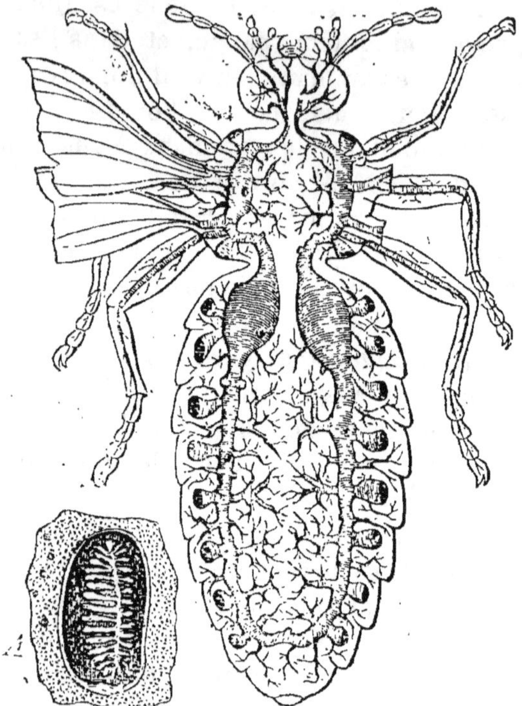

Fig. 117. — *Schéma de l'appareil respiratoire d'un Insecte.*
Les trachées, représentées en noir,
sont parcourues par l'air ; l'air pénètre par des ouvertures latérales ou stigmates (A).

cules qui entourent la bouche exercent plus spécialement la fonction respiratoire.

La respiration des ECHINODERMES est de même aquatique et cutanée. Elle s'opère plus particulièrement par les appendices ambulacraires, petits tubes membraneux qui sortent par des trous percés à travers le test et qui sont toujours baignés par l'eau de mer.

Les Vers respirent le plus souvent par toute l'enveloppe du corps. Quelques branchies filiformes ou ramifiées apparaissent chez les Annélides.

Les Arthropodes aquatiques, comme les Crustacés, ont la respiration branchiale. Mais les Insectes et certaines espèces d'Arachnides respirent par des trachées. Beaucoup d'Insectes, à l'état de larve, ont des branchies pour absorber l'oxygène dissous dans l'eau.

Les Mollusques aquatiques ont la respiration branchiale et cutanée. Les Gastéropodes terrestres ont des *poumons* sous le manteau; leur respiration est aérienne. Certains Gastéropodes aquatiques, comme les Planorbes et les Lymnées, qui vivent dans les eaux douces, respirent aussi par des poumons, et, pour cette cause, se tiennent toujours à la surface des étangs.

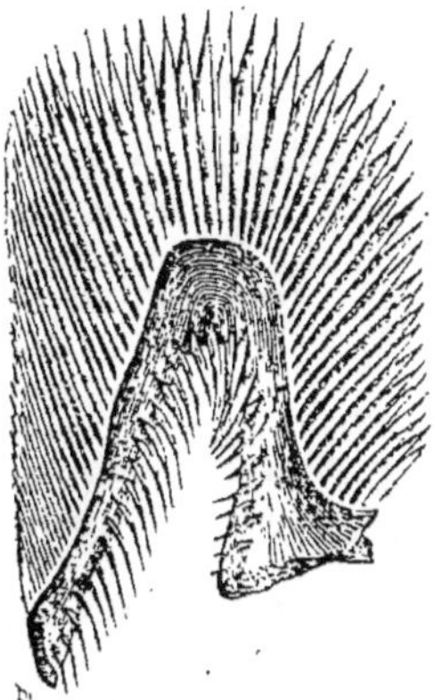

Les Tuniciers respirent par la surface pharyngienne transformée en branchie, sur laquelle les cils vibratiles renouvellent constamment le liquide.

Les Vertébrés ont toujours, en plus de la respiration cutanée, la respiration branchiale ou pulmonaire. Chez les *Poissons*, elle est toujours branchiale; l'eau pénètre par la bouche et sort par les ouïes, après avoir circulé sur les lamelles branchiales où le sang passe avec une grande rapidité. Branchiale dans le jeune âge, chez tous les *Batraciens*, elle devient pulmonaire dans l'âge adulte. Les *Rep-*

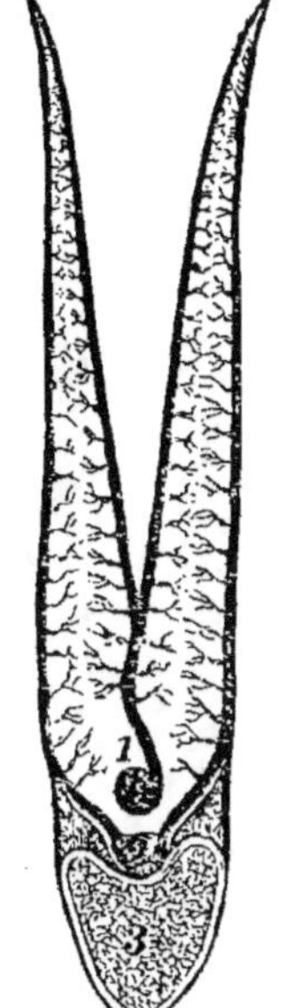

Fig. 119. — *Coupe à travers un arc branchial.*

1, vaisseau venant du cœur avec du sang veineux. — 2, vaisseau plein de sang artérialisé par son passage dans l'arc branchial. — 3, partie osseuse de l'arc branchial.

Fig. 118. — *Arc de branchie d'un poisson osseux.*

Feuilles branchiales sur le côté convexe; épines du côté concave.

*tiles*, les *Oiseaux* et les *Mammifères* n'ont jamais de branchies ; les poumons, très peu étendus chez les Reptiles, se continuent dans de profondes poches à air chez les Oiseaux, et ressemblent à ceux de l'Homme chez tous les Mammifères.

## CHAPITRE IX

# L'ASSIMILATION. — CHALEUR ANIMALE

§ 1er. — *Assimilation* : Idée générale. — I. Mise en réserve. — II. Assimilation dans l'élément anatomique. — III. Effets de l'assimilation (physiologiques, chimiques, physiques).

§ 2. — *Chaleur animale* : I. Le fait de la chaleur animale. — II. A quoi sert la chaleur organique. — III. Origine de la chaleur animale. — IV. Causes modératrices (contre le froid, contre la chaleur du milieu).

Nous n'avons encore étudié que les actes préparatoires de la nutrition. Nous avons vu comment se forme le milieu intérieur apte à soutenir la vie de tous les éléments organiques ; les aliments *digérés* et *absorbés* sont les combustibles du foyer ; la *respiration* donne le comburant ; par la *circulation*, les plus intimes recoins du corps humain renouvellent leurs provisions.

Puisque le milieu intérieur est prêt, il faut voir comment il est *utilisé*, comment la nutrition se fait. C'est un phénomène très mystérieux qui se passe dans les profondeurs de chaque cellule et de chaque fibre. Il était absolument ignoré autrefois ; depuis qu'on suit le mouvement vital de plus près dans les infusoires monocellulaires, on a un peu plus de jour sur ce qui s'opère dans chaque unité du corps humain. Chaque élément, en effet, se nourrit comme un Protozoaire simple.

Nous traiterons, en deux paragraphes, des phénomènes de l'*assimilation*, et de la *chaleur animale* qui est un de ses principaux effets.

### § 1er. — ASSIMILATION

IDÉE GÉNÉRALE DE L'ASSIMILATION. — L'acte par lequel l'organisme s'incorpore les substances empruntées au monde extérieur s'appelle *assimilation*. L'aliment assimilé est devenu partie intégrante du corps humain ; avant l'assimilation, il lui était encore étranger d'une certaine façon. Pour étudier entièrement la nutrition proprement dite, nous verrons : 1° comment l'organisme pourvoit à ses besoins par la *mise en réserve*; — 2° comment il utilise ou *assimile* les substances nutritives; — 3° quels sont les *effets* de l'assimilation.

**I. La mise en réserve.** — Il est aisé de prouver la nécessité de la mise en réserve.

Une condition indispensable pour la nutrition normale, c'est l'équilibre de composition du milieu intérieur. Toute modification un peu notable fait souffrir aux organes des altérations matérielles ou des troubles fonctionnels. Ainsi, l'excès du sucre dans le sang peut causer la *cataracte* ou opacité du cristallin; dès que le sucre revient à une juste proportion, l'œil reprend sa transparence. Chacun sait combien l'appauvrissement du sang est préjudiciable à la santé, combien les boissons alcooliques trop abondantes fatiguent certains organes.

Mais les ingestions sont intermittentes, nous ne prenons de la nourriture que deux ou trois fois par jour, tandis que la dépense organique se fait sans interruption. Il est donc nécessaire qu'entre l'absorption et la nutrition il y ait une fonction intermédiaire qui emmagasine pour quelque temps les matières nutritives.

Les *glycoses* s'amassent dans le foie à l'état d'amidon ou de *glycogène*. Pendant la digestion, le sucre abonde; l'organisme ne peut en supporter une telle quantité. Absorbé par les veines intestinales, il se rend au foie par la veine porte.

Cet organe, en sage pourvoyeur, arrête ces richesses, les décompose, les transforme en grains d'amidon qu'il garde dans ses cellules comme en autant de greniers; peut se faire que ces greniers se rompent sous le faix : c'est ce qui arrive à ceux qui prennent beaucoup plus de féculents qu'ils n'en consument.

Durant les heures de jeûne, dès que le sang dépouillé de glycose se présente au foie, cet organe lui cède son amidon ou glycogène dans la mesure de ses besoins et de la consommation qui se fait.

La *graisse* s'amasse dans les cellules adipeuses, où elle demeure jusqu'à ce que la combustion organique fasse appel à ces réserves. Les corpuscules de graisse ne se forment pas seulement aux dépens des corps gras digérés, mais encore aux dépens des albuminoïdes et des féculents en excès. La graisse en réserve se dépose autour des reins, qu'elle protège, à la base du cœur, qu'elle peut gêner, dans les replis du péritoine, particulièrement sous les parois de l'abdomen. Chez le Porc, où le lard est largement développé, la graisse s'accumule surtout sous le derme.

Les *albuminoïdes* n'ont point de lieu spécial qui leur serve de magasin : ils restent dans le sang à l'état d'albumine ou sérine. Cette albumine en réserve se transforme peu à peu en fibrine, afin d'aller porter aux cellules les aliments réparateurs du protoplasme.

Les *sels minéraux* restent aussi dissous dans le sang : les cellules osseuses les saisissent à mesure qu'elles ont besoin de sécréter leur enveloppe pierreuse. Chez certains Mammifères, les sels s'accumulent sous l'épiderme durant le premier âge.

L'*oxygène* lui-même a son lieu de réserve . ce sont les globules. Jamais le sang n'épuise totalement sa provision d'oxygène. Dans le cas d'un travail musculaire excessif, l'oxygène utilisé dépasse en quantité celui que la respiration fournit : c'est alors une partie de la réserve qui se consomme.

Grâce à cette disposition providentielle, le milieu où l'assimilation se fait ne subira que de légères oscillations de composition.

II. **Assimilation dans l'élément anatomique.** — Pour plus de facilité, au lieu de supposer nos unités organiques serrées les unes contre les autres, considérons chacune d'elles comme un îlot vivant plongé dans le milieu lymphatique. Nous avons déjà dit comment ce milieu, traversé par les capillaires sanguins, garde un parfait équilibre de constitution : par osmose, il se fait un perpétuel échange entre le sang et la lymphe. Voyons maintenant ce qui se passe dans l'unité anatomique.

1. ENTRÉE DES SUBSTANCES NUTRITIVES DANS LA CELLULE. — Elles sont presque toujours dissoutes, rarement à l'état solide.

La cellule, ayant une faible enveloppe, peut s'ouvrir pour englober les corpuscules solides, puis se souder de nouveau. Cela est remarquable surtout pour les globules blancs : ces précieux auxiliaires absorbent les microbes qu'ils rencontrent et jouent ainsi le rôle de défenseurs dans la lutte pour la vie.

Les liquides entrent par imbibition. La cellule fait une sorte de choix, mais ce choix ne suppose aucun acte intelligent. En vertu de la tendance à l'équilibre, ou osmose, la cellule rejette les éléments brûlés qu'elle possède en excès, et elle reçoit en retour les éléments utiles à sa consommation.

2. CE QUI SE PASSE DANS UNE CELLULE. — L'enveloppe de chaque unité cellulaire enferme des bandes de protoplasme entre lesquelles l'espace est rempli du liquide nutritif. Les contractions incessantes du protoplasme en assurent la circulation.

Mais de quelle façon les éléments deviennent-ils la substance même de l'organite? Nous savons ce qui est entré, nous voyons ce qui sort, nous ne pouvons qu'imaginer les phénomènes intimes. Une comparaison nous guidera.

Considérez le foyer d'une machine à vapeur. Il s'y consume du charbon en abondance sous le courant de l'air : le charbon, matière végétale, se transforme en acide carbonique et en eau par sa combinaison avec l'oxygène. Mais le foyer s'use; la fonte aussi est brûlée : au bout de quelque temps la machine, détériorée, aura besoin de réparation.

Excellente image de ce qui se passe en nous dans l'acte d'assimilation. Chaque cellule est un foyer; le protoplasme en est la substance et le soutien. Les sucres et les graisses sont le charbon que l'oxygène brûle en produisant l'acide carbonique et de l'eau : cette combustion est une source de chaleur, énergie physique que l'organisme transforme en travail. Mais le foyer se brûle aussi lui-même : en se consumant, le protoplasme donne de l'acide urique et de l'urée. Seulement, le foyer se répare à mesure qu'il se détruit. Les albuminoïdes, employés à cette fin, ont un rôle vraiment *plastique*.

L'homme qui, par un excès de travail, use plus de substance qu'il n'en peut refaire, s'épuise promptement. Que les graisses et les sucres viennent à manquer au foyer, aussitôt le protoplasme se consume avec une grande activité : c'est ce qui arrive au pauvre qui jeûne et qui travaille cependant.

Ainsi, les albuminoïdes seraient réellement assimilés ou incorporés au protoplasme; les autres substances serviraient à l'entretien de la chaleur vitale.

3. Phénomènes complémentaires. — Les résidus de la combustion sortent de l'élément anatomique, ils tombent dans le milieu interstitiel où sont plongés tous les organites. De là ils sont repris par le sang qui passe, ou bien ils sont poussés dans les vaisseaux lymphatiques : toujours est-il qu'ils rejoignent infailliblement le torrent de la circulation.

Mais la désassimilation ou l'oxydation n'est pas toujours achevée lorsque les substances sortent de la cellule. Par exemple, les albuminoïdes sont d'abord à l'état d'acide urique; puis ils se transforment en urée. Ce phénomène paraît se terminer au foie. En effet, on a remarqué que, chez l'animal, le sang qui sort du foie a toujours moins d'acide urique et plus d'urée que celui qui arrive. Si la combustion s'achève là, il n'est pas étonnant que la chaleur de cet organe soit plus élevée que celle de tous les autres.

Nous dirons, au chapitre suivant, comment les cendres et les fumées de la combustion organique sont rejetées hors de la machine.

III. **Les effets de l'assimilation** embrassent nécessairement tous les phénomènes dont le corps est le théâtre.

Comme il serait trop long de les décrire, il suffira de les avoir classés. Ils sont physiologiques, chimiques et physiques.

1. EFFETS PHYSIOLOGIQUES. *Entretien des tissus déjà formés.* — Comme la vie consiste dans le mouvement et le travail, chaque cellule ne vit qu'en dépensant : pour suffire à sa dépense, elle a besoin de se nourrir. Il y a des éléments, comme les muscles et les nerfs, qui se réparent par une simple nutrition : ils demeurent les mêmes et ne perdent que leurs molécules. Les éléments épithéliaux, glandulaires, conjonctifs, osseux, les globules sanguins, se renouvellent en se reproduisant : on y trouve donc tout à la fois l'échange moléculaire et la reproduction cellulaire.

*Accroissement des tissus déjà formés.* — Les cellules et les fibres peuvent se développer en force et se multiplier en nombre sous l'influence de l'exercice, même chez l'adulte. Les muscles du bras grossissent chez les boulangers, ceux de la marche chez les facteurs ruraux.

Des *tissus nouveaux* apparaissent à certaines époques de la vie. Si tout être vivant commence par une cellule unique, comme le Poulet dans son œuf, il a besoin de créer un à un tous les organes de son corps : ces organes ne se forment point par simple développement, car le germe ne les contient pas en raccourci ; ils naissent, au temps voulu, sur des éléments d'une autre sorte.

Enfin les *tissus lésés* se réparent : une blessure se cicatrise, et une peau neuve recouvre bientôt la plaie. Cette faculté de réparation organique est très grande chez les animaux inférieurs : certains vers se reproduisent à l'aide d'un seul anneau de leur corps ; la queue du lézard se refait ; le cerveau du pigeon peut se reproduire entièrement. Chez l'Homme même, un os peut se reconstituer, pourvu que le périoste ait été épargné.

Ces divers effets supposent une nutrition abondante et riche : aussi l'enfant, encore en voie de formation organique, montre-t-il un appétit plus avide que l'adulte.

2. EFFETS CHIMIQUES. — Ils consistent dans la combustion des aliments, albuminoïdes, graisses et glycoses.

Nous les avons décrits en parlant des phénomènes intimes de l'assimilation.

3. Effets physiques. — Les deux principaux sont la production de l'électricité et de la chaleur. Tout muscle et tout nerf qui se nourrit amasse un certain potentiel d'électricité qu'il est aisé de rendre sensible par le galvanomètre : cette charge électrique se dépense par le travail. La chaleur organique est d'une telle importance que nous devons y donner plus d'attention.

## § 2. — CHALEUR ANIMALE

I. Le fait de la chaleur animale. — Une observation très simple prouve que l'organisme est une source de chaleur. Tandis que tous les corps inanimés se mettent en équilibre de température avec le milieu ambiant, les êtres vivants sont constamment plus chauds que leur milieu : par conséquent, l'Homme et les animaux perdent à tout instant de la chaleur par conductibilité et par rayonnement. Donc, il s'en produit une égale quantité à l'intérieur de leur corps.

L'Homme garde partout la même température moyenne de 37°. Il ne se refroidit point parmi les glaciers du Spitzberg; il n'est point plus chaud sous les brûlantes ardeurs de l'Afrique équatoriale. Il s'accommode de tous les climats, se fait à tous les milieux : on montrait autrefois, à la foire de Saint-Germain, une jeune fille qui pouvait affronter durant dix minutes l'atmosphère embrasée d'un four à 110°.

L'Homme périt lorsque sa température monte ou baisse de 5 à 6 degrés en dehors de la moyenne ordinaire : la fièvre de 42° le tue; il succombe de même à 32°. Il doit donc être rangé parmi les animaux à *température constante* ou à *sang chaud*.

On appelle ainsi les animaux dont la température ne varie ni avec les climats ni avec les milieux. Les Oiseaux et les Mammifères sont dans ce cas. La chaleur des Oiseaux varie entre 40 et 44 degrés; celle des Mammifères oscille de 36 à 40 degrés. Cependant, certains Mammifères, comme les Marmottes et les Loirs, s'engourdissent durant les froids de l'hiver : ce sont des animaux *hibernants*.

Les Reptiles, les Poissons et tous les Invertébrés, subissent sans dommage de grandes oscillations de température, et peuvent vivre sans dépasser de plus d'un degré le milieu qui les entoure. Ils sont à *sang froid* ou à *température variable*.

Cependant, l'Homme n'a pas tout à fait la même température dans les différentes régions du corps. L'intérieur, qui est soustrait au rayonnement, est plus chaud que la surface. Le sang du ventricule droit est d'ordinaire plus chaud que celui du ventricule gauche : en effet, le sang arrive à gauche après s'être refroidi aux poumons. En sortant des glandes, où s'opère un grand travail d'oxydation, le sang est toujours plus chaud ; c'est au sortir du foie qu'il est à son plus haut degré de température.

**II. A quoi sert la chaleur organique.** — Elle sert à deux fins. 1° Elle est une condition nécessaire des combinaisons chimiques essentielles à la nutrition ; à une basse température, les échanges moléculaires ne se produiraient pas. 2° Elle constitue l'énergie qui se dépense en travail. Pour nous, point de travail sans chaleur : nous sommes astreints, aussi bien qu'une machine à vapeur, à cette loi inéluctable. Aussi l'activité est-elle, dans la série animale, en raison directe de la chaleur produite.

Il est vrai que souvent le travail paraît produire de la chaleur, puisqu'on s'échauffe par l'exercice musculaire. La confusion est facile à dissiper. La chaleur que nous possédons actuellement se dépense en travail, mais le travail active la nutrition, la respiration, la combustion ; il amène ainsi comme résultat une nouvelle production de chaleur. De même la force croît par l'exercice, quoique l'exercice en dépense. Plus on donne, plus on acquiert.

**III. Origine de la chaleur animale.** — La chaleur est produite dans l'organisme vivant comme dans nos foyers, par combustion. Cette combustion ou oxydation s'opère dans chaque élément anatomique et constitue l'acte même de la nutrition. L'oxydation des substances albuminoïdes produit peu de chaleur, mais les glycoses et les graisses en fournissent beaucoup plus.

On peut évaluer assez aisément la quantité de chaleur que l'Homme produit en un jour, car l'acide carbonique et la vapeur d'eau qu'il exhale en vingt-quatre heures renferment à peu près tout l'oxygène absorbé dans ce même temps. On évalue à 2 500 calories la quantité moyenne de chaleur produite par un Homme en un jour. Comme une calorie peut opérer un travail de 425 kilogrammètres, on voit que la plus grande partie de notre chaleur organique est employée soit à lutter contre le froid du milieu ambiant, soit à faciliter les combinaisons organiques.

Les principales sources de chaleur sont les muscles, les glandes et le système nerveux. Les *muscles* en activité développent beaucoup de chaleur : ils consomment surtout des hydrocarbures et les transforment en acide carbonique et en acide lactique. — La température des *glandes* en activité croît de même ; si le sang qui les traverse alors est moins noir qu'au temps du repos, c'est qu'il en passe cinq fois plus dans le même intervalle. Les produits d'oxydation dans les glandes ne sont pas seulement des déchets, comme l'acide carbonique, mais aussi des principes utiles pour la digestion. — La température des *nerfs* en activité ne s'élève que faiblement, parce qu'ils consomment des albuminoïdes. Une perception intense, de lumière par exemple, réchauffe le cerveau de 1/20 de degré dans le centre de réception.

IV. **Causes modératrices de la chaleur.** — Puisque l'Homme garde une température constante sous tous les climats et dans toutes les saisons, il doit lutter contre les froids de l'hiver et du Nord, contre les chaleurs de l'été et du Sud.

*Lutte contre le froid.* — Dès que la température externe s'abaisse, l'organisme dégage plus de chaleur : la respiration devient plus intense, la combustion des aliments est plus vive. Ainsi, dans le froid, l'être vivant active son foyer.

C'est pourquoi la nourriture doit être alors plus abondante. L'Esquimau se gorge d'huiles et de graisses : c'est du charbon qu'il met dans sa machine. Souvent l'Homme dépense en hiver les provisions accumulées dans ses tissus durant l'été.

Pour faciliter l'oxydation, pour stimuler la circulation et faire pénétrer l'oxygène plus profondément, l'exercice musculaire est avantageusement employé.

Mais il ne suffit pas d'augmenter la production de chaleur, il faut en diminuer la déperdition. La Providence a couvert de poils les Mammifères. L'Homme se tisse des habits, et il s'enferme, lorsqu'il est inactif, dans des appartements chauffés. L'enveloppe graisseuse qui se forme sous le derme des animaux, surtout des Oiseaux et des Mammifères aquatiques, est une excellente protection.

*Lutte contre la chaleur du milieu.* — Si la température du milieu augmente, l'organisme produit moins de chaleur. Même dans une atmosphère plus chaude que son corps, l'Homme vivra sans changer de température.

Mais il faut alors qu'il perde beaucoup de chaleur et qu'il en produise peu. Il prend en effet peu de nourriture et respire moins activement. La transpiration pulmonaire et cutanée est fort grande ; une exsudation abondante recouvre la peau d'une couche liquide dont l'évaporation produit un refroidissement très sensible.

L'évaporation est d'autant plus rapide que le milieu est plus sec ; dans une atmosphère saturée de vapeur, ou dans un bain chaud, un animal périt promptement si la température ambiante est plus élevée que la sienne.

Dans les pays chauds, la *peau* joue donc le rôle de *régulateur de la chaleur animale.*

# CHAPITRE X

# LES EXCRÉTIONS

Idée générale du phénomène d'épuration du milieu. — Différentes voies d'épuration. — I. Par les intestins. — II. Par les poumons. — III. Par les reins : 1° appareil urinaire ; 2° mécanisme de la sécrétion urinaire ; 3° composition de l'urine : appareil urinaire dans la série animale. — IV. Par la peau : glandes sudoripares.

Nous arrivons à la dernière série des phénomènes de nutrition. Après avoir dit comment le milieu nutritif se *prépare* dans la digestion, l'absorption, la circulation et la respiration, — comment il est *utilisé* dans l'assimilation, — il nous reste à exposer comment il *s'épure* par les *excrétions*, en rendant au monde extérieur les déchets de la combustion. Nous aurons ainsi étudié tout le mouvement de la vie végétative ; nous avons pris les éléments tels que la nature les présente, nous allons les considérer tels que l'organisme les rejette.

Idée générale du phénomène d'épuration du milieu. — La nutrition s'opère en chaque cellule : les aliments y sont consumés par l'oxygène, et transformés les uns en urée et en acide urique, les autres en eau et en acide carbonique. L'organite se hâte de déverser hors de chez lui ces produits désormais nuisibles ; il les rend au milieu lymphatique qui les lui avait fournis dans un autre état. Ce milieu se renouvelle sans cesse, grâce aux vaisseaux sanguins et aux vaisseaux lymphatiques ; les uns et les autres conduisent vers le cœur ces débris désassimilés.

Le sang charrie donc tout à la fois les éléments utiles et les éléments nuisibles, les substances nutritives et les matières à éliminer. Pour garder son équilibre de composition, le sang doit, en certains organes, se débarrasser constamment des produits de combustion qui le corrompent. C'est précisément ce qui s'opère par les *excrétions*.

Les excrétions ne doivent pas être confondues avec les sécrétions. — Les *sécrétions* sont les opérations qui préparent les liquides et les ferments nécessaires à l'organisme. Elles sont *externes*, lorsque leur produit se déverse dans le tube digestif : la salive, le suc gastrique, la bile, le suc pancréatique, le suc intestinal, sont dans ce cas. Elles sont *internes*, quand le produit, comme le glycogène du foie, se déverse directement dans le sang. Nous avons longuement parlé des sécrétions au chapitre II. — Les *excrétions* sont des opérations par lesquelles l'organisme débarrasse le milieu intérieur des déchets nuisibles de la désassimilation.

Cette opération du milieu se fait en plusieurs organes : par les *intestins*, par les *poumons*, par les *reins* et par la *peau*.

**I. Par les intestins.** — Les *intestins* n'expulsent pas seulement les résidus de la digestion, noyaux, enveloppes, etc., non attaqués par les sucs digestifs ; ces objets n'ont pas pénétré dans le milieu organique. Il y a d'autres éléments qui sortent par la même voie : une partie de la *bile* fournie par le foie, une partie des liquides sécrétés par les glandes intestinales, les produits abondants de sécrétion que l'on provoque par les sels minéraux *purgatifs*. Ces masses fluides, extraites du sang, lui enlèvent déjà une portion des substances nuisibles, sans entraîner avec elles les matériaux nutritifs, comme l'albumine et les glycoses.

**II. Par les poumons.** — Les *poumons* ont un double rôle à remplir : ils absorbent l'oxygène de l'air, et ils exhalent l'*acide carbonique*. L'acide carbonique, principal résultat de la combustion, et très promptement nuisible au jeu normal des organes, se trouve ainsi éliminé sans interruption. Les poumons sont pour notre foyer vital comme une cheminée à double courant ; nous dilatons la poitrine pour aspirer le comburant; nous l'abaissons pour rejeter le gaz toxique formé par l'oxydation.

Avec l'acide carbonique sortent aussi les *gaz délétères* que nous aurions respirés : l'*alcool* absorbé dans le vin et les liqueurs s'enfuit en partie par cette voie ; la vapeur d'eau rendue libre par la transpiration pulmonaire a pour résultat direct de tempérer notre chaleur interne.

**III. Par les reins.** — Les excrétions les plus importantes s'opèrent par les *reins*. L'appareil urinaire comprend deux parties : les *reins* où l'urine est extraite du sang, la *vessie* qui contient l'urine et l'expulse par intervalles. Nous étudierons successivement l'appareil urinaire, le mécanisme de la sécrétion et la composition de l'urine.

1. APPAREIL URINAIRE. — *Forme des reins.* Les reins sont deux glandes en forme de haricot, situées dans la région lombaire, de chaque côté de la colonne vertébrale, et en dehors du péritoine. Leur bord supérieur est recouvert par la *capsule surrénale*, dont le rôle est peu connu ; leur bord interne est concave; dans cette dépression, nommée hile, passent l'artère et la veine rénale, les nerfs, les lymphatiques et l'uretère. Leur surface est lisse et d'une teinte rougeâtre; les dimensions oscillent autour de 10 centimètres de long, 5 centimètres de large, sous une épaisseur de 3 centimètres.

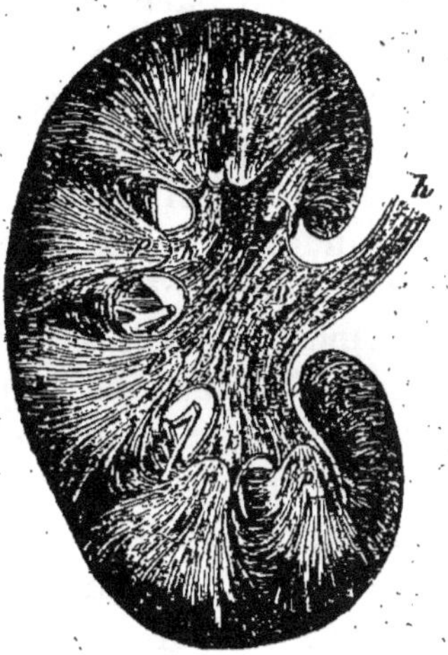

*Structure des reins.* — Sur une coupe verticale du rein, on distingue : 1° une enveloppe; 2° la substance propre du rein; 3° un bassinet ou réservoir (*fig.* 120).

Fig. 120. — *Coupe verticale du rein.*

h, uretère. — B, bassinet, k, calices. — p, pyramides

L'*enveloppe* est une fine membrane fibreuse, protégée elle-même par une épaisse couche de graisse.

12.

La *substance propre* du rein comprend , au dehors,
*substance corticale*; au dedans, la *substance médullaire*
tubuleuse. — La première a peu d'épaisseur, elle est m...
rouge et plus molle que la seconde. — Celle-ci, dont
éléments suivent une direction parallèle, se divise en py...
mides : ces pyramides ont leurs bases appuyées sur
substance corticale, et leurs sommets libres tournés...
le centre du rein. Par ces sommets ou *papilles* l'u...
s'écoule goutte à goutte dans les *calices*. Toute cette...
stance propre du rein est constituée par les tubes u...
fères et par les vaisseaux sanguins.

Le *bassinet* est une poche membraneuse qui occup...
centre du rein, et se continue
avec l'uretère. Sous les papilles de chaque pyramide, le
bassinet se creuse en petits
godets ou *calices* destinés à
recueillir l'urine apportée par
les tubes.

*Tubes urinifères.* — Les
*tubes urinifères*, découverts
par Malpighi, sont de petites
glandes souvent ramifiées,
très contournées dans la substance corticale et parallèles
dans la substance médullaire
(*fig.* 121). Chacun de ces tubes commence par une am-
poule dans la substance corticale. Cette ampoule, en
forme de corpuscule, reçoit
une artériole, et il en sort
une veinule; sa cavité est
tout occupée par un peloton

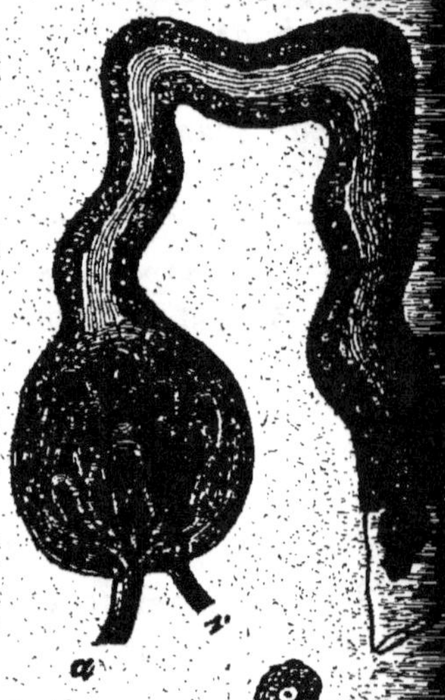

Fig. 121. — *Tube urinifère*
*la partie corticale du rein*

On voit les cellules épithélia...
limitent le tube urinifère. Il se...
miné par une glomérule en forme...
poule, dans lequel pénètre le sang...
l'artériole *a*.

de vaisseaux capillaires que le sang traverse en all...
de l'artériole à la veinule. — A la suite de ce corpuscu...
ou *glomérule*, le tube urinifère suit une marche sinueu...
se replie plusieurs fois vers la substance médullaire...

vers la substance corticale, et prend finalement une direction rectiligne vers le sommet des pyramides. Sur les sinuosités du tube urinifère, la veinule sortie du glomérule étend un réseau capillaire que traverse le sang avant de rejoindre la veine rénale. Nous verrons bientôt la raison d'être de ces deux séries de capillaires, l'une dans les glomérules, l'autre sur les plis des tubes urinifères.

*Uretères.* — Les uretères sont des canaux de 25 à 30 centimètres qui ont à conduire l'urine depuis le bassinet jusqu'à la vessie. Ils entrent obliquement dans ce réservoir, et après avoir cheminé plusieurs centimètres dans l'épaisseur de ses parois. Grâce à cette disposition, l'urine ne peut jamais refluer vers les reins ; lorsque la vessie se contracte et comprime le liquide qu'elle contient, elle détermine la fermeture des uretères.

*Vessie.* — La vessie est le réservoir de l'urine ; elle est enveloppée par le péritoine ; elle est très élastique, mais aussi contractile ; en tant qu'élastique, elle peut se dilater, ses fibres musculaires longitudinales et circulaires lui permettent de se vider. Elle expulse le liquide par le canal de l'urètre, dont le col est entouré d'un sphincter qui s'ouvre ou se ferme à volonté.

2. MÉCANISME DE LA SÉCRÉTION URINAIRE. — Plusieurs opinions ont été émises sur le mécanisme de la sécrétion urinaire ; nous ne citerons que les principales (*fig.* 122).

Quelques auteurs ont pensé que l'urine est entièrement formée par exsudation du sang dans les glomérules ; tandis qu'elle chemine ensuite à travers les tubes de Malpighi, elle est peu à peu concentrée, parce que l'eau est en partie résorbée.

D'autres distinguent deux phases. La première s'accomplit dans les glomérules, elle consiste dans l'exsudation d'un liquide incolore qui envahit peu à peu les tubes uriniferes. La seconde se passe dans les tubes urinifères, où les cellules épithéliales jouent un rôle sécrétoire. Mais quelle est au juste la composition du liquide extravasé ? quel est exactement le rôle du tube urinifère ?

Certains physiologistes disent que l'eau extravasée dans

les glomérules est presque pure et ne contient que peu de
els minéraux : dans cette hypothèse, l'épithélium sécrète,
en les empruntant au sang veineux du réseau capillaire, les
éléments caractéristiques de l'urine, surtout l'urée et l'acide
urique. — Mais il est plus probable que le liquide exsudé

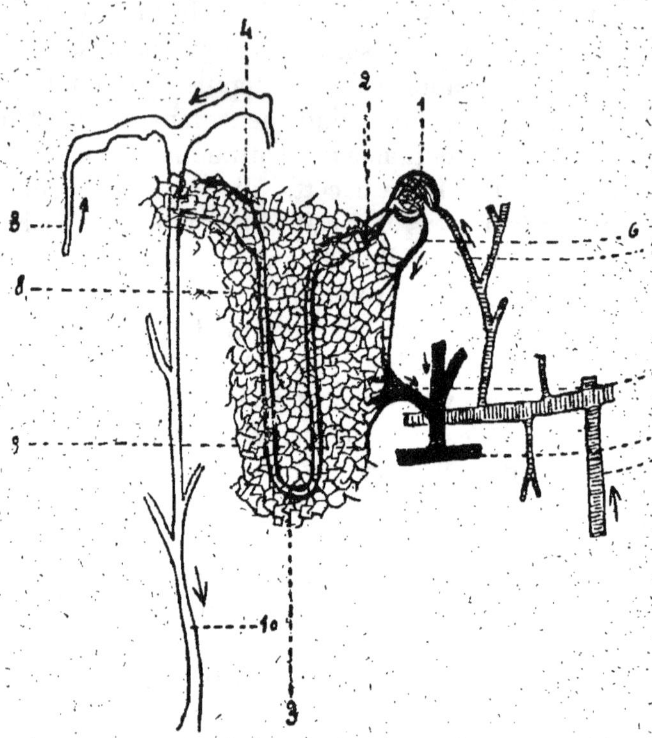

Fig. 122. — *Schéma de la sécrétion urinaire.*

**Le sang** artériel arrive par l'artériole *ar*, se dirige par le rameau 5 dans l'ampoule 1; là, il traverse des vaisseaux capillaires. Sous la pression, une partie
suinte à travers les parois et s'engage dans le canalicule urinifère (2, 3, 4, 10);
l'autre partie du sang, qui entraîne les globules, sort de l'ampoule par la veinule 6,
puis se répand dans le réseau capillaire 8, et aboutit enfin au tronc veineux 7.

dans les glomérules est de même nature que le plasma du
sang, qu'il contient tous les éléments du sang, et que les
cellules des tubes urinifères ont pour fonction de résorber
l'albumine pour la rendre au sang qui passe dans le réseau
capillaire

Ainsi la sécrétion urinaire est une simple filtration : le sang retient ses globules et reprend son albumine; le reste du liquide, étant surtout composé d'eau et de déchets, ne fait que débarrasser l'organisme. Cette excrétion est si importante que, si on lie les uretères d'un animal, l'urée devient trop abondante et le fait périr.

3. COMPOSITION DE L'URINE. — L'urine contient sensiblement les mêmes éléments que le sang, sauf les globules et les albuminoïdes. Elle se compose d'eau et de substances dissoutes : ce sont surtout les produits de désassimilation des matières albuminoïdes. Elle est acide chez l'homme et les carnivores ; elle est alcaline chez les herbivores.

La quantité d'urine sécrétée par jour varie de 1 200 à 1 500 grammes. L'eau y entre en moyenne pour les neuf dixièmes. En été, l'eau est moins abondante qu'en hiver, à cause de la transpiration cutanée; mais la proportion de matières dissoutes est constante.

Les principales substances dissoutes sont : l'*urée*, l'*acide urique*, et des *sels minéraux*; leur poids total est d'environ 70 grammes en vingt-quatre heures.

L'*urée*, à elle seule, forme la moitié de ce poids. C'est une substance cristallisable, très riche en azote, ayant pour formule $CO Az^2 H^4$. Dès que l'urine est exposée à l'air libre, une bactérie s'y développe promptement, provoque la *fermentation ammoniacale*, et transforme l'urée en carbonate d'ammoniaque.

L'urée provient de la combustion des matières albuminoïdes du protoplasme; le tissu nerveux en activité en produit une quantité notable.

Ce n'est point dans les reins que se forme l'urée : son élaboration s'achève dans le foie; les reins ne paraissent avoir d'autre fonction que de l'extraire du sang. Elle est un poison pour l'organisme; aussi quand, chez l'Homme, l'altération des voies urinaires provoque la résorption de l'urine, l'*urémie* produite est très dangereuse.

L'*acide urique* est encore un déchet azoté; il ne se trouve qu'à la dose de 1 gramme par jour. Sa formule est $C^{10}H^2Az^4O^4, 2HO$. Peu soluble dans l'eau, il n'est maintenu dissous dans l'urine qu'à la faveur du phosphate acide de soude. Une partie de l'acide urique est libre, l'autre forme des sels (urates de soude).

Chez les Herbivores, l'acide urique est remplacé par l'*acide hippurique;* le même phénomène se remarque chez les gens qui se nourrissent presque exclusivement de légumes.

Si l'alimentation contient une trop forte proportion d'albuminoïdes, la quantité d'acide urique augmente, et une partie se dépose dans les tissus, principalement aux articulations, sous forme d'aiguilles : c'est la cause de la *goutte,* qui fait subir aux membres atteints des déformations caractéristiques.

Les *sels minéraux* sont le chlorure de sodium (sel marin), le sulfate et le phosphate de soude; ces deux derniers proviennent surtout de la désassimilation de certaines matières albuminoïdes (lécithine).

L'urine refroidie présente un léger dépôt orangé, composé d'acide urique, d'urate de soude et de diverses cellules épithéliales. Ce même dépôt, formé dans la vessie, donne lieu à des *calculs urinaires* dont le développement par couches concentriques peut se faire indéfiniment; il est bon d'empêcher que la *gravelle* ne dégénère et ne vienne la *pierre.*

Le sucre et l'albumine peuvent se trouver accidentellement dans l'urine. Le *diabète* et l'*albuminurie* sont des affections très débilitantes, en raison de la perte de matières nutritives qu'elles font subir à l'organisme.

APPAREIL URINAIRE DANS LA SÉRIE ANIMALE. — Tous les animaux ont, comme l'Homme, des moyens de purifier leur milieu nutritif. — Les Protozoaires et les Cœlentérés versent directement leurs déchets dans le liquide où ils vivent. — Les organes d'excrétion sont peu connus chez les Echinodermes.

Les *Vers* possèdent le plus souvent des *organes segmentaires* disposés par paires dans chacun de leurs anneaux; ces organes sont tantôt unis et tantôt isolés.

Les *Arthropodes* ont des organes analogues aux reins; chez les Insectes, les longs tubes flottants qui entourent l'intestin servent à l'excrétion urinaire.

La sécrétion urinaire est constante chez les Mollusques, chez qui l'organe varie suivant les diverses classes.

Chez tous les Vertébrés on distingue des reins et une vessie urinaire; mais souvent la vessie devient le cloaque où se réunissent les uretères et les intestins. Les Mammifères ont un appareil construit sur le même type que celui de l'Homme. — Le produit excrété est très épais chez les oiseaux; dans certaines îles du Pacifique, ces excrétions ont formé des dépôts considérables exploités comme engrais (le *guano*). — Chez les Reptiles et les Batraciens, les uretères débouchent dans le cloaque, ainsi que chez les oiseaux. — Les Poissons offrent une singularité qui doit être mentionnée : dans leur développement embryonnaire, quelques espèces présentent une paire de tubes au niveau de chaque vertèbre, analogues aux organes segmentaires qui demeurent chez les Vers durant toute leur existence. Les transformistes n'ont pas manqué de faire ce rapprochement, et de voir dans cette disposition une répétition de l'état primitif par lequel aurait passé le groupe des Poissons durant son évolution.

IV. **Par la peau.** — La peau contient deux sortes de glandes : les glandes *sébacées*, qui sécrètent une matière grasse à la base des poils; les glandes *sudoripares*, qui sécrètent la sueur. Ces dernières seules jouent un rôle excréteur pour l'épuration du milieu intérieur. Encore le liquide qu'elles versent au dehors a-t-il un double rôle : par l'évaporation, il tempère la chaleur organique; par les matières qu'il entraîne, il purifie le sang.

Les glandes sudoripares sont des tubes dont le canal excréteur, long d'environ 2 millimètres, traverse l'épiderme et le derme, et se termine par un peloton ou *glomérule* situé dans le tissu sous-cutané. On en compte, par millimètre carré, 120 à la paume des mains et 300 à la plante des pieds (*fig.* 123).

La sécrétion paraît être une simple filtration, semblable à celle qui s'opère dans les reins. Du reste, les glandes sudoriparcs peuvent être assimilées aux tubes urinifères, non seulement par leur forme, mais aussi par leurs produits en été, les deux tiers seulement des déchets azotés sont éli-

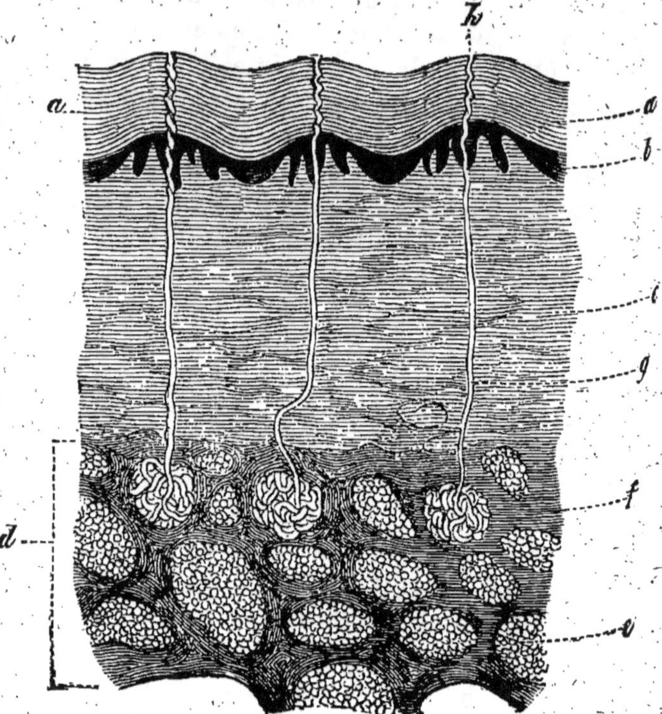

Fig. 123. — *Coupe verticale à travers la peau humaine.*

a, épiderme. — b, couche muqueuse. — c, derme. — d, tissu celluleux. — e, cellules adipeuses. — f, glandes sudoripares. — g, canal excréteur des glandes sudoripares.

minés par l'urine, l'autre tiers est excrété par les glandes sudoripares (*fig.* 124).

La sueur a donc la même composition que l'urine : eau, sels minéraux, chlorure de sodium, acides formique et butirique, urée. Elle est susceptible de fermentation : de là l'odeur nauséabonde exhalée par certaines personnes; de là aussi l'odeur caractéristique de la race nègre et de la race juive.

Sécrétée d'une façon continue par les glandes, la sueur est poussée vers l'épiderme, se répand sous la couche

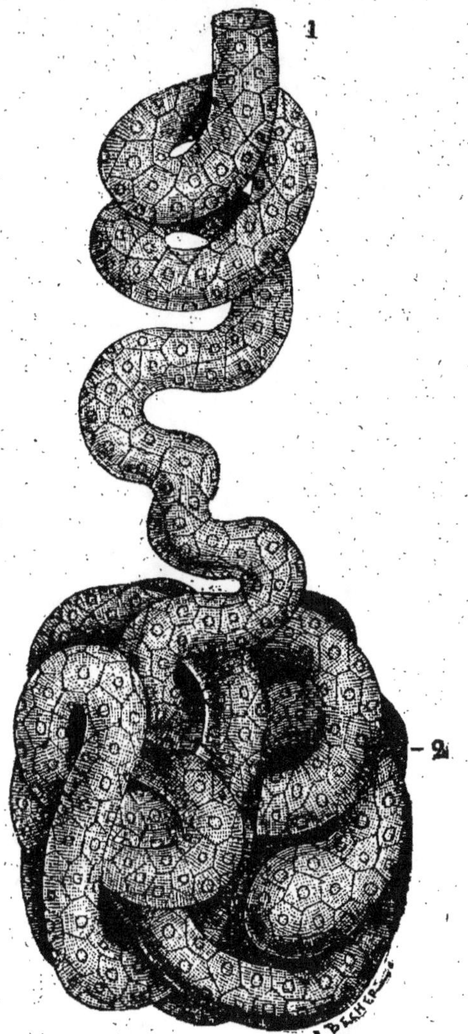

Fig. 124. — *Glandes sudoripares*

1, canal de la glande. — 2, peloton de la glande. — On distingue les cellules dont est formée la glande.

superficielle écailleuse et s'évapore à mesure qu'elle arrive. Si elle devient trop abondante, elle perle à la surface et coule sur la peau. L'Homme sécrète en moyenne 1 300 grammes de sueur par jour.

La sueur se mélange au produit des glandes sébacées, avec le duvet des habits et les cellules épidermiques qui tombent, ce magma graisseux forme la *crasse*. Les soins hygiéniques de la peau, lotions, bains, etc..., assurent à la fois la propreté et la santé du corps.

# FONCTIONS DE RELATION

## CHAPITRE XI

## ORGANES DU MOUVEMENT ET LOCOMOTION

§ 1er. — *Les os :* I. Généralités sur les os ; structure et composition, formation, classification. — II. Description du squelette : 1° la tête (crâne et face) ; 2° le tronc (vertèbres, côtes, sternum) ; 3° les membres.

§ 2. — *Les articulations :* Synarthroses, amphiarthroses, diarthroses.

§ 3. — *Les muscles :* I. Nature des muscles. — II. Propriétés des muscles. — III. Effets de la contraction musculaire.

§ 4. — *La locomotion :* I. Leviers du premier genre. — II. Leviers du second genre. — III. Leviers du troisième genre.

**Idée générale des fonctions de relation.** — On a dit avec raison que l'Homme est un beau résumé de la nature. Au monde *minéral,* il emprunte les éléments chimiques et les énergies physiques. Doué de vie, il se nourrit comme une *plante* : ses fonctions végétatives ont fait l'objet des leçons précédentes. Mais il exerce aussi des fonctions *animales,* que les naturalistes comprennent sous le nom générique de *fonctions de relation.*

L'Homme, comme tout animal, entre donc en relation avec le monde extérieur. Il en subit l'action et il le *connaît* par la sensibilité ; il *réagit* sur lui et se meut vers lui par des actes spontanés ou d'appétit sensible, par le mouvement et par la voix. De la sorte, il existe un échange perpétuel de communications entre le monde et l'Homme ; le monde parle à la *sensibilité,* et l'Homme répond par le *mouvement* et la *voix.* Et ces phénomènes s'opèrent grâce à l'activité du système nerveux.

C'est pourquoi nous rencontrons, dans cette partie, trois nouveaux sujets d'étude : 1° le *mouvement* et la *voix ;* 2° la *sensation,* dont les organes des sens externes sont le théâtre ; 3º l'*activité nerveuse* qui donne le branle et préside à toutes ces opérations.

Observons toutefois que l'Homme ne se termine point à ces fonctions animales : au delà de la sensibilité et des mouvements d'appétit, il reste une série de phénomènes supra-sensibles dont l'âme seule est le sujet : ce sont les actes spirituels de la raison et de la volonté libre. De plus, entre tous les détails qui trouveront place dans les chapitres qui vont suivre, plusieurs se rapportent à la vie végétative aussi bien qu'à la vie animale.

Ce chapitre n'aura pour objet que les *organes du mouvement* et la *locomotion*. Tout mouvement suppose un déplacement de parties. Tantôt c'est notre corps entier qui se déplace, tantôt c'est un membre seulement. — L'organe essentiel du mouvement organique, c'est le *muscle*; mais le mouvement a bien plus d'étendue et de rapidité lorsque les muscles déplacent des *os*. Il y a donc lieu de distinguer des organes *passifs*, les os et les articulations, et des organes *actifs*, les muscles.

Nous traiterons successivement des *os*, des *articulations*, des *muscles* et de la *locomotion*.

## § 1<sup>er</sup>. — LES OS

Les os du corps humain constituent le squelette : ils sont au nombre de deux cent huit. Leur surface est inégale : des saillies, rugosités ou apophyses, sont destinées à l'insertion des muscles qui s'y attachent.

**I. Généralités sur les os.** — Les notions générales concernant le système osseux comprennent la structure, la composition, la formation et la classification des os.

1. STRUCTURE ET COMPOSITION DES OS. — Nous avons dit la *structure* intime des os en décrivant le tissu osseux. C'est un tissu complexe où des cellules vivantes, dites *ostéoblastes*, se sont incrustées de masses calcaires, solides et résistantes (*fig.* 125).

Un os donne à l'*analyse* chimique deux sortes de substances : l'une est organique, de la nature du protoplasme, l'*osséine*; l'autre est minérale, de la nature des pierres, c'est un mélange de *carbonate et de phosphate de chaux*.

Si vous calcinez un os dans le feu, les éléments de l'osséine se volatilisent, il reste une masse blanche, semblable à du calcaire poreux : c'est la matière pierreuse. Si, au contraire, vous mettez un os dans l'acide chlorhydrique, la partie pierreuse est décomposée, et l'osséine isolée apparaît sous forme de masse gélatineuse.

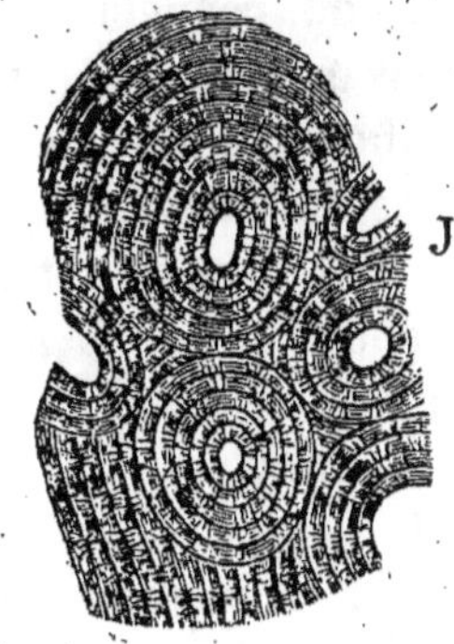


Fig. 125. — *Tissu osseux*.

2. FORMATION DES OS. — Durant leur premier développement, les os passent par trois états : l'état *cellulaire*, dans lequel on ne trouve qu'un tissu mou semblable à du tissu conjonctif; l'état *cartilagineux*, dans lequel les os ont acquis leur forme caractéristique et n'ont encore qu'une consistance cartilagineuse; l'état *osseux*, dans lequel les cellules substituent de la matière pierreuse à celle des cartilages, d'où il résulte une consistance dure et résistante.

Une fois constitués, les os doivent s'accroître et s'entretenir. L'accroissement et l'entretien s'opèrent par le moyen d'une membrane enveloppante, le *périoste*.

Flourens a démontré, par des expériences très concluantes, que le tissu osseux se renouvelle sans cesse et qu'il se renouvelle par le dehors. Il fit manger de la garance à des lapins; et, au bout de quelques jours, les animaux qu'il sacrifia avaient une gaîne rougeâtre autour de tous leurs os. Après quelques jours d'interruption du régime de la garance, il sacrifia d'autres lapins : la couche de garance était encore visible dans la masse de l'os, mais elle avait été poussée vers le dedans et revêtue d'une couche blanche. Si la surface de l'os se refait sans cesse, il faut bien que le milieu soit résorbé par les vaisseaux sanguins.

Ainsi les cellules du périoste prolifèrent constamment

et produisent de nouveaux corpuscules osseux. C'est pourquoi, dans les opérations chirurgicales, il faut avoir grand soin de respecter le périoste : là où il est entamé, la puissance régénératrice a disparu.

Chez l'enfant, les os n'ont encore atteint leurs dimensions définitives ni en épaisseur ni en longueur. Aussi les terminaisons ou têtes des os longs, nommées *épiphyses*, ne se soudent au corps des os que lorsqu'ils ont atteint leur complet développement : on a donc raison de dire que les os ne sont *noués* que dans l'âge adulte.

3. CLASSIFICATION DES OS. — Les os peuvent être classés d'après leur forme extérieure, ou d'après la place qu'ils occupent dans le corps.

Si l'on s'en tient à la *forme* et aux dimensions des os, on les divisera en os longs, en os courts, et en os plats.

Dans les *os longs*, la longueur l'emporte sur les deux autres dimensions ; exemple : les os des quatre membres. Ils sont moins épais au milieu qu'à leurs extrémités ; les tubérosités qui les terminent sont faites pour recevoir les ligaments et les tendons, et pour s'articuler avec les os voisins. Au centre se trouve un canal où la *moelle osseuse*, de couleur jaune, se dépose.

Dans les *os courts*, les trois dimensions sont à peu près égales ; exemple : les os du carpe et du tarse, au poignet et au pied. Ils n'ont point de moelle centrale, mais seulement une masse de tissu spongieux que recouvre une enveloppe compacte.

Dans les *os plats*, la longueur et la largeur l'emportent sur l'épaisseur ; exemple : l'omoplate, le sternum, les côtes, les os du crâne. On y trouve deux lames parallèles de tissu compact entre lesquelles se trouve du tissu spongieux mêlé de moelle rougeâtre.

Si l'on veut classer les os d'après leur *place* et leur rôle dans l'organisme, il faudra distinguer trois parties : la tête, le *tronc* et les *membres*. C'est précisément l'ordre que nous allons suivre (*fig.* 126).

## II. Description du squelette. — 1º La TÊTE. La tête

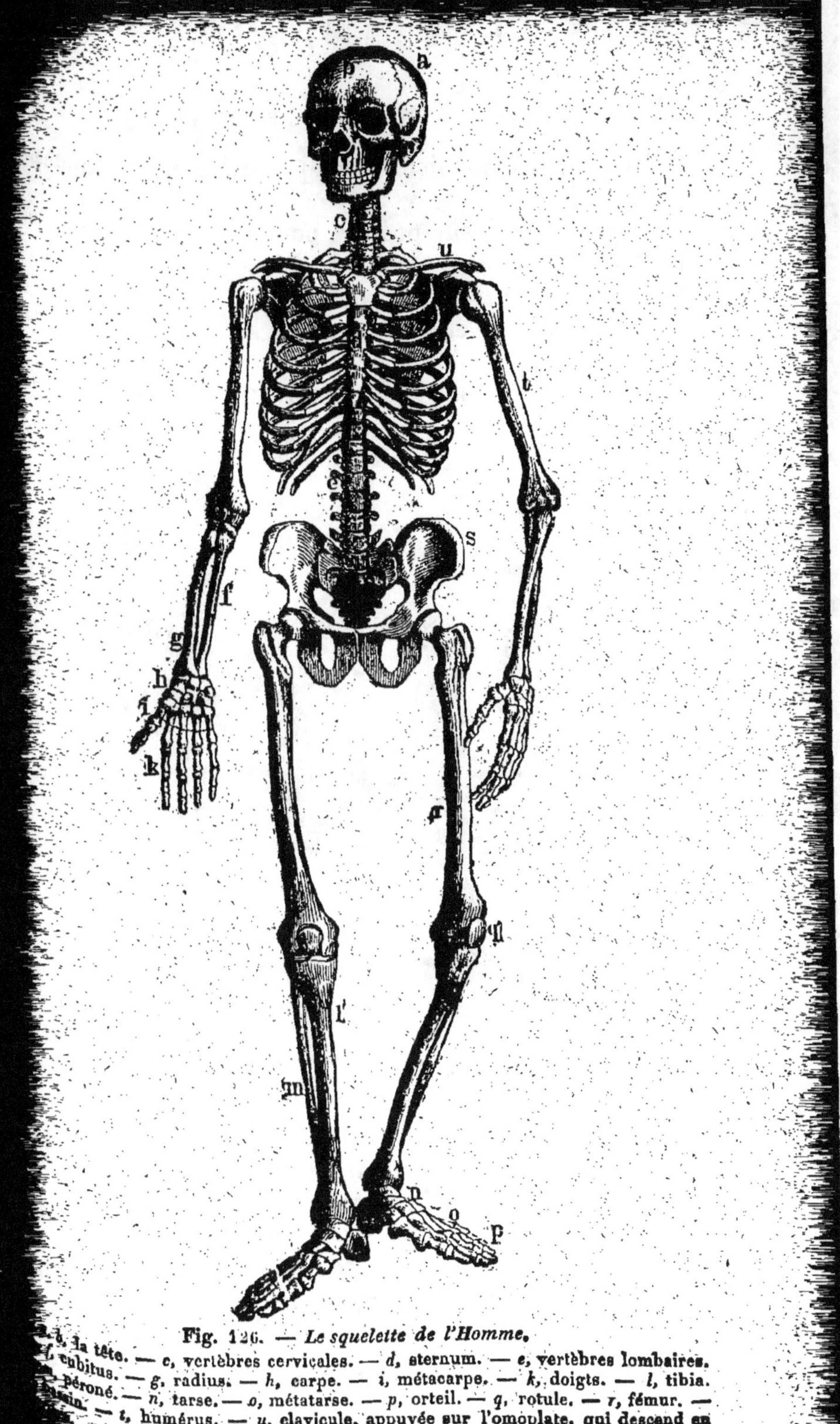

Fig. 126. — *Le squelette de l'Homme.*

a-b, la tête. — c, vertèbres cervicales. — d, sternum. — e, vertèbres lombaires. — f, cubitus. — g, radius. — h, carpe. — i, métacarpe. — k, doigts. — l, tibia. — m, péroné. — n, tarse. — o, métatarse. — p, orteil. — q, rotule. — r, fémur. — s, bassin. — t, humérus. — u, clavicule, appuyée sur l'omoplate, qui descend en présente à l'anatomiste deux parties bien distinctes, le crâne et la face.

Le *crâne*, abri sûr préparé pour l'organe le plus délicat et le plus important, est une boîte osseuse très rigide, bien fermée, qui ne livre passage qu'à la moelle épinière, par en bas, aux nerfs et aux vaisseaux sanguins, du côté de la face (*fig.* 127).

Huit os, dont quatre pairs et quatre impairs, limitent le

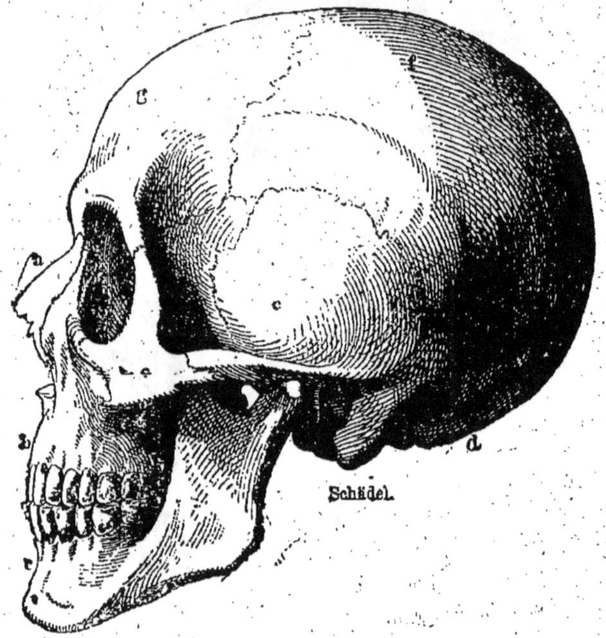


**Fig. 127.** — *Tête de l'Homme.*

*a*, os du nez. — *b*, maxillaire supérieur. — *c*, maxillaire inférieur. — *d*, os occipital. *e*, os temporal. — *f*, os pariétal. — *g*, os frontal.

crâne. — En avant, le *frontal*, généralement élevé chez l'Homme ; sa partie inférieure rentre pour former les voûtes orbitaires ; en avant, il est creusé de cavités ou *sinus frontaux*. — Les deux *pariétaux* forment les parties latérales et supérieures du crâne : ils font suite au frontal et s'engrènent avec lui. — Plus bas, de chaque côté, sont les deux *temporaux*, dont la partie supérieure écailleuse s'applique sans engrenage sur les pariétaux, et la partie inférieure, nommée le *rocher*, contient les organes délicats de l'oreille ; c'est dans la *cavité glénoïde* du temporal que s'articule le condyle de la mâchoire inférieure. — En arrière, l'*occipital* fait suite aux pariétaux : il repose sur la colonne vertébrale avec laquelle il s'articule par des saillies ou condyles occipitaux ; il est percé d'un orifice circulaire pour livrer passage à la moelle épinière.

Sur la ligne médiane du crâne, entre le frontal et l'occipital, se trouvent deux os toujours cachés par ceux de la face, l'*ethmoïde* (*fig.* 128) et le *sphénoïde*.— L'*ethmoïde* est immédiatement au-dessous du frontal, derrière le nez et entre les orbites oculaires. Une lame verticale divise l'ethmoïde en deux parties ; chacune de ces parties est formée de replis osseux très délicats entourant des cavités irrégulières ; deux saillies principales constituent les *cornets supérieur* et *moyen* du nez. Nous verrons plus tard que le sens de l'odorat réside dans les cornets supérieurs. — Le *sphénoïde* est, à proprement parler, la base du crâne ; il s'articule avec tous les autres os du crâne et quelques-uns de ceux de la face. On y distingue une partie centrale ou *corps*, creusée par en haut d'une fossette, la *selle turcique*, où s'engage le corps pituitaire, petite saillie de l'encéphale ; les *ailes* ou prolongements latéraux, et les *apophyses ptérygoïdes* où s'attachent divers muscles.

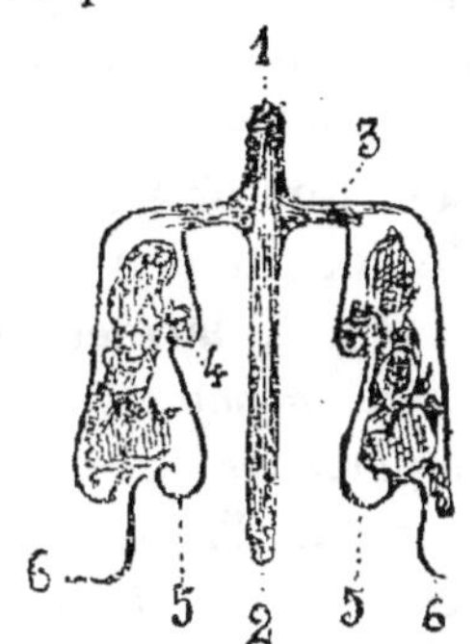

Fig. 128. — *Coupe schématique de l'ethmoïde.*

1-2, lame perpendiculaire de l'ethmoïde, en arrière de la cloison moyenne du nez. — 3, lame criblée. — 4, cornet supérieur du nez. — 5, cornet moyen (le cornet inférieur appartient à la face). — 6, apophyse unciforme sortant du méat moyen.

La *face* comprend cette partie de la tête qui forme le visage, depuis la racine supérieure du nez jusqu'au menton. Le squelette, composé de quatorze os, est très compliqué. Le *maxillaire inférieur*, en forme de fer à cheval, s'articule avec le crâne et presse les aliments entre les dents par l'énergie de puissants muscles masticateurs.

Les deux os *maxillaires supérieurs* sont fixés au crâne et portent la seconde rangée de dents ; la portion médiane est formée de deux os incisifs qui se sont soudés aux maxillaires. — Les deux *palatins* constituent la partie postérieure du plafond de la bouche. — Au-dessus du palais se trouvent les deux *cornets inférieurs* du nez, sortes de replis osseux très minces entourant les cavités nasales. Entre ces deux cornets, le *vomer*, semblable à un soc de charrue, est une lame verticale placée sous la partie moyenne du nez. — Les *os propres du nez* constituent la partie solide de cet organe et portent les deux voiles membraneux qui en dessinent les contours. — Les *os lacrymaux* sont fort petits ; situés de chaque côté du nez, au dedans de l'orbite oculaire, et creusés d'un canal, ils livrent passage aux larmes qui s'écoulent dans le nez. — Enfin, les *os de la pommette* dessinent les joues avec les maxillaires supérieurs.

2. LE TRONC. — Le *tronc* se compose de la colonne vertébrale, des côtes et du sternum.

La *colonne vertébrale*, appelée aussi rachis, s'étend depuis la tête, qu'elle supporte, jusqu'au bas de l'abdomen. Elle est disposée en forme de console, convexe dans la région dorsale, concave au niveau des reins. Elle est constituée par trente-trois vertèbres empilées les unes sur les autres ; c'est une sorte de pilier à la fois solide et souple qui porte tout l'édifice organique.

On la divise en quatre régions : la région *cervicale* sept vertèbres, la région *dorsale* en a douze, la région *lombaire* en a cinq ; on en compte cinq dans la région *sacrée* et quatre dans la région *coccygienne*.

Une *vertèbre* normale comprend trois parties : le *corps* de la vertèbre, en avant, masse osseuse pleine, en forme de disque cylindrique ; — l'*arc neural*, en arrière, sorte d'anneau osseux, horizontal, entourant un espace libre où passe la moelle épinière ; — les *apophyses*, ou prolongements osseux de diverses sortes : l'*apophyse épineuse* forme l'épine dorsale ; les *apophyses transverses* sont de chaque côté de l'arc neural ; les *apophyses articulaires* deux en haut, deux en bas, sont des facettes qui s'articulent avec les vertèbres voisines.

La forme des vertèbres change suivant la région du corps où elles se trouvent. La première vertèbre cervicale, ou *atlas* (*fig.* 129), est un anneau complet, sans apophyse épineuse, à corps très réduit; ses

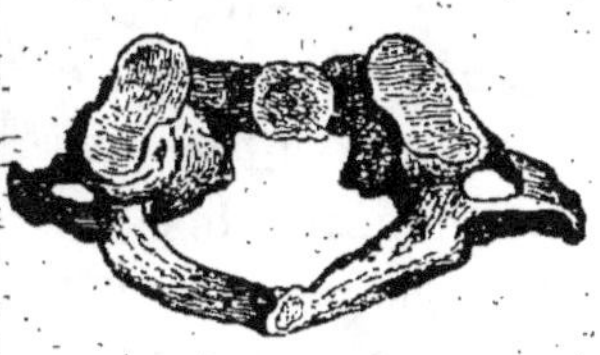

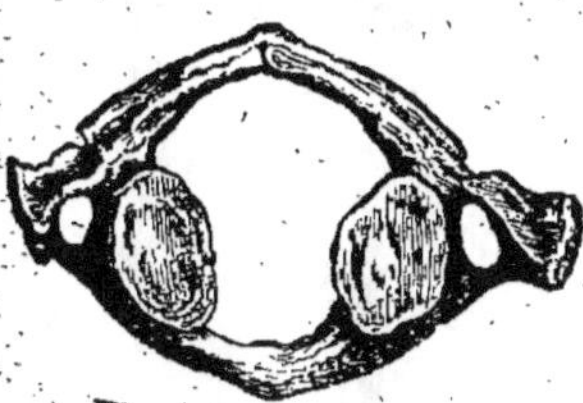

Fig. 129. — *Atlas.*

Première vertèbre cervicale, sur laquelle repose la tête par l'os occipital. Elle est d'abord représentée vue par dessus, puis vue par dessous. On remarque les surfaces d'insertion : les apophyses transverses sont perforées et livrent passage aux vaisseaux sanguins.

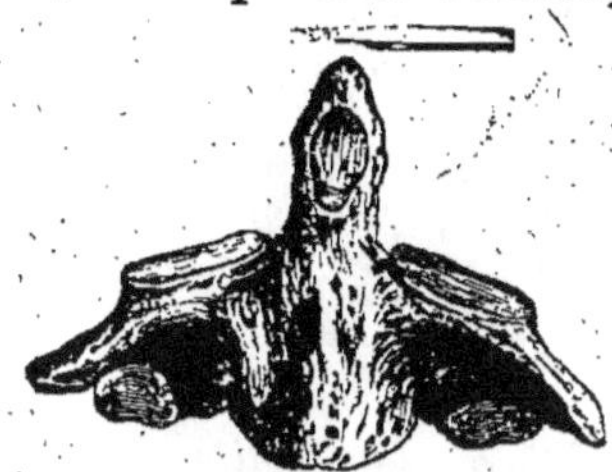

Fig. 130.
*Axis, vu en avant.*

Deuxième vertèbre cervicale. Le corps de la vertèbre s'allonge verticalement en une apophyse odontoïde. Autour de cet axe s'opèrent tous les mouvements de la tête.

apophyses transverses sont creusées d'orifices où passent les vaisseaux sanguins. — La seconde vertèbre cervicale, ou *axis* (*fig.* 130), est munie d'un prolongement vertical, l'*apophyse odontoïde*, qui s'engage dans l'anneau de l'atlas; c'est comme un axe autour duquel tourne la tête. — Les vertèbres dorsales (*fig.* 131) ont leurs apophyses épineuses dirigées obliquement, ce qui limite les mouvements du corps dans cette région. Au contraire, les apophyses des vertèbres lombaires sont horizontales, et par conséquent très favorables à la flexion (*fig.* 132). — Les cinq vertèbres sacrées sont soudées; celles du coccyx sont mobiles, mais très rudimentaires. Le *sacrum*, sur lequel repose toute la colonne vertébrale, est fortement articulé avec les os du bassin.

Nous verrons bientôt comment les vertèbres sont liées les unes aux autres par des articulations qui leur permettent des mouvements restreints.

Entre les arcs neuraux, des *trous de conjugaison* livrent passage aux nerfs de la moelle épinière.

Les *côtes,* au nombre de douze paires, s'articulent avec les douze vertèbres dorsales. Leur *tête* s'applique sur le corps des vertèbres, et leur *tubérosité,* petite saillie externe, vient butter contre les apophyses transverses des vertèbres quand le thorax se dilate.

Les plus grandes côtes sont

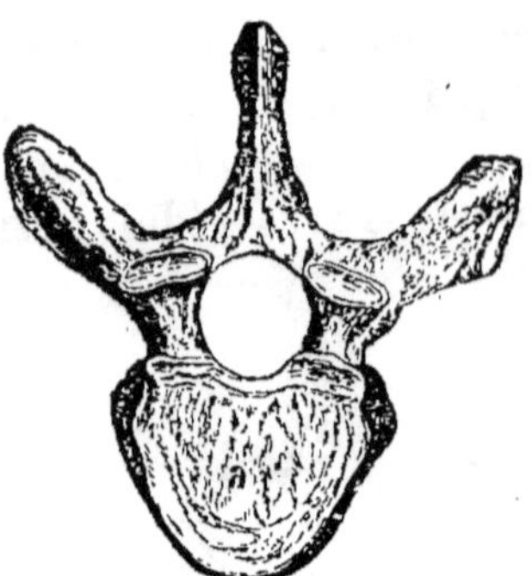

Fig. 131. — *Une vertèbre dorsale.*

En avant, le corps de la vertèbre; au milieu, l'anneau traversé par la moelle épinière ; en arrière, l'apophyse épineuse: sur les côtés, les apophyses transverses, contre lesquelles viennent buter les côtes; au-dessus et au-dessous des apophyses transverses, les surfaces d'insertion avec les vertèbres supérieures et inférieures.

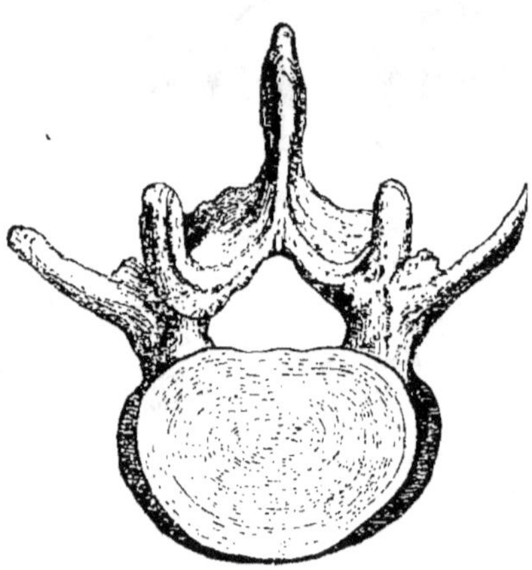

Fig. 132. — *Une vertèbre lombaire.*

celles du milieu ; les plus petites sont celles du sommet. Les arcs qu'elles forment avec les vertèbres portent le nom *d'arcs viscéraux,* parce qu'ils contiennent les viscères.

Les sept premières côtes sont unies au sternum par des cartilages ; on les appelle *vraies côtes.* Les trois suivantes, dites *fausses côtes,* sont unies par leurs cartilages à celui de la septième. Les deux dernières, courtes et indépendantes, sont *flottantes.*

Le *sternum* est un os plat qui descend depuis le cou jusqu'au creux de l'épigastre : c'est comme le bouclier de la poitrine. Sa partie inférieure, l'*appendice xiphoïde,* se **termine en pointe.**

On appelle *segment vertébral* l'ensemble constitué par chaque vertèbre, avec son arc neural, l'arc viscéral, et la portion correspondante de sternum. Dans la région dorsale, chaque segment est plus ou moins complet; l'arc viscéral manque dans la région lombaire et sacrée, ainsi que dans la région cervicale. Dans la tête, les segments vertébraux sont notablement différenciés : l'arc neural s'est élargi pour loger l'encéphale, l'arc viscéral serait représenté par les os de la face. Ces vues systématiques, contestées par plusieurs auteurs, ont été suggérées par le désir de retrouver chez l'Homme la trace des divisions segmentaires, si saillantes chez les animaux inférieurs, comme les Vers et les Arthropodes.

3. Les Membres. — Les membres sont au nombre de quatre : deux membres supérieurs et deux membres inférieurs. Ils offrent entre eux de grandes analogies; ils n'ont subi que de légères modifications pour s'adapter à la fonction qui leur était dévolue.

Le *membre supéri ur* se compose d'une partie basilaire ou *épaule*, du *bras*, de l'*avant-bras* et de la *main*.

L'*épaule* est formée de deux os, la clavicule et l'omoplate. La *clavicule*, contournée comme un S, s'appuie d'un côté sur le sternum et de l'autre sur l'omoplate ; elle tient les bras écartés et facilite ainsi le développement de la poitrine. — L'*omoplate*, os plat très solide, forme l'épaule ; il descend le long du dos où il fait saillie ; il présente sur le côté une *cavité glénoïde* pour l'articulation de l'humérus, une crête saillante ou *acromion*, et une apophyse en bec de corbeau, dite *coracoïde*.

Le *bras* n'a qu'un seul os, l'*humérus* ; par en haut, la tête s'articule avec l'omoplate ; la partie inférieure, en forme de poulie, la *trochlée*, s'articule avec le cubitus.

L'*avant-bras* comprend deux os : le cubitus et le radius. Le *radius*, articulé par en bas avec les osselets du carpe, s'articule en haut avec l'humérus sur lequel il peut tourner librement : c'est ce mouvement de rotation qui fait tourner la main. — Le *cubitus* s'articule en bas avec le radius et avec le carpe ; par en haut et en arrière, il se termine par

une apophyse, *l'olécrâne*, qui limite en arrière le mouvement de l'avant-bras.

La *main* (*fig.* 133) se compose du carpe, du métacarpe
et des doigts. Le *carpe* comprend huit os courts disposés
en deux rangées. Le *métacarpe*
a cinq os allongés et il forme la
paume de la main. Enfin les
*doigts* sont composés chacun
de trois phalanges, sauf le pouce qui n'en a que deux.

Le *membre inférieur* présente
aussi quatre parties : la *hanche*
ou partie basilaire, la *cuisse*, la
*jambe* et le *pied*.

Les *hanches* forment le bassin. Les *os iliaques* qui le constituent sont soudés en arrière
au sacrum, et en avant ils se
soudent entre eux sur la ligne
médiane, à la *symphyse du pubis*. Chaque os iliaque est formé
de trois os soudés : *l'ilium*,
partie supérieure élargie, concave intérieurement ; *l'ischion*,
branche descendante ; le *pubis*,

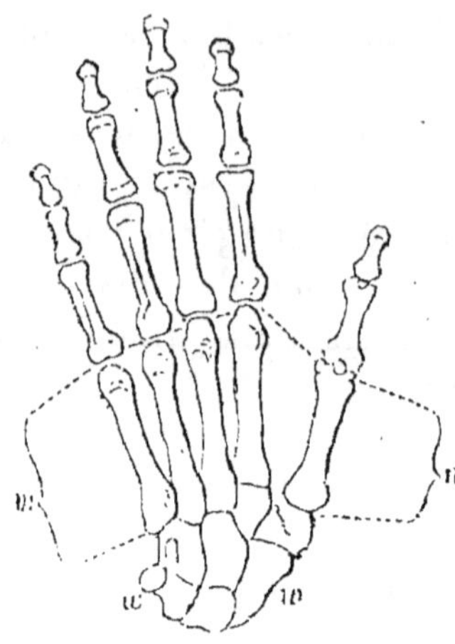

Fig. 133. — *Squelette de la main.*

Le carpe ou poignet, comprenant
huit osselets. — Le métacarpe, ou
paume de la main, comprenant cinq
os. — Les doigts, comprenant chacun trois phalanges, sauf le pouce.
Remarquer, à la naissance du pouce,
les os sésamoïdes, qui semblent tenir lieu d'une phalange atrophiée.

partie horizontale qui correspond à la clavicule. — La
hanche est creusée d'une *cavité cotyloïde* où s'insère la
tête du fémur.

La *cuisse*, comme le bras, n'a qu'un seul os, le *fémur*.
Cet os présente une *tête* pour l'articulation ; un *col*, dirigé
obliquement ; deux tubérosités, le grand et le petit *tro-
chanter* ; en bas, deux larges *condyles*, pour l'articulation
du genou.

La *jambe*, homologue de l'avant-bras, se compose de
deux os : le *tibia* et le *péroné*. Le tibia, plus gros, situé en
avant, a la forme d'un prisme triangulaire à arête saillante.
— Le péroné, plus petit, situé en dehors, se termine en
bas par la *cheville externe* ; la *cheville interne* appartient au

tibia. Au niveau du genou, la *rotule*, petit os indépendant, joue le même rôle que l'olécrâne au coude.

Le *pied* comprend le *tarse*, le *métatarse* et les *orteils*. Le tarse n'a que sept os ; les deux plus remarquables sont le *calcaneum*, qui fait saillie en arrière, et l'*astragale*, avec lequel s'articule le tibia. — Les cinq os du métatarse forment la plante des pieds. — Les orteils ont trois phalanges, sauf le pouce, qui n'en a que deux. Ce qui distingue chez l'Homme le pied de la main, c'est que le pouce n'est pas opposable aux autres doigts, et qu'ainsi le membre n'est pas *préhensile*.

## § 2. — LES ARTICULATIONS

On appelle *articulation* le mode suivant lequel les os sont unis entre eux. Les articulations varient, suivant que les os doivent être immobiles, peu mobiles ou très mobiles. C'est pourquoi l'on distingue trois types principaux d'articulations : les *synarthroses*, les *amphiarthroses*, les *diarthroses*.

1. Dans les SYNARTHROSES, tout mouvement est rendu impossible : les os sont soudés entre eux. La suture se fait tantôt par *simple juxtaposition*, comme la partie écailleuse du temporal sur les os du crâne, tantôt par *engrenage*, comme cela se voit dans toutes les autres articulations du crâne. Il peut arriver que l'articulation ne soit pas tout à fait immobile : c'est le cas de la *symphyse* pubienne ; les os sont alors unis par un tissu fibreux très résistant.

2. Dans les AMPHIARTHROSES, le mouvement est possible, mais très limité. C'est ainsi que les vertèbres, les unes par rapport aux autres, n'ont que des oscillations très restreintes. Les corps des vertèbres ne reposent pas directement les uns sur les autres ; ils sont séparés par des disques cartilagineux élastiques et liés ensemble par des ligaments de tissu fibreux. Le lien est assez fort pour empêcher toute rupture, assez élastique pour permettre le mouvement.

3. Les DIARTHROSES sont des articulations très mobiles qui permettent aux membres d'exécuter des mouvements

très amples. Les surfaces osseuses ne sont point en contact direct les unes avec les autres, mais unies par divers tissus qui ont pour fin d'assurer la solidité et de faciliter les mouvements ; ce sont les cartilages, les fibro-cartilages, les ligaments et les synoviales.

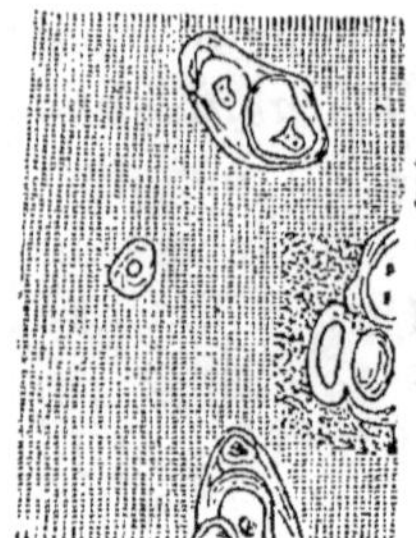

Fig. 134. — *Tissu cartilagineux.*

Les *cartilages* (*fig.* 134) forment, à la tête des os, des revêtements à frottement doux, élastiques, capables d'amortir les chocs. — Les *fibro-cartilages* sont des cartilages mêlés de tissus fibreux ; ils se trouvent entre les vertèbres et autour de l'articulation de la cuisse avec la hanche. — Les *ligaments* (*fig.* 135 et 136) sont destinés à tenir les surfaces osseuses dans leur position normale ; ce sont des cordons fibreux, peu élastiques, pénétrant dans les masses osseuses qu'ils unissent. Parfois ce sont des *capsules* enveloppant l'articulation entière (*fig.* 137). — Les *synoviales* sont des sacs clos, remplis d'un liquide onctueux nommé *synovie* ; interposées entre les cartilages, les synoviales empêchent le frottement et facilitent le glissement.

Deux articulations en particulier nous serviront d'exemples de diarthroses.

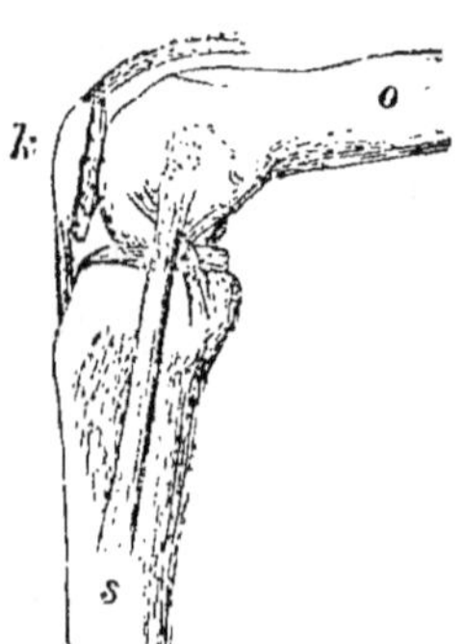

Fig. 135. — *Ligament de l'articulation du genou.*

o, fémur. — s, tibia. k, rotule.

Dans l'*articulation du fémur* avec l'os iliaque, on remarque : 1° un *cartilage* qui revêt la tête du fémur et la cavité cotyloïde ; 2° un *ligament interarticulaire* qui part de la tête du fémur et se divise en trois branches, dont l'une pénètre dans le fond de la cavité et les deux autres vont à ses bords ; 3° un *bourrelet fibreux* qui entoure la tête du fémur et la maintient en place ; 4° une *capsule articulaire* qui s'applique, d'un côté au pourtour de la cavité cotyloïde, et de l'autre au col du fémur ;

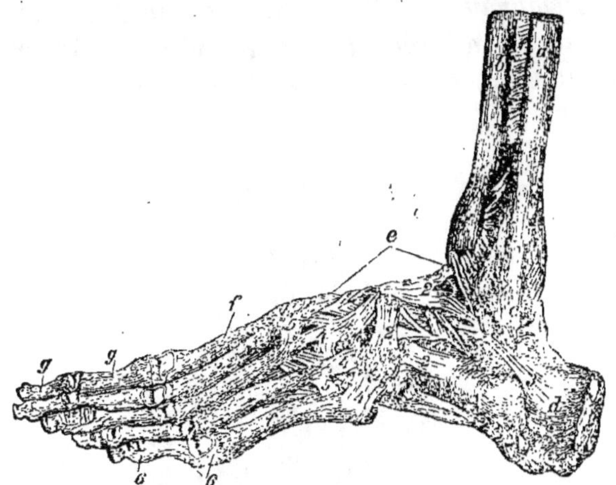

Fig. 136. — *Articulation du pied*.

a, péroné. — b, tibia. — c, cheville. — d, calcanéum. — e, tarse.
f, métatarse. — g, phalanges. — 1, 2, 3, 4, 5, 6, ligaments.

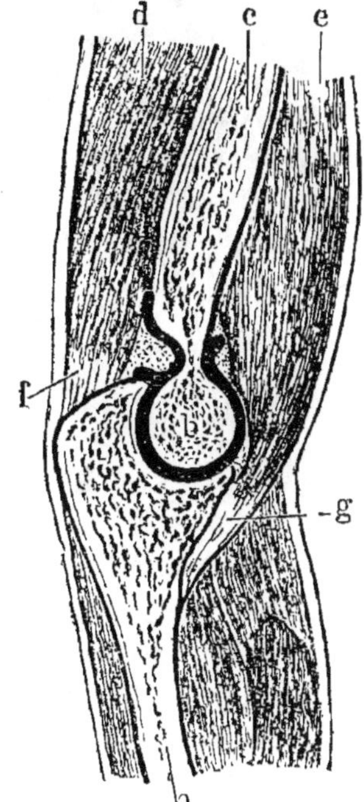

Fig. 137. — *Articulation du coude*.

Coupe verticale d'avant en arrière. — a, cubitus. — b, extrémité inférieure de
l'humérus. — c, humérus. — e, muscle fléchisseur de l'avant-bras. — g, tendon de
ce muscle, attaché au cubitus. — d, muscle extenseur. — f, tendon de ce muscle,
attaché à l'olécrâne.

5° une *membrane synoviale* tapisse toute l'articulation.

L'*articulation du genou* (fig. 138) présente : 1° un *cartilage* qui revêt toutes les surfaces ; 2° de nombreux *ligaments* rec-

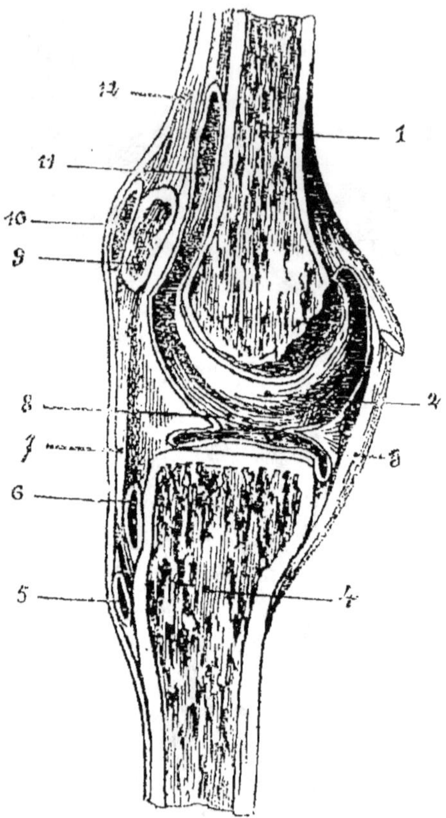



Fig. 138. — *Articulation du genou.*

Coupe antéro-postérieure : **1**, coupe du fémur. — **2**, surface articulaire de l'extrémité inférieure du fémur. — **3**, ligament postérieur. — **4**, tibia. — **5**, séreuse sous-cutanée, au-devant de la tubérosité antérieure du tibia. — **6**, séreuse sous-tendinienne entre le tendon rotulien et la tubérosité antérieure. — **7**, tendon rotulien. — **8**, ligament adipeux. — **9**, rotule. — **10**, séreuse prérotulienne. — **11**, cul-de-sac de la grande synoviale. — **12**, triceps.

tilignes ou croisés qui attachent les os les uns aux autres ; 3° trois poches *synoviales*, l'une interarticulaire, la seconde en avant du tibia, et la troisième en avant de la rotule.

## § 3. — LES MUSCLES

Les os se déplacent sous l'influence des *muscles* : les muscles sont donc les organes actifs et essentiels du mouvement. Nous parlerons ici de la nature et des propriétés des muscles, puis des effets de la contraction musculaire.

**I. Nature des muscles.** — Les muscles sont formés de fibres protoplasmiques vivantes. Ils sont lisses ou striés suivant la nature même de ces fibres. — Les muscles lisses président à la vie de nutrition : ils se distribuent en sens divers dans les vaisseaux sanguins et dans le tube intestinal : l'influx nerveux qui les contracte prend sa source dans les ganglions du grand sympathique.

Les muscles striés, qui ont l'aspect rouge de la chair, dirigent la vie de relation et les battements du cœur. Ils sont généralement fusiformes, parfois aplatis, et séparés les uns des autres par des gaînes irrégulières de tissu conjonctif. Le plus souvent les fibres sont parallèles, comme dans les membres ; cependant elles peuvent être en éventail, comme dans le temporal, ou circulaires, comme dans les lèvres et les paupières.

Chaque fibre striée est enveloppée de sarcolemme, tissu conjonctif qui se prolonge de part et d'autre au delà de la fibre. Alors ces éléments de sarcolemme se réunissent pour former des cordes ou *tendons*, qui pénètrent profondément dans la masse osseuse. Grâce à cette disposition, si le muscle se raccourcit par la contraction, les os où pénètrent les fils tendineux sont rapprochés (*fig.* 139 et 140).

Des artères nourrissent les muscles, et des nerfs leur transmettent l'excitant physiologique qui les contracte. Lorsqu'un nerf moteur arrive dans un muscle, ainsi que nous le dirons plus tard, la myéline disparaît, l'enveloppe névrilemme se confond avec le sarcolemme, et le cylindre-axe entre en contact direct avec la fibre musculaire. Au lieu de se terminer en pointe, le cylindre-axe se perd dans une masse granuleuse, sombre, appelée *plaque motrice*, où les ramilles nerveuses semblent s'unir aux fibrilles du muscle.

## II. **Propriétés des muscles.** — 1. La CONTRACTILITÉ

est la propriété fondamentale des muscles. Elle consiste dans le pouvoir qu'ont les fibres musculaires de se raccourcir sous un excitant. L'excitant est *naturel* lorsqu'il vient du système nerveux, que ce soit volontaire ou réflexe ; l'excitant est *artificiel* quand il est appliqué par le dehors, comme un courant électrique.

Dans la contraction, le muscle se raccourcit et s'épaissit. Un muscle peut se raccourcir des 5/6 de sa longueur normale : en fait, à cause des obstacles que les os opposent au rapprochement des extrémités, le raccourcissement dépasse rarement 1/3.

Quant au volu-

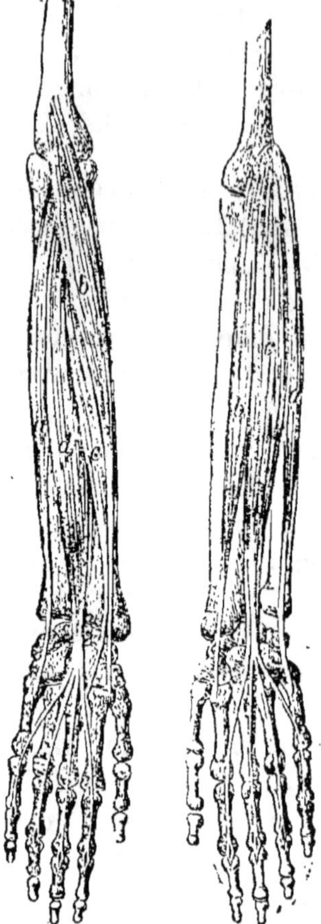

Fig. 139. — *Muscles de la main avec leurs tendons.*

A gauche, muscles extenseurs : *a, b, c,* muscles extenseurs de la main ; *d,* muscles extenseurs des doigts. — A droite, muscles fléchisseurs : *a, b,* muscles fléchisseurs de la main ; *d,* muscles fléchisseurs des doigts.

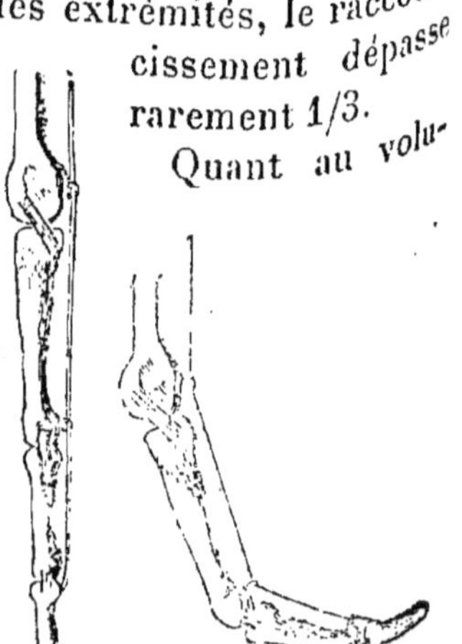

Fig. 140. — *Doigts, avec les ligaments et les tendons.*

A gauche, doigt étendu ; à droite, doigt fléchi.

me, il n'est pas sensiblement modifié par la contraction.

2. L'ÉLASTICITÉ est la propriété qu'ont les muscles de revenir à leur calibre normal, après qu'ils ont été étirés

par une force extérieure. Cette propriété est commune aux muscles et aux tissus conjonctifs.

L'élasticité n'est point proportionnelle à la force qu'on applique au muscle : ainsi un poids de 20 grammes n'allonge pas un muscle deux fois plus qu'un poids de 10 grammes.

3. La TONICITÉ est plutôt un état habituel qu'une vraie propriété des muscles. Elle consiste dans un état de fermeté, ou *ton*, qui vient de ce que les muscles sont toujours dans une sorte de demi-contraction. Grâce à un influx moteur assez léger, les muscles ne sont jamais flasques. — Ainsi la bouche est naturellement fermée, sans être comprimée : il en est de même de tous les muscles orbiculaires des sphincters. — Les muscles des bras et des jambes sont toujours tendus, à cause de la propension à se contracter : si l'on coupe sur un animal le muscle du bras, les deux surfaces de section s'écartent l'une de l'autre, à cause du raccourcissement qu'une légère contraction fait subir aux fibres.

4. Une certaine TENSION ÉLECTRIQUE, que le travail de la contraction fait diminuer ou disparaître, existe dans tous les muscles. Si l'on fait communiquer la surface externe d'un muscle avec la surface de section du même muscle, un galvanomètre placé dans le circuit accuse un courant qui chemine du dedans vers le dehors.

III. **Effets de la contraction musculaire.** — Le muscle qui se contracte est le siège de divers phénomènes physiques et organiques qui méritent de fixer l'attention.

1. Un *bruit* musculaire, perçu à l'auscultation, prouve que la contraction se fait par saccades. L'influx nerveux n'arrive pas comme un jet uniforme, mais par vagues qui se succèdent à intervalles très courts chez le jeune homme, plus longs chez le vieillard. C'est ce qui explique comment le bras des personnes âgées devient tremblant et incertain. Si le muscle demeure contracté sans oscillations, d'une façon continue, il est à l'état *tétanique : les crampes,*

si douloureuses parfois, proviennent de muscles momentanément tétanisés.

2. La *nutrition* devient très active dans le muscle contracté. Ce sont surtout les principes ternaires, les glycoses et les graisses, qui sont alors consommés. Ils se
transforment en acide carbonique, en acide lactique et en
vapeur d'eau. Si les glycoses et les graisses venaient à
manquer, la fibre musculaire consumerait son protoplasme
albuminoïde.

Sous l'influence de ces produits acides, le muscle perd
sa réaction alcaline et manifeste de l'acidité. Mais comme
les acides ont la propriété de coaguler la fibrine ou myosine, le travail musculaire amène la fatigue et une certaine
rigidité des membres. Par le repos, l'excès d'acide lactique
est éliminé, et la souplesse revient dans les organes.

Il n'est pas rare qu'après une longue course nous soyons
plus sensibles au froid. Nous avons dépensé, dans la marche, nos provisions de combustibles.

Cette rigidité relative causée par l'excès de travail musculaire est de même nature que la rigidité cadavérique qui
suit la mort. A la mort, les acides n'étant plus éliminés par
la circulation, la myosine se coagule promptement. Cette
coagulation est d'autant plus rapide que la mort avait été
précédée d'une fatigue plus intense.

3. Les phénomènes de nutrition, étant une combustion,
produisent de la *chaleur*. Aucun organe en activité ne produit autant de chaleur qu'un muscle contracté. Sans doute
la contraction même est un travail qui dépense de la chaleur : mais la combustion, devenue alors plus active, développe une quantité de chaleur bien supérieure à celle
qui se dissipe : c'est pourquoi l'exercice musculaire, même
dans la simple gymnastique de chambre, est le meilleur
moyen que nous ayons d'élever notre degré de température périphérique.

La quantité de chaleur produite par le fait des oxyda-
tions internes se divise en trois parts : la première est
employée à la contraction même du muscle, la seconde
opère le travail mécanique auquel le muscle est appliqué,

la troisième se dégage. Cette dernière partie s'accroît notablement, le degré s'élève, lorsque le muscle contracté n'exécute aucun travail mécanique. C'est pourquoi, dans le tétanos naturel, le corps s'échauffe de plusieurs degrés.

4. Les muscles se *développent* par l'exercice; les fibres musculaires prennent une sorte d'embonpoint. Les bras des boulangers et des gymnasiarques en sont la preuve. — Avec le volume et la masse, la *force* grandit. Pour un muscle donné, la puissance varie suivant les circonstances : un muscle reposé est plus fort; sous l'action de la peur, l'influx nerveux accourant à flots plus pressés rend un homme capable d'efforts surprenants.

Il faut aux muscles des *alternatives de repos et d'activité*; ils s'atrophient dans l'inaction, ils s'usent par le surmenage. — Quoique le cœur ne s'arrête jamais, ses muscles ont pourtant leurs instants de repos; dans une seconde, chaque fibre ne travaille que le tiers du temps. Le repos de courte durée ne suffit pas toujours; le besoin de sommeil, donné par la Providence, assure de longues heures réparatrices. La loi divine, en imposant le repos hebdomadaire, a bien sauvegardé les intérêts de l'organisme. — Au contraire, ceux qui dissipent leurs journées dans une honteuse oisiveté recueilleront, dans les infirmités corporelles, les suites funestes de leur fainéantise.

## 4. — LA LOCOMOTION

On donne le nom de *locomotion* à l'ensemble des déplacements que la contraction des muscles fait subir aux différentes parties du corps. Tantôt un membre seulement se meut, tantôt le corps entier se déplace. Dans tous les cas, les os peuvent être considérés comme des barres rigides, ou leviers, que la puissance des muscles fait tourner autour d'un point d'appui (*fig.* 141).

Comme on distingue, en mécanique, trois sortes de leviers, de même, en physiologie, les muscles agissent sur les os de trois manières différentes. Tantôt ils procurent l'équilibre de la station, tantôt ils produisent la marche, la

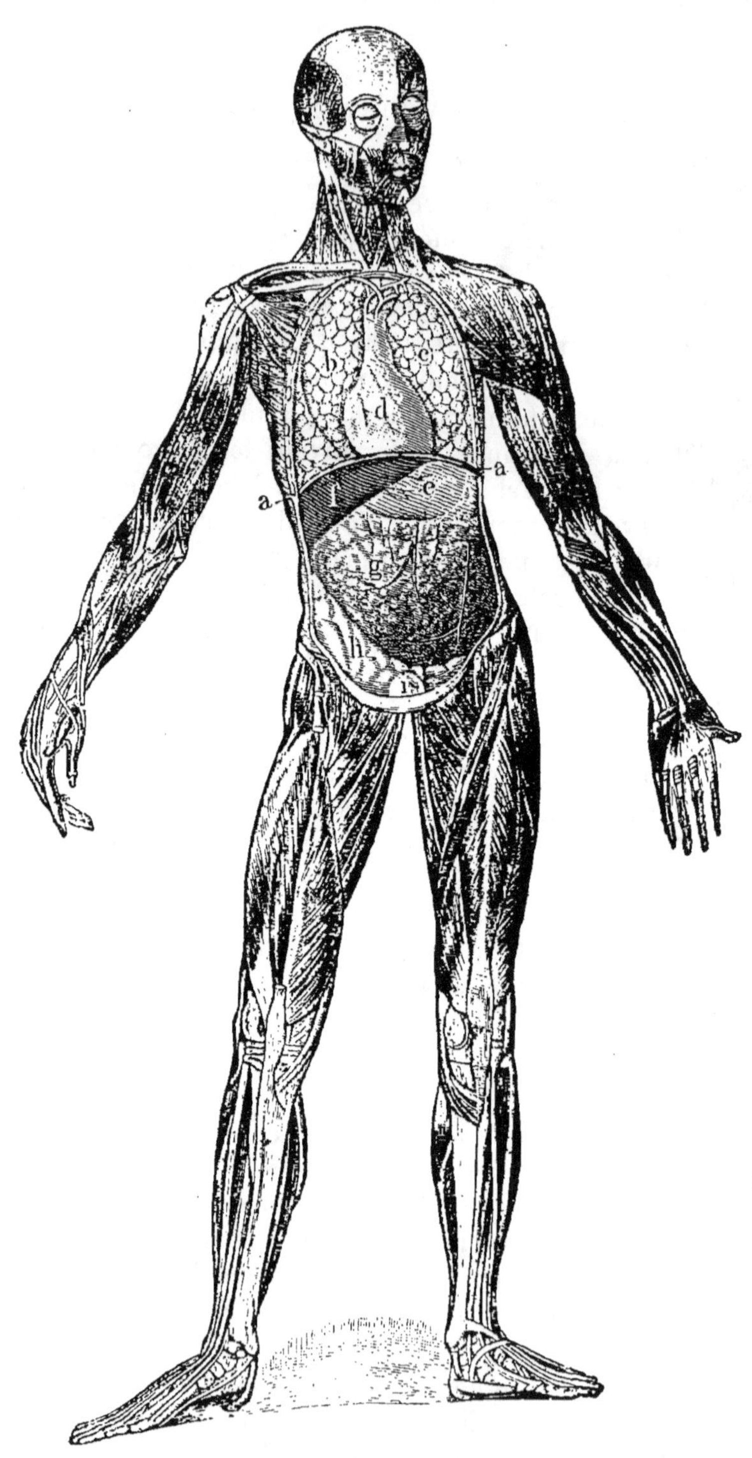

Fig. 141. — *Vue générale du système musculaire.*

Les lettres désignent les organes internes : *a*, diaphragme. — *b, c*, poumons. — *d*, cœur. — *e*, estomac. — *f*, foie. — *g*, intestin grêle. — *h*, gros intestin. — *i*, vessie.

course ou le saut, tantôt ils opèrent les mouvements de flexion ou d'extension, comme dans la natation et l'action de grimper.

En étudiant ces trois genres de leviers, nous verrons tous les phénomènes relatifs à la locomotion.

I. **Leviers du premier genre.** — Dans les leviers du premier genre, le point d'appui est situé entre les points d'application de la puissance et de la résistance. Exemples : la balance ordinaire, les ciseaux du tailleur, la barre de fer qu'emploie l'ouvrier pour soulever des blocs de pierre (*fig.* 142).

*L'équilibre de la station* s'obtient par l'action de leviers du premier genre. — La tête au repos, par exemple, a son point d'appui sur la colonne vertébrale ; son poids, appliqué au centre de gravité, est la résistance qui la porte en avant ; les muscles de la nuque sont la puissance qui la retient en arrière. — De même, au niveau des hanches, le poids du tronc porte le corps en avant ; le point d'appui est l'articulation du fémur ; les muscles postérieurs sont la puissance qui maintient l'équilibre. — C'est en vertu du même principe que les jambes ne ploient ni au genou ni au pied. Le muscle de la puissance est toujours du côté opposé au centre de gravité, et le point d'appui au milieu.

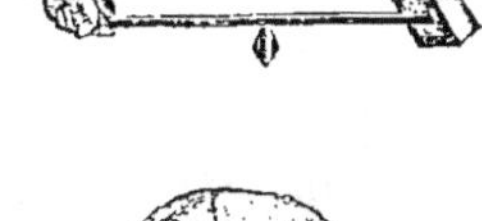

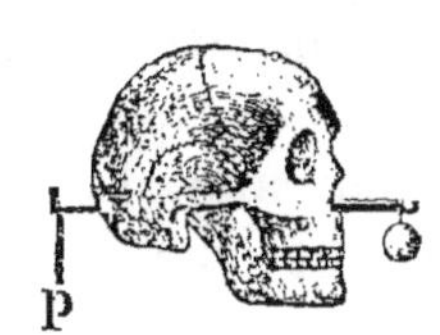

Fig. 142.

*Levier du premier genre.*

Application à l'équilibre de la tête : le point d'appui est au milieu sur les vertèbres cervicales ; le poids de la tête ou résistance est en avant ; la puissance agit en arrière par les muscles de la nuque.

II. **Leviers du second genre.** — Dans les leviers du second genre, la résistance s'applique entre le point d'appui et la puissance. La brouette en est un exemple : par la roue, l'instrument prend sur le sol son point d'appui ; le poids transporté repose au milieu dans la cage ; et l'ouvrier soulève les bras par leurs extrémités (*fig.* 143).

La *marche*, la *course* et le *saut* s'exécutent par l'action de ce genre de levier. Le talon étant levé, nous ne touchons le sol que par le bout du pied : là est notre point d'appui. Le poids du corps qu'il s'agit de soulever et de transporter repose sur l'astragale, au milieu du pied. Alors le muscle du mollet, appliqué au talon par le *tendon d'Achille*, se contracte et fait avancer le corps. Le pied représente donc bien un levier du second genre : le point d'appui est aux orteils, la résistance pèse sur le milieu, la puissance agit au talon (*fig. 144*).

Dans la *marche*, le corps ne quitte jamais complètement le sol. Le poids du corps passe toujours par le membre posé à terre ; c'est pour cela que le corps entier se penche du même côté. Les bras se balancent durant la marche : chacun d'eux se porte en avant lorsque la jambe du même côté est en arrière, et réciproquement.

La *course* diffère de la marche en ce que le corps entier quitte le sol à chaque pas : nous levons le pied au moment où l'autre *va* toucher la terre. Tandis que, dans la marche, les foulées des deux pieds empiètent un peu les unes sur les autres, dans la course, au contraire, elles sont séparées par un léger temps de suspension.

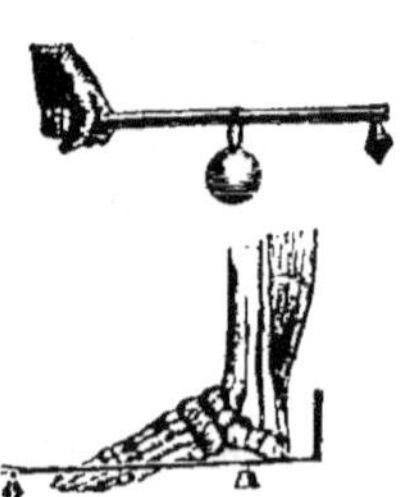

Fig. 143. — *Levier du second genre.*

Application à la marche : le point d'appui est au bout du pied ; le poids du corps ou résistance s'applique au milieu ; la puissance agit en arrière.

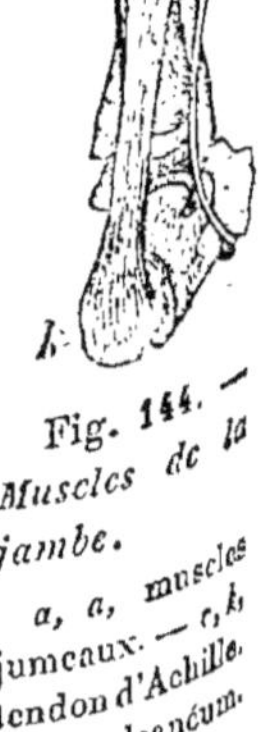

Fig. 144. — *Muscles de la jambe.*

a, a, muscles jumeaux. — c, h, tendon d'Achille. — k, calcanéum.

Dans le *saut*, les deux pieds quittent le sol à la fois. Le sauteur, après avoir fléchi les cuisses sur les jambes et penché le corps en avant, se redresse par une contraction énergique, et la réaction du sol détermine le lancement du corps en avant.

**III. Leviers du troisième genre.** — La puissance s'applique au milieu dans le levier du troisième genre, entre la résistance et le point d'appui. La pédale du rémouleur en est le type classique : par une de ses extrémités, elle est fixée au point d'appui ; l'autre extrémité porte une corde qui communique le mouvement à la résistance ; la puissance s'exerce au milieu. Les pincettes dont on use pour attiser le feu sont des leviers du même genre (*fig.* 145).

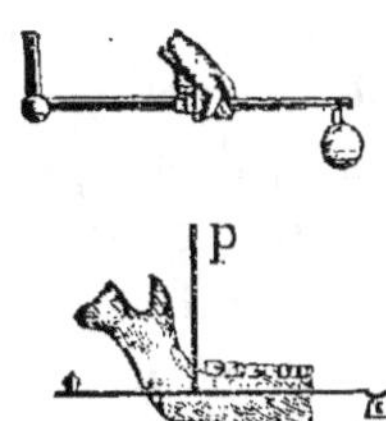

Fig. 145. — Levier du troisième genre.

Application à la mâchoire inférieure : le point d'appui est en arrière, au point où le condyle s'insère sur le temporal ; la résistance est en avant ; la puissance agit au milieu par les muscles masséter et temporal.

Les leviers de ce genre sont les plus nombreux dans le corps humain, particulièrement dans les membres. — Prenons pour exemple la flexion et l'extension de l'avant-bras sur le bras. Le radius et le cubitus forment le levier ; le point d'appui est à l'articulation du coude ; la résistance est représentée par le poids de l'avant-bras et de la main, appliqué au centre de gravité de l'organe ; la puissance comprend les muscles fléchisseurs et extenseurs insérés un peu au delà du coude sur le cubitus et le radius, les uns du côté du pli pour la flexion, les autres à l'opposé pour l'extension (*fig.* 146).

La *natation* et l'action de *grimper* sont deux modes de locomotion qui s'expliquent par l'action combinée des muscles fléchisseurs et extenseurs, sur des leviers du troisième genre. — Celui qui grimpe, par exemple, saisit le poteau par les bras et la poitrine, puis il élève, en les pliant, les cuisses et les jambes. Serrant alors fortement le poteau avec les pieds, les mollets et les cuisses, il

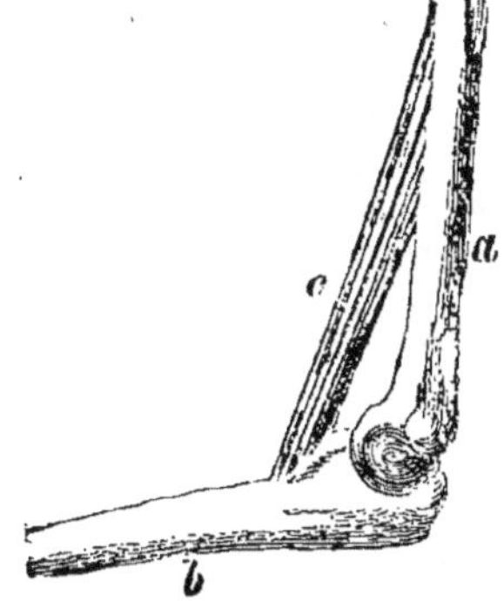

Fig. 146. — Muscles fléchisseurs.

*a*, humérus. — *b*, cubitus. — *c*, muscle fléchisseur, ayant son point fixe à l'épaule et son point mobile sur l'avant-bras.

redresse peu à peu les membres inférieurs, et porte plus haut le tronc et les membres supérieurs. Appliquant de nouveau les bras et les mains pour se soutenir, il fléchit et élève les jambes et les pieds.

Les muscles prennent divers noms qui signifient les actes qu'ils opèrent. Ils sont dits *fléchisseurs*, lorsqu'ils amènent la flexion d'un os sur un autre; *extenseurs*, lorsqu'ils ramènent un os en ligne droite avec un autre; *rotateurs*, lorsqu'ils font tourner un os sur lui-même; *abducteurs*, lorsqu'ils portent un os en dehors de l'axe du corps; *adducteurs*, lorsqu'ils ramènent un membre vers l'axe. Les muscles *antagonistes*, fléchisseurs et extenseurs, abducteurs et adducteurs, produisent des actes en sens opposé.

# CHAPITRE XII

## LA LOCOMOTION DANS LA SERIE ANIMALE

I. Les Protozoaires. — II. Les Cœlentérés. — III. Les Échinodermes (appareil aquifère). — IV. Les Vers. — V. Les Arthropodes. — VI. Les Mollusques. — VII. Les Tuniciers. — VIII. Les Vertébrés : diverses classes.

Tous les animaux sont pourvus, du moins à quelque degré, de la locomotion. C'est leur note caractéristique ; car c'est par là qu'ils manifestent leur sensibilité et leurs appétits. Pour se procurer la nourriture et pour échapper aux attaques de leurs ennemis, ils exécutent des mouvements. Les muscles, ou du moins leurs équivalents protoplasmiques, en sont les organes essentiels ; il n'existe pas toujours un squelette résistant pour offrir des points d'appui aux masses musculaires.

I. Les **Protozoaires** n'ont point d'organes spéciaux destinés à la locomotion. Les plus simples, les Monères par exemple, émettent des prolongements ou pseudopodes pour saisir leur proie. Les Infusoires usent pour cette fin de leur *flagellum*, et produisent par leurs cils vibratiles le mouvement des eaux. Les Foraminifères, les Radiolaires, les Miliolites, etc..., sécrètent une enveloppe calcaire ou siliceuse qui soutient la colonie ; ces débris, souvent fort délicats, tombent en pluie fine au fond des mers, où ils préparent des gisement semblables à ceux de la craie.

II. Les **Cœlentérés** fabriquent généralement un squelette siliceux, calcaire ou fibreux, dont nous trouvons les restes dans les fragments d'Éponges, de Coraux, de Madrépores, etc... Parmi ces animaux, les uns sont fixés, les autres voyagent librement. Pour être fixés, les premiers ne sont pas cependant dépourvus de mouvements : ils

14

battent l'eau de leurs tentacules et de leurs cils pour attirer les vivres. Les seconds, comme les Méduses, les Siphonophores, les Cténophores, sécrètent généralement des lamelles plus ou moins consistantes qui servent de soutien aux parties molles. Les Méduses, par exemple, s'élèvent ou s'abaissent dans les eaux par les variations de volume qu'elles impriment à leur cloche ou ombrelle, et progressent à l'aide des longs tentacules qui pendent de leur face inférieure.

III. La plupart des **Echinodermes** ont pour squelette extérieur un *test* calcaire à cassure spathique, souvent mobile et parfois rigide. Il est immobile chez les Oursins, où il est représenté par vingt rangées de plaques calcaires. Ces rangées sont divisées en deux groupes, chacun de cinq paires, dont les unes sont situées dans les rayons et percées de pores pour laisser passer les pieds ambulacraires, et dont les autres correspondent aux interrayons et sont dépourvues de pores.

Le test a divers appendices : les *piquants* sont articulés sur des protubérances du test et peuvent être dressés ou couchés par des muscles spéciaux ; les *pédicellaires* sont des sortes de tenailles à plusieurs branches disposées autour de la bouche.

Un caractère essentiel des Echinodermes est la présence d'un système aquifère de *vaisseaux ambulacraires* et de *pieds ambulacraires* érectiles qui leur sont unis. Le système des *vaisseaux ambulacraires* est formé d'un vaisseau annulaire entourant l'œsophage et de cinq vaisseaux radiaires situés dans les rayons, remplis d'un liquide aqueux. Très souvent des vésicules et des appendices racémeux s'ajoutent au vaisseau annulaire. L'appareil communique par un canal avec l'eau de la mer. — Les *pieds ambulacraires* sont des branches latérales nées sur les troncs principaux des rayons. Ces petits tubes érectiles, ordinairement munis d'une ventouse, font saillie à la surface du corps, à travers les pores du test calcaire. A leur base se trouvent des ampoules contractiles qui servent à pousser leur contenu liquide dans les pieds ambulacraires ; alors distendus et gonflés de liquide, ces organes s'attachent par leur ventouse terminale à des corps étrangers : c'est ce qui détermine le mouvement lent de progression des Echinodermes dans le sens des rayons (*fig.* 147).

IV. Les **Vers** n'ont point de squelette proprement dit : la peau, de consistance très diverse, sert d'appui aux muscles de la locomotion. Leur principal organe locomoteur est une *enveloppe musculo-cutanée*, sorte de derme dans lequel on remarque des muscles longitudinaux et parfois aussi des muscles annulaires. Pour progresser, les Vers appliquent sur le sol leur partie antérieure, et, par la contraction des muscles longitudinaux, avancent l'arrière-train. La spirale qu'ils décrivent de la sorte est dans un plan perpendiculaire au sol. — Chez certaines espèces, la locomotion est facilitée soit par des ventouses, qui sont si fréquentes chez les Vers parasites, soit par des rudiments de pieds ou *parapodes*, garnis de soies, disposés par paires tout le long du corps.

V. C'est par les organes de locomotion principalement que les Arthropodes s'élèvent au-dessus des Vers. Chaque anneau de leur corps peut porter des appendices articulés

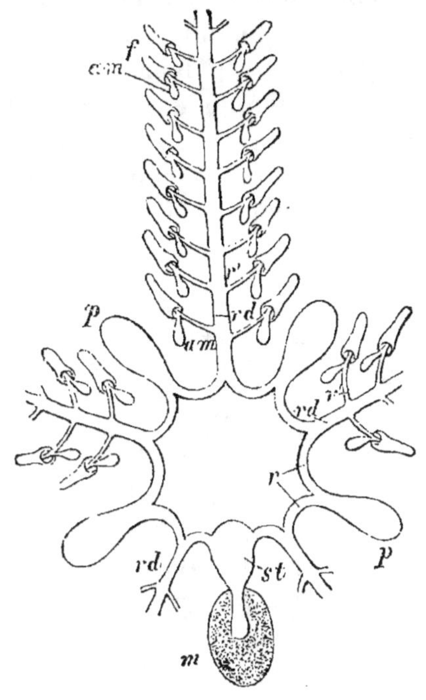

Fig. 147. — *Schéma du système aquifère d'une étoile de mer.*

*r*, canal circulaire. — *p*, vésicules de Poli. — *s t*, canal pierreux. — *m*, plaque madréporique. — *f*, pieds ambulacraires. — *a m*, ampoules des pieds ambulacraires. — *r d*, rameaux du canal aquifère dans les rayons. — *r'*, petites branches du système.

pairs, de sorte que le mouvement, au lieu d'être produit par le déplacement des anneaux, est localisé dans des membres adaptés à cette fin. Grâce à ces membres, les Arthropodes n'ont pas seulement la faculté de nager ou de ramper plus rapidement, mais encore celle d'exécuter des mouvements plus compliqués, tels que le vol, le grimpage, le saut.

Pour que les membres remplissent leur fonction d'une manière complète, il est nécessaire que la masse musculaire soit plus développée, qu'elle prenne un point d'appui sur les téguments du tronc, que le tronc soit soutenu par un squelette rigide, que plusieurs anneaux se soudent pour assurer plus de solidité. L'organisation des Arthropodes répond bien à ces exigences (*fig.* 148).

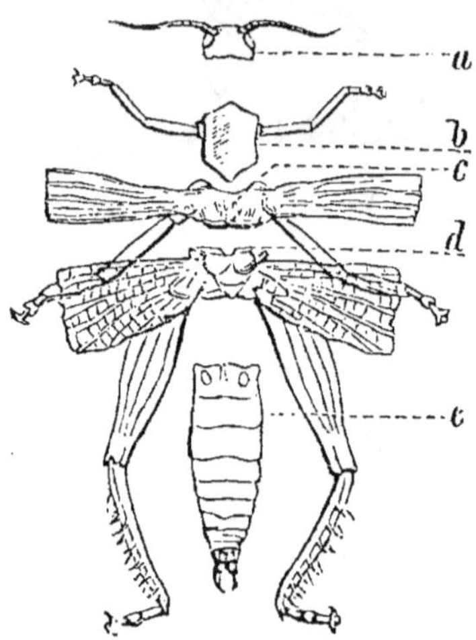

Fig. 148. — *Diverses parties d'un insecte.*

*a,* tête. — *b,* premier anneau du thorax. — *c,* anneau moyen du thorax. — *d,* dernier anneau du thorax. — *e,* abdomen.

On distingue dans leur corps trois régions : la tête, le thorax, l'abdomen, dont les membres sont différenciés pour des fonctions diverses. La *tête* est courte et couverte de téguments rigides ; les membres y sont d'ordinaire transformés en antennes et en organes masticateurs. — Dans le *thorax*, il y a également fusion des anneaux qui le constituent, et l'enveloppe est rigide. Tantôt il est nettement distinct de la tête, tantôt il est soudé avec elle (céphalothorax). Les membres qu'il porte, ailes ou pattes, sont essentiellement moteurs. — Les anneaux de l'*abdomen* restent distincts : le plus souvent, les membres y font défaut ; lorsqu'ils y existent, ils concourent à la locomotion, ou bien ils servent à la respiration, parfois ils portent les œufs.

La peau se compose de deux couches, l'une rigide, chilineuse, l'autre cellulaire, qui sécrète couche par couche la membrane de chitine. La *chitine* est une substance voisine de la corne, dans laquelle se déposent parfois, spécialement chez les Crustacés, des sels calcaires qui augmentent la résistance. Il en résulte une cuirasse solide, interrompue seulement entre les anneaux par de minces membranes qui servent de moyens d'union. — Les fibres musculaires, qui sont striées, offrent autant de divisions qu'il y a d'anneaux ; elles forment des muscles nombreux répandus dans le tronc et dans les membres.

VI. Le corps des **Mollusques** est recouvert d'une peau molle, humide, visqueuse ; ils manquent de squelette moteur et semblent surtout organisés pour vivre dans l'eau. La plupart en effet séjournent dans cet élément, où leurs mouvements sont vifs et aisés ; les espèces terrestres (Colimaçons) n'ont que des mouvements lents et bornés.

Le principal organe moteur est l'enveloppe *musculo-cutanée*, surtout la face ventrale, dont le développement forme le *pied*. Le *manteau* qui entoure le corps sécrète le plus souvent une coquille calcaire, qui est plutôt un abri qu'un vrai squelette pour l'animal. Dans les espèces les plus élevées, par exemple les Céphalopodes, il existe dans la tête un rudiment de squelette intérieur, de nature cartilagineuse. La couronne de bras qui entoure la tête des Céphalopodes, est un puissant moyen de natation ou de reptation.

VII. Les **Tuniciers**, tous marins, sont fixés ou libres. Ils n'ont ni squelette proprement dit ni membres articulés. L'enveloppe externe n'est point l'équivalent de la coquille des Mollusques ; c'est une tunique dont la substance fondamentale est en *cellulose ;* tantôt elle est de consistance molle, gélatineuse, tantôt coriace et même cartilagineuse ; elle est souvent transparente comme le cristal, parfois opaque et colorée de teintes diverses. — Durant la période de développement, les Ascidies offrent quelque analogie avec les Vertébrés ; dans la direction caudale du corps, il se forme momentanément un squelette axial semblable à une corde dorsale ; mais cet organe ne tarde pas à disparaître.

VIII. Les **Vertébrés** sont tous construits sur le plan général que nous avons étudié dans l'Homme : le squelette interne et les membres, soutien de muscles nombreux et puissants, en sont la caractéristique ; mais ils subissent, dans les différentes classes, de profondes différenciations que nous ferons brièvement connaître. Tandis que les formations squelettiques des Invertébrés sont généralement externes et constituées par l'épaississement de la peau, les Vertébrés, au contraire, ont un squelette interne, de telle sorte que les parties solides sont au dedans et les parties molles au dehors.

1. Les Poissons ont, pour la plupart, un squelette bien formé. Il manque, il est vrai, chez l'*Amphioxus* (*fig.* 149), où

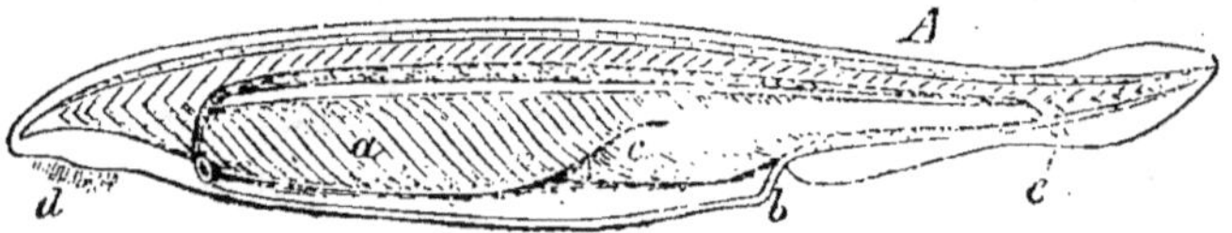

Fig. 149. — *Amphioxus.*

*a,* branchies. — *c,* foie. — *b,* pore du sac branchial. — *d,* cirres buccaux. — *e,* anus. — Derrière le tube digestif se trouvent la corde dorsale et la moelle épinière.

il est remplacé par une corde dorsale, sorte d'ébauche de la colonne vertébrale ; mais il présente déjà, chez les Lamproies, des pièces cartilagineuses. Chez les Squales et les Raies, les vertèbres apparaissent distinctes ; dans les Poissons plus élevés, elles sont complètes et osseuses ; elles restent toujours biconcaves, et se soudent avec les arcs vertébraux supérieurs et inférieurs (*fig.* 150 et 151).

Les deux paires de membres sont des nageoires, pectorales et abdominales. Des membres impairs, les nageoires dorsale, anale, caudale, servent aussi à la locomotion. Les nageoires forment de larges palettes dont la partie solide est constituée par des rayons rigides unis entre eux par une expansion de la peau.

Plusieurs organes entrent en jeu pour opérer les déplacements des Poissons. Quand ils veulent *monter* ou *descendre* dans l'élément liquide, ces animaux dilatent ou compriment leur vessie natatoire. La progression est due surtout aux inflexions de la colonne vertébrale, déterminées par la contraction des puissants muscles du tronc ; cette action est encore renforcée par les nageoires impaires du ventre et du dos. Les nageoires pectorales et ventrales paraissent plutôt servir, comme un gouvernail, à la direction de la marche (*fig.* 152).

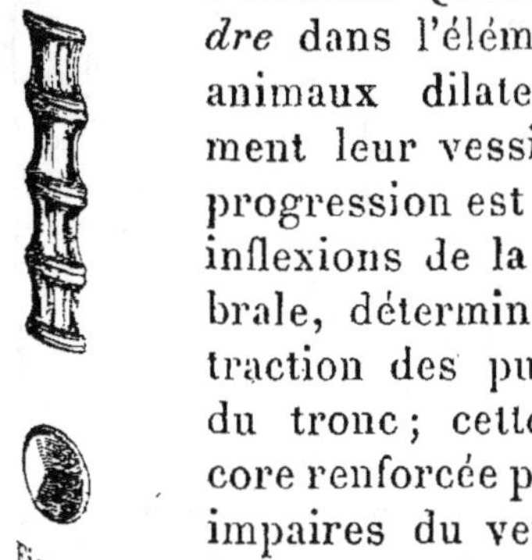

Fig. 150. — *Vertèbres biconcaves de poisson* (Brochet).

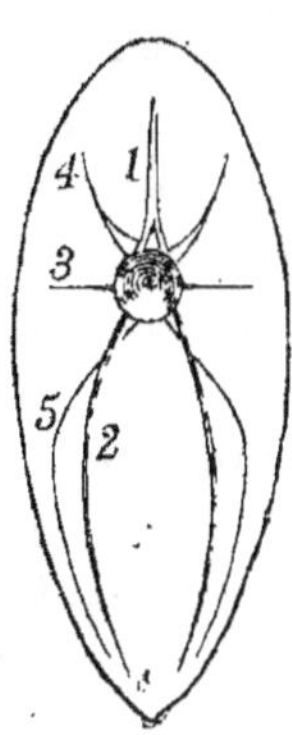

Fig. 151. — *Section transversale du corps d'un poisson.*

2. Les Batraciens ont un squelette à vertèbres osseuses, séparées par des cartilages ; le nombre en est considérable. Chez les *Anoures* cependant (Crapauds, Grenouilles),

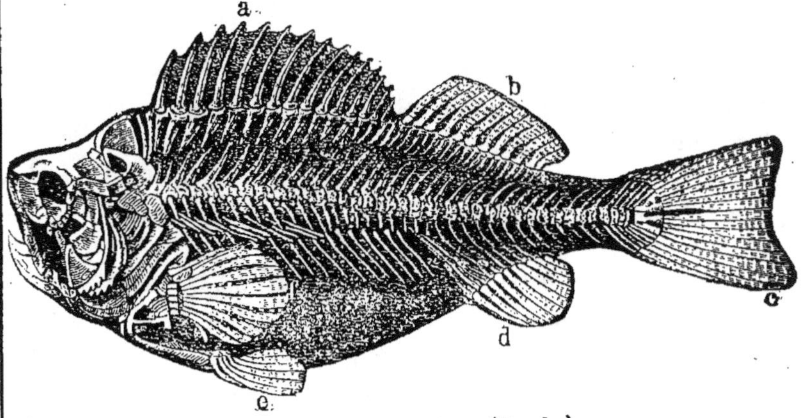

Fig. 152. — *Squelette de poisson* (Perche).

Type de vertébré. Axe longitudinal ou colonne vertébrale, contenant le système nerveux, au-dessus du tube digestif. — *a*, première nageoire dorsale. — *b*, deuxième nageoire dorsale. — *c*, nageoire caudale. — *d*, nageoire anale. — *e*, nageoire ventrale. — *f*, nageoire pectorale.

il n'y a que dix vertèbres. Les côtes sont rudimentaires, ou représentées seulement par les apophyses transverses un peu allongées. Les membres peuvent faire complètement défaut ; d'autres fois on ne rencontre que des membres antérieurs courts, ou des membres si rudimentaires, qu'ils ne peuvent servir à la marche. Les Anoures seuls, dépourvus de queue à l'âge adulte et ramassés en un tronc court, ont des membres assez développés pour courir, sauter, et même grimper (*fig.* 153).

3. La colonne vertébrale des Reptiles se compose de nombreuses vertèbres. Les côtes sont très répandues : chez les Serpents et les Sauriens, par exemple, toutes les vertèbres du tronc, sauf la première cervicale, portent des

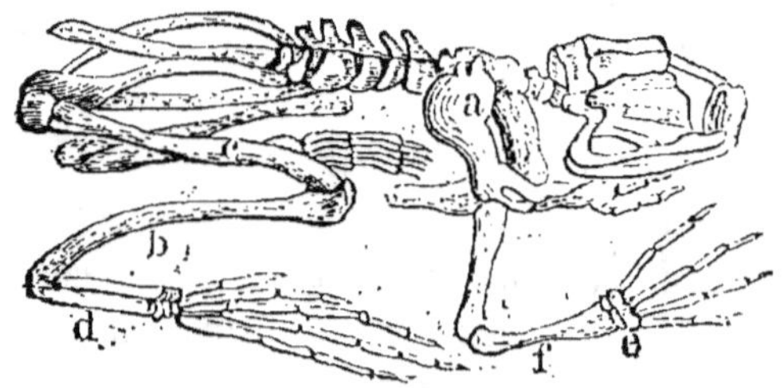

Fig. 153. — *Squelette de grenouille.*

Peu de vertèbres ; point de côtes ; bassin très allongé. — *a*, omoplates. *f*, avant-bras. — *e*, carpe. — *c*, *b*, *d*, membre postérieur.

côtes. Souvent ces côtes restent flottantes et sont alors très mobiles. Cette disposition permet aux Serpents de dilater leurs organes pour engloutir des proies énormes ; elle fait aussi, dans la *reptation*, que les côtes deviennent des agents très actifs de locomotion (*fig.* 154).

Les membres et leur partie basilaire manquent chez la plupart des Serpents ; quelques-uns cependant offrent des vestiges des membres postérieurs, mais presque entièrement cachés sous la peau. Chez les Sauriens, tantôt les membres font défaut, tantôt ils sont à l'état de petits moignons, tantôt ils sont bien développés. Chez les Crocodiles, où les membres sont complets, les orteils sont réunis par une membrane interdigitale ; les membres des Tortues marines sont transformés en nageoires (*fig. 155*).

4. Un caractère uniforme, qui délimite nettement la

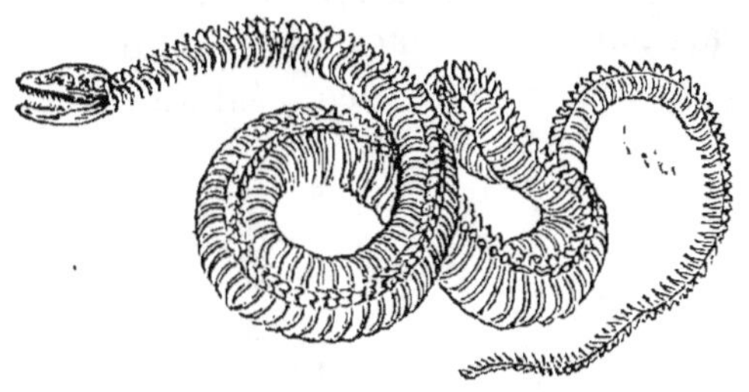

Fig. 154. — *Squelette de serpent.*

Remarquer le grand nombre de vertèbres, des côtes même sur les vertèbres cervicales; les côtes étant toutes flottantes, grande facilité de dilatation du corps

classe des OISEAUX, c'est la faculté de voler. La conformation tout entière de leur corps est adaptée aux deux principales formes de mouvement : le vol d'un côté, la marche et le saut de l'autre. Les deux membres postérieurs sont des pieds, dont la forme est très variable suivant le milieu qu'habite l'animal ; les membres antérieurs sont des ailes, d'ordinaire repliées sur les côtés du tronc (*fig. 156*).

Tous les organes sont disposés de façon à alléger la masse du corps ; le fait surtout est remarquable pour les os, dont le poids est très réduit sans que leur solidité ait à en souffrir. Une substance osseuse très compacte enveloppe des cavi-

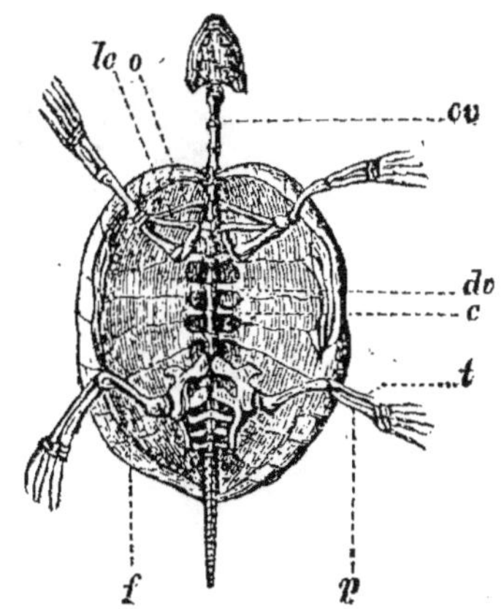

Fig. 155. — *Squelette de Tortue.*

*c r*, vertèbres cervicales.—*o*, omoplate. — *c l*, clavicule, *c t*, plus bas, l'humérus. — *d v*, vertèbres dorsales. — *f*, fémur. — *t, p*, tibia et péroné.

tés pleines d'air et en communication avec les poches aériennes qui font suite aux poumons.

Les membres antérieurs présentent quelques particularités dues à leur transformation en organes du vol. Leur union avec le thorax est très solide. Après un court humérus vient un long avant-bras formé par le radius et le cubitus, puis une main très réduite. Cette main n'a que deux os carpiens, un métacarpien unique allongé et trois doigts, le pouce portant des rémiges, un doigt médian

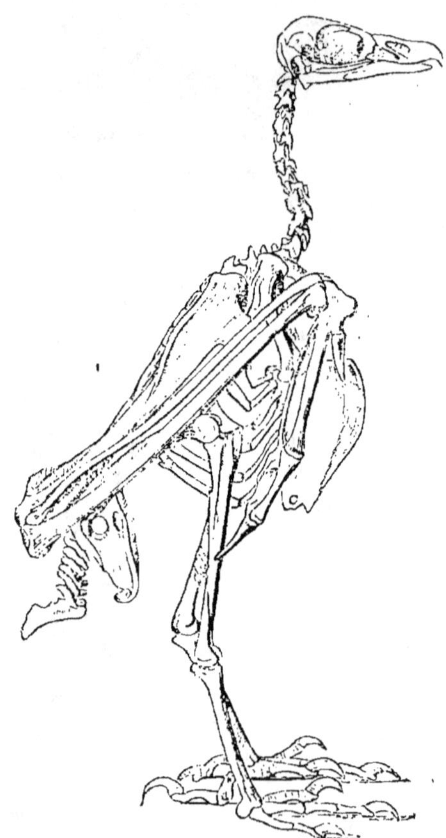

Fig. 156. — *Squelette d'oiseau.*

assez grand et un doigt styloïde. Les ailes sont repliées durant le repos, de telle sorte que le bras est dirigé en arrière, l'avant-bras en avant et la main en arrière.

Les muscles de la poitrine, pour suffire aux nécessités de la locomotion aérienne, devaient être très puissants, et ils le sont en effet. Cependant ils n'opèrent pas seuls le travail énorme du vol des Oiseaux ; il est aujourd'hui bien constaté que ces animaux utilisent dans leurs courses l'énergie des mouvements atmosphériques.

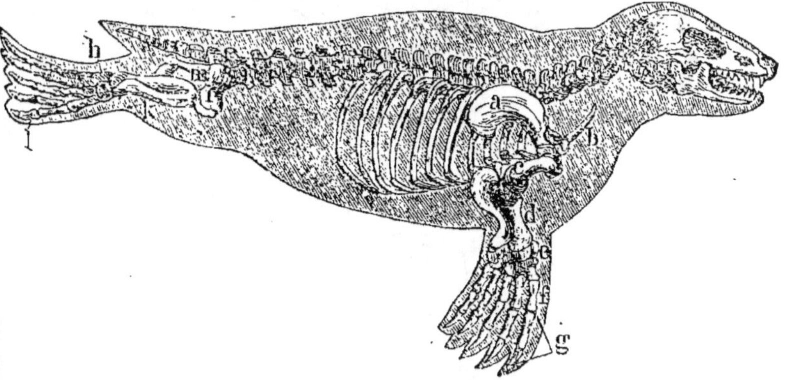

Fig. 157. — *Squelette de Phoque.*

*a*, omoplate. — *b*, sternum en pointe. — *c*, humérus. — *d*, avant-bras. — *e*, carpe. — *f*, métacarpe. — *g*, doigts. — *m*, bassin. — *i*, fémur. — *k*, jambe. — *h*, tarse. — *l*, orteils. Remarquer comment les membres sont devenus des nageoires.

5. Les organes de locomotion des MAMMIFÈRES se rapprochent beaucoup de ceux de l'Homme ; nous indiquerons seulement les principales modifications que subissent les membres dans quelques-uns des ordres.

Chez les Mammifères nageurs, les membres se raccourcissent et deviennent tantôt des nageoires plates (Cétacés) (fig. 157) dont les différents os ne sont pas mobiles les

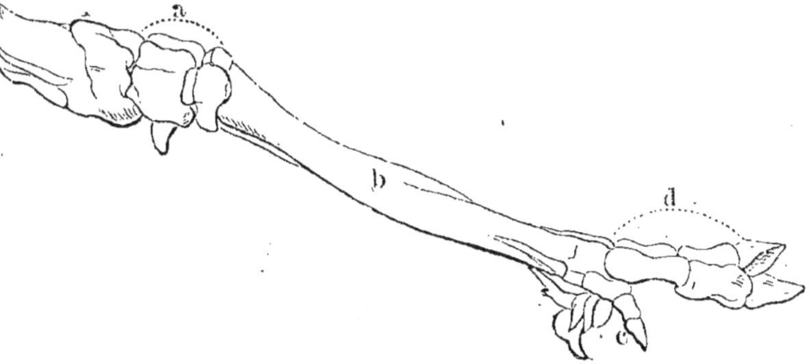

Fig. 158. — *Pied du Cerf.*

*t*, jambe (tibia et péroné). — *a*, carpe. — *b*, métacarpe. — *d*, doigts. *c*, doigt rudimentaire.

uns sur les autres, et dont les phalanges sont très nombreuses, tantôt des pattes nageuses (Pinnipèdes), qui

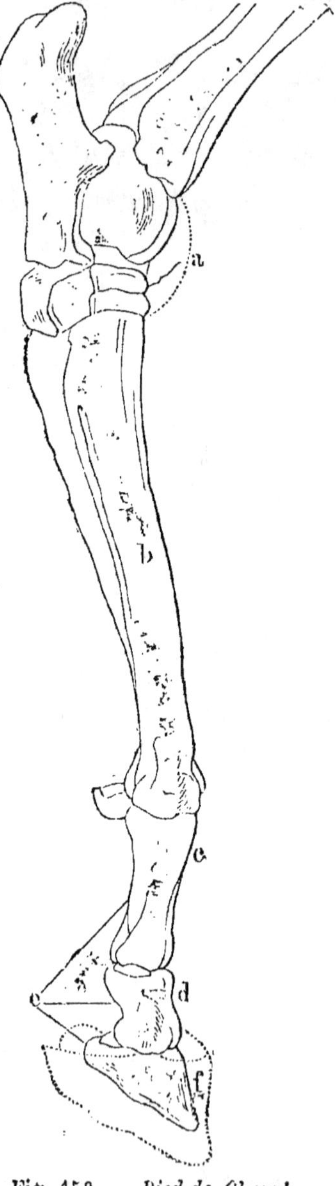

Fig. 159. — *Pied de Cheval.*

*a,* tarse, avec calcanéum très développé. — *b,* métatarse, réduit à un seul os ;
*c,* doigt unique. — *e, d, f,* phalanges du doigt.

peuvent aussi pousser le corps sur la terre ferme.

Les Cheiroptères (Chauves-Souris) ont des membres antérieurs conformés pour le vol : un repli cutané s'étend entre des doigts excessivement allongés, de même qu'entre ceux-ci et les parois latérales du corps.

S'ils ne dépassent jamais le nombre de cinq, les doigts peuvent se réduire graduellement. Le pouce ou doigt interne disparaît le plus aisément ; le doigt externe et le second doigt interne ne forment que des saillies rudimentaires chez les Ruminants (Bœufs). Le deuxième doigt interne est rudimentaire ou disparaît chez les Solipèdes (Cheval), de sorte que le doigt du milieu seul supporte le membre (*fig.* 158 et 159).

Quand le pouce est opposable aux autres doigts, on a une main véritable. Les Singes sont dits quadrumanes, parce que les membres postérieurs eux-mêmes sont préhensiles.

# CHAPITRE XIII

# LA VOIX ET LA PAROLE

**I. Appareil de la phonation.** — II. Production de la Voix : hauteur, intensité, timbre. — III. Formation de la Parole : voyelles, consonnes. — La Voix chez les animaux.

La *Voix* est le son par lequel l'Homme communique au dehors ses impressions : après le mouvement, c'est par la Voix qu'il réagit sur le monde extérieur. Quand la Voix est articulée et revêt des formes de convention liées à des idées générales et abstraites, elle devient la *Parole*. Beaucoup d'animaux ont la Voix ; l'Homme seul a la Parole.

Nous étudierons successivement l'appareil de la phonation, la production de la Voix, et le mécanisme par lequel le son devient la Parole.

**I. Appareil de la phonation.** — La Voix est produite par un organe spécial, le *larynx* (*fig.* 160). Le larynx, placé à la partie antérieure du cou, au-dessous de la mâchoire et au sommet de la trachée-artère, est suspendu par des ligaments à l'os hyoïde. Il a la forme d'un prisme triangulaire à surface plane en arrière et à arête vive en avant. Il communique par la glotte avec le pharynx, et, au moment de la déglutition, il est protégé par une membrane cartilagineuse, *l'épiglotte*.

Une section verticale du larynx présente, à partir de la glotte, une dilatation, suivie d'un rétrécissement limité par

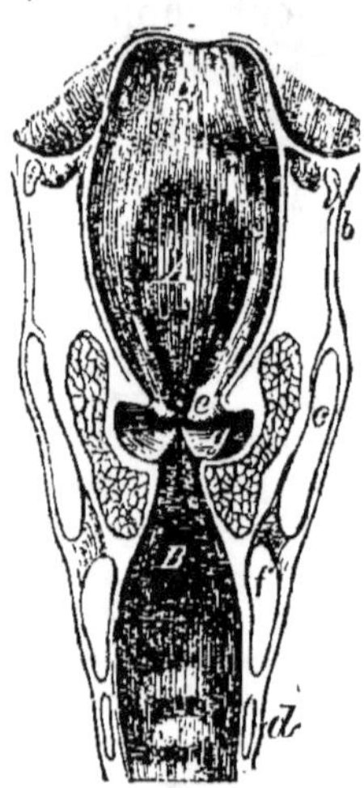

Fig. 160. — *Coupe verticale transversale du larynx.*

*a*. épiglotte. — A, cavité supérieure. — *e*, cordes vocales supérieures. — *g*, cordes vocales inférieures. — B, cavité inférieure. — *b*, os hyoïde. — *c*, thyroïde. — *f*, cricoïde. — *d*, cartilage de la trachée.

deux bourrelets musculaires, qui sont les cordes vocales supérieures : ces replis ne servent point dans l'émission de la Voix. Le canal s'élargit ensuite, mais sur une petite épaisseur. De nouveaux replis musculaires, un peu plus saillants que les autres, resserrent l'ouverture du larynx : ce sont les vraies cordes vocales, et l'espace libre qu'elles entourent est la vraie *glotte* où le son prend naissance (*fig.* 161).

Le larynx est formé de cartilages, de muscles, de tissu élastique et d'épithélium.

Les *cartilages* du larynx sont au nombre de quatre. — Le cartilage *thyroïde*, le plus développé, a la forme d'un angle dièdre : la saillie visible qu'il présente au cou est appelée *pomme d'Adam*. Par les cornes supérieures, il est suspendu à l'os hyoïde ; par les cornes inférieures, il s'articule sur le cricoïde. Le cartilage *cricoïde* est un anneau complet, qui repose en bas sur le premier cartilage de la trachée-artère : peu élevé en avant, il se dresse en arrière comme un col empesé. Sur les épaules du cricoïde, à la partie postérieure du larynx, les deux *arythé-*

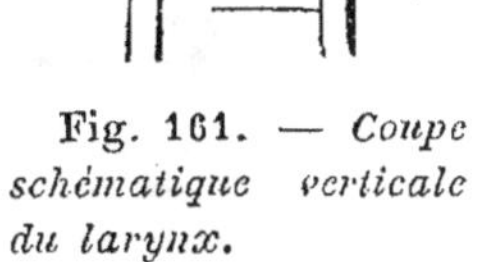

Fig. 161. — *Coupe schématique verticale du larynx.*

On voit que le larynx présente trois rétrécissements : 1° en haut, au niveau de l'épiglotte ; — 2° au niveau des cordes vocales supérieures ; — 3° au niveau des cordes vocales inférieures. — Entre les deux paires de cordes vocales, on voit les ventricules de Morgagni.

*noïdes*, de forme triangulaire, mobiles, sont destinés à jouer un rôle important dans l'ouverture et la fermeture de la glotte (*fig.* 162).

Les *muscles*, au nombre de neuf, ont pour fonction de mouvoir les cartilages, de rapprocher ou d'éloigner les cordes vocales. Les deux plus importants sont les muscles *thyro-arythénoïdiens*, insérés, d'une part, sur le cartilage thyroïde, et d'autre part sur les arythénoïdes. Ils constituent à proprement parler les cordes vocales ; leur contraction modifie à la fois leur consistance, leur longueur et leur volume. Tandis que la tension amincit les cordes

de nos instruments, nos cordes vocales, au contraire,
se gonflent d'autant plus qu'elles se tendent davantage
(*fig.* 163).

Le tissu *élastique* revêt les muscles vocaux d'une couche
continue. Comme il est fort souple, il forme un revêtement

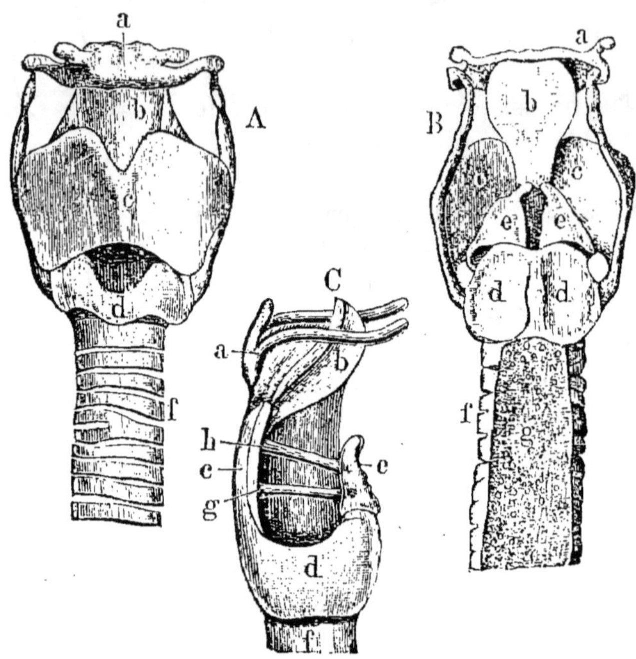



Fig. 162. — *Squelette du larynx.*

A, larynx vu par devant : *a*, os hyoïde. — *b*, épiglotte. — *c*, cartilage thyroïde,
— *d*, cartilage cricoïde. — *f*, demi-anneaux cartilagineux de la trachée-artère.
B, coupe verticale et transversale du larynx : mêmes lettres que précédemment.
*e e*, cartilages arythénoïdes sur la portion postérieure du cricoïde. — C. larynx vu par
côté : *a*, os hyoïde. — *b*, épiglotte. — *c*, cartilage thyroïde. — *d*, cartilage cricoïde,
— *e*, arythénoïdes. — *f*, trachée.

toujours égal et lisse sur les muscles ridés par leur contraction.

L'*épithélium* de la surface n'a point de cils vibratiles au
niveau des cordes vocales : il est sans cesse lubrifié par
du mucus.

Les organes du larynx sont animés par des nerfs de la

onzième paire crânienne, le spinal, mais anastomosés avec des filets du nerf pneumo-gastrique.

## II. Production de la Voix. — Pour que le son vocal soit produit, il est nécessaire qu'une soufflerie pousse l'air à travers un organe capable de vibrer. Les poumons sont la souf-flerie, les cordes vocales sont l'organe prêt à vibrer ; le pharynx, la bouche et les fosses nasales sont l'appareil résonnateur qui donne au son le timbre qui le dis-tingue en chaque personne.

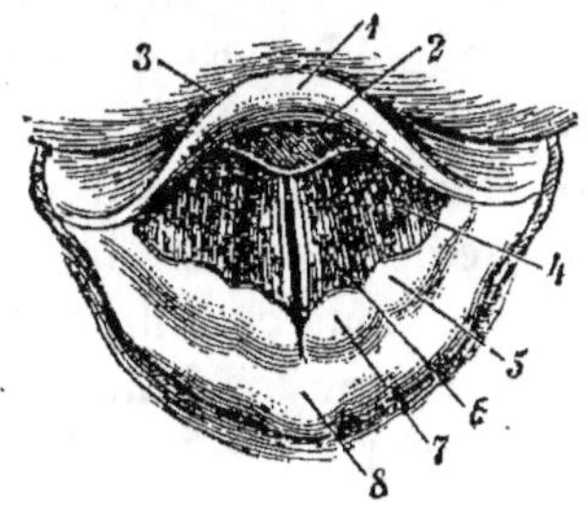

Fig. 163. — *Le larynx vu d'en haut.*

La glotte est fermée par le rapprochement des cordes voca-les inférieures. — 6, cordes vo-cales inférieures. — 4, cordes vocales supérieures. — 7, carti-lages arythénoïdes.

Lorsque l'air pénètre dans les poumons, nos cordes vocales sont écartées, l'entrée des voies respi-ratoires est libre, et aucun son ne se fait entendre. Mais, les poumons une fois remplis d'air, nous rapprochons les cordes vo-cales, et la pression que le thorax et les muscles expirateurs exercent sur la réserve aérienne pousse le souffle à travers le défilé étroit du larynx. Plus cette réserve sera considé-rable, plus le jeu des poumons sera épargné : c'est pour-quoi, dans l'exercice du chant et de la parole, la respira-tion abdominale est d'une grande importance pour prévenir la fatigue.

Analysons maintenant le mécanisme de la tension et de la vibration des cordes vocales.

Pour avoir une idée bien nette des cordes vocales, figu-rons-nous deux rideaux musculaires disposés horizontale-ment, et qui, tantôt se rejoignent au milieu du larynx par leurs bords internes, tantôt se replient vers les parois de l'organe. En avant et sur les côtés, ils sont attachés au cartilage thyroïde ; en arrière, ils se rendent aux deux arythénoïdes. Nous avons dit que les deux arythénoïdes sont mobiles sur les épaules du cricoïde. Quand ils sont écartés l'un de l'autre, les bords internes des rideaux sont

15.

éloignés, la glotte est grande ouverte : alors aucune vibration ne se produit ; nous pouvons parler bas, en imprimant par la langue et les lèvres un mouvement au souffle qui passe. La parole à voix basse est fatigante, et elle exige une respiration fréquente, parce que l'air ne saurait être économisé. Si nous désirons émettre un son, les deux arythénoïdes se rapprochent, les cordes vocales se touchent par leurs bords internes, et leurs fibres musculaires contractées sont autant de fils tendus. La glotte étant ainsi fermée, le souffle des poumons ne peut sortir sans faire effort : sous cet effort, les cordes vocales entrent en vibration comme les lames élastiques des instruments à anche (*fig.* 164).

Grâce aux cordes vocales, l'air sort de la glotte animé d'un mouvement vibratoire assez rapide pour faire sur l'oreille une impression de sonorité. En traversant les organes qui font suite au larynx, le son prend des caractères nouveaux qui en modifient le timbre.

Le son vocal, comme tous les sons, a trois qualités : la hauteur, l'intensité, le timbre.

La *hauteur* ou acuité du son dépend du nombre de vibrations dans l'unité de temps : fort ou faible, le son a toujours, pour une même note, le même nombre de vibrations. Quand une corde est tendue, la hauteur du son qu'elle rend dépend tout à la fois de son degré de tension, de sa longueur et de sa densité. Il en faut dire autant des cordes vocales. Le même individu peut chanter à des hauteurs différentes suivant la force avec laquelle il tend l'organe. Les fibres des muscles vocaux sont plus épaisses et plus longues chez l'homme que chez la femme et l'enfant : de là cette différence d'une octave dans le son de la Voix.

De l'amplitude des vibrations dépend l'*intensité* du son : la violence avec laquelle on pousse l'air au travers de la glotte sera la mesure de l'intensité ; aussi la Voix sera-t-elle d'autant plus puissante que les poumons seront plus dilatés et les muscles expirateurs plus forts. Le bon emploi des résonnateurs naturels, pharynx, bouche, etc. est aussi un moyen d'accroître l'intensité.

Le *timbre* est comme la couleur du son : c'est par lui que nous distinguons si aisément les voix entre elles. Il dépend des sons secondaires ou harmoniques qui se superposent au son fondamental. De nombreuses causes exer-

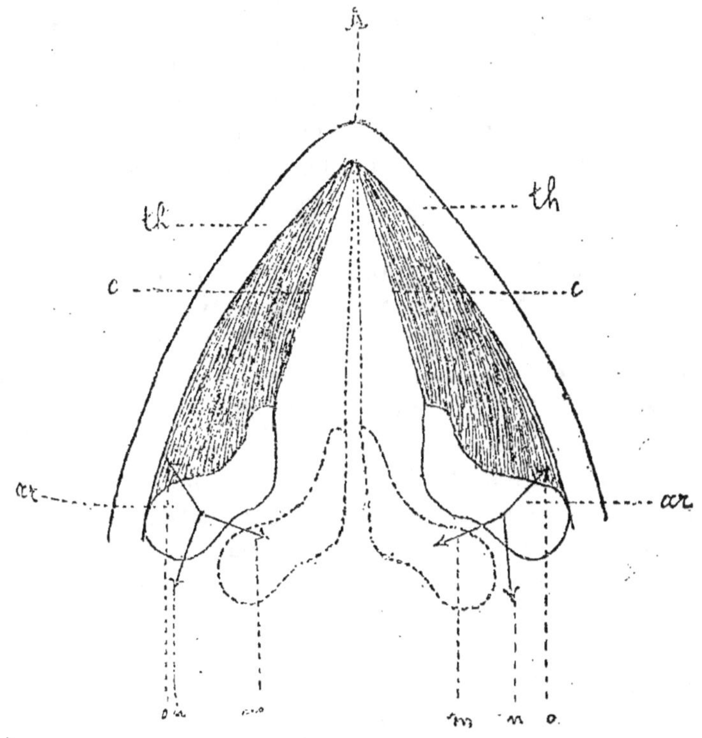



Fig. 164. — *Coupe horizontale du larynx au niveau des cordes vocale inférieures.*

A, pomme d'Adam, ou saillie du cartilage thyroïde. — *th*, cartilage thyroïde. — *ar*, arythénoïdes. — *m*, *n*, *o*, muscles ouvrant ou fermant la glotte. — *c*, muscles thyro-arythénoïdes, vraies cordes vocales. Le pointillé indique la position des arythénoïdes et des cordes, lorsque la glotte est fermée.

cent une influence sur cette qualité du son : 1° la nature des cordes vocales et du larynx tout entier ; ainsi, chez les vieillards, le son est modifié par l'ossification partielle des cartilages ; 2° la forme du tuyau vocal, c'est-à-dire des cavités traversées par le son avant d'arriver au dehors ; ainsi le son n'est pas le même s'il traverse à la fois la bouche et les fosses nasales, ou s'il traverse la bouche ou les fosses nasales seulement.

### III. Formation de la Parole. — La Voix prend, suivant les circonstances, des expressions très diverses, et les sons glottiques peuvent être associés, suivant des conventions déterminées, pour exprimer des idées : c'est alors la Parole. Les sons articulés sont combinés de façon à former des *mots*, qui sont les éléments des *phrases*.

Deux sortes de sons forment les mots : les *voyelles* et les *consonnes* : on pourrait les appeler les éléments physiques du langage.

1. Les *voyelles* se composent d'une simple émission de voix et se distinguent entre elles par le timbre. Les cordes vocales ne leur donnent que la sonorité; la forme spéciale à chacune d'elles est produite par des modifications du tuyau vocal. Si l'on présente les voyelles à la suite et dans l'ordre suivant : *ou, u, o, a, é, i*, on remarque que le diamètre longitudinal de la bouche diminue progressivement, tandis que le diamètre transversal augmente. Du reste, une expérience fort simple permet de constater que les formes données à la cavité buccale sont la vraie cause des différences entre les voyelles : qu'on mette un diapason en vibration devant la bouche ouverte et convenablement disposée, et les harmoniques renforcés par la cavité buccale feront distinguer les voyelles avec leur propre timbre.

2. Les *consonnes* constituent, à proprement parler, l'articulation : elles donnent un corps aux voyelles, et la parole est d'autant plus distincte qu'elles sont plus fortement marquées. Leur nom de consonnes vient de ce que, le plus souvent, elles n'ont par elles-mêmes aucune sonorité; elles ne prennent en effet d'importance que par leur liaison avec les voyelles qui précèdent ou qui suivent. Elles consistent en bruits que le courant d'air produit dans le tuyau vocal par suite d'obstacles de formes diverses qui brisent la colonne d'air. On les classe même suivant la nature des parties qui servent d'obstacles.

On nomme *labiales* celles qui exigent l'intervention de

lèvres ; les unes sont explosives, *b* et *p* ; les autres sont continues et de frottement, *f* et *v*. Dans la formation des *linguales*, c'est la langue qui modifie le souffle : *r* est dû à la vibration rapide de la langue contre le palais ; dans l's, l'air frotte la langue et la voûte du palais ; *z* en est la forme adoucie ; *d* et *t*, appelées aussi *dentales*, sont explosives ; les dents sont rapprochées et la langue, appuyée contre le palais en avant, s'abaisse brusquement. Les *gutturales*, *k*, *g*, *r* grasseyé, sont prononcées par l'intervention de la langue et du pharynx. Les *nasales*, *m* et *n*, sont émises avec une forte résonnance des fosses nasales. Les *sifflantes*, *c*, *j*, *f*, *v*, *s*, *x*, peuvent être ramenées au type des linguales.

La Voix chez les Animaux. — Tous les animaux ont sans doute quelque moyen de communiquer à leurs semblables les impressions sensibles qu'ils éprouvent, mais les plus élevés seulement peuvent le faire par la Voix. Chez les Invertébrés, beaucoup d'insectes ont le pouvoir de produire des sons : la Cigale, le Grillon, la Sauterelle, etc.; mais ces bruits n'ont rien de commun avec la Voix. Elle ne peut exister que chez les Vertébrés, en qui seuls on trouve l'organe vocal.

Les *Poissons* sont muets ; le son guttural émis par certaines espèces est à l'état d'exception. On sait comment sont doués les *Batraciens* : autant la voix des crapauds est douce et harmonieuse, autant le coassement des grenouilles est désagréable. L'organe vocal est double chez les *Oiseaux* : un *larynx inférieur* très compliqué, situé à la bifurcation de la trachée-artère, sert à produire les sons ; le larynx supérieur ne joue qu'un rôle sans importance. Les *Mammifères* ont tous un larynx, mais les cordes vocales manquent dans plusieurs groupes, particulièrement chez les Cétacés, quelques Rongeurs et quelques Marsupiaux. Dans les autres ordres, la Voix est très variable. Elle est fort étendue chez certains Singes, spécialement chez les Singes hurleurs, en raison des poches membraneuses qui communiquent avec le larynx et servent de caisses sonores.

Si les animaux ne sont pas tous dépourvus de la voix, du

moins aucun ne possède la parole articulée. Ce n'est pas qu'ils soient incapables, en vertu de leur conformation organique, de prononcer des mots et de marquer les consonnes : les Perroquets, par exemple, imitent fort bien la prononciation de l'Homme. Mais le langage, étant une série de formules abstraites exprimant des idées, reste le privilège des êtres intelligents. L'Homme parle, parce qu'il généralise et abstrait; l'animal ne parle point, et il n'exprime que des passions et des besoins, parce qu'il n'a que des sensations et point d'idées.

# CHAPITRE XIV

# LA SENSATION

I. Nature de la sensation. — II. Division des sensations : objectives et subjectives, externes et internes. — III. Mécanisme de la sensation : impression, transmission, perception. — IV. Organes de la sensation : nombre des sens.

Dans les relations établies entre le monde et nous, il y a réciprocité d'influence. Nous agissons sur le monde extérieur par le Mouvement et par la Voix ; le monde agit sur nous en pénétrant par la porte des *sens*. Quand les objets du dehors ont frappé nos sens, le phénomène a un retentissement jusqu'au fond de notre être, et il se produit un acte de connaissance. Cette faculté que nous avons d'être impressionnés par la matière, d'en percevoir les propriétés, d'éprouver à cette occasion du plaisir ou de la douleur, constitue la *sensibilité* : son acte propre se nomme *sensation*.

Avant d'étudier les divers organes qui recueillent les influences du monde extérieur, nous croyons utile de donner quelques notions générales sur la sensation : sa nature, ses diverses sortes, le mécanisme de son acte et les organes qui en sont les instruments.

I. **Nature de la sensation.** — Si nous posons notre doigt sur le verre brûlant de notre lampe allumée, nous retirons brusquement le bras, nous percevons que le verre est très chaud, et nous ressentons une vive douleur. Voilà trois phénomènes qui ont suivi, tous à la fois, l'application du verre brûlant sur le sens du toucher : l'acte réflexe de mouvement, la connaissance de l'état de l'objet en question, l'émotion désagréable qui accompagne toute brûlure. Ces trois choses sont faciles à distinguer ; mais laquelle faudra-t-il nommer sensation ?

Les physiologistes appellent souvent sensation toute réaction, même automatique, de l'organisme sous un excitant : ainsi, qu'une personne endormie dont on pique le doigt retire brusquement la main, ce serait une sensation. A ce compte, les cadavres eux-mêmes seraient capables de sensations, puisque leurs muscles, excités par l'électricité, répondent assez longtemps par des actes automatiques à ces excitations.

Pour la plupart des philosophes modernes, la sensation est l'émotion agréable ou désagréable causée dans l'âme par une impression venue du dehors. On dira que le visage, sous les vents glacés de l'hiver, éprouve une sensation pénible ; de même la vue d'un riant paysage produit une sensation délicieuse.

Entre l'impression et l'émotion se place un acte de connaissance : c'est à cet acte que l'École avait appliqué le mot sensation. Dans cette acception, l'acte par lequel nous connaissons directement la matière, ses propriétés et les phénomènes qui s'y passent est la sensation. L'impression la prépare, l'émotion la suit, la perception de l'objet sensible la constitue.

Il est sans doute loisible à chacun de définir la sensation comme il lui plaira ; mais il importe de dissiper tout malentendu et d'éviter toute confusion d'idées. Or, il n'est pas rare que les philosophes, en donnant le nom de sensation à l'émotion qui suit la connaissance, regardent cette connaissance comme un fruit de l'intelligence elle-même. Dire que toute connaissance est œuvre de l'esprit, c'est nier la différence essentielle qui distingue la perception sensible de la perception intellectuelle, c'est renverser la barrière qui sépare l'Homme de l'animal, c'est admettre qu'il n'y a qu'une différence de *degré*, et non une différence de *nature*, entre les facultés des bêtes et nos facultés supérieures.

La vérité est qu'il y a deux façons de connaître : l'une est *sensible*, commune à l'Homme et aux bêtes : c'est la sensation, qui nous révèle les corps et leurs propriétés ; l'autre est *intellectuelle*, caractéristique du Règne humain : c'est la pensée, qui nous découvre les notions abstraites et immatérielles. Je vois *cette* table de sapin, j'imagine *ce* chalet couvert en tuiles rouges, voilà des sensations ; l'animal aussi voit *cette* table de sapin, garde l'image vive de cet événement. Mais j'ai l'*idée* générale de table, je pense à une maison en général, je *médite* sur le carré de l'hypothénuse ou sur les caractères du beau et du bien, voilà des pensées : l'animal n'offre rien de pareil ; tout en lui est confiné dans le cercle étroit de la matière.

Afin de mieux marquer la distinction de ces deux ordres de connaissance, nous donnerons le nom de sensation à tout acte de connaissance sensible : les sens sont les organes matériels et vivants à l'aide desquels la sensation s'opère.

**II. Division des sensations.** — On distingue d'abord les sensations *objectives* et les sensations *subjectives*. Dans les sensations *objectives*, des objets extérieurs agissent sur nos sens et impriment en eux leur image : la vue d'un tableau, l'audition d'un morceau de musique, le contact de la neige glacée, sont des sensations objectives, puisque le tableau, la musique, la neige sont des objets qui frappent réellement nos sens. Les sensations *subjectives* représentent des objets qui n'ont aucune existence hors de nous, et elles sont produites entièrement par le sujet ; exemple : un violent mal d'oreille cause des bourdonnements qui rappellent le bruit du tonnerre ou d'une mer en furie ; un coup frappé sur l'œil fait voltiger devant le regard *trente-six chandelles*.

On peut aussi diviser les sensations en sensations *externes* et en sensations *internes*. Les sensation *externes* sont celles qui se produisent dans les sens externes, comme l'œil, l'oreille, le toucher, etc. Par exemple, quand mes *yeux* perçoivent cette maison, quand ma *langue* goûte ce corps sapide, quand ma *main* touche cette table et en perçoit l'étendue et la dureté, j'ai des sensations externes. Les sensations *internes* sont celles qui se produisent dans l'organe cérébral en l'absence même des objets extérieurs qui en sont la matière. Par exemple, lorsque le yeux fermés je *contemple au dedans* de moi-même ce palais que j'ai vu autrefois; lorsque je répète silencieusement au dedans de moi-même un air connu, etc., j'ai des sensations internes. Ce sont de vraies images sensibles qui sont au dedans de moi-même, quoique je ne sois plus en présence des objets représentés.

Les sens *internes* ont un organe intérieur dans l'encéphale. Les philosophes en comptent plusieurs : l'*imagination* reproduit les images des objets qui ont frappé les sens externes, la *mémoire* est le réservoir qui les conserve, l'*estimative* les met en regard et les compare comme le jugement intellectuel compare les idées, le *sens central* est une sorte de rendez-vous où se rencontrent toutes les images recueillies sur un même objet par plusieurs sens externes.

Les sensations *externes* peuvent être subdivisées en deux classes, suivant qu'elles appartiennent à la sensibilité spéciale ou à la sensibilité générale. La *sensibilité spéciale* révèle des qualités très particulières des corps, la couleur, le son, la saveur et l'odeur, et elle réside dans des organes qui paraissent plus spécialement adaptés à leur fin : la vue, l'ouïe, le goût, l'odorat, sont les quatre sens spéciaux. La *sensibilité générale* réside dans tout l'organisme, et surtout à la surface, où elle prend le nom de toucher : elle nous révèle la chaleur, la dureté, l'étendue des corps, etc.

Pour ne point sortir du domaine propre à la physiologie, nous ne parlerons désormais que des sensations externes et de leurs organes.

III. **Mécanisme de la sensation.** — Il y a trois phases à considér dans l'acte de la sensation : l'*impression* sur le sens, la *transmission* de l'ébranlement jusqu'au cerveau, la *perception* de l'objet qui a causé l'impression (*fig.* 165).

1. IMPRESSION. — Nous sommes, par exemple, devant une toile de Raphaël. De la surface du tableau partent des vibrations lumineuses qui traversent l'air, qui entrent dans notre œil et se concentrent sur le fond de la chambre noire. Une image exacte se peint sur la rétine comme sur un

écran. Mais ces vibrations mécaniques produisent la décomposition chimique d'une substance nommée *pourpre rétinien* : cette modification de l'organe est physiologique.

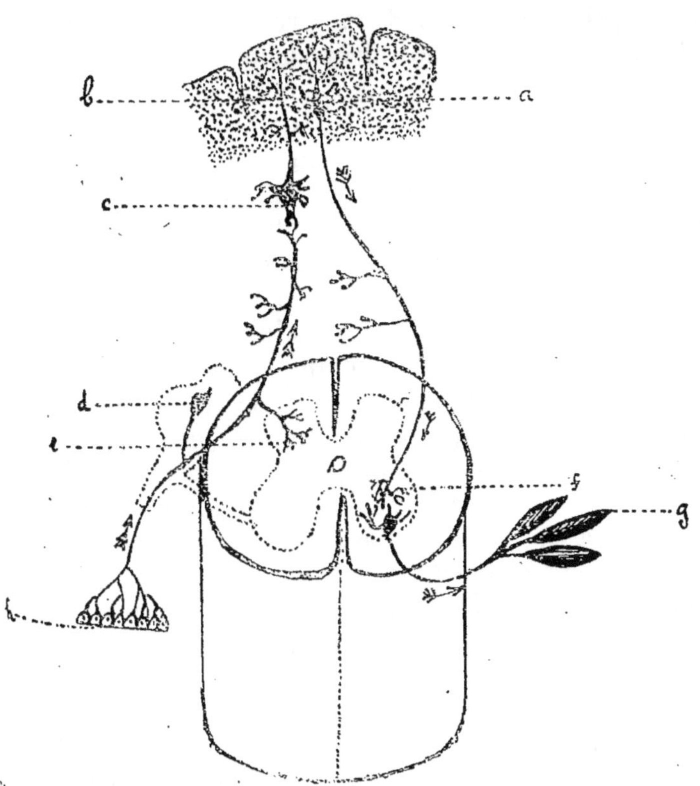



Fig. 165. — *Schéma du système nerveux pour le mécanisme de la sensation.*
Une impression faite à la surface sensible (*h*) ébranle le filet sensible, se dirige vers la moelle épinière (*e*) où elle arrive après avoir traversé le ganglion (*d*). De là, elle monte à travers la moelle épinière vers l'encéphale; quand elle a ébranlé le centre cérébral sensible (*b*), toutes les conditions sont remplies pour que la sensation ou connaissance ait lieu. Une impulsion motrice peut partir du centre moteur (*a*) et prendre au niveau (*f*) la direction des fibres musculaires (*g*).

On peut dire alors que nous avons dans l'œil une *vivante image* de l'objet considéré.

2. Transmission. — Cet ébranlement de l'extrémité nerveuse se propage promptement le long des filets du nerf optique : sur tout son parcours, le nerf sensible est agité

par des ondulations. Bientôt elles arrivent jusqu'au centre cérébral. L'arrivée de l'impression au cerveau éveille l'attention et met le sujet en état de percevoir. — Si le cerveau avait été enlevé à un animal, l'impression se ferait encore sur le sens et serait transmise; mais on ne pourrait sans doute point dire que l'animal connaît, puisqu'il serait incapable d'appliquer à l'objet son attention. — Si, le cerveau étant intact et la transmission fidèle, l'attention n'est point saisie et appliquée à l'objet, il n'y a point de vraie sensation; par exemple, l'homme absorbé par une rêverie ne voit pas le paysage qui frappe ses yeux; au milieu d'un marché, où mille *voix* se croisent, le commerçant n'*entend* que le client qui est en affaire avec lui.

3. PERCEPTION. — La perception constitue essentiellement la sensation : l'impression et la transmission n'en sont que les phénomènes préparatoires. Quand vous appliquez votre sens à ce tableau, vous le *voyez*; votre Chien aussi peut le *voir* : l'acte sensible de vision est commun à l'Homme et à l'animal. Si, dans un tableau, l'Homme voit des choses que l'animal ne voit pas, comme l'expression d'un idéal par la couleur, c'est que chez lui un acte de l'esprit s'ajoute à l'acte du sens de la vue.

Mais qu'est-ce qui *voit* l'objet? Est-ce l'œil ou le cerveau? Comme la vision ne se ferait pas sans le cerveau, comme il n'y aurait alors qu'impression sans connaissance, certains auteurs ont pensé que le cerveau seul *voit* les objets dont l'image est entrée par les yeux. Mais le bon sens nous avertit que notre œil voit, que notre langue goûte, que notre oreille entend, etc...; et aucune raison ne demande que nous rejetions cette donnée du sens commun. En effet, c'est le composé vivant qui sent, qui connaît : l'âme est unie au corps et l'anime dans le sens aussi bien que dans le cerveau. Si l'âme indépendante était logée dans le cerveau, nous pourrions croire qu'elle perçoit les propriétés des corps à travers les tubes nerveux; mais, étant unie à tout le corps, elle communique aux organes des sens la faculté de connaître,

Dans ce cas, nous dirons que la transmission au cerveau

est nécessaire pour rendre possible la réaction du sens sur l'objet.

**IV. Organes de la sensation.** — Les organes des sens sont des instruments disposés pour recueillir l'action des corps extérieurs. Ils diffèrent entre eux d'une façon assez notable par la forme, et ils sont doués de propriétés caractéristiques.

On considère les organes des sens comme formés d'une combinaison de tissu nerveux et de tissu épithélial. Les filets nerveux viennent se terminer dans des cellules de nature épidermique. Le point où les deux éléments s'harmonisent est proprement le siège de l'impression, le lieu où l'action mécanique des corps devient physiologique.

Tantôt cette partie se trouve à la surface, comme dans le nez, sur la langue, tout le long de la peau ; — tantôt elle se trouve profondément engagée dans l'organisme, et alors elle est précédée d'instruments compliqués qui lui préparent des éléments proportionnés à sa fonction : il en est ainsi pour l'œil et l'oreille.

Chaque sens possède une énergie spécifique, de sorte que nos perceptions ne diffèrent pas seulement par la diversité des objets perçus, mais aussi par la diversité des organes ébranlés. Un même sens donne toujours une impression de même ordre : le nerf optique, par exemple, donne toujours une sensation lumineuse, en face de la lumière, sous la pression du doigt, comme sous l'excitation électrique : il en est de même du nerf auditif.

Le nombre des sens externes fait l'objet de nombreuses controverses. On peut s'en tenir au nombre de *cinq* : la vue, l'ouïe, l'odorat, le goût, le toucher. Mais le sens du toucher doit embrasser toute la sensibilité générale, celle qui s'exerce sur toute la surface de la peau, dans les muscles et jusque dans les viscères. — Quelques auteurs ont admis un sens de la *chaleur* ; mais il ne paraît pas que les filets nerveux sensibles aux variations de température soient différents de ceux qui ressentent la pression causée par les corps. — Il est vrai que des filets sensibles engagés dans les muscles nous permettent d'apprécier l'effort, la valeur et l'étendue de nos contractions musculaires; mais ces nerfs appartiennent à la sensibilité générale, ils transmettent les impressions faites dans les muscles, comme leurs semblables transmettent celles qui s'exercent sur la peau; c'est pourquoi, on peut ne pas admettre que le *sens musculaire* soit un sixième sens.

Nous ne sommes point organisés pour percevoir toutes les propriétés de la matière : un son plus élevé que celui de soixante-quinze mille vibrations nous échappe; les ondes lumineuses inférieures au rouge ou supérieures au violet ne sont point à notre portée. L'Homme et les animaux supérieurs ont cinq sens externes : les animaux inférieurs sont d'autant moins bien doués en sensibilité qu'ils sont plus élémentaires dans leur organisation. Les sens que nous possédons suffisent pour que nous puissions veiller à nos besoins corporels et fournir à notre âme les éléments sur lesquels elle élèvera l'édifice de ses opérations intellectuelles.

## CHAPITRE XV

# LE TOUCHER — LE GOUT — L'ODORAT

§ 1er. — *Le toucher :* I. Structure de la peau (épiderme, derme, poils, ongles). — II. Organes du toucher; corpuscules du tact. — III. Mécanisme du toucher. — Le toucher dans la série animale.

§ 2. — *Le goût :* I. Organes du goût. — II. Exercice du goût.

§ 3. — *L'odorat :* I. Appareil de l'odorat. — II. Mécanisme de l'olfaction.

Le toucher, le goût et l'odorat présentent plusieurs points de ressemblance. — Ils entrent en contact immédiat avec les choses dont ils perçoivent les qualités : de là ce nom de *toucher*, qui conviendrait même au goût et à l'odorat, si le nez et la langue n'avaient le don de percevoir les propriétés toutes spéciales de saveur et d'odeur. — De plus, ces trois sens sont plus particulièrement affectés au service de la vie végétative, au lieu que l'œil et l'oreille semblent avoir des attributions plus nobles.

## § 1er. — LE TOUCHER

Comme le toucher a la peau pour organe et est répandu sur toute la surface du corps, nous devons, avant d'en étudier la nature et le mécanisme, donner une rapide description de la peau et de ses annexes.

I. **Structure de la peau.** — La peau se compose de deux couches, l'épiderme et le derme; les annexes de la peau sont les poils, les ongles et les glandes (*fig.* 166).

L'ÉPIDERME est l'enveloppe légère qui recouvre la peau. Il est exclusivement formé de cellules épithéliales. Celles de la surface, aplaties comme de petites écailles, se dessèchent peu à peu et tombent : ainsi l'épiderme se renouvelle sans cesse. — Les cellules des couches moyennes sont arrondies et encore vivantes; elles se nourrissent aux

dépens de la lymphe qui alimente les couches profondes.
— Ces dernières forment la *muqueuse* : les éléments
sont doués d'une grande activité vitale ; ils se multiplient

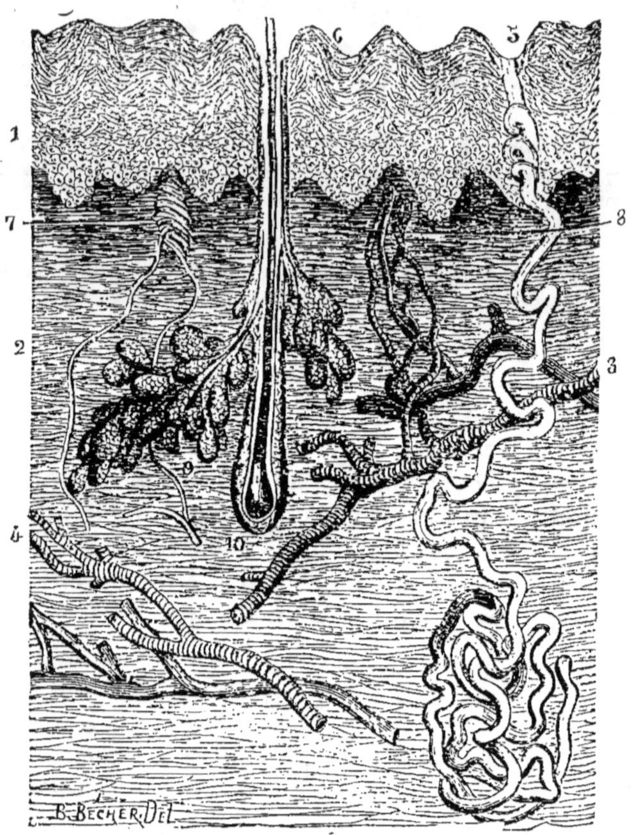


Fig. 166. — *Coupe verticale de la peau.*

1, épiderme. — 2, derme. — 3, 4, vaisseaux sanguins dans le derme. — 5, tube
de la glande sudoripare. — 6, inégalités de la peau, reproduisant les sillons du
derme. — 7, corpuscules du tact. — 8, capillaires sanguins. — 9, glande sébacée
à la racine du poil. — 10, racine du poil.

rapidement, puisqu'ils donnent naissance à toutes les cellules qui se succèdent à la surface.

Cette muqueuse offre la même constitution dans toutes
les races humaines, et elle sécrète un pigment dont la couleur varie d'une race à l'autre : noir chez les Nègres, jaune
chez les Asiatiques, le pigment est à peu près incolore chez

les Blancs. Des circonstances accidentelles, comme l'insolation, peuvent brunir la peau en provoquant la sécrétion d'un pigment plus foncé. L'épiderme étant ordinairement transparent chez les Blancs, la teinte que prend le visage, par exemple, résulte de la combinaison qui s'opère entre le blanc du derme et le rouge du sang. Dès que le sang se retire des vaisseaux superficiels, la pâleur se manifeste dans les traits.

Le DERME est la partie la plus importante de la peau : après le tannage, il constitue le cuir. Il consiste en un lacis compliqué où l'on remarque : des *fibres élastiques* de tissu conjonctif, qui permettent de l'étirer comme une membrane de caoutchouc ; des *fibres lisses* de tissu *musculaire*, qui, se contractant sous l'influence de la peur ou du froid, font prendre à la peau cet aspect qu'on appelle *chair de poule ;* des *vaisseaux sanguins*, chargés de pourvoir à la nourriture des éléments ; des *filets nerveux*, qui se terminent dans l'épiderme et dans les corpuscules du tact.

Le derme est uniformément étendu sur tous les organes et les protège ; il en est séparé par un tissu cellulaire à mailles peu serrées, dans lequel la graisse peut s'accumuler et former un pannicule graisseux.

La surface externe du derme n'est point égale partout : la couche périphérique, surtout au bout des doigts, présente des saillies ou *papilles* qui reçoivent, les unes des vaisseaux sanguins, les autres des vaisseaux et des nerfs tout à la fois.

La peau est très perméable aux gaz ; aussi est-elle le siège constant d'un échange respiratoire assez actif. Par contre, elle n'absorbe l'eau qu'en petite quantité, sauf à la paume des mains et à la plante des pieds, où l'absorption est plus notable.

Les POILS sont formés de cellules épithéliales empilées les unes sur les autres, et groupées autour d'un canal central comme les briques d'une longue cheminée d'usine. Le poil prend naissance dans un bulbe pileux ; là, dans une anfractuosité du derme, les cellules épidermiques abondamment nourries se reproduisent activement, et elles se lient les unes aux autres de façon à former une chaîne souple et tenace tout ensemble. C'est donc par la racine que s'accroissent les poils : à l'extrémité libre, les cellules vieillies se détachent lentement (*fig.* 167).

Si l'on fait une coupe longitudinale de la tige et de la racine du poil, on remarque : 1° une *gaîne folliculaire*, qui est l'enveloppe dermique de la cavité ; 2° les *gaînes épithéliales*, qui correspondent aux couches profondes de l'épiderme ; 3° le *poil lui-même*, avec une mince *cuticule* cellulaire, une *écorce* à stries longitudinales, faite de cellules cornées et colorées par un pigment variable ; dans l'axe du poil se trouve la *moelle*, dont les cellules sont remplies d'air.

Des muscles implantés à la racine du poil produisent, lorsqu'ils se contractent, le phénomène d'horripilation.

Les ONGLES garnissent la surface externe de la dernière phalange des doigts. Ce sont des lames cornées, sécrétées par l'épiderme. Les ongles poussent par leurs racines, ainsi que par toute la surface qu'ils protègent. Dans l'exercice du toucher, ils servent de point d'appui aux extrémités molles des doigts, et permettent ainsi aux papilles de se modeler sur les corps.

Deux sortes de GLANDES sont annexées à la peau : les glandes sudoripares et les glandes sébacées. — Les glandes *sudoripares* sont des tubes enroulés sous le derme : leurs canaux excréteurs, nous l'avons vu, amènent la sueur à travers le derme jusqu'à la dernière couche épidermique. — Les glandes *sébacées* sont de petites glandes en grappes entourant la racine des poils : la matière graisseuse qu'elles sécrètent conserve aux poils la souplesse qui les empêche de se rompre.


**II. Organes du toucher.** — Si par ce mot de toucher nous désignons toute la sensibilité générale, nous dirons que ses organes sont situés dans l'épaisseur de la peau, dans les muscles et partout où nous éprouvons des sensations. Ceux de la peau appartiennent à la sensibilité tactile proprement dite.

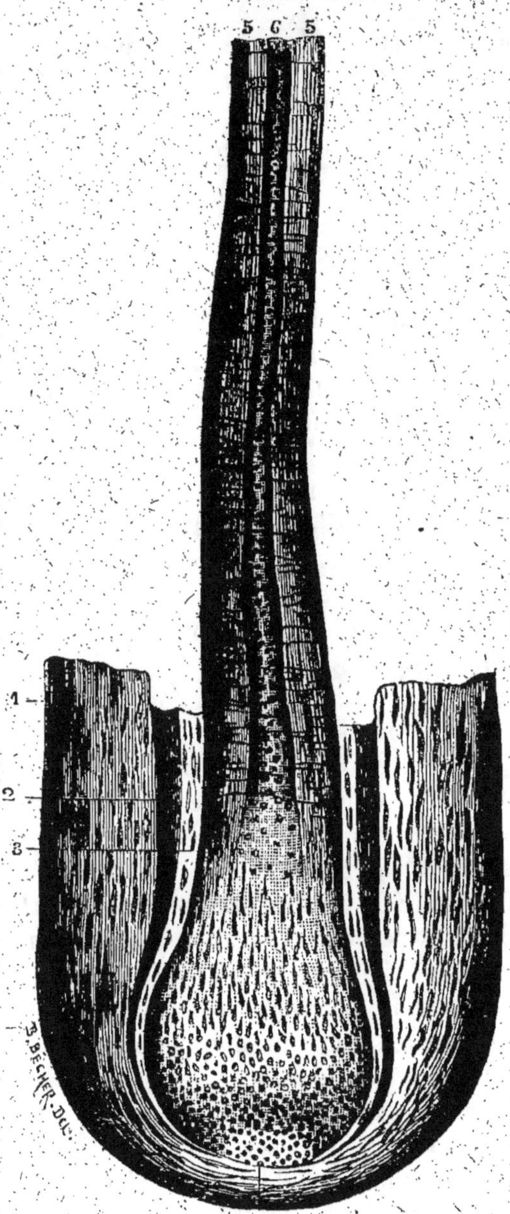


Fig. 167. — *Poil.*

1, derme. — 2, couche muqueuse de l'épiderme. — 3, couche superficielle de l'épiderme. — 4, bulbe pileux où les cellules se multiplient. — 5, enveloppe. — 6, moelle.

Les organes tactiles, qui ne sont autre chose que les terminaisons des filets nerveux sensibles, affectent deux formes principales : ou bien les extrémités sont simples et libres, ou bien elles sont engagées dans les corpuscules du tact.

La première forme paraît dominer dans l'organisme. Les nerfs sensibles, après avoir cheminé en faisceaux depuis la moelle épinière, se séparent en fibres isolées lorsqu'ils arrivent dans le derme : chaque fibre, réduite progressivement à son cylindre-axe, se ramifie en nombreuses fibrilles qui se répandent dans les espaces intercellulaires de l'épiderme. Ces terminaisons, excitables par la pression, la chaleur, l'électricité, etc., donnent à toutes les surfaces une grande sensibilité.

Les corpuscules tactiles se distribuent non seulement dans le derme de la peau, mais aussi dans les muscles, dans le mésentère et ailleurs.

On en distingue trois sortes principales dans l'organisme humain (*fig.* 168).

Les *corpuscules de Meissner* sont logés dans les papilles du derme, et ils abondent surtout à la paume de la main : leur taille est de 1/10 de millimètre environ. Chaque corpuscule se compose d'une masse de cellules fusionnées par leur protoplasme, mais encore distinctes par leurs noyaux : ces cellules servent de soutiens aux filets nerveux qui s'enroulent plusieurs fois autour du corpuscule ; chaque filet nerveux réduit à son cylindre-axe paraît se terminer par un petit disque tactile.

Les *corpuscules de Krause*, moins nombreux, un peu plus gros, se trouvent surtout dans la conjonctive de l'œil et à la surface de la langue.

Les *corpuscules de Pacini* ou de *Vater*, gros de 1 à 4 millimètres, se trouvent dans le derme de la peau, dans les muscles. Ils ont une capsule très épaisse et partagée en couches concentriques : la cavité centrale, où s'engage le cylindre-axe et où il se partage en nombreuses fibrilles, est réduite à un faible volume et remplie de matière gélatineuse.

**III. Mécanisme du toucher.** — Le toucher paraît être le sens le plus élémentaire : il ne fait défaut chez aucun animal, et prend, dans les différents ordres, des degrés très divers de perfection ; chez l'Homme, il acquiert une grande délicatesse.

Le toucher a pour *objet* la pression, la température, l'ef-

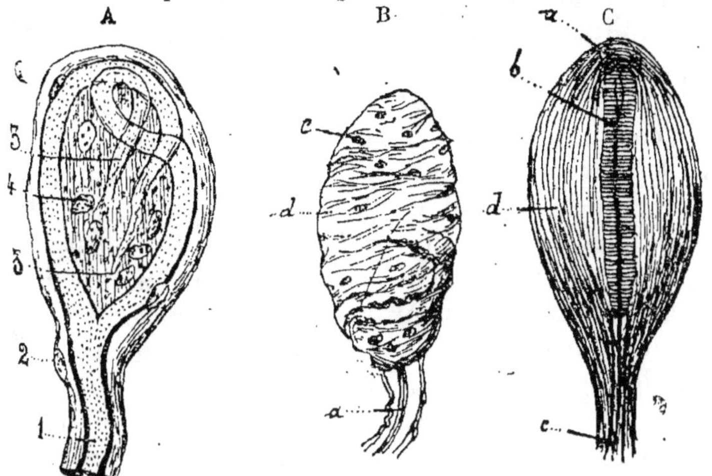



Fig. 168. — *Corpuscules du tact.*

A, corpuscule de Krause : 1, tube nerveux à moelle ; 2, gaîne de Schwann avec noyaux ; 3, terminaison du tube nerveux dépouillé de sa moelle ; 4, substance nerveuse du corpuscule avec ses noyaux. — B, corpuscule de Meissner : a, tube nerveux ; d, spirales du tube nerveux ; c, noyaux de corpuscule. — C, corpuscule de Pacini : a, bulbe central ; b, cylindre-axe ; c, tube nerveux ; d, couches concentriques de périnèvre.

fort musculaire et diverses autres impressions de sensibilité générale.

La *pression* que les corps exercent sur nous dépend de l'adhérence de leurs molécules : grâce à la sensation de pression, nous pouvons connaître, même les yeux fermés, la forme, la superficie, la dureté des corps.

La *température*, qui dépend de l'amplitude des vibrations moléculaires, est évidemment une qualité différente de la pression ; mais nous la connaissons par les mêmes organes.

L'*effort musculaire*, qui nous indique le poids des corps,

la position de nos membres dans l'espace, nous est révélé par la pression que les muscles contractés exercent sur les corpuscules de Pacini.

Les sensations de *douleur* proviennent d'un excès des impressions tactiles. Celles de la *faim* et de la *soif* résultent de l'action du sang appauvri sur les nerfs sensitifs, ce qui explique pourquoi le malaise peut envahir tout le corps.

Pour qu'il y ait sensation ou perception tactile, il faut trois conditions : qu'une extrémité nerveuse soit ébranlée, que l'ébranlement se transmette jusqu'au cerveau, que l'attention du sujet soit éveillée et appliquée à l'objet. Un homme plongé dans une profonde méditation peut ne pas sentir qu'on le touche à l'épaule, bien qu'un ébranlement soit produit sur le sens et transmis au cerveau.

Le toucher réside partout où se rendent des nerfs de la sensibilité générale. Mais il n'a point partout la même délicatesse. Une expérience simple permet de mesurer la délicatesse du tact sur les différents points du corps. On porte les pointes d'un compas ouvert aux endroits dont on veut apprécier la sensibilité : le tact est d'autant plus fin que les pointes sont senties distinctement avec un moindre écartement. Sur le dos, elles ne se distinguent qu'à 5 ou 6 centimètres de distance, au lieu que sur la langue elles se font encore sentir à 1 millimètre l'une de l'autre.

À la main, surtout au bout des doigts, le toucher a tout ensemble la finesse et l'aisance. Aucun autre membre ne peut si habilement se modeler sur les objets : la longueur des doigts, leur grande flexibilité, la réversibilité du pouce, qui peut s'opposer aux autres doigts, etc., sont autant de circonstances qui rendent la main très apte à l'exercice du toucher.

**Le toucher dans la série animale.** — Le toucher existe chez tous les animaux : il a généralement son siège sur toute la surface du corps, et principalement sur des appendices divers.

Chez les *Cœlentérés* et les *Échinodermes*, revêtus d'un tégument rigide, il s'exerce par des *tentacules*, prolongements où s'engagent des filets nerveux.

Chez les *Vers*, les *cirres* sont les organes du toucher : ce sont des organes pairs, répétés sur chaque segment du corps, et munis de corpuscules tactiles animés par des nerfs sensibles.

Chez les *Arthropodes*, ce sont des formations cuticulaires, soies ou petits cônes, qui transmettent au nerf sous-jacent les impressions reçues ; toute la peau et surtout les antennes et les palpes en sont le siège.

Les *Mollusques* sont sensibles sur toute la surface molle, et particulièrement par des appendices où se rencontrent de nombreuses cellules tactiles.

Le sens du toucher des Vertébrés ressemble à celui de l'Homme : les modifications qu'il éprouve sont dues aux variations mêmes du revêtement cutané.

La *peau* présente des différences très notables dans les groupes animaux. Elle devient un squelette extérieur chez la plupart des animaux inférieurs : Foraminifères, Éponges, Coraux, Insectes, Crustacés, Tuniciers, etc...

Nous signalerons seulement quelques particularités concernant les Vertébrés. Les Poissons ont la peau couverte d'écailles, aussi la sensibilité tactile est-elle peu développée : elle réside dans des appendices cutanés, comme les *barbillons* de certaines espèces. Les Reptiles ont aussi la peau écailleuse et peu sensible. Les Oiseaux sont couverts de plumes. Parmi les Mammifères, les Tatous et les Pangolins sont couverts d'écailles ; les Chats et les Phoques ont des poils sensitifs, dont la base repose sur un bouton nerveux analogue aux corpuscules du tact ; les Singes peuvent exercer activement le tact par les pieds et la queue, qui sont préhensiles ; les éléphants par leur trompe, les taupes par leur museau, etc. La plupart des Mammifères ont la peau couverte d'une fourrure épaisse. A part les cheveux et la barbe, l'Homme a le corps couvert seulement d'un léger poil follet.

## § 2. — LE GOUT

Le *goût* nous fait connaître la saveur des aliments. Placé comme une garde fidèle à l'entrée du tube digestif, il nous avertit de la présence des éléments nuisibles, et nous invite par *l'appétit* à prendre avec plaisir ce qui convient à nos besoins organiques.

**I. Organes du goût.** — Le goût réside à la surface de la *langue*. Il semble parfois que le palais y ait sa part; mais nous ne pressons les aliments contre le palais que pour mieux impressionner la langue (*fig.* 169).

Sur la langue, ce sont les *papilles* qui président plus particulièrement à la sensation gustative. On en distingue de trois sortes : 1° les papilles *filiformes*, répandues sur toute la surface de la langue, et dont les fonctions paraissent appartenir au toucher plutôt qu'au goût; — 2° les papilles *fongiformes*, semblables à de petits champignons rouges, plantées en quinconce près des bords de la langue; elles sont très sensibles aux saveurs sucrées ; — 3° enfin les papilles *caliciformes*, plus larges et plus aplaties, disposées en forme de V à la base de la langue; elles sont au nombre de quinze à vingt (*fig.* 170 et 171).

La langue reçoit les filets de plusieurs nerfs. — Le grand *hypoglosse* envoie des filets exclusivement moteurs : sa section amène la paralysie de la langue. — Le nerf *lingual*, qui appartient à la branche inférieure du trijumeau, est à la fois gustatif et tactile, et il se distribue aux papilles de la région antérieure de la langue. — Le nerf *glosso-pharyngien*, qui contient aussi des fibres gustatives et des fibres tactiles, se distribue dans la région postérieure de la langue; il joue le principal rôle dans l'exercice du goût; si on le sectionne, les animaux prennent sans répugnance les aliments les plus amers. — La *corde du tympan*, qui vient du nerf facial, n'a qu'un pouvoir vaso-moteur : lorsque ses filets activent la circulation, la langue devient turgescente et reçoit mieux les impressions sapides.

**1. Exercice du goût.** — Ce sens a pour objet la saveur
des corps. Mais la saveur est assez malaisée à définir. —
Il y a deux vraies saveurs : le doux et l'amer. Le doux est
aussitôt perçu par la pointe de la langue ; l'amer impressionne

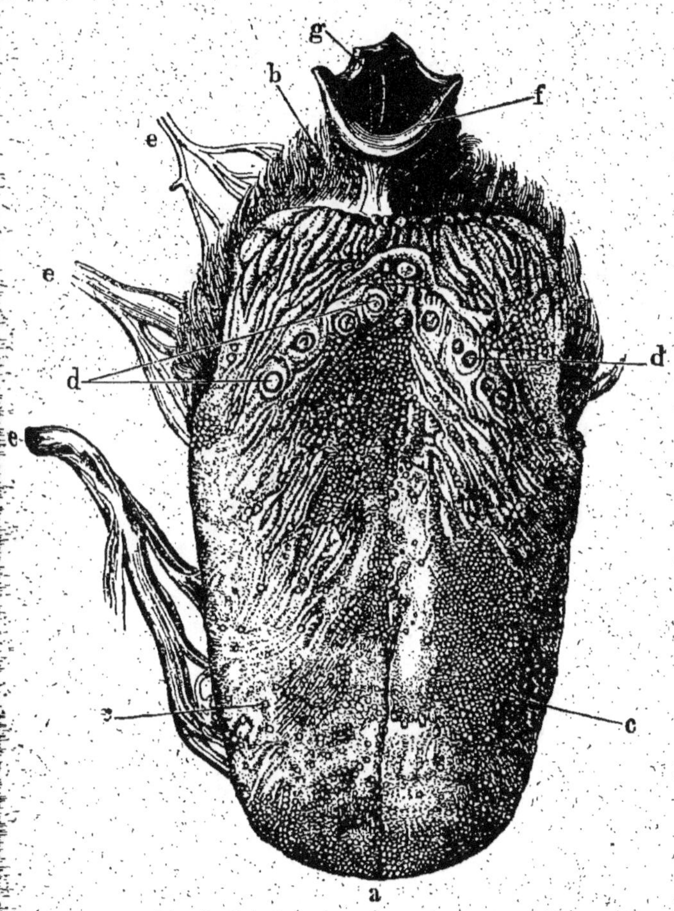



Fig. 169. — *La langue de l'homme.*

*a*, partie antérieure. — *b*, racine. — *c*, papilles filiformes et fongiformes. —
*d*, papilles caliciformes. — *e*, nerfs de la langue. — *f*, os hyoïde. — *g*, cavité
glottique.

davantage la base. — La langue discerne aussi les objets
froids, acides, alcalins : ces impressions paraissent intermédiaires entre celles du goût et celles du toucher. — Certains ébranlements relèvent exclusivement du toucher ; les

impressions farineuses, gommeuses, fraîches et âcres, mécaniques et thermiques.

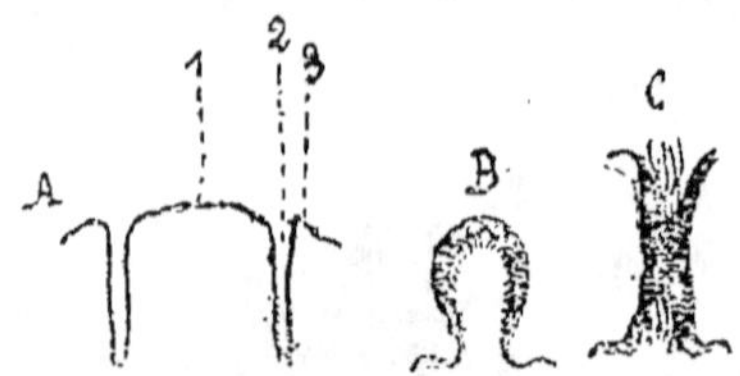

Fig. 170. — *Papilles de la langue.*

A, papille caliciforme. — 1, papille proprement dite. — 2, sillon circulaire.
3, rebord circulaire. — B, papille fongiforme. — C, papille filiforme.

Quelle que soit la saveur, elle ne peut être perçue que si le corps est dissous : l'apport de salive qui se fait dès

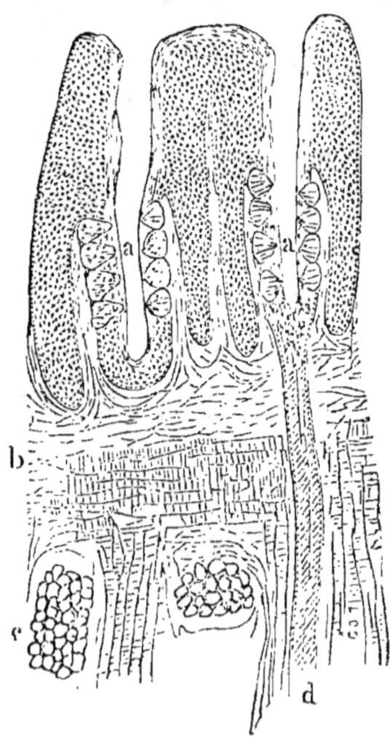

Fig. 171. — *Papille caliciforme.*

a, sillon circulaire avec corpuscules gustatifs de chaque côté. — b, derme.
c, glandes. — d, nerf glosso-pharyngien.

qu'un aliment est au contact de la langue facilite donc l'exercice du goût.

L'odorat n'est pas sans influence sur le goût. Quand un coryza ou rhume de cerveau émousse l'odorat, les aliments nous paraissent insipides. Le bouquet du vin ne fait d'impression que sur le nez ; de même la répugnance qu'inspire l'huile de foie de morue s'efface dès que les voies nasales sont insensibles.

Le sens du goût n'a pu être constaté avec certitude que chez les Vertébrés.

## § 3. — L'ODORAT

Le sens de l'odorat réside dans la muqueuse des fosses nasales, et il a pour objet les odeurs qu'il perçoit à l'aide des particules gazéiformes émanées des corps.

1. **Appareil de l'odorat.** — L'appareil olfactif se compose de deux parties : le *nez*, qui n'est qu'accessoire, et les *fosses nasales*, qui contiennent les cellules sensibles.

1. Le NEZ est en forme de pyramide triangulaire ayant deux orifices, les *narines*. Une cloison cartilagineuse le divise en deux cavités, les vestibules des fosses nasales, hérissés de poils forts qu'on nomme *vibrisses*. Le squelette du nez est formé des *os propres du nez* et de plusieurs cartilages qui en dessinent les faces latérales et les ailes ; la peau le recouvre extérieurement ; intérieurement, il est revêtu de la membrane pituitaire, qui se continue dans les fosses nasales.

2. Les FOSSES NASALES se composent d'une charpente osseuse et de la muqueuse pituitaire.

La *charpente osseuse* comprend une cloison moyenne et des parois latérales. La *cloison* nasale est formée par la lame verticale de l'ethmoïde et par le vomer. Les *parois latérales* sont formées par les replis de l'ethmoïde et par les cornets inférieurs du nez. Elles présentent des saillies ou *cornets* et des dépressions ou *méats* ; il y a trois cornets et trois méats. — Les cavités nasales limitées par ces replis osseux communiquent avec les cavités ou *sinus* de l'ethmoïde, du frontal et des maxillaires supérieurs ; l'air inspiré s'y échauffe, les sons vocaux y trouvent autant de résonnateurs (*fig.* 172).

La *muqueuse pituitaire* tapisse entièrement les fosses nasales et communique en arrière avec la muqueuse du pharynx. Dans la région des cornets et des méats supérieurs, elle est proprement *olfactive*, ou sensible aux odeurs ; dans les régions inférieures, elle ne reçoit que des nerfs tactiles. L'épithélium n'est point vibratile dans

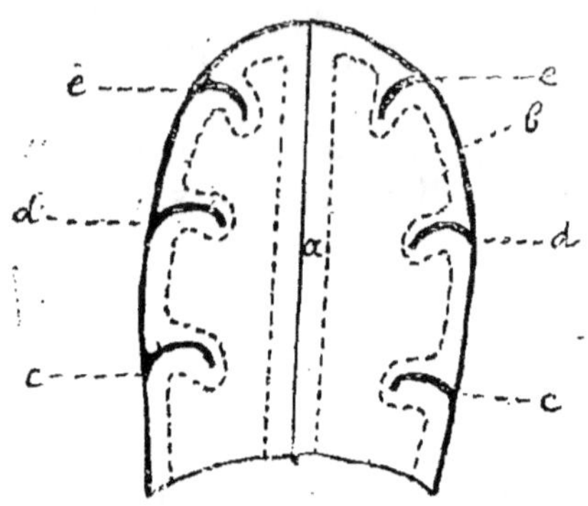

Fig. 172. — *Coupe schématique des fosses nasales.*
*a*, cloison médiane. — *b*, cloison externe. — *c*, *d*, *e*, cornets du nez, recouverts de la membrane pituitaire.

la région supérieure. De nombreuses glandes sécrètent une mucosité qui sature de vapeur l'air inspiré (*fig.* 173).

Trois paires de nerfs envoient des filets nerveux dans les fosses nasales ; le nerf *olfactif*, qui seul anime les cellules olfactives ; — une portion du *rameau ophtalmique du trijumeau*, qui donne la sensibilité tactile à la partie antérieure des cornets et des méats inférieurs ; — un rameau de la *partie maxillaire du trijumeau*, qui donne la sensibilité tactile au reste des fosses nasales.

**II. Mécanisme de l'olfaction.** — Les odeurs sont des particules impalpables détachées des corps et en suspension dans l'air. Ces poussières amenées au contact de la muqueuse pituitaire y provoquent la sensation olfactive.

On conçoit que *l'aspiration* de l'air soit une condition

essentielle à l'olfaction. Les gaz sortant de la poitrine ne
sont pas *sentis*, parce qu'ils passent au-dessous de la surface impressionnable ; de même l'air non renouvelé dans
les fosses nasales ne produit aucune sensation. Il faut qu'un
courant d'aspiration fasse butter les particules odoriférantes

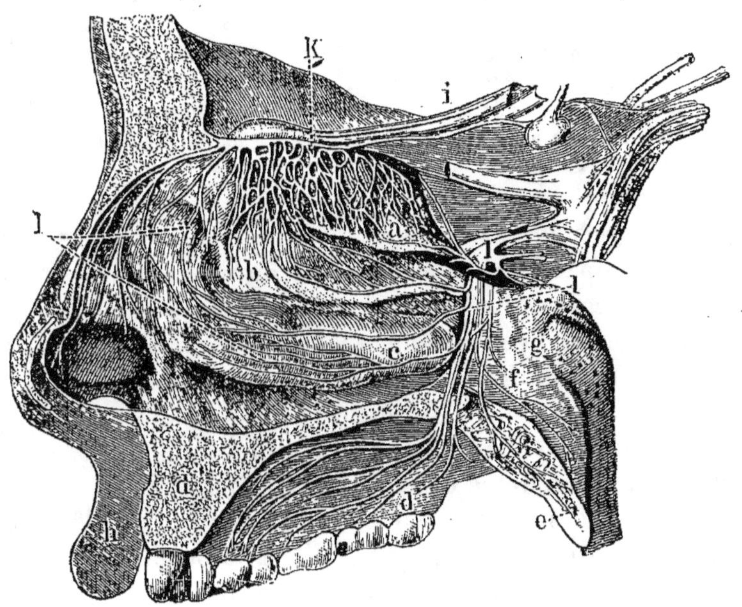

Fig. 173. — *Paroi latérale des fosses nasales.*

*a,* nerf olfactif dans le cornet supérieur du nez. — *b,* cornet moyen avec filets
nerveux tactiles du sphéno-palatin. — *c,* cornet inférieur avec filets nerveux tactiles
du palatin. — *d,* maxillaire supérieur. — *h,* lèvre supérieure.

contre la partie olfactive du nez, c'est-à-dire contre les
parois des méats et des cornets supérieurs.

L'odorat s'émousse promptement ; c'est un danger dans
une atmosphère empestée ; certains ouvriers peuvent s'as-
phyxier dans les fosses d'aisances sans soupçonner le péril.
Mais l'odorat se renouvelle aussi vite ; toute impression
nouvelle excite sa sensibilité.

# CHAPITRE XVI

# L'OREILLE ET L'AUDITION

**I.** Appareil auditif : 1º oreille externe (pavillon, conduit auditif); 2º oreille moyenne (trompe d'Eustache, tympan, osselets); 3º oreille interne (vestibule, canaux semi-circulaires, limaçon). — **II.** Mécanisme de l'audition : 1º comment le son arrive à l'oreille interne; 2º audition proprement dite. — Appareil de l'audition dans la série animale.

*L'oreille* est un sens externe destiné à percevoir les sons. Les *sons* appartiennent au domaine du physicien et à celui du physiologiste. Le physicien ne voit dans le son qu'un ébranlement moléculaire de la matière pondérable, capable d'exciter les cellules auditives. Quand un diapason parle, ses branches ébranlées frappent l'air de coups très rapprochés; chacun de ces coups détermine une onde sonore, comme la pierre jetée dans l'eau y provoque des ondes liquides. — Le physiologiste étudie la sonorité que la vibration mécanique recueillie dans l'oreille produit sur l'organe récepteur. L'un considère la cause, l'autre l'effet; l'un analyse le mouvement, l'autre la sensation.

Nous étudierons d'abord l'appareil qui recueille et entend les sons, puis le mécanisme de l'audition elle-même.

**I. Appareil auditif.** — L'appareil auditif de l'Homme comprend trois parties : *l'oreille externe*, qui recueille le mouvement vibratoire; *l'oreille moyenne*, qui le transmet; *l'oreille interne*, qui renferme seule les éléments excitables du nerf auditif.

**1. Oreille externe.** — *L'oreille externe*, seule exposée aux regards, se compose d'une partie saillante ou *pavillon*, et du *conduit auditif* creusé dans l'os temporal.

Le *pavillon*, formé de saillies et de dépressions, est constitué par de légers cartilages, qui en sont la charpente et en conservent le dessin; par des ligaments qui l'attachent à la tête ; par des muscles rudimentaires qu'on ne peut généralement contracter, et par une peau doublée d'une couche adipeuse (*fig.* 174).

Le *conduit auditif* est creusé dans la portion de l'os temporal qu'on nomme le rocher. Sa disposition est sensi-

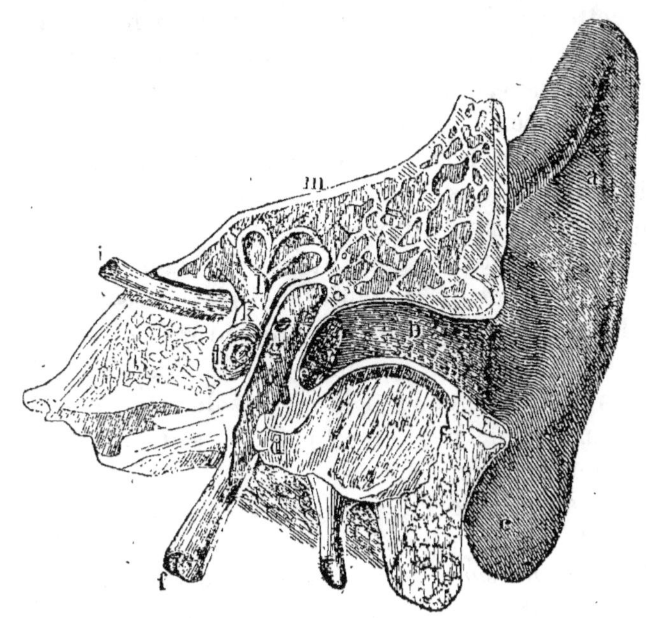


Fig. 174. — *Oreille de l'Homme.*

*a*, pavillon. — *c*, lobule musculaire. — *b*, conduit auditif externe. — *e*, tympan. — *g*, caisse du tympan ou oreille moyenne. — *f*, trompe d'Eustache. — *k*, vestibule. — *i*, canaux semi-circulaires. — *h*, limaçon. — *m*, rocher.

blement horizontale et sa profondeur de 2 à 3 centimètres. Une peau très fine le tapisse et renferme de nombreuses glandes qui sécrètent le *cérumen*. Cette liqueur amère, ainsi que les poils raides qui bordent l'entrée du conduit, empêchent les insectes de chercher asile dans ce défilé. L'hygiène ordonne de curer les oreilles : si le cérumen s'amasse dans le conduit, il peut nuire à la liberté du tympan, et l'audition en souffre.

2. OREILLE MOYENNE. — L'*oreille moyenne* est une chambre étroite, taillée dans le rocher, limitée sur le côté par le tympan, fermée du côté intérieur par les cloisons de l'oreille

interne, et mise par la *trompe d'Eustache* en communication avec l'air extérieur au niveau du pharynx.

Cette *chambre* est remplie d'air, dont la pression doit être égale à celle du dehors. La *trompe d'Eustache*, canal rectiligne long de 3 à 4 centimètres, a pour rôle d'assurer cette égalité de pression. Au moment de la déglutition, le canal s'ouvre et établit la communication : chaque fois que nous avalons de la salive, nous sentons le contrecoup de l'air sur la membrane du tympan. En cas d'inflammation pharyngienne, l'échange d'air est empêché, et nous éprouvons soit des bourdonnements d'oreille, soit une diminution de l'acuité du sens.

Le *tympan* est une membrane très légère tendue obliquement au fond du conduit auditif. Il ressemble à une peau de tambour, et il est toujours prêt à vibrer. Sa face interne est convexe, plus ou moins, suivant les tractions exercées sur le tympan par le muscle du marteau. La membrane tympanique peut être perforée, sans que l'ouïe soit notablement altérée.

Le *pourtour* de l'oreille moyenne est tapissé d'une muqueuse, et il se continue avec les cavités irrégulières ou *cellules mastoïdiennes* creusées dans le temporal. Du côté intérieur, la paroi de l'oreille moyenne présente deux fenêtres, fermées par une fine membrane : l'une *ovale*, où vient aboutir la chaîne des osselets ; l'autre *ronde*, appelée aussi tympan secondaire.

Rien n'est plus merveilleux, dans l'oreille, que la *chaîne d'osselets* unissant le tympan à la membrane de la fenêtre ovale. Quatre petits os la constituent. — Le *marteau*, long de 6 à 7 millimètres, est engagé par son manche dans la membrane tympanique ; sa tête est au sommet de l'oreille moyenne et repose sur la face supérieure de l'enclume. L'*enclume*, semblable à une molaire à deux racines, descend verticalement vers le milieu de la chambre à air ; une des branches s'attache aux parois par un ligament, l'autre s'articule avec un petit tubercule arrondi, l'os *lenticulaire*. Celui-ci, à son tour, s'articule avec l'*étrier*, dont la base est insérée exactement sur la membrane de la fenêtre ovale (*fig. 175*).

Divers *muscles* desservent la chaîne des osselets ; ils tendent ou relâchent cet organe délicat, de façon à pousser ou à ramener le tympan ; grâce à cette disposition, le tympan s'adapte ou se protège, suivant les circonstances.

3. OREILLE INTERNE. — L'*oreille interne*, qui contient les cellules auditives, est abritée dans la partie la plus résistante de l'os temporal. Elle est contenue dans une double enveloppe : l'une osseuse et rigide, l'autre membraneuse et très souple, au dedans de la première. Elle est pleine d'un

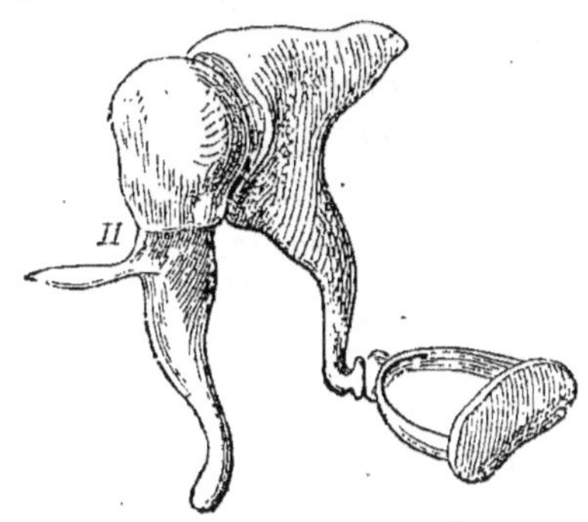

Fig. 175. — *Chaîne des osselets.*

Le *marteau* est pris par le manche dans le tympan ; il s'appuie sur l'enclume ; par l'os lenticulaire, l'enclume s'articule avec l'étrier qui repose sur la fenêtre ovale.

liquide lymphatique. Sa portion la plus importante est le faisceau du *nerf auditif*, qui a pris naissance dans le cerveau (*fig.* 176).

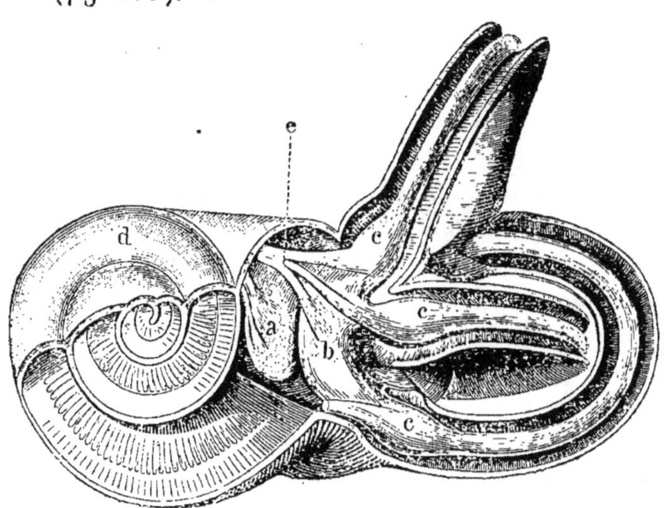

Fig. 176. — *Oreille interne.*

*a*, saccule, recevant des rameaux du nerf acoustique. — *b*, utricule. — *c, c, c*, ampoules des canaux semi-circulaires. — *d*, limaçon. — *e*, branches du nerf acoustique,

Appelée *labyrinthe* à cause de la complication de ses organes, elle comprend trois parties : le *vestibule*, au milieu ; les canaux *semi-circulaires*, d'un côté ; le *limaçon*, de l'autre côté.

Le *vestibule* est comme l'entrée du labyrinthe. Il communique avec la chambre moyenne par la fenêtre ovale. Il se divise en deux compartiments remplis de lymphe : *l'utricule* et le *saccule*. En chacun de ces petits sacs, on remarque une poussière blanche de carbonate de chaux ; ces fines pierres, connues sous le nom d'*otoconie*, reposent sur l'extrémité de cellules ciliées où s'engagent des fibres du nerf auditif.

Les trois *canaux semi-circulaires* sont trois conduits en forme de demi-cercles ouvrant sur le vestibule. A l'une de leurs extrémités, une *ampoule* évasée reçoit quelques filets nerveux qui s'engagent dans des cellules épithéliales ciliées. Les cils de ces *crêtes auditives*, ainsi que les otolithes du vestibule, sont ébranlés par les ondes sonores et procurent l'excitation des extrémités nerveuses.

Le *limaçon* est un tube spiral osseux décrivant près de trois tours entiers autour de l'axe. Il communique en haut avec le vestibule, en bas avec la chambre moyenne par la fenêtre ronde. Sa cavité est partagée en deux moitiés, ou rampes, par une bande aplatie qu'on nomme *lame spirale*. Les deux rampes sont appelées *vestibulaire* ou *tympanique*, suivant la partie avec laquelle chacune communique ; elles communiquent entre elles au sommet de la dernière spire du limaçon (*fig.* 177).

Une section verticale de la lame spirale, vue sous un fort grossissement, présente, entre les deux parois de la portion externe, un *canal cochléaire*, où baignent, dans la lymphe, deux séries d'objets que nous devons mentionner. Ce sont d'abord les *organes de Corti*, en forme de chevrons, unis à leurs sommets et séparés à leurs bases. Sur la face externe de ces chevrons reposent les *fibres radiales*, cellules ciliées, dont le noyau est très développé, et qui reçoivent par en bas les terminaisons de filets nerveux auditifs. Si cela se voit en une section quelconque de la lame spirale, la cloison entière nous offrirait un canal continu et une longue série de fibres radiales et d'organes de Corti (*fig.* 178).

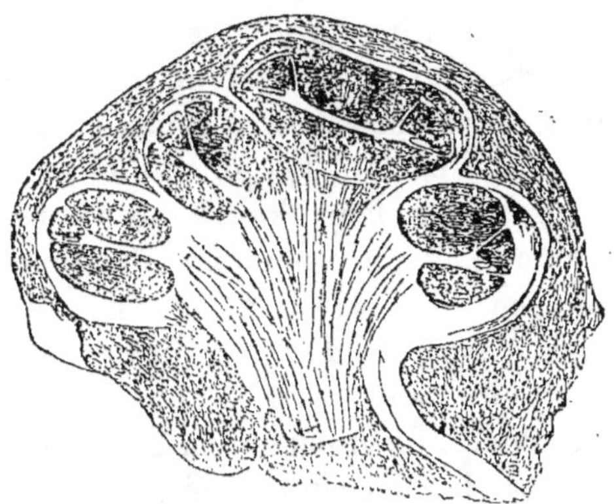

Fig. 177. — *Coupe longitudinale du limaçon.*

La columelle est occupée par le nerf acoustique; on distingue nettement les trois spires; chaque spire est divisée en deux compartiments ou rampes par la lame spirale; sur le côté externe, la lame spirale s'élargit en un canal dont il sera question plus bas.

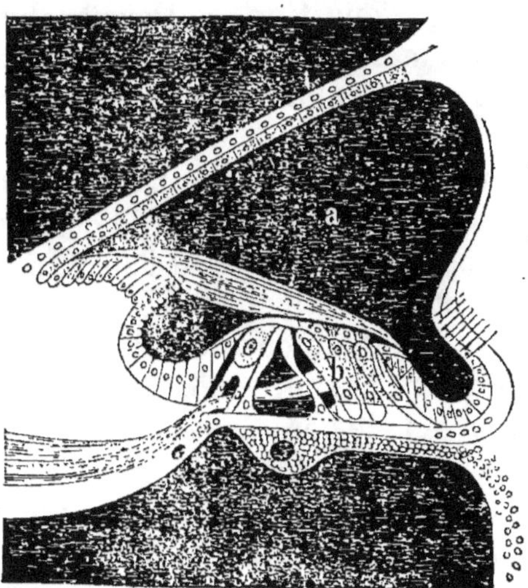

Fig. 178. — *Canal cochléaire.*

*a*, canal cochléaire, limité en haut par la membrane de Reissner, et en bas par la membrane basilaire. — *b*, cellules radiales, vraies cellules auditives, portant des cils nombreux à leur partie supérieure.

Imaginons une harpe composée de 6 000 cordes tendues parallèlement, de diverses longueurs, et munies d'instruments capables de les tendre ou de les relâcher à volonté; nous aurons alors quelque idée de la constitution intime de la lame spirale. Les fibres radiales sont les cordes de la harpe : les fibres de Corti auraient pour mission de les accorder suivant la nécessité. Les cordes les plus courtes sont vers le bas du limaçon, les plus longues sont au sommet. Ainsi nous avons dans l'oreille une sorte de clavier dont chaque touche, frappée par une vibration déterminée, ébranle un nerf sensible. De la sorte, une réelle image de l'objet physique à percevoir se produirait dans les profondeurs de l'organe du sens.

L'*axe* ou columelle du limaçon est une petite colonnette creuse occupée par le faisceau cochléen du nerf auditif. Les fibres nerveuses pénètrent peu à peu dans la lame spirale, traversent les parois de la portion interne, et se distribuent, à l'état de fibrilles, dans les organes ou cellules du canal cochléaire.

**II. Mécanisme de l'audition.** — Pour analyser complètement le phénomène de l'audition, nous devons dire comment le son arrive aux cellules auditives, et comment leur excitation produit la perception de sonorité.

1. COMMENT LES SONS ARRIVENT A L'OREILLE INTERNE. — Nous venons, par exemple, de pincer la corde d'une lyre : le va-et-vient rapide de la corde bat l'air, qui est une matière pondérable, et y détermine une série d'ondes sonores. Ces ondes se propagent, autour du centre ébranlé, comme les petites vagues d'un bassin, soulevées par la chute d'une pierre, se dirigent vers le bord du réservoir. Tandis que les vagues oscillent verticalement et selon la perpendiculaire du chemin parcouru, les ondes sonores, au contraire, font vibrer l'air dans le sens même de leur propagation. Ce n'est pas que les molécules frappées par la corde arrivent jusqu'à notre oreille : chaque molécule vibre sans se transporter, elle oscille autour d'une position moyenne et communique son mouvement à la voisine, comme le coup frappé

au bout d'une tige de fer se transmet au travers de la masse sans en déplacer les molécules. Une fois l'onde sonore parvenue au pavillon de l'oreille externe, que se passe-t-il ?

*Pavillon.* — Le pavillon recueille les sons et joue le rôle d'un cornet acoustique. Les saillies et les dépressions de cet organe sont disposées de façon à réfléchir les ondes sonores vers le conduit auditif. Aussi, lorsqu'on remplit le pavillon d'un mélange mou de cire et d'huile, la réflexion ne se fait plus, l'audition est affaiblie, et on ne peut reconnaître d'où vient le son. Si nous tournons la tête pour savoir le centre d'ébranlement, c'est que l'action des ondes sonores est plus intense sur l'oreille, lorsque celle-ci est dans la direction du point où elles se produisent. Certains animaux ont la faculté de mouvoir le pavillon et de s'en servir comme d'un puissant cornet acoustique.

*Conduit auditif.* — Les vibrations sont *transmises* à l'oreille moyenne par l'air du conduit auditif, et aussi, quoique moins intégralement, par ses parois osseuses.

*Tympan.* — La membrane tympanique reçoit les vibrations que lui communique l'air du conduit. Tendue transversalement à ce conduit, où les ondes sonores agitent la masse d'air comme d'un mouvement de piston dans un cylindre, elle est bien disposée pour entrer elle-même en vibration. Ce qui la caractérise, c'est de pouvoir vibrer pour tous les tons dont la hauteur est intermédiaire entre trente et quatre mille vibrations par seconde, et surtout pour plusieurs tons à la fois.

Une membrane élastique tendue uniformément à l'extrémité d'un tuyau ne rend qu'un seul ton, dont la hauteur varie avec sa tension. Que plusieurs sons la frappent à la fois, elle ne vibrera que sous l'influence de celui qu'elle peut rendre elle-même. Au contraire, qu'une membrane, dont l'épaisseur varie en ses différents points, soit tendue en forme d'entonnoir, elle n'a plus de ton propre, mais autant de tons qu'elle a de tensions et de densités différentes, depuis le pourtour jusqu'au point central. Tel est précisément le cas de la membrane tympanique : tendue en forme d'entonnoir par l'action du muscle du marteau, elle présente des tensions variées depuis le pourtour jusqu'au centre, où elle a son épaisseur minimum et sa plus forte tension. Cette disposition lui permet de recueillir à la fois tous les sons qui lui arrivent.

*Osselets*. — Les ébranlements du tympan se transmettent à l'oreille interne par la masse d'air de l'oreille moyenne, mais faiblement, et par la chaîne des osselets, très fidèlement. Cette chaîne agit comme les *leviers coudés* des sonnettes d'appartements ; le manche du marteau peut être considéré comme une des branches, le reste de la chaîne serait la seconde branche. Chaque mouvement du tympan se répercute ainsi sur la fenêtre ovale, où il a moins d'amplitude et plus de force. L'audition est seulement diminuée par la perte du marteau et de l'enclume ; si l'étrier disparaît avec la membrane de la fenêtre ovale, le liquide de l'oreille interne s'écoule et la surdité se produit.

*Protection et accommodation*. — Le muscle interne du marteau peut protéger ou accommoder le tympan. Lorsqu'il le tend très fortement, il le rend incapable de vibrer pour les tons inférieurs au sien propre : il amortit ainsi l'effet des détonations, des bruits stridents. — Quoique le tympan puisse recueillir plusieurs tons à la fois, la perception est cependant à son maximun de netteté pour un petit nombre seulement. Il est plus aisé de suivre une mélodie qu'une symphonie : en effet, quand une seule voix chante, le tympan s'accommode pour en suivre les modulations; dans une symphonie, si le tympan s'accommode pour une partie, par exemple la plus élevée, c'est au détriment des autres, qui se trouvent alors moins distinctement perçues.

*Vibration de l'oreille interne*. — Les ondes sonores, arrivées à la fenêtre ovale, lui impriment un mouvement de va-et-vient. Le liquide de l'oreille interne en ressent toutes les secousses et les reproduit exactement. A cause de l'incompressibilité des liquides, la fenêtre ronde se trouve investie d'un rôle tout providentiel. En effet, chaque fois que l'étrier pousse la membrane de la fenêtre ovale, le liquide intérieur transmet la poussée à travers le vestibule et les deux rampes du limaçon jusqu'à la membrane de la fenêtre ronde ; cette membrane cède et subit dans la chambre moyenne le déplacement que l'autre subit dans l'oreille interne.

Toutes les cellules auditives sont munies de cils vibratiles que la moindre vibration ébranle ; là où les otolithes abondent, comme dans le vestibule et les ampoules des canaux semi-circulaires, les moindres trépidations sont encore plus facilement reproduites.

2. AUDITION PROPREMENT DITE. — L'audition, comme toute sensation, suppose l'impression reçue par l'organe du sens, la transmission au cerveau et l'acte de perception. L'organe du sens auditif est dans les cellules auditives du vestibule, du limaçon et des canaux semi-circulaires. L'impression physique faite sur les cils ébranle la masse cellulaire ; la modification produite commence l'altération de la terminaison nerveuse. Devenue organique, l'impression se rend au cerveau ; si l'attention éveillée s'applique à l'objet, le sujet *entend* ; si l'attention absorbée ailleurs ne s'applique point à l'objet, le sujet demeure purement passif et ne perçoit pas.

Ces conditions sont communes à toute sensation ; ce qui nous reste à dire ici, c'est le rôle dévolu à chaque groupe des cellules auditives.

*Rôle du vestibule.* — On dit généralement que les cellules auditives du vestibule ne sont point sensibles aux sons musicaux, dont les mouvement vibratoires sont régulièrement périodiques, mais seulement aux trépidations brusques et irrégulières qu'on appelle *bruits*. Incapables de percevoir la hauteur et le timbre des sons, elles en indiqueraient seulement l'*intensité*. Il est vrai que les animaux inférieurs n'ont point d'autre organe percepteur que le vestibule ; mais, en réalité, l'audition des bruits suffirait à leurs besoins.

*Rôle des canaux semi-circulaires.* — Le rôle des canaux semi-circulaires est peu connu. Les crêtes acoustiques des ampoules nous font probablement connaître l'intensité des sons. — D'après certains auteurs, le sens de l'espace, ou la faculté de voir l'espace et de nous y diriger, serait dépendant de ces organes. Ceux qui le pensent se fondent : 1° sur la disposition des canaux semi-circulaires suivant les trois directions de l'espace ; 2° sur les troubles (rotation, culbute, vertiges, etc...) qui se manifestent chez les personnes dont les canaux semi-circulaires sont blessés.

*Rôle du limaçon.* — Par le limaçon, nous percevons non seulement l'intensité, mais encore la hauteur et le timbre des sons. Les fibres radiales, semblables aux cordes tendues d'un piano, entrent en mouvement et déterminent l'altération des terminaisons nerveuses, lorsqu'il passe une onde sonore correspondante à leur ton caractéristique. Dans les oreilles bien conformées, le nombre des fibres radiales n'est point inférieur à celui des différences de tonalité que le musicien le plus habile peut discerner. En effet, la série des tons musicaux usités étant de sept octaves, il y aurait quatre-vingt-quatre demi-tons à répartir entre six mille fibres. De la sorte, nous aurions soixante-douze fibres pour apprécier les nuances diverses qui peuvent se mouvoir dans un seul demi-ton.

Chacun sait que les trois qualités du son musical sont : l'intensité, la hauteur et le timbre. — D'après ce que nous avons dit, l'*intensité* serait perçue par toutes les cellules auditives à la fois. — La *hauteur*, que nous ne pouvons percevoir avec précision en dehors de trente à quatre mille vibrations par seconde, ne serait sentie que par les cellules acoustiques du limaçon ; les tons les plus graves seraient perçus au sommet, les tons les plus élevés à la base. — Le *timbre* étant caractérisé par les harmoniques, deux tons de même hauteur, émis par des instruments différents, ne varient que par la hauteur et l'intensité des sons secondaires. Il faut donc que ces harmoniques, recueillis par les fibres radiales, soient concentrés et combinés dans le cerveau, pour être reconnus comme supplément du même son fondamental.

**Appareil de l'audition dans la série animale.** — On croit que des organes destinés à la perception des ondes sonores apparaissent dès les embranchements inférieurs.

— Chez les Méduses, des vésicules, placées au bord de l'ombrelle et communiquant avec des filets nerveux, seraient des cellules auditives. — Chez les Vers, des vésicules renfermant un liquide lymphatique et des poussières calcaires reposent sur un des ganglions nerveux. — Ces vésicules, chez les Mollusques, sont situées à l'extrémité d'un nerf plus ou moins long, le *nerf acoustique*. — L'audition se fait, chez les Arthropodes, par des organes simples, dont la situation varie suivant les espèces; les Crustacés les portent à la base de la première paire d'antennes; il en est de même pour un grand nombre d'Insectes.

En général, chez les Invertébrés, l'appareil est toujours simple, formé de vésicules closes contenant de la lymphe et des otolithes, et en communication avec des filets nerveux d'un nerf différencié pour percevoir la sonorité.

L'appareil auditif des Vertébrés reproduit plus ou moins celui de l'Homme. Les Poissons n'ont que l'oreille interne, et encore le limaçon y fait défaut. Les Oiseaux, les Reptiles et les Batraciens n'ont point d'oreille externe; le tympan est à fleur de tête; l'oreille moyenne s'y atrophie même à tel point qu'elle disparaît presque chez les Batraciens. Le pavillon de l'oreille externe manque seul chez les Mammifères aquatiques ou fouisseurs.

# CHAPITRE XVII

# L'ŒIL

I. Organes accessoires : 1º organes protecteurs; 2º organes moteurs. — II. Globe oculaire : 1º enveloppes de l'œil (sclérotique, choroïde); 2º organe récepteur (rétine); 3º organes réfringents (cornée, humeur aqueuse et iris, cristallin, humeur vitrée); 4º organe d'accommodation (muscles et procès ciliaires). — III. Modifications de l'appareil visuel dans la série animale : 1º yeux simples; 2º yeux composés (à facettes, à chambre noire).

L'œil est le plus cher de nos sens : c'est lui que nous protégeons tout d'abord dans le danger. D'une grande délicatesse dans sa constitution, il est apte à recevoir l'impression de l'élément le plus subtil que nous connaissions dans la nature : la lumière. La couleur est son propre objet; et, par la couleur, il apprécie la forme et les dimensions des corps.

Dans ce chapitre, nous n'étudierons que la structure de l'œil, les organes annexes et le globe oculaire, chez l'Homme et les animaux. Les phénomènes qui se rapportent à l'acte de la *vision* feront l'objet du chapitre suivant.

**I. Organes accessoires.** — Les annexes de l'œil sont destinés ou bien à le protéger, ou bien à le mouvoir.

1. ORGANES PROTECTEURS. — Les yeux sont logés dans les *orbites,* cavités coniques, limitées en haut par l'os frontal et le sphénoïde, en bas par le maxillaire supérieur et l'os de la pommette. Au fond des orbites, des trous livrent passage au nerf optique. Les globes oculaires n'occupent point tout le volume des orbites : le fond est rempli d'un coussin de graisse qui amortit le choc et la poussée.

Les *paupières* sont deux voiles membraneux et souples que nous élevons ou abaissons à volonté. Le bord libre est garni de *cils,* poils destinés à arrêter les poussières de l'air. En haut de la paupière supérieure, sur l'arcade sourcilière, les *sourcils* empêchent la sueur de couler sur le globe de l'œil, et tempèrent l'éclat de la lumière, lorsque nous fronçons les sourcils.

On remarque dans les paupières, outre la peau extérieure, 1° le muscle *orbiculaire*, qui se contracte pour fermer les yeux ; 2° le *muscle releveur de la paupière*, qui, partant du fond de l'orbite, vient s'attacher à la paupière supérieure, qu'il relève pour ouvrir les yeux ; 3° le *cartilage tarse*, qui se cache sous les cils près du bord libre des paupières, et qui a pour effet de conserver leur forme circulaire ; 4° la *conjonctive*, muqueuse qui tapisse tout le dedans de l'œil, la surface interne des paupières aussi bien que la surface externe du globe oculaire.

Des *glandes* à grappes, dites de *Meibonius*, placées à la base des cils, et débouchant au bord libre des paupières, sécrètent une matière grasse qui empêche les larmes de couler sur les joues : cette graisse, parfois trop abondante et trop épaisse, forme la *chassie* des yeux et colle les bords des paupières durant le sommeil.

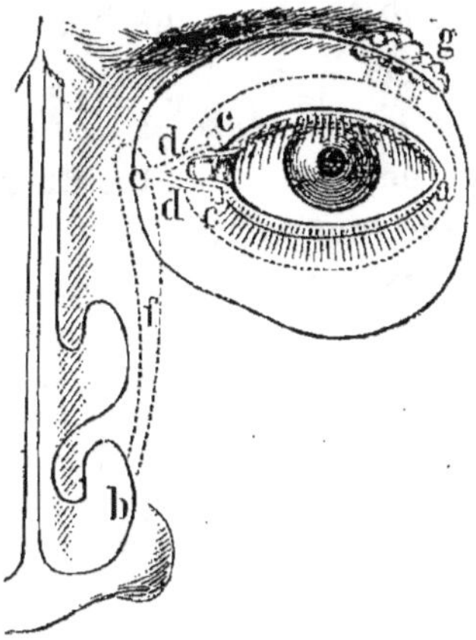

Les mouvements instinctifs et fréquents des paupières nous protègent contre tout ennemi, en même temps qu'ils renouvellent les larmes sur le globe de l'œil, pour y maintenir l'humidité dont la conjonctive a besoin pour garder sa parfaite transparence (*fig.* 179).

Les *larmes* sont produites d'une façon continue par des glandes de la grosseur d'une noisette, logées sous l'arcade sourcilière, au-dessus de l'œil, en dehors de l'axe. Le liquide sécrété s'écoule lentement sur le globe de l'œil, le nettoie de toute poussière et le maintient parfaitement humide. — Après avoir lubrifié l'œil, les larmes se dirigent

Fig. 179. — *Appareil lacrymal.*

g, glande lacrymale, placée au-dessus de l'œil du côté externe. — c, points lacrymaux. — d, conduits lacrymaux. — e, sac lacrymal. — f, canal nasal. — b, le canal nasal débouche dans le nez.

vers l'angle interne, où elles sont recueillies par les *points lacrymaux*, situés de chaque côté de cette excroissance charnue qu'on appelle *caroncule lacrymale*. — Deux conduits convergents amènent les larmes au *sac lacrymal*, d'où elles passent, par le *canal nasal*, dans les méats inférieurs du nez. Elles s'y évaporent lentement et alimentent de vapeur l'air aspiré qui se rend aux poumons. — Dans certaines circonstances, les émotions, l'entrée d'un corps étranger dans l'œil, activent tellement la sécrétion lacrymale que les larmes coulent sur les joues.

2. ORGANES MOTEURS. — Six muscles, insérés d'une part sur l'orbite, et d'autre part sur le globe de l'œil, lui permettent de prendre toutes les directions nécessaires. Leur importance sera aisément comprise, si l'on remarque que la vision distincte ne se fait que lorsque l'image tombe sur le fond de la rétine ; c'est pour amener l'image au point le plus sensible que nous *dirigeons* nos yeux vers les objets à percevoir (*fig.* 180).

*Quatre muscles droits* fixés au fond de l'orbite vont s'attacher sur les côtés du globe oculaire ; grâce à eux, nous pouvons regarder en haut, en bas, à droite, à gauche. Deux muscles obliques permettent de tourner l'œil autour de l'axe antéro-postérieur. Le *grand oblique* part du fond de la cavité, vient passer dans une boucle préparée sur la paroi osseuse près du nez, et se retourne ensuite pour s'appliquer obliquement sur le haut de l'œil ; ce muscle produit la rotation de dehors en dedans. Le *petit oblique* est fixé au-dessous de l'œil sur l'os, et il s'applique à la partie externe de l'œil, de façon à produire la rotation de dedans en dehors.

**II. Globe oculaire.** — L'œil humain est organisé et fonctionne comme une chambre noire ; nous devons donc y trouver les mêmes parties, savoir : des enveloppes, un écran ou organe récepteur, un appareil réfringent, des organes d'accommodation destinés à mettre au point pour obtenir la netteté des images.

1. ENVELOPPES DE L'ŒIL. — Nous distinguerons deux

membranes enveloppantes, la sclérotique et la choroïde ;
la rétine, qui tapisse le dedans de l'œil, est l'organe récepteur lui-même, et non une enveloppe.

La *sclérotique* est l'enveloppe externe ; elle forme le
blanc de l'œil et le couvre entièrement, sauf en arrière et
en avant. En arrière, elle se laisse traverser par le faisceau

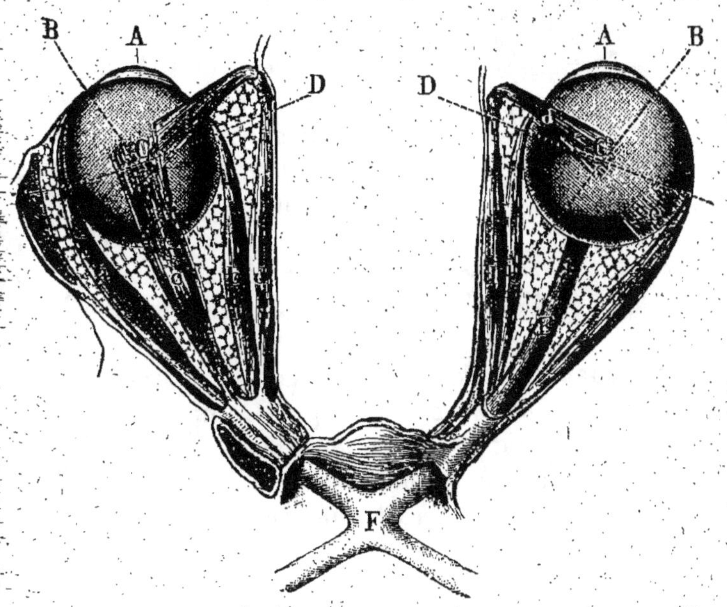



Fig. 180. — *Muscles moteurs de l'œil.*

F, chiasma des nerfs optiques. — D, D, B, axes de rotation du globe de l'œil. —
a, b, c, muscles droits. — d, muscle grand oblique. — e, muscle petit oblique. —
g, nerf optique. — A, cornée transparente.

du nerf optique et les vaisseaux sanguins ; en avant, elle
s'articule avec la cornée transparente. Elle est composée
de fibres conjonctives et élastiques (*fig.* 181).

Intérieurement à la sclérotique s'étend la *choroïde*,
membrane noircie par un pigment très foncé et parcourue
par de nombreux vaisseaux sanguins. Elle donne naissance à deux organes importants, l'*iris*, qui appartient à
l'appareil réfringent, et le *corps ciliaire*, qui constitue
l'organe d'accommodation. Le pigment noir fait défaut

chez les *albinos ;* au lieu d'une pupille noire, ils présentent une pupille colorée en rouge. A cause de ce défaut de pigment, ils ne peuvent supporter la vive lumière du jour.

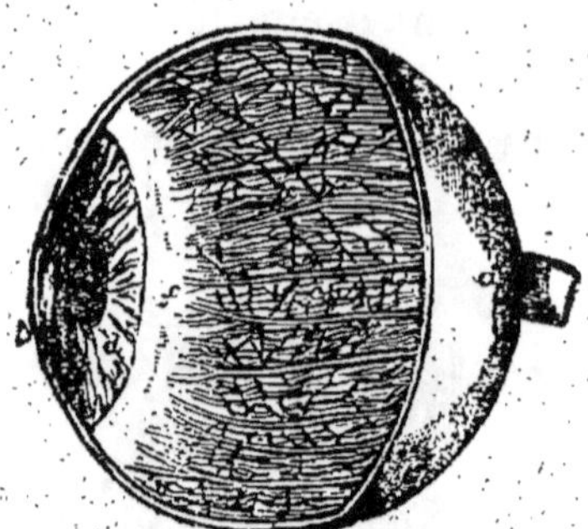

Fig. 181. — *Globe de l'œil.*

*a,* sclérotique, enveloppe externe. — *f,* choroïde, enveloppe moyenne, très riche en vaisseaux. — *d,* iris. — *b,* cornée transparente.

2. ORGANE RÉCEPTEUR. — Dans la chambre noire, l'écran est une surface plane inanimée où les rayons lumineux dessinent l'image des objets extérieurs. Au fond de la chambre oculaire, l'écran où se font les images est vivant et sensible : c'est la *rétine.* La rétine n'est donc pas un écran inerte, mais bien l'organe visuel proprement dit.

La rétine tapisse intérieurement la choroïde ; elle résulte de l'épanouissement du nerf optique. Ce nerf, après avoir traversé la sclérotique et la choroïde, étale ses fibres en tous sens, de façon à former un lacis de filets depuis le fond de l'œil jusqu'au delà de l'hémisphère postérieur. De cette fine membrane se détachent des fibres qui se recourbent d'avant en arrière et se terminent par les cellules sensorielles au contact de la surface pigmentaire de la choroïde. De la sorte, les éléments récepteurs ne sont pas à la partie antérieure de la rétine, mais à l'extrémité des fibres qui retournent vers le fond (*fig.* 182).

Deux points de la surface rétinienne méritent une mention spéciale : le *punctum cæcum,* ainsi nommé parce qu'il est insensible à la lumière, est le point d'arrivée du nerf optique ; les éléments visuels manquent dans cette région ; — la *tache jaune,* déprimée en son centre, large environ d'un millimètre, située dans l'axe même de l'œil, est la partie la plus sensible à la lumière.

Une coupe de la rétine, examinée au microscope, présente dix zones distinctes, depuis la membrane limitante interne jusqu'à la couche pigmentaire. Remarquons seuement les principales : la couche de cellules nerveuses très développées et multipolaires; les fibrilles qui s'en

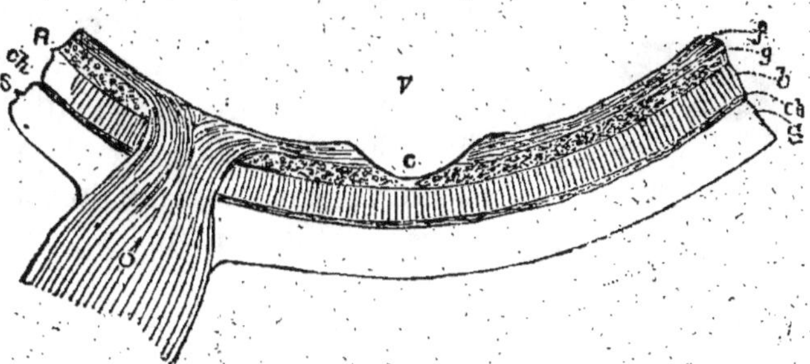

Fig. 182. — *Coupe du fond de l'œil.*

O, nerf optique. — S, sclérotique. — *c h,* choroïde. — R, rétine. — *c,* tache jaune. — V, corps vitré.

détachent et qui ne sont point en contact continu avec les fibrilles des cellules suivantes ; la couche de cellules arrondies, bipolaires ; une nouvelle zone de fibrilles articulées ; et, après une nouvelle série de cellules bipolaires, la zone des éléments excitables, les *cônes* et les *bâtonnets (fig.* 183).

Les *bâtonnets* sont cylindriques ; leur segment extérieur est coloré en rose par le pourpre rétinien. — Les *cônes,* amincis à leurs deux extrémités, sont généralement incolores.

Les cônes et les bâtonnets s'entremêlent sur toute la rétine ; mais la tache jaune ne présente guère que des cônes ; au contraire, à mesure qu'on s'en éloigne, les cônes diminuent et les bâtonnets augmentent. Vers le bord extrême de la rétine, une substance conjonctive se substitue aux éléments nerveux.

3.° ORGANES RÉFRINGENTS. — L'image se forme, réelle et distincte, sur la rétine, grâce à un *appareil réfringent* très compliqué, dont nous allons décrire les pièces. Nous allons suivre la ligne d'avant en arrière, et nous rencontrerons : la cornée transparente, l'humeur aqueuse, l'iris, le cristallin et l'humeur vitrée (*fig.* 184).

La *cornée transparente* est la partie antérieure du globe

oculaire ; elle est enchâssée comme un verre de mont
dans la sclérotique. Plus bombée que cette enveloppe, el
exerce une action de convergen
sur les rayons lumineux qui la tr
versent. Parfois de petites tai
blanches en altèrent la pureté
d'autres fois des inégalités de cou
bure troublent la marche de
rayons.

Derrière la cornée, la chamb
antérieure contient un liquide tr
fluide, de moindre densité : c'e

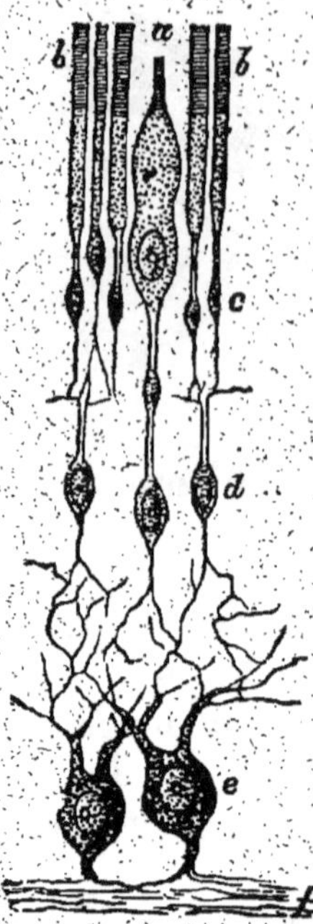

Fig. 183. — *Coupe de la rétine.*

Principales couches de la rétine : *f*, membrane limitante interne, du côté du corps vitré. — *e*, cellules nerveuses, suivies d'un réseau de fibrilles. — *d*, couche granulaire antérieure. — *c*, couche granulaire postérieure.— *b*, bâtonnets ; *a*, cônes reposant sur la choroïde.

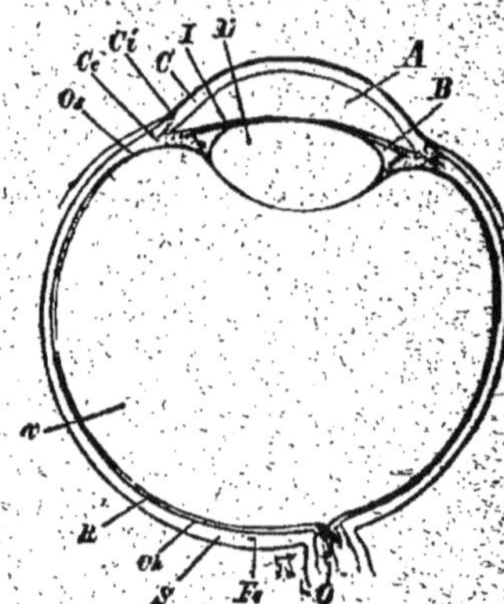

Fig. 184. — *Figure schématique du globe oculaire.*

A, chambre antérieure. — B, canal de Petit. — C, cornée transparente. — Cc, corps ciliaire. — S, sclérotique. — Ch, choroïde. R, rétine. — V, corps vitré. I, iris. — L, cristallin. — O, nerf optique.

*l'humeur aqueuse.* Son épaisseur est de 2 millimètres et demi environ.

L'*iris*, qui limite intérieurement la chambre antérieure, est un diaphragme dépendant de la choroïde. Il présente des nuances très variables, depuis le brun noir jusqu'au bleu et au gris clair. Dans les yeux noirs, le pigment abondé ; il est au contraire fort réduit dans les yeux bleus. — Deux sortes de fibres musculaires permettent à l'iris de se resserrer ou de se dilater suivant les circonstances : les fibres circulaires, se contractant lorsque la lumière est vive, diminuent l'ouverture de la *pupille*; les fibres rayonnantes, se contractant lorsque la lumière est faible, dilatent la pupille (*fig.* 185).

Le bord interne de l'iris repose sur le *cristallin*. Semblable à une lentille biconvexe plus bombée en arrière qu'en avant, le cristallin n'est pas une masse homogène ; il se compose de petits prismes disposés en couches concentriques et suivant un ordre de densité croissante. Ces prismes sont mobiles et permettent au cristallin de changer sa courbure dans l'accommodation. Il est enfermé dans une capsule membraneuse qui lui a donné naissance. Si, par malheur, le cristallin devient opaque, l'oculiste ouvre l'œil par le côté, brise le cristallin et enlève les fragments; si la capsule a été bien respectée, elle en peut produire un autre. Le diamètre transversal du cristallin est de 9 millimètres ; son diamètre antéro-postérieur varie de 4 à 6 millimètres.

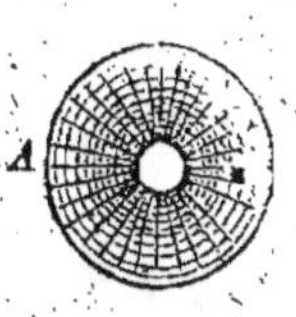
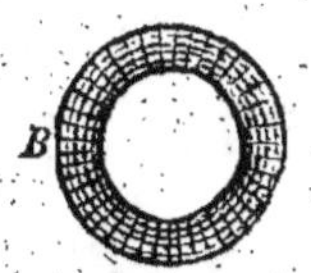

Fig. 185.

A, pupille resserrée par la contraction des fibres circulaires. — B, pupille dilatée par la contraction des fibres rayonnantes.

Le cristallin est à l'entrée de la chambre noire; l'*humeur vitrée* qui remplit tout cet espace est visqueuse, plus dense que l'humeur aqueuse. De petits vaisseaux sanguins la traversent sans nuire à la vision distincte. Elle est enfermée dans une fine enveloppe transparente, la *membrane hyaloïde*, qui repose sur la rétine, dont elle suit exactement les contours.

Tous ces milieux divers, cornée, humeurs, cristallin, forment une lentille convergente non homogène. Pour plus de simplicité, on peut la supposer uniforme, ayant son centre optique un peu au delà du centre du cristallin, et sa surface extérieure sur la rétine.

4. ORGANE D'ACCOMMODATION. — Pour que le sens de la vue fût un instrument qui ne laissât rien à désirer, le

Créateur l'a muni d'un organe qui l'accommode à toutes les distances, de telle sorte qu'il puisse avoir des images nettes de tous les objets qui le frappent. Le *corps ciliaire*, dépendant de la choroïde, est destiné à cette fin. C'est une

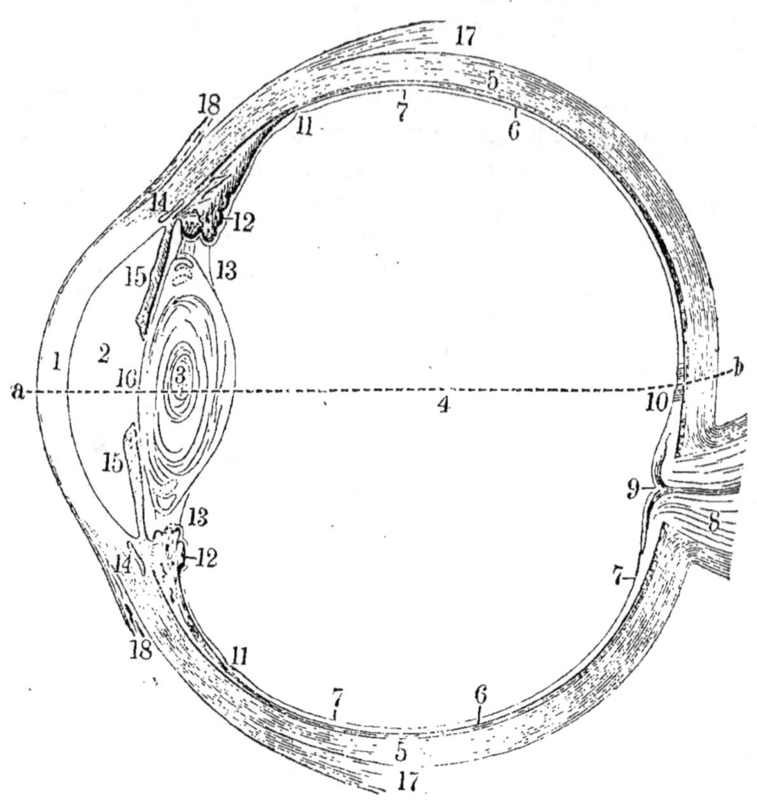



Fig. 186. — *Coupe verticale antéro-postérieure de l'œil.*

*a b*, axe antéro-postérieur. — **1**, cornée. — **2**, chambre antérieure. — **3**, cristallin. — **4**, corps vitré. — **5**, sclérotique. — **6**, choroïde. — **7**, rétine. — **8**, nerf optique. — **9**, punctum cœcum. — **10**, tache jaune. — **12**, procès et muscles ciliaires. — **13**, zone de Zinn. — **14**, canal de Fontana. — **15**, iris. — **16**, surface antérieure du cristallin. — **18**, conjonctive.

sorte d'anneau qui s'engage en arrière dans la choroïde et s'attache en avant à la jonction de l'iris et de la cornée transparente (*fig.* 186).

Le corps ciliaire se compose de deux parties : les muscles et les procès. Les *muscles ciliaires* ont des fibres longitudinales antéro-postérieures et des fibres circulaires situées au dedans des premières. — Les *procès ciliaires* sont des prolongements de la couche vasculaire de la choroïde ; mous et spongieux à l'état ordinaire, ils sont susceptibles de se gonfler de sang : ils peuvent alors transmettre au cristallin les pressions qu'ils reçoivent des muscles circulaires.

Nous verrons bientôt comment cette disposition produit l'accommodation.

### III. Modifications des organes visuels dans la série animale.

— Il importe de distinguer entre la faculté de percevoir la lumière et la faculté de percevoir la forme des corps à l'aide d'images.

1. Tous les animaux sont SENSIBLES A LA LUMIÈRE. Mais il ne faut pas confondre cette sensibilité en quelque sorte tactile qui réside sur toute la surface du corps et la sensibilité visuelle proprement dite localisée en certains points. Toutes les cellules vivantes sont modifiées par les ondulations lumineuses ; mais des organes spéciaux, *taches oculiformes*, sont destinés à la perception des couleurs.

Des yeux rudimentaires, sensibles à la couleur, apparaissent chez les groupes d'animaux les plus élémentaires. Certains Protozoaires présentent des points protoplasmiques avec grains de pigment, qu'on regarde comme des taches oculaires. Chez les Méduses, ces taches se rencontrent à l'extrémité de filets nerveux. Les Echinodermes, les Vers et plusieurs groupes d'Arthropodes ont des yeux bien marqués et en nombre très variable. Ces yeux sont souvent *simples* : ils avertissent de la présence des corps, à cause de la modification lumineuse qu'ils perçoivent ; mais, les images faisant défaut, ils ne saisissent pas la forme des objets extérieurs.

2. Les animaux supérieurs ne sont pas seulement sensibles à la lumière : ils ont aussi le pouvoir de CONNAITRE LA FORME DES CORPS A L'AIDE D'IMAGES. Au lieu d'une sensation générale de lumière, ils ont une somme de sensations particulières qui correspondent aux différentes parties

de la source lumineuse. Des *yeux composés* sont les organes
de cet acte de vision.

On en distingue de deux sortes : les *yeux à facettes*
res *yeux à chambre noire*.

Les *yeux à facettes* des Crustacés et des Insectes permettent seulement ce qu'on appelle la *vision mosaïque*. Une
rétine hémisphérique, à convexité externe, est composée
de nombreuses baguettes nerveuses ou rétinules. Devant
chaque rétinule est un cristallin conique surmonté d'une
facette lenticulaire. Chacun de ces éléments est entouré
d'une couche pigmentaire, de sorte qu'un seul rayon, celui
qui suit l'axe de la baguette, vient impressionner le filet

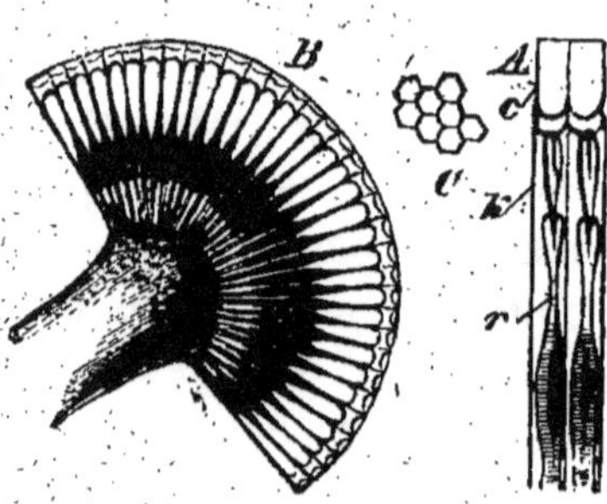

Fig. 187. — *Coupe de l'œil composé
d'un Arthropode.*

A, deux bâtonnets rétiniens ( *r* ), avec
leurs cristallins cornéens ( *c* ). — C, facettes cornéennes vues de face. — B,
section transversale ; le nerf optique,
suivi d'un renflement ganglionnaire,
s'épanouit en éventail.

nerveux qui est au fond de
chacune de ces petites colonnes. Il en résulte que la rétine
reçoit une image totale
mosaïque, droite, peu éclairée et un peu confuse. Cette
image, tout imparfaite qu'elle
est, est cependant un progrès
réel (*fig.* 187).

Dans les *yeux à chambre
noire*, plus ou moins compliqués chez les Annélides, quelques Insectes, les Arachnides, les Mollusques et les
Vertébrés, il se forme une
image renversée, plus lumi-

neuse, grâce à un système convergent placé en avant de
la surface sensible. Chez les Vertébrés seuls, les yeux
atteignent cet état de perfection que nous avons vu dans
l'Homme. Notons seulement ici quelques particularités
dans les différentes classes de cet embranchement.

Les *paupières* manquent chez la plupart des Poissons et
chez les Serpents. Au contraire, chez les Oiseaux, apparaît
une troisième paupière, la *membrane clignotante ou nicti-
tante :* elle est formée aux dépens de la conjonctive, et
comme elle est transparente, elle ne fait qu'adoucir l'im-

tensité de la lumière ; elle se retrouve chez les Reptiles et, à l'état rudimentaire, chez la plupart des Vertébrés.

Les *glandes lacrymales* sont atrophiées chez les Cétacés, où elles seraient inutiles.

La *sclérotique* est osseuse chez les Oiseaux et les Reptiles, cartilagineuse dans plusieurs Mammifères et dans les Poissons ; mais elle est partout construite comme celle de l'Homme.

La *pupille*, ou espace laissé libre par les bords de l'iris, est ordinairement ronde ; quelquefois cependant elle est en forme de fente, verticale chez les Chats, transversale chez les Chevaux et les Ruminants.

Dans plusieurs espèces, une portion de la choroïde manque de pigment ; elle apparaît alors teintée de couleurs vives : c'est le *tapis*.

Le *cristallin* est très bombé chez les espèces aquatiques ; il est sphérique dans les Poissons.

---

# CHAPITRE XVIII

## LA VISION

I. Formation de l'image rétinienne : 1° dans la chambre noire ; 2° dans l'œil ; 3° accommodation ; 4° obstacles à la netteté des images (aberration, myopie, hypermétropie, presbytie). — II. Acte de la vision ; comment se fait l'impression visuelle ; vision droite. — III. Vision binoculaire ; vue simple avec les deux yeux ; perception du relief (stéréoscope) ; distances et dimensions des objets. — IV. Vision des couleurs. — V. Illusions d'optique : 1° persistance de l'image rétinienne ; 2° contraste des couleurs ; 3° irradiation ; 4° impressions tactiles.

La lumière est, sans doute, l'objet direct de la vue ; mais, grâce à la lumière, nous percevons aussi la forme et l'étendue des objets extérieurs. Les objets, pour être perçus, doivent être représentés sur le fond de l'œil par une fidèle image. C'est pourquoi, avant d'étudier l'acte intime de la vision, nous devons examiner comment l'image des choses se peint sur l'écran de la chambre oculaire.

**I. Formation de l'image rétinienne.** — Nous avons dit déjà que l'œil est un organe analogue à l'instrument connu des physiciens sous le nom de chambre noire. Les images se forment dans l'œil de la même façon que dans cet instrument.

1. IMAGES DANS LA CHAMBRE NOIRE. — A l'entrée de la chambre noire, on dispose une lentille de verre, amincie sur les bords, capable de faire converger les rayons lumineux. Tout objet placé au delà du foyer de la lentille donne sur l'écran une image réelle et renversée : plus l'objet est éloigné de la lentille, plus son image est petite et plus l'écran doit être rapproché ; au contraire, à mesure que l'objet s'approche, l'image grandit et l'écran doit être porté plus loin. Remarquons aussi que l'image est d'autant plus nette que l'ouverture de la chambre noire est plus étroite.

c'est ce qu'il est facile de constater en plaçant devant la lentille des diaphragmes de diverses dimensions (*fig.* 188).

2. IMAGES DANS L'ŒIL. — Les rayons lumineux traversent l'œil et forment l'image visuelle d'après les mêmes lois. Les milieux réfringents, cornée, humeur aqueuse, cristallin, corps vitré, jouent le rôle d'une lentille conver-

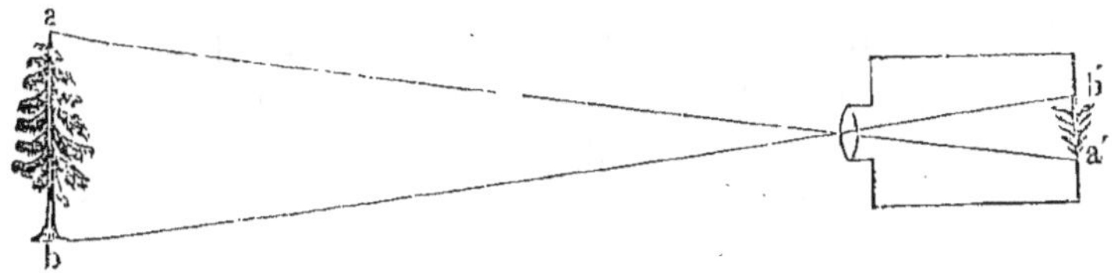

Fig. 188. — *Image dans la chambre noire.*
L'objet *a b*, situé au delà du double de la distance focale, donne sur l'écran une image réelle, renversée, plus petite, *a' b'*.

gente dont le centre optique serait un peu en arrière du centre de figure du cristallin ; l'iris est le diaphragme qui mesure la lumière, et le pigment de la choroïde fait chambre noire.

Supposons une flèche placée en avant de l'œil, au delà du double de la distance focale des milieux réfringents. Du point le plus élevé de la flèche partent en tous sens des rayons lumineux : ceux-là seuls pénètrent dans l'œil qui forment le cône ayant pour base la surface de la pupille et pour sommet le point considéré ; après réfraction, ils convergent vers un point unique de la rétine, et ce point est le foyer conjugué de l'extrémité de la flèche. Le bout opposé se reproduit de même en un foyer conjugué. Si nous unissons par une ligne ces deux foyers, nous aurons, sur la rétine, une image réelle, renversée, et plus petite que l'objet. Cette image est bien *réelle*, car, si l'on enlève la sclérotique à l'œil d'un bœuf mort, on voit par le côté, sur le fond de l'œil, comme sur un écran, l'image des objets extérieurs. Il ne faut pas confondre l'image rétinienne avec les images droites dues à la réflexion sur les surfaces polies de la cornée et du cristallin ; quand on se voit soi-même dans les yeux d'une autre personne, ces surfaces jouent simplement le rôle de miroirs. — Les lois de l'optique et l'expérience directe attestent que l'image rétinienne est *renversée* et *plus petite* que l'objet (*fig.* 189).

L'*iris* concourt à la *netteté* des images, soit en mesurant la lumière, soit en empêchant l'aberration de sphéricité. — Quand les objets sont très éclairés, l'iris, par la contraction de ses fibres circulaires, resserre l'ouverture de la pupille : le soir, ou à l'ombre, dans le demi-jour, la contraction des fibres rayonnantes dilate le diaphragme. — Plus l'ouverture est petite, plus l'image est nette. En effet,

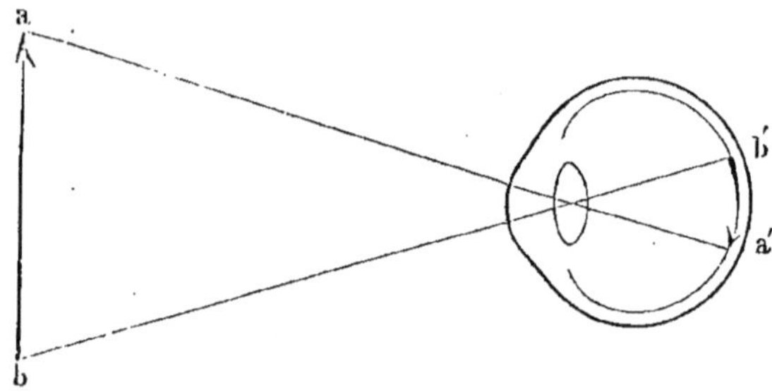


Fig. 189. — *Image dans l'œil.*

dans une lentille convergente, les rayons tombés sur les bords ne se réunissent pas tout à fait au même point que les rayons qui passent par le centre. Pour cette cause, l'image d'un point lumineux n'est jamais réduite à un point unique. Dans l'œil, l'iris, ne laissant pénétrer les rayons que dans la portion centrale de la lentille, diminue notablement l'aberration de sphéricité.

Le pigment de la choroïde n'est pas moins essentiel à la netteté des images ; s'il faisait défaut, les rayons lumineux, réfléchis par la face interne de la sclérotique, troubleraient les images dessinées sur la rétine, comme cela arrive pour les albinos.

3. ACCOMMODATION. — Rien ne témoigne mieux de la haute intelligence qui a présidé à la structure de l'œil que notre pouvoir de nous accommoder à toutes les distances.

Le *fait* de l'accommodation est très facile à mettre en

évidence. Plaçons un objet voisin de nous, notre doigt par exemple, sur la même ligne droite que notre œil et un objet éloigné. Pour la vision de ces deux objets, la direction du regard est absolument la même : leurs images se font au même moment sur la rétine. Si nous fixons le premier, son image est nette, mais l'image de l'autre est confuse ; si nous fixons le second, l'image du premier se trouble. De plus, nous sentons un effort dans notre organe, pendant qu'il s'accommode successivement à ces deux distances.

Au reste, il suffit de rappeler les lois fondamentales de l'optique pour faire comprendre la *nécessité* de l'accommodation. L'image réelle d'un objet se forme d'autant plus près de la lentille que cet objet est plus éloigné. Donc, des objets placés à des distances différentes ne peuvent avoir leurs images nettes sur un écran dont la position soit invariable, si la lentille elle-même reste invariable.

Il y avait deux façons de résoudre la difficulté : *ou bien faire mouvoir l'écran*, le rapprocher pour voir les objets éloignés, l'éloigner pour voir les objets plus voisins ; *ou bien modifier la lentille*, augmenter sa courbure pour les objets rapprochés, l'aplatir pour les objets éloignés. Dans leurs instruments d'optique, les hommes adoptent le premier procédé : en formant l'œil, le Créateur a préféré le second. L'écran rétinien demeure à une distance constante du cristallin ; mais cette lentille se bombe ou s'aplatit suivant la nécessité.

L'accommodation est accomplie par le corps ciliaire. A l'état normal, nous sommes naturellement accommodés pour voir au loin ; pour voir de près, il nous faut accroître la courbure du cristallin. — A cet effet, les muscles ciliaires rayonnants se contractent d'abord ; étant attachés à la jonction de la sclérotique et de la cornée comme à leur point fixe, ils tirent la choroïde en avant et tendent à rapprocher le fond de l'œil : cette action a pour conséquence de presser le corps vitré contre le cristallin et de fermer la voie de retour au sang des procès ciliaires. Les procès ciliaires se gonflent alors et prennent l'aspect d'un coussin annulaire reposant sur les bords du cristallin. Que les fibres circulaires des muscles ciliaires se contractent à leur tour, et les procès comprimés transmettront la pression au cristallin. Le cristallin, composé de pièces mobiles, cède à la poussée et se bombe en avant, au niveau de la pupille, proportionnellement à la pression qu'il éprouve. Nous sommes avertis, par la netteté de la vision, du degré d'effort musculaire à dépenser.

4. DES OBSTACLES A LA NETTETÉ DE L'IMAGE. — *L'aberration de sphéricité* tend à former des images-surfaces pour les points lumineux : dans l'œil humain, elle est corrigée par l'iris, qui ne laisse pénétrer que les rayons dirigés vers le centre de la lentille.

*L'aberration de réfrangibilité*, causée par l'inégale réfringence des tons lumineux ou couleurs, tend à iriser les bords des objets perçus ; elle est sensiblement corrigée par la succession des milieux différents traversés par la lumière : notre système convergent est à peu près achromatique.

*L'astigmatisme* provient de ce que la cornée n'a pas une égale courbure dans toutes ses parties ; les objets déformés peuvent être rétablis par des verres de lunettes taillés en cylindre dans les régions correspondantes à celles où la cornée est défectueuse.

La *myopie* est une infirmité en vertu de laquelle l'image nette se forme en avant de la surface rétinienne : tantôt le fond de l'œil est trop loin du cristallin, tantôt cette lentille a une courbure trop prononcée, de sorte que l'œil est naturellement accommodé pour voir de près. Des verres concaves, en diminuant la convergence des rayons lumineux, reportent l'image jusqu'à la rétine (*fig.* 190).

Si le fond de l'œil est trop près de la lentille, l'image va trop loin : c'est l'*hypermétropie*. Des lunettes convergentes ramènent l'image nette sur la rétine (*fig.* 191).

La *presbytie*, spéciale aux personnes âgées, vient d'une rigidité du cristallin telle que l'accommodation ne peut se faire. Les presbytes n'ont d'ordinaire aucune peine pour voir au loin : ils prennent des lunettes convexes pour voir de près.

## II. Acte de la vision. — La rétine, sur laquelle se forment les images, est l'organe visuel proprement dit.

Mais elle n'est pas également sensible en toutes ses parties.

Le *punctum cæcum* ou point d'arrivée du nerf optique est insensible à la lumière, ce qui démontre que les fibres de ce nerf ne sont pas directement excitables par les rayons lumineux. Pour le vérifier, fermons l'œil droit et regardons de l'œil gauche, à la distance de 15 centimètres, le cercle noir de la figure ci-jointe. Si nous écartons la feuille, bientôt le point noir, visible jusqu'alors, disparaît entièrement. C'est que son image se forme sur le *punctum cæcum*; écartons encore la feuille : l'image se déplace, atteint une partie sensible et apparaît de nouveau (*fig.* 192).

La *tache jaune*, au contraire, dont la surface est de 1 millimètre carré, est la portion la plus sensible : on n'y trouve que des cônes, et l'épaisseur de la rétine y est moindre qu'ailleurs. Cette tache est à peu près au centre de la rétine. *Regarder* un objet, c'est diriger nos yeux de telle façon que les images se forment sur ce point privilégié. Les objets voisins forment aussi leur image sur la rétine, mais en des points moins sensibles ; c'est pourquoi la perception en est beaucoup moins distincte.

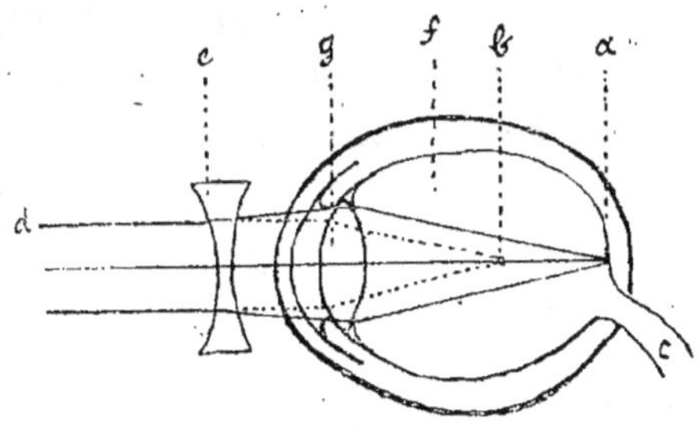

Fig. 190. — *Œil myope.*

L'œil ayant un diamètre antéro-postérieur trop long, l'image tend à se faire en *b*, en deçà de la rétine. — Grâce à la lentille divergente *e*, l'image se forme en *a* sur la rétine.

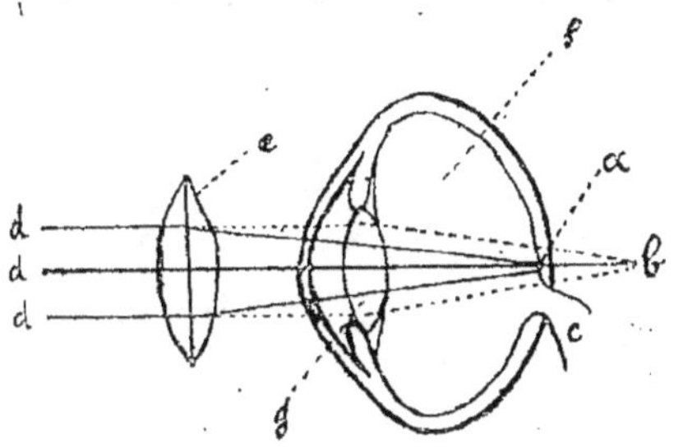

Fig. 191. — *Œil hypermétrope.*

L'œil étant trop court, l'image tend à se faire en *b* au delà de la rétine. — Grâce à la lentille convergente *e*, les rayons *d* se réunissent sur la rétine.

*Comment se fait l'impression visuelle ?* — La lumière est due à un mouvement vibratoire extrêmement rapide d'un fluide impondérable qu'on appelle *éther*. Le sens du mouvement vibratoire est perpendiculaire à la direction des rayons lumineux, et par conséquent perpendiculaire aux cônes et aux bâtonnets de la rétine. L'excitation physique provoque une décomposition chimique de la substance de ces organes. L'excitation, communiquée aux fibrilles nerveuses qui s'y engagent, se transmet ensuite jusqu'au cerveau.

Nous avons dit déjà que les derniers segments des bâ-

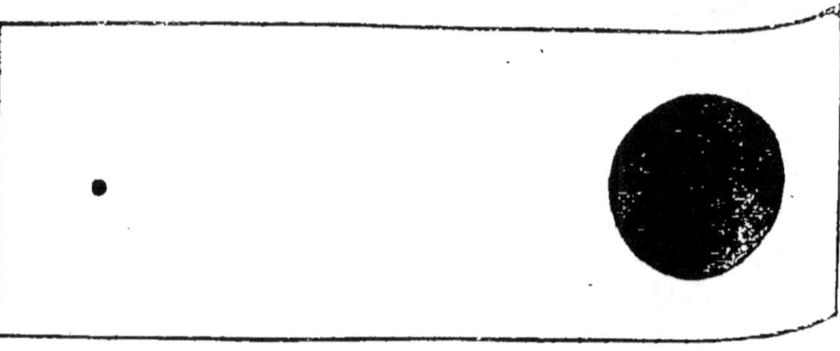

Fig. 192. — *Expérience du punctum cæcum.*

tonnets sont imprégnés d'une substance de couleur rose, le *pourpre rétinien*. Quand une lumière vive pénètre dans l'œil, le pourpre est détruit et la rétine se décolore aux points frappés. Cette action chimique, semblable à celle qui se passe sur les plaques photographiques, donne une image que l'on peut conserver ; qu'on plonge dans l'alun l'œil d'un lapin sacrifié, préalablement mis en face d'une fenêtre très éclairée, et on verra nettement sur le fond rose de la rétine les détails de la fenêtre.

Le pourpre manque sur les cônes, au niveau de la tache jaune par conséquent ; mais il est remplacé par une substance incolore ou jaunâtre qui subit de la même façon l'influence de la lumière.

Une fois l'impression reçue et transmise au cerveau, nous percevons l'objet.

En effet, ce n'est point l'image renversée, dessinée sur la rétine, que nous voyons ; mais par elle nous saisissons l'objet lui-même. Nous suivons jusqu'à la source où ils ont pris naissance la direction des rayons qui nous arrivent.

*Comment, avec une image renversée, voyons-nous les objets droits ?* — Les physiologistes sont très partagés à ce sujet. Les uns expliquent le phénomène en attribuant la vision au cerveau. D'autres croient que les objets nous apparaissent réellement renversés, mais que nous les redressons par un effet d'habitude ; s'il en était ainsi, le toucher ne trouverait pas les objets dans le même sens que la vue. La meilleure solution est que le sens suit la direction des rayons lumineux : les rayons qui sont inférieurs sur la rétine viennent du haut des objets ; les rayons supérieurs viennent d'en bas ; en les suivant, nous *extériorisons* dans leur vraie position les points lumineux d'où ils sont partis.

**III. Vision binoculaire.** — La vision avec un seul œil est imparfaite ; non seulement elle a moins de netteté, mais elle ne saisit le champ visuel que comme une surface plane ; elle ne peut apprécier ni la distance ni le relief des objets. Au contraire, quoique les deux yeux n'aient point toujours la même acuité, la vision binoculaire a plus de clarté et ajoute la sensation de profondeur à celle de surface.

*Vue simple avec les deux yeux.* — C'est un phénomène remarquable qu'avec deux images nous voyions cependant les objets simples. Les auteurs qui attribuent toute perception au cerveau lui-même expliquent le fait en disant que les deux images se fondent en une seule dans le centre cérébral. Comme preuve, ils allèguent l'entrecroisement des nerfs optiques : nous verrons, en effet, que la moitié gauche de chaque œil est innervée par des fibres venues de l'hémisphère cérébral gauche, et la partie droite par des fibres venues de l'hémisphère droit (*fig.* 193).

Si nous admettons que c'est l'œil lui-même qui voit les objets, nous dirons que la vision simple avec deux images est une affaire d'habitude. Car, d'une part, la vision n'est simple que si les images se forment sur des points *conju-*

gués ; mais, d'autre part, les points conjugués peuvent se déplacer par l'habitude (*fig.* 194).

D'abord, pour que la vision soit simple, les deux images doivent être sur des points conjugués. Lorsque

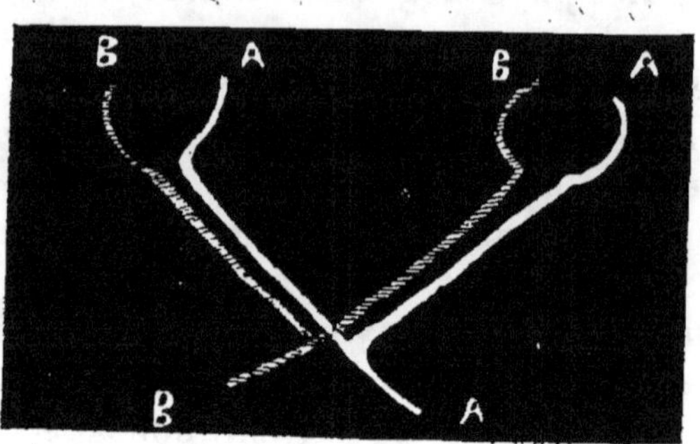

F. 193. — *Entrecroisement des nerfs optiques*

Le faisceau B innerve la moitié gauche de chaque œil ; le faisceau A innerve la moitié droite de chaque œil.

nous regardons les objets, nos yeux prennent une direction telle que leurs axes se rencontrent sur le point considéré. Par les mouvements associés de nos yeux, nous présentons aux objets les points conjugués des deux surfaces rétiniennes. Supposons deux points lumineux, placés dans une même direction, et assez éloignés l'un de l'autre, de sorte que tous deux fassent à la fois leur image dans nos yeux. Si nous regardons le premier, il nous paraît simple, mais le second nous paraît double ; si nous regardons le second, c'est le premier qui nous paraît double. L'objet n'est vu simple que lorsque la direction des yeux lui présente les surfaces conjuguées.

Mais, avons-nous ajouté, ces points conjugués dépendent de l'habitude. Pour s'en convaincre, il suffit de rappeler les faits principaux concernant le *strabisme*. On appelle ainsi l'infirmité qui ne permet pas aux personnes louches de donner la direction normale à leurs yeux ; le strabisme est *convergent* ou *divergent*, selon que les axes optiques convergent ou divergent d'une façon exagérée. — Or, dans les yeux d'une personne louche, les images ne sont point sur les surfaces géométriquement conjuguées ; et pourtant la vision est simple. Qu'on lui redresse les yeux, les images deviendront géométriquement conjuguées   malgré cela,

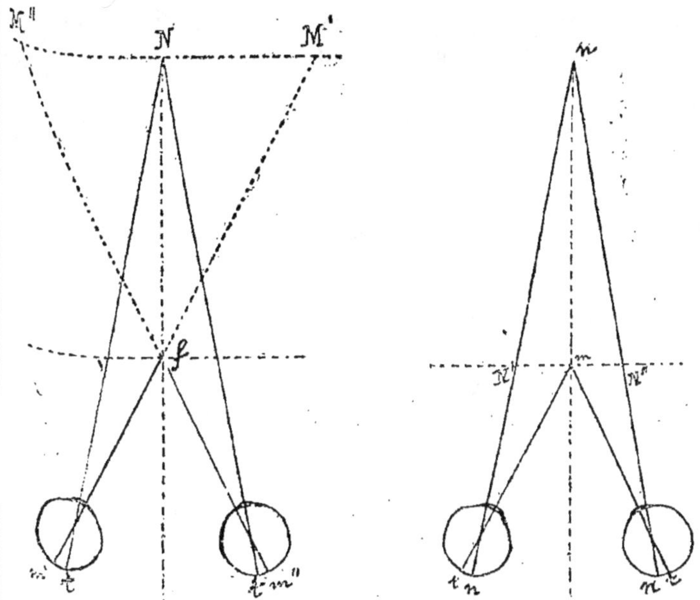

Fig. 194. — *Vision binoculaire.*

A droite, les deux yeux dirigés sur *m* ne voient qu'un point, parce que les images *t t* sont sur les points conjugués ; le point *n* est vu double en N' et N'', parce que les images tombent sur deux points non conjugués. A gauche, le point N est vu simple, et le point *f* est vu double, pour la même raison.

durant plusieurs jours, tous les objets paraîtront doubles. Après un certain temps, la vue redeviendra simple. Donc c'est beaucoup moins la disposition anatomique que l'habitude qui détermine les points conjugués.

*Perception du relief; stéréoscope.* — Chacun de nos yeux ne reçoit pas exactement la même image; il est facile de s'en assurer en regardant un même objet d'abord de l'œil droit, puis de l'œil gauche : certains points invisibles au premier sont visibles au second. Par la superposition de ces deux images, nous percevons les corps en profondeur, c'est-à-dire *en relief*. Ajoutons que, par un effet d'habitude, les ombres nous donnent l'impression du relief, même avec un seul œil.

Dans le *stéréoscope*, on utilise précisément cette manière de sentir le relief des corps. Deux photographies d'un même paysage, prises par deux objectifs mis côte à côte, sont placées l'une près de l'autre sur un même carton. Deux prismes sont disposés devant, de façon à dévier légèrement vers chaque œil les rayons lumineux. Les yeux, suivant ces rayons, les voient converger et se superposer en un dessin unique dont le relief est très accusé.

*Distances et dimensions des objets.* — Quoique ces données

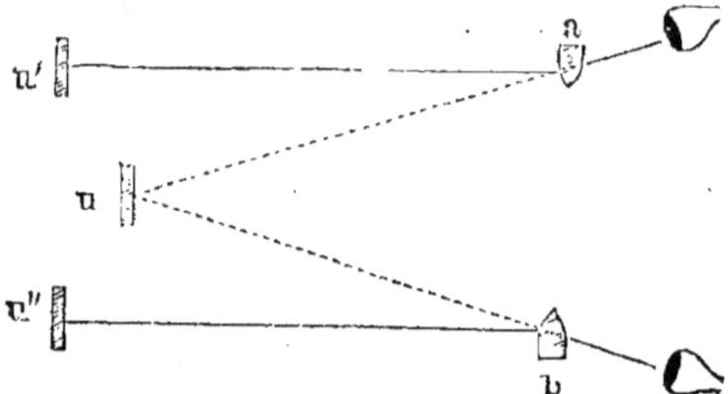

Fig. 195. — *Schéma du stéréoscope.*

Les points *u'* et *u''* se superposent en *u*, parce que leurs rayons déviés par les prismes *a b* arrivent aux yeux suivant les directions *a u* et *b u*.

ne relèvent point directement de la vue, les yeux peuvent cependant les apprécier dans une certaine mesure.

Plusieurs phénomènes nous donnent quelque sensation de la distance. — L'effort musculaire que l'accommodation nécessite nous avertit déjà de la proximité des objets considérés. — Pour voir un point nettement, nous faisons converger nos deux yeux de manière à recevoir son image sur les surfaces conjuguées ; or, la convergence vers un point rapproché impose un autre travail que la convergence vers un point éloigné ; cette différence d'effort musculaire perçue par le sujet lui fournit quelque sensation de la distance.

L'angle formé par les rayons visuels qui vont de l'œil aux bords extrêmes d'un objet déterminé, permet d'apprécier la distance ou les dimensions des corps suivant les circonstances. Plus un objet est éloigné, plus l'angle sous lequel il est vu diminue ; l'angle visuel augmente quand l'objet se rapproche. Cette notion simple suffit pour faire connaître approximativement la distance des corps de dimensions connues, ou les dimensions des corps placés à une distance connue. L'angle visuel ne révèle rien sur les objets dont la distance et les dimensions sont également ignorées (fig. 196).

**IV. Vision des couleurs.** — Le nerf optique est spécialement adapté pour percevoir la lumière, comme le nerf

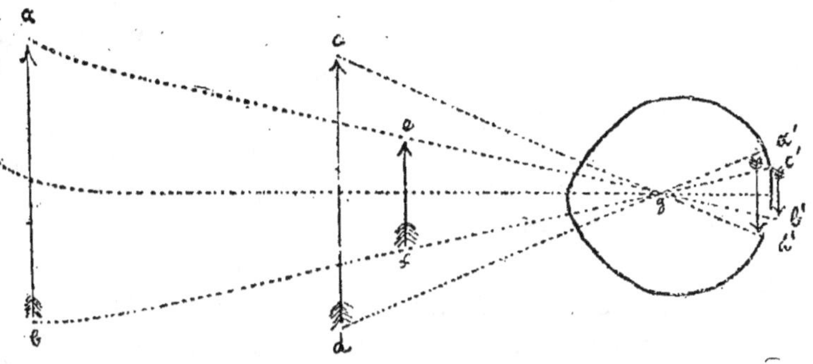

Fig. 196. — *Appréciation des distances.*

*a b* et *c d* sont deux flèches égales, situées à des distances inégales ; l'image de la première est plus petite que l'image de la seconde : étant donné qu'on sait l'égalité des flèches, on évalue leur distance, ou réciproquement. Une petite flèche *e f*, placée près de l'œil, donne une image égale à celle de la flèche *a b*, placée plus loin.

acoustique pour percevoir les sons. Tout ce qui excite le nerf optique, piqûre mécanique, courant électrique, ou vibration lumineuse, produit dans le sens une impression de lumière. A l'état normal, la vibration de l'éther est le seul agent qui provoque la sensibilité visuelle.

Les vibrations lumineuses, aussi bien que les vibrations sonores, se distinguent par l'*intensité* et le *ton*. L'*intensité* ou vivacité de la lumière dépend de l'amplitude des ondulations, et ne présente physiologiquement aucun phénomène spécial. Le *ton* lumineux dépend de la longueur des ondes, ou du nombre des vibrations dans l'unité de temps ; les différents tons lumineux constituent les diverses *couleurs*.

Quand Newton décomposa par le prisme la lumière blanche du soleil, il divisa la bande colorée en sept régions: *violet, indigo, bleu, vert, jaune, orangé, rouge*. Mais, en réalité, il y a passage insensible d'une couleur à l'autre, parce que, au lieu de sept longueurs d'onde seulement depuis le rouge jusqu'au violet, il se trouve un grand nombre de tons intermédiaires formant une sorte de gamme chromatique. Le rouge a 450 milliards de vibrations à la seconde, et le violet 790 milliards. En deçà et au delà de ces deux nombres, les rayons infra-rouges et ultra-violets sont impuissants à impressionner l'œil.

Chacune des couleurs du spectre est élémentaire, c'est-à-dire indécomposable par le prisme. En réunissant les sept faisceaux élémentaires par un nouveau prisme ou par une lentille, on obtient de nouveau la lumière blanche. Le blanc est donc une combinaison de couleurs, comme le noir est l'absence de toute lumière.

Pour produire la sensation de lumière blanche, il n'est pas indispensable de réunir tous les rayons du spectre. Plusieurs couleurs, combinées deux à deux, conduisent au même résultat : on les appelle alors *complémentaires;* par exemple, le rouge et le vert, le jaune et le violet, l'orangé et le bleu. Ce que nous disons des rayons simples du spectre ne pourrait s'appliquer aux matières colorantes; il est très difficile de trouver une substance dont la couleur ne soit décomposée par le prisme (*fig.* 197).

On nomme *fondamentales* les couleurs dont les combinaisons, en proportions variées, produisent toutes les autres couleurs : le *rouge*, le *vert* et le *violet*. Ce n'est pas que les autres couleurs soient formées par le mélange de ces trois couleurs primitives : le jaune est vraiment simple, le bleu est aussi vraiment simple objectivement, etc.; mais notre organe sensible, spécialement adapté à la perception de ces trois couleurs, ne percevrait les autres nuances que par l'intermédiaire des fibres destinées aux couleurs fondamentales.

En d'autres termes, nous n'aurions pas autant d'espèces de fibres qu'il y a de tons lumineux à percevoir, mais seulement trois, pour le rouge, pour le vert, pour le violet. Le *rouge* simple exciterait fortement les fibres sensibles au rouge et faiblement les autres. — Le *jaune* simple excite- rait modérément les fibres du rouge et du vert, et faiblement les fibres du violet. — Le *vert* simple exci- terait fortement les fibres du vert, et fai- blement les deux autres espèces. — Le *bleu* exciterait modé- rément les fibres du vert et du violet, et faiblement les fibres du rouge. — Le *violet* simple exciterait fortement ses fibres propres, et faiblement les autres fibres. — L'excitation à peu près égale des trois sortes de fibres donnerait la sensation de blanc.

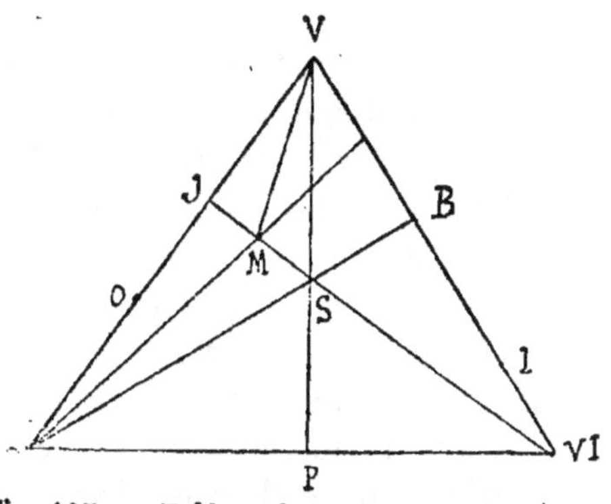

Fig. 197. — *Tableau des couleurs complémen- taires* ( d'après Beaunis ).

VI, violet. — I, indigo. — B, bleu. — V, vert. — J, jaune. — O, orangé. — R, rouge. — P, pour- pre. — S, point correspondant au blanc, inter- section des lignes qui joignent les couleurs com- plémentaires. Les lignes VS, BS, indiquent les proportions nécessaires pour former du blanc.

Cette théorie, empruntée à Helmholtz, s'appuie sur deux faits principaux : 1° L'excitation directe des fibres du nerf optique donne la sensation de rouge, de vert ou de violet. 2° Quand l'œil est impuissant à discerner les couleurs, sans doute parce que l'organe manque de quelque fibre, la cécité porte toujours sur l'une des trois couleurs fondamen- tales.

Le rouge est la couleur le plus fréquemment invisible : c'est le cas du DALTONISME, qui se rencontre deux ou trois fois sur cent personnes. Dans le spectre, la bande du rouge apparaît noire ; dans toutes les couleurs composées, le daltonien ne voit que la couleur complémentaire du rouge ; ainsi le blanc paraît vert bleuâtre.

Cependant il faut ajouter que la science est loin d'être fixée sur ce fait de la perception des couleurs. Une seule chose est acquise, c'est que les éléments sensibles de la rétine donnent des sensations qui diffèrent suivant la longueur des ondes lumineuses dont elle est frappée.

**V. Illusions d'optique.** — Aucun sens ne nous donne sur le monde des notions plus précises, et aucun sens n'est plus souvent que l'œil victime d'illusions. Les erreurs qu'il commet ne doivent point cependant nous rendre défiants à son égard ; car elles ne portent que sur des points secondaires, et, par la connaissance que nous avons de leurs causes, nous sommes d'ordinaire en mesure de les corriger. Ces illusions proviennent soit de la persistance des images rétiniennes, soit du contraste des couleurs, soit de l'irradiation, soit de la direction des lignes, soit des impressions tactiles.

1. *Persistance de l'image rétinienne.* — La lumière détruit le pourpre rétinien ; cette substance ne se reproduit pas instantanément, et, jusqu'à ce qu'elle soit renouvelée, il y a persistance de l'image. Au lieu d'être fugitive comme sur un tableau inerte, l'image pénètre le sens et le modifie.

Ce phénomène explique un grand nombre de faits. — Le disque de Newton, où les sept couleurs sont représentées en autant de secteurs juxtaposés, paraît blanc quand il tourne, parce que l'impression des sept rayons existe simultanément dans l'œil. — Une étoile filante trace une ligne lumineuse continue dans l'espace. — Dessinez sur une carte de visite une cage d'un côté et un oiseau de l'autre ; faites tourner la carte d'un mouvement rapide, et vous verrez l'oiseau dans la cage ; la cage n'est pas encore effacée dans l'œil quand apparaît l'oiseau. — Si vous regardez fixement le ciel clair à travers les vitres d'une fenêtre, les parties de la rétine où se peignent les barreaux de la fenêtre seront moins attaquées que le reste : regardez alors au plafond blanc de la classe, et vous verrez des lignes blanches se dessiner sur un fond obscur ; c'est que le plafond blanc ne fait de vive impression que suivant les lignes moins entamées de la rétine. — L'éblouissement qu'on ressent après avoir regardé le soleil tient à la même cause.

2. *Contraste des couleurs.* — Parfois l'œil fatigué pour

une couleur est encore sain pour la couleur complémentaire. Regardez un disque rouge durant plusieurs minutes,
puis arrêtez les yeux sur une surface blanche ; vous distin-
guerez, au milieu, un disque vert. En effet, le blanc n'a plus
de puissance que sur les fibres du vert, puisque celles du
rouge ont été épuisées par l'usage. — Au lieu du contraste
successif, on peut se rendre compte de l'effet de contraste
simultané. Plaçons un carré rouge sur une surface de couleur quelconque. La couleur de cette surface sera modifiée
par l'œil, parce que les rayons rouges qui entrent dans sa
composition ne pourront faire impression sur des fibres
rendues impuissantes par les rayons du carré rouge. Les
peintres en vitraux savent bien utiliser ces effets de lumière :
les teintes qu'ils rapprochent produisent des effets tout
autres que ne ferait chaque verre pris à part.

3. *Irradiation.* — Un dessin blanc est toujours agrandi
et un dessin noir toujours rapetis-
sé. Le blanc fait comme la goutte
d'huile, il s'étend sur la rétine au
delà de ses limites géométriques ;
le noir, au contraire, est toujours
entamé par les couleurs qui l'entourent. Cet empiétement des portions lumineuses d'une image sur
les portions obscures fait, par
exemple, que le dôme des Invali-
des, vu de loin, paraît tout doré
(*fig.* 198).

4. *La direction des lignes* et la
conformation des figures donnent
lieu à bien des erreurs. Remplis-
sez un carré de lignes parallèles
équidistantes ; le carré paraîtra
plus petit dans le sens des lignes

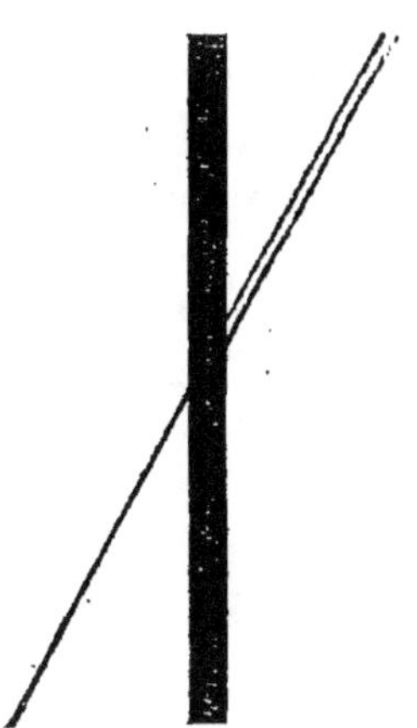

Fig. 198.
*Effet d'irradiation.*

On ne peut voir, à l'œil, laquelle des deux lignes d'en
haut est dans la direction de
celle d'en bas.

que suivant l'épaisseur du faisceau ; le regard, en effet, est
vite au bout d'une droite, tandis qu'il monte lentement
les degrés d'une échelle. Par la direction qu'on donne
aux lignes d'une tapisserie, on procure l'illusion d'appar-

tements agrandis (*fig.* 199). — L'influence des lignes sur le regard rend compte d'un grand nombre d'autres illusions (*fig.* 200 et 201).

5. *Impressions tactiles.* — Sous l'influence d'autres agents

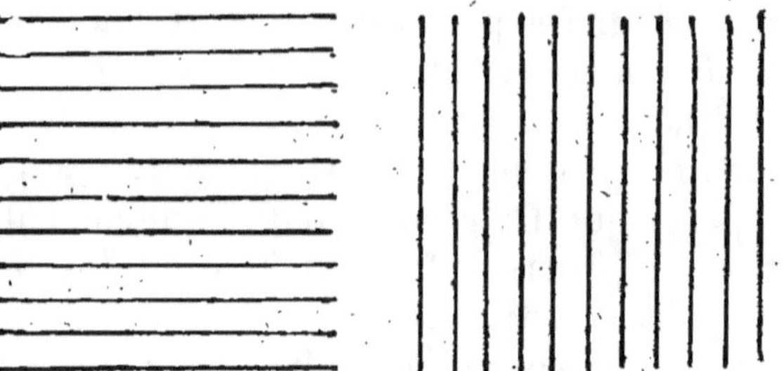

Fig. 199. — *Illusion d'optique.*

De ces deux carrés égaux, le premier paraît plus haut que large, le second plus large que haut.

que la lumière, il se produit des sensations lumineuses qui ne sont en fait que des illusions. Les *phosphènes* sont des cercles colorés que vous produirez dans votre œil en pressant fortement le globe oculaire.

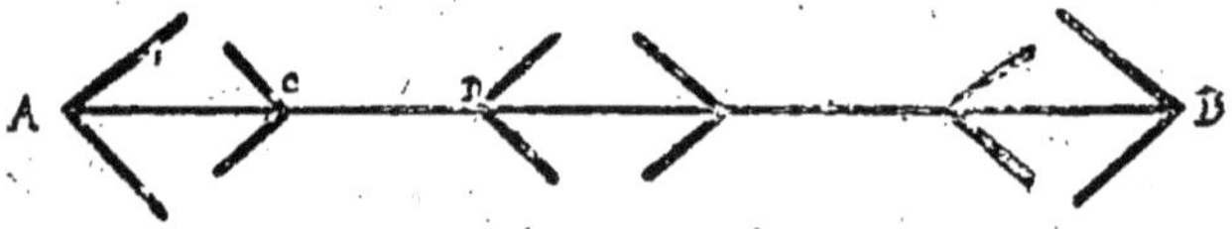

que la lumière, il se produit des sensations lumineuses qui ne sont en fait que des illusions. Les *phosphènes* sont des cercles colorés que vous produirez dans votre œil en pres-

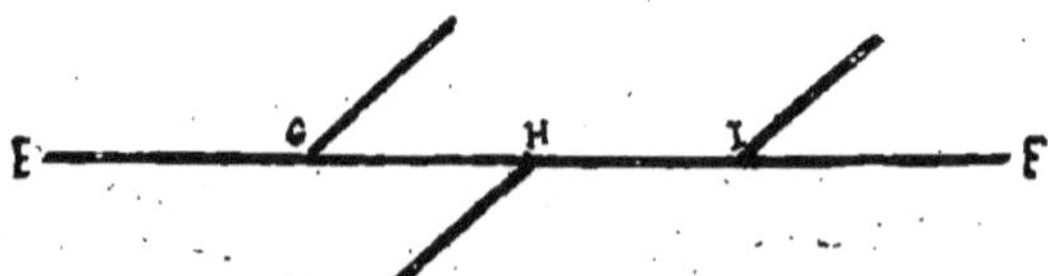

Fig. 200. — *Illusion d'optique.*

Quoique les divisions soient égales, elles paraissent plus longues entre les angles opposés par leurs sommets.

sant fortement le globe oculaire. Un coup violent sur l'œil fait voltiger devant le regard des points lumineux dé-

signés sous le nom trivial de trente-six chandelles. Les
*mouches volantes* sont des filaments ou des corpuscules
arrondis qu'on aperçoit en fixant les yeux sur une surface

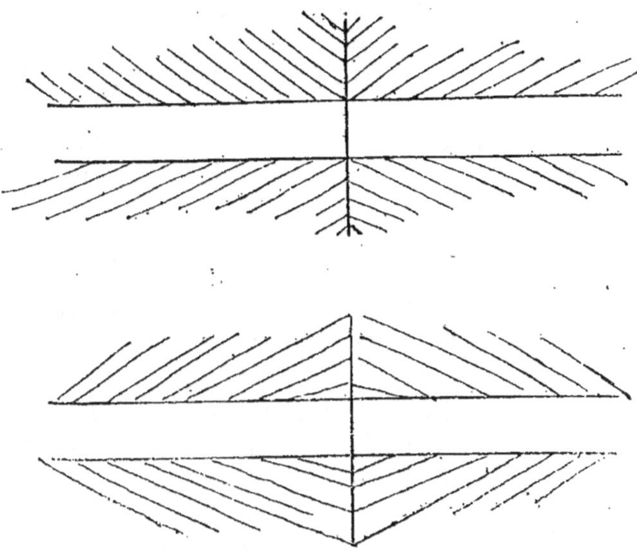

Fig. 201. — *Illusion d'optique.*
Les lignes horizontales sont parallèles ; cependant, dans la première figure, elles
semblent se rapprocher à leurs extrémités ; dans la seconde, elles paraissent se
rapprocher au milieu.

très éclairée, comme le ciel. Produites par l'ombre des
cellules qui se meuvent entre la rétine et la membrane
hyaloïde, ces sensations sont extériorisées par un effet de
l'habitude, etc., etc.

# CHAPITRE XIX

# ANATOMIE DU SYSTÈME NERVEUX

Généralités (importance, délicatesse, division). — I. Enveloppes des centres nerveux (dure-mère, arachnoïde, pie-mère, liquide céphalo-rachidien). — II. La moelle épinière (forme, structure). — III. Les nerfs rachidiens (origine, distribution, terminaison). — IV. L'encéphale : 1º la moelle allongée (bulbe rachidien, pont de Varole); 2º le cervelet; 3º le cerveau (noyau, masse cérébrale). — V. Les nerfs crâniens. — VI. Système du grand sympathique : 1º ganglions; 2º nerfs. — VII. Le système nerveux dans la série animale (trois formes fondamentales).

**Généralités sur le système nerveux.** — *Importance.* Le système nerveux mérite assurément le plus d'attention, car c'est lui qui préside à tout, c'est par lui que l'âme gouverne le corps et exerce ses fonctions corporelles. Il règle la nutrition; sans lui, la sensibilité et le mouvement seraient abolis; l'intelligence même n'est pas indépendante de l'activité nerveuse, puisqu'elle pense à l'aide des images que tiennent en réserve les organes cérébraux.

Mais l'étude du système nerveux n'est pas moins délicate qu'importante. En effet, les éléments nerveux sont difficiles à saisir, leur jeu subtil se dérobe souvent aux patientes recherches de l'observateur, et, dans leur acte, se rencontre un mélange de matériel et d'immatériel où la psychologie a sa part aussi bien que la physiologie.

*Division.* L'ensemble de la substance nerveuse forme un tout dont les parties doivent plutôt être énumérées qu'opposées les unes aux autres par une vraie division. On distingue (*fig.* 202) :

1º L'*axe cérébro-spinal*, composé lui-même de la *moelle épinière* et de l'*encéphale*.

2º Les *nerfs*, filets blanchâtres sortis de la moelle et de l'encéphale et distribués dans toutes les parties de l'organisme.

3° Les *ganglions* ou renflements nerveux, placés sur le trajet des nerfs. La plupart de ces ganglions forment le système du *grand sympathique*.

L'axe cérébro-spinal et les nerfs qui en émanent forment

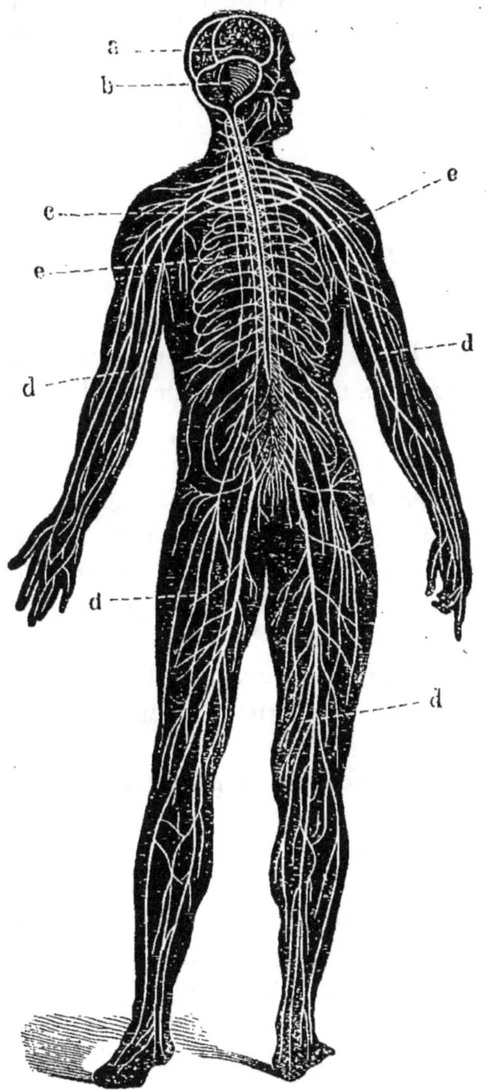

Fig. 202. — *Vue générale du système nerveux.*

*a*, cerveau. — *b*, cervelet. — *c*, moelle épinière. — *d*, nerfs des membres. *e*, nerfs de la poitrine.

19.

un système spécialement destiné aux fonctions de relation. Les ganglions et les nerfs du grand sympathique animent les viscères et dirigent principalement les fonctions de nutrition.

Nous étudierons, dans ce chapitre, la distribution et la structure des différentes parties du système nerveux : *moelle épinière, nerfs rachidiens, encéphale, nerfs crâniens, grand sympathique.* Nous dirons auparavant quelques mots sur les *enveloppes.*

**I. Enveloppes des centres nerveux**. — L'axe cérébrospinal, encéphale et moelle épinière, est protégé par une enveloppe osseuse, la boîte crânienne et la colonne vertébrale. Au dedans de cet abri solide, la substance nerveuse est enveloppée de trois membranes ou *méninges,* la *dure-mère,* l'*arachnoïde,* la *pie-mère,* et d'un liquide appelé *céphalo-rachidien.*

Sous la boite crânienne s'étend une épaisse membrane fibreuse, la *dure-mère.* Elle divise les deux hémisphères par un repli, la *faux du cerveau,* sépare le cerveau du cervelet par un autre repli, *la tente du cervelet,* occupe le sillon qui partage le cervelet (*faux du cervelet*) ; elle descend ensuite tout le long de la moelle épinière, mais elle ne suit pas les nerfs qui s'en détachent. Tandis qu'elle est adhérente au crâne, elle flotte librement dans le canal rachidien.

L'*arachnoïde,* mince et souple comme une toile d'araignée, sans être percée à jour cependant, est sur la face intérieure de la dure-mère. Elle est composée de deux feuillets dont un liquide interne permet le glissement. Elle recouvre la moelle et le cerveau, sans pénétrer toutefois dans les sillons des circonvolutions. Comme la dure-mère, elle ne sort point de la colonne vertébrale pour suivre les nerfs.

Sous l'arachnoïde est la *pie-mère,* dont les mailles flexibles suivent exactement toutes les anfractuosités de la surface nerveuse. Elle suit les nerfs hors de la moelle et constitue le névrilemme qui les enveloppe. A travers le réseau de la pie-mère circulent les vaisseaux sanguins, qui se ramifient jusqu'à l'état de capillaires avant de pénétrer dans la masse cérébrale. Grâce à cette disposition, les secousses que le cœur imprime au flot sanguin sont complètement amorties lorsque le liquide arrive au contact des éléments nerveux.

Entre l'arachnoïde et la pie-mère se trouve le liquide *céphalo-rachidien*. Il couvre le cerveau d'une couche liquide, pénètre dans les ventricules et suit la moelle épinière. Le cerveau s'y soutient comme un corps léger dans l'eau : perdant ainsi 98 pour 100 de son poids, il ne subit presque aucune pression de la part du crâne. Lorsque le sang, à chaque pulsation du cœur, afflue au cerveau, il refoule autour de la moelle épinière une portion du liquide : de la sorte, la poussée sanguine, au lieu de comprimer les cellules cérébrales, se dépense en dilatant les membranes élastiques libres qui entourent la moelle.

**II. Moelle épinière.** — La *moelle épinière* est un cordon nerveux disposé verticalement dans le canal neural de la colonne vertébrale ; elle s'étend depuis le trou occipital jusqu'à la deuxième vertèbre lombaire, elle se termine par un faisceau de nerfs qu'on nomme *queue de cheval*. Par le ligament coccygien elle s'attache au bout du canal vertébral.

**Description extérieure.** — Considérée dans sa longueur, et débarrassée de ses méninges (*fig.* 203), la moelle présente deux renflements : le *renflement brachial*, où naissent les nerfs des membres supérieurs ; le *renflement lombaire*, d'où sortent les nerfs des membres inférieurs.

Deux sillons profonds divisent la moelle en deux parties symétriques : le sillon médian antérieur est plus large, le sillon médian postérieur est étroit et profond. Chaque portion de la moelle est encore divisée par des sillons superficiels : le plus visible est le sillon latéral postérieur, de sorte que l'on distingue de chaque côté un faisceau postérieur assez restreint et un faisceau antéro-latéral beaucoup plus considérable.

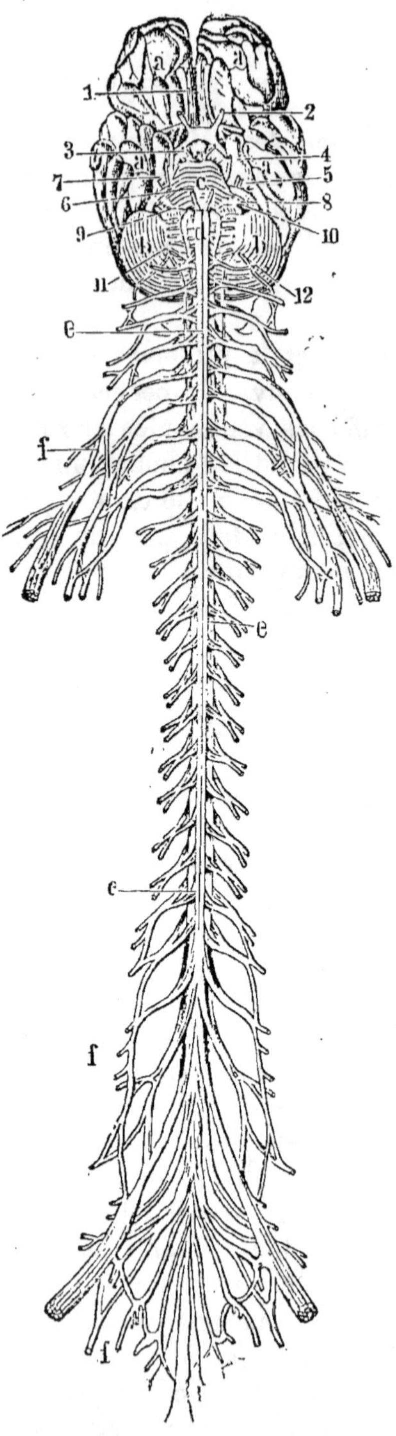


Fig. 203. — *Axe cérébro-spinal vu par la face antérieure.*

*a*, cerveau. — *b*, cervelet. — *c*, pont de Varole. — *d*, bulbe rachidien. — *e*, moelle épinière. — *f*, nerfs mixtes sortis de la moelle épinière. Les chiffres représentent les douze paires de nerfs craniens.

La substance blanche est formée de filets nerveux (*fig.* 205) : dans les cordons antéro-latéraux, ces filets nerveux sont parallèles entre eux ; ils partent tous du bulbe rachidien pour aboutir à des niveaux divers le long de la moelle épinière : — dans les cordons postérieurs,

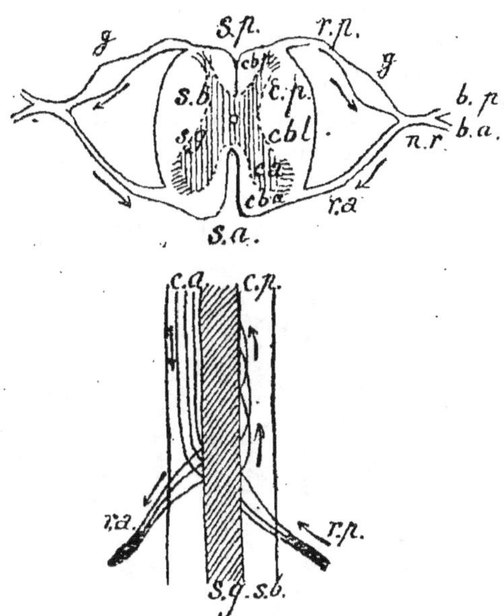


Fig. 205. — *Moelle épinière. Coupe transversale et coupe longitudinale.*

En haut, coupe transversale : *s. a.*, sillon antérieur. — *s. p.*, sillon postérieur. — *r. a.*, racine antérieure. — *r. p.*, racine postérieure. — *g*, ganglion de la racine postérieure. — *n. r.*, nerf mixte. — *b. a.*, *b. p.*, branche antérieure et branche postérieure. — *s. b.*, *s. g*, substance blanche et substance grise. — *c. a.*, *c. p.*, corne antérieure et corne postérieure. — *c. b. p.*, *c. b. l.*, *c. b. a.*, cordons blancs, postérieur, latéral, antérieur. — En bas, coupe longitudinale : *r. p.*, *r. a.*, racines postérieures, antérieures. — *s. g.*, *s. b.*, substance grise et substanche blanche. — *c. p.*, cordon postérieur à fibres arquées. — *c. a.*, cordon antérieur à fibres parallèles.

ces filets nerveux sont des fibres arquées qui font communiquer entre elles les diverses régions de la substance grise.

La substance grise est composée de cellules nerveuses : dans les cornes antérieures, ces cellules sont très grosses, et l'un de leurs prolongements devient le cylindre-axe d'un nerf moteur ; dans les cornes postérieures, les cellules sont plus petites, et articulées avec les terminaisons des nerfs sensibles.

**Structure interne.** — Vue en coupe transversale (*fig.* 204), la moelle se montre formée de deux sortes de substance nerveuse : 1° la *substance blanche*, extérieure, comprenant les cordons antérieurs, latéraux et postérieurs ; 2° la *substance grise*, intérieure, affectant la forme d'un X. Les extrémités de la substance grise portent le nom de cornes : les cornes postérieures traversent la substance blanche et vont jusqu'à la surface de la moelle ;

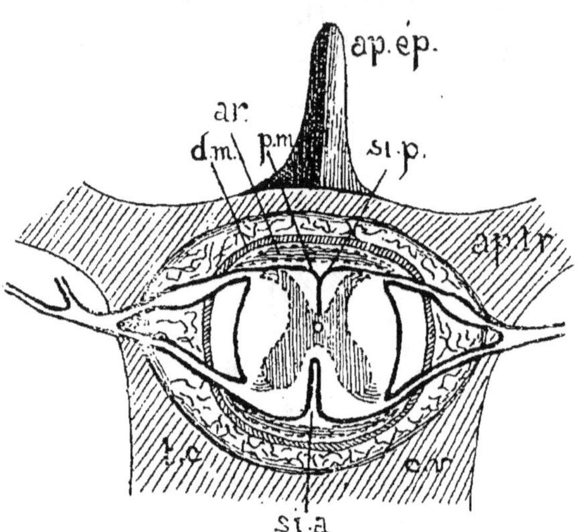


Fig. 204. — *Coupe transversale de la moelle épinière et de ses annexes.*

*ap. ép.*, apophyse épineuse de la vertèbre. — *ap. tr.*, apophyse transverse. — *c. v.*, corps de la vertèbre. — *t. c.*, tissu adipeux. — *d. m.*, dure-mère. — *ar.*, arachnoïde avec ses deux feuillets. — *p. m.*, pie-mère. — *si. p.*, sillon postérieur. — *si. a.*, sillon antérieur. — Au dedans, la moelle épinière : la substance grise est représentée en hachures.

les cornes antérieures restent plus au centre. Au centre de la substance grise se voit la section du *canal central* de la moelle épinière : rempli de liquide céphalo-rachidien, ce canal s'obstrue à mesure qu'on avance en âge.

Au fond du sillon médian antérieur, les cordons blancs sont unis par des fibres de même nature, allant d'un côté à l'autre et formant la *commissure blanche*. Les cordons blancs postérieurs sont séparés, la substance grise occupant tout le fond du sillon médian postérieur.

**Relation de la substance blanche et de la substance grise.** — Ces relations, longtemps restées obscures, paraissent établies par de récents travaux, surtout par ceux

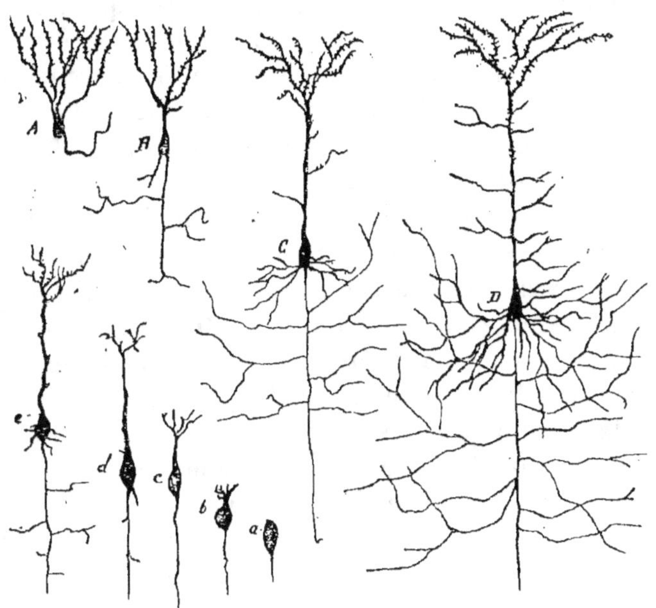

Fig. 206. — *Schéma du neurone, représentant la cellule pyramidale du cerveau* (d'après Ramon y Cajal).

A, grenouille. — B, lézard des murailles. — C, rot. — D, homme. — a, b, c, d, e, phases successives de la formation de la cellule pyramidale D du cerveau humain. Le type cellulaire de la moelle ne diffère pas essentiellement de celui du cerveau.

de Ramon y Cajal, célèbre histologiste de Madrid : la théorie des *neurones*, émise par Waldeyer, en est la base. (*fig.* 206).

Le *neurone*, ou unité nerveuse, est une cellule nerveuse munie de deux espèces de prolongements : l'un, court, épais, hérissé d'épines, se terminant librement en arborisations, est nommé *prolongement protoplasmique*; l'autre, régulier, lisse, avec nombreuses collatérales se détachant à angle droit, se nomme *prolongement fonctionnel ou cylindraxile*, parce que c'est lui qui donne naissance au cylindre-axe des filets nerveux. — Le courant nerveux se propage également dans les deux sortes de prolongements : il est *cellulipète* dans les prolongements protoplasmiques, il est *cellulifuge* dans les prolongements cylindraxiles. — C'est par les ramilles des extrémités fibrillaires que les cellules sont mises en communication les unes avec les autres. Plus les prolongements cellulaires sont nombreux et compliqués, plus il y a de communications intercellulaires : la multiplicité de ces communications serait un facteur du développement des facultés dans les animaux.

D'après ce qui précède, il n'y a pas de distinction essentielle entre la substance grise et la substance blanche : tout le système nerveux est formé de neurones. Là où les noyaux des neurones se trouvent entremêlés de prolongements, on a la substance grise, comme dans les ganglions, à la surface du cerveau, au centre de la moelle épinière ; là où les prolongements se rencontrent seuls en filets parallèles ou entrelacés, on a la substance blanche.

Pour mieux comprendre la communication entre les neurones ou unités nerveuses, suivons une impression sensible qui arrive à la moelle épinière jusqu'à ce qu'elle sorte à l'état d'impulsion motrice.

L'impression faite au doigt, par exemple, arrivera à la moelle épinière par le cordon postérieur. Avant d'entrer dans la moelle, le courant nerveux passe par un ganglion (*fig.* 207, *a*). Les cellules de ce ganglion n'ont qu'une expansion divisée en deux branches : l'une *externe*, plus épaisse, qui se dirige vers la périphérie, où elle se termine dans l'épiderme ou dans un corpuscule du tact ; l'autre *interne*, qui pénètre dans la moelle. — Cette branche sensitive ne va pas directement à la substance grise, mais elle se bifurque de manière à donner un rameau ascendant et un rameau descendant (*fig.* 208, *c*). De ces rameaux naissent des collatérales (*fig.* 208, *a*) : les unes sont courtes et se rendent à la corne postérieure, les autres sont longues et atteignent la corne antérieure (*fig.* 207).

Les rameaux et les collatérales se terminent par des arborisations variqueuses ou ramilles : ces ramilles, s'articulant avec les prolongements protoplasmiques des cellules,

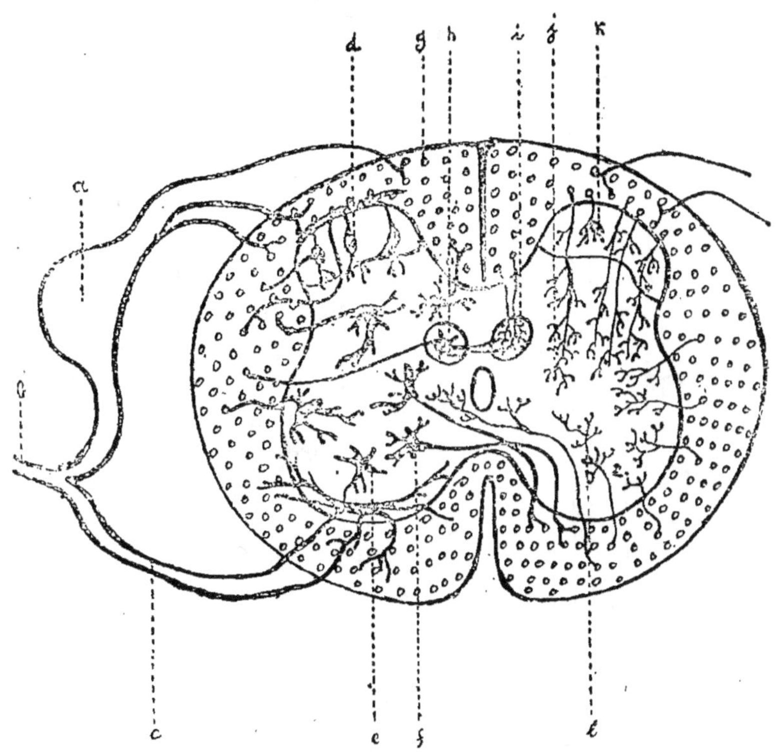

Fig. 207. — *Coupe transversale de la moelle épinière.*

Cette figure, dessinée d'après les récentes publications de Ramon y Cajal, montre à gauche les cellules grises, à droite les ramilles terminales des nerfs. — *b*, nerf mixte. — *a*, ganglion du nerf sensible. — *c*, nerf moteur. — *d*, cellules sensitives de la corne postérieure. — *e*, cellules motrices, bien plus grosses, de la corne antérieure. — *f*, cellule motrice, donnant naissance à des fibres motrices qui partent par le cordon opposé. — *g*, fibres de substance blanche. — *h*, *i*, colonne de Clarke dans la commissure grise. — *j*, fibre sensible atteignant la zone motrice. — *k*, *l*, ramilles terminales des fibres.

établissent la communication désirée entre les neurones du ganglion et les neurones de la moelle.

Mais le courant nerveux s'est partagé entre les collatérales longues et les collatérales courtes.

La portion de courant qui a passé dans les collatérales

longues arrive directement aux grosses cellules de la corne antérieure : en s'écoulant par leurs prolongements cylindraxiles qui vont aux organes musculaires, ce courant produit ce qu'on nomme le mouvement réflexe.

La portion du courant qui a passé dans les collatérales courtes arrive aux cellules de la corne postérieure : ces cellules sont en communication avec d'autres neurones plus élevés, et, de la sorte, le courant se transmet, de neurone en neurone, le long de la moelle épinière, jusqu'au cerveau. Nous verrons plus loin comment il en redescend par les cordons antérieurs pour exécuter l'acte conscient.

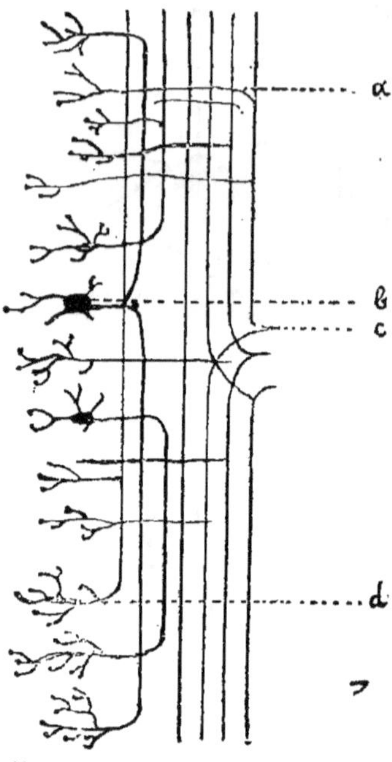

Fig. 208. — *Relation des nerfs et des cellules.*

Coupe longitudinale du cordon postérieur de la moelle. Il faut surtout remarquer que les nerfs n'ont pas leurs racines au niveau même d'où ils partent. — *c*, fibre nerveux se bifurquant dans le cordon blanc, et donnant une branche ascendante et une branche descendante. — *b*, noyau d'un neurone, ou cellule nerveuse. — *a*, collatérale détachée d'une branche ascendante. — *d*, ramilles terminant un rameau et prêtes à s'articuler avec les prolongements protoplasmiques d'une cellule.

## III. Nerfs rachidiens. —

Les nerfs rachidiens sont des cordons de filets nerveux qui sortent de la moelle épinière ou *rachis* pour se distribuer dans tous les organes du tronc ou des membres, auxquels ils communiquent la sensibilité et le mouvement. On en compte 31 paires : 8 cervicales, 12 dorsales, 5 lombaires, 6 sacrées. Nous étudierons successivement leur origine, leur distribution, leur terminaison.

**Origine.** — Chaque nerf rachidien naît par deux racines : l'une postérieure ou *sensitive*, l'autre antérieure ou *motrice*. — La racine sensitive sort toujours par le cordon postérieur : mais, comme nous l'avons dit tout à l'heure, ses fibres viennent à la fois de la corne postérieure par les collatérales courtes, et de la corne antérieure par les collatérales longues. De plus, à cause de la bifurcation indiquée plus haut, les filets sensitifs ne prennent pas leur origine au niveau où ils sortent, mais au-dessus et au-dessous (*fig.* 208).

La racine motrice sort toujours par le cordon antérieur : toujours ses fibres sortent des neurones de la corne antérieure. Mais souvent elles ont leur origine dans le faisceau opposé à celui d'où elles émergent, à cause du croisement qui se fait à la commissure blanche (*fig.* 207).

**Distribution.** — La racine postérieure émerge de la moelle par le sillon latéral postérieur ; la racine antérieure sort, au même niveau, à travers le faisceau antérolatéral. Les deux racines se dirigent l'une vers l'autre, s'unissent avant de sortir du canal rachidien, et partent par le trou de conjugaison des vertèbres voisines : ces filets mélangés en un seul cordon constituent le *nerf mixte* (*fig.* 209).

Un peu avant l'union, la racine sensitive présente un renflement, le *ganglion spinal*, où les fibres nerveuses rencontrent encore des cellules de substance grise. Ces cellules paraissent être unipolaires ; le prolongement unique qui s'en détache se divise en deux branches : l'une se dirige vers la moelle épinière, et l'autre vers les organes périphériques de sensibilité.

Les nerfs mixtes se divisent immédiatement en deux faisceaux : l'un se distribue à la partie postérieure du tronc ; l'autre, beaucoup plus volumineux, contient les nerfs sensibles et moteurs de la partie antérieure du tronc, des membres, avec les filets qui se dirigent vers les gan-

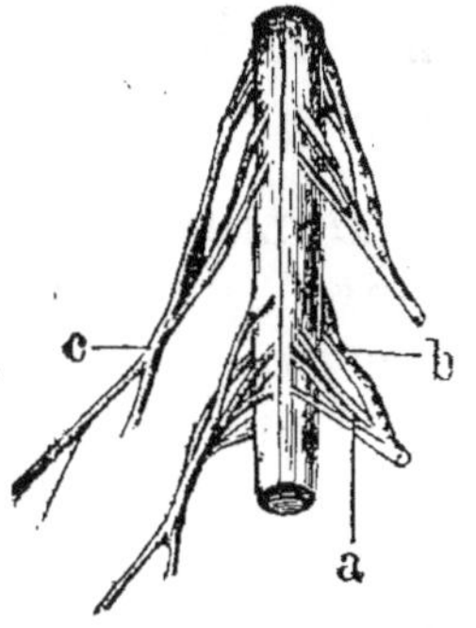


Fig. 209. — *Nerfs sortant de la moelle épinière.*

*a*, racines antérieures. — *b*, racines postérieures. — *c*, nerf mixte.

glions du sympathique. Cette portion antérieure présente seule des *plexus*.

Les *plexus* sont des enchevêtrements de filets nerveux appartenant à différentes paires. Les principaux sont : le *plexus cervical*, formé par les quatre premières paires cervicales ; le *plexus brachial*, formé par les quatre dernières cervicales et la première dorsale : il contient les nerfs destinés aux membres supérieurs ; le *plexus lombaire* et le *plexus sacré*, d'où sortent les nerfs destinés aux membres inférieurs.

Les fibres nerveuses avancent parallèlement les unes aux autres, sans communiquer entre elles. Elles sont groupées en petits faisceaux ayant chacun une enveloppe propre, et l'ensemble des faisceaux est enfermé dans une gaine conjonctive. Dans cette dernière enveloppe cheminent les vaisseaux sanguins : c'est par imbibition lymphatique que les aliments arrivent à chaque filet nerveux.

**Terminaison.** — La terminaison périphérique diffère suivant qu'il s'agit des organes des sens, des muscles ou des glandes.

Dans les *organes des sens*, le cylindre-axe se ramifie en nombreuses fibrilles, qui tantôt s'engagent dans les cellules épithéliales du sens (cellules visuelles, auditives, gustatives, olfactives), tantôt se répandent dans les corpuscules du tact, où leur extrémité paraît munie d'un léger renflement (*fig.* 210), tantôt se dispersent librement entre les cellules de l'épiderme (terminaisons interépidermiques).

Dans les *muscles*, au moment où le cylindre-axe arrive à la plaque musculaire, ses fibrilles paraissent se mettre en relation directe avec les fibrilles des éléments musculaires (*fig.* 211.) — La terminaison dans les *glandes* est imparfaitement connue : celle des nerfs moteurs peut sans doute se ramener à la précédente.

**IV. Encéphale.** — On nomme *encéphale* tous les centres nerveux contenus dans la boîte cranienne. Son volume est considérable chez l'homme, environ 1 400 cc. Les diverses

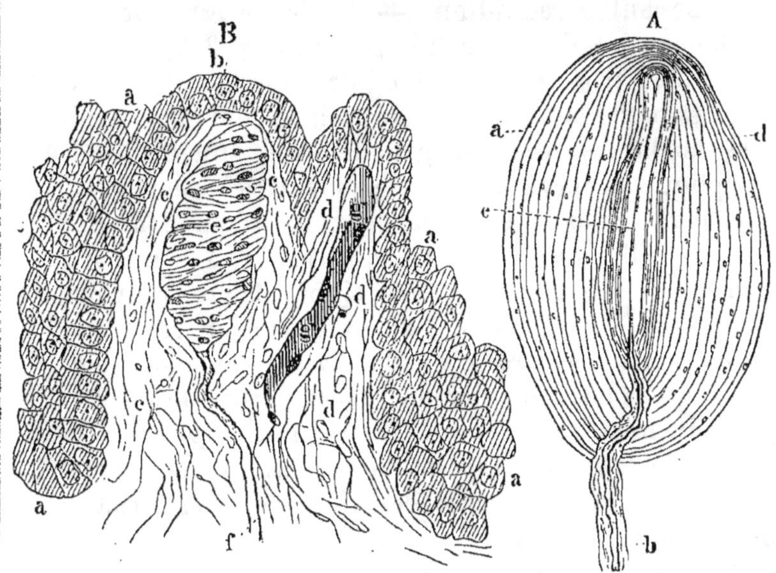

Fig. 210. — *Terminaisons nerveuses sensibles*.

A : corpuscule de Pacini ; *a*, couches concentriques d'enveloppe ; *b*, tube nerveux ; *c*, bulbe central. — B : corpuscule de Meissner ; *a*, *b*, épiderme ; *c*, *d*, papille
dermique ; *f*, tube nerveux s'enroulant en corpuscule.

parties dont il se compose ont une importance capitale.
Nous étudierons successivement le *bulbe rachidien*, le *cervelet* et la *protubérance annulaire*, le *cerveau* proprement dit.

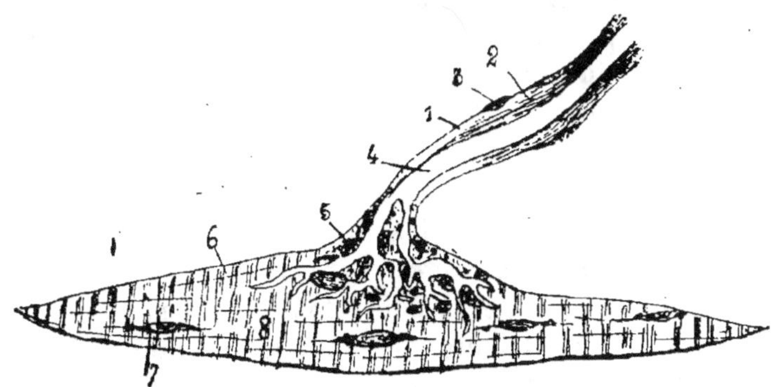

Fig. 211. — *Terminaison nerveuse musculaire*.

1, gaine de Schwann. — 2, myéline disparaissant au moment où le tube s'amincit.
— 3, noyaux de la gaine. — 4, cylindre-axe. — 5, noyaux de la plaque terminale. — 6, 8, fibre musculaire. — 7, noyaux de la fibre musculaire.

**1° Le bulbe rachidien.** — Le bulbe rachidien est le prolongement de la moelle épinière (*fig.* 203, *d*). Il a la forme d'un tronc de cône, long de trois centimètres environ : sa petite base est au trou occipital, où elle s'applique à la moelle épinière ; sa grande base, située plus haut s'applique au cerveau par les pédoncules cérébraux.

Comme la moelle épinière, il est divisé en deux parties par des sillons médians. Chaque partie, à son tour, est divisée en faisceaux par des sillons latéraux. Ainsi, de chaque côté du sillon médian antérieur, on remarque les *pyramides antérieures ;* en dehors de ces pyramides se trouvent les faisceaux nommés *olives,* à cause de leur forme; puis viennent les *pyramides latérales* ou *corps restiformes,* et enfin les *pyramides postérieures.* Les pyramides postérieures se dirigent vers le cervelet dont elles forment les pédoncules inférieurs.

Avant de pénétrer dans le cervelet, les pyramides postérieures s'écartent l'une de l'autre, et laissent entre elles un espace triangulaire ayant l'aspect d'un bec de plume et appelé *calamus scriptorius.* Entre les pyramides postérieures s'étend une lamelle nerveuse très mince perforée d'un orifice : cet orifice, trou de Magendie, donne accès dans le 4° ventricule.

Le 4° ventricule est un espace rempli de liquide céphalo-rachidien, placé entre le bulbe rachidien et le cervelet. Il communique, par en bas, avec le canal central de la moelle épinière ; en haut, par l'aqueduc de Sylvius, avec les ventricules cérébraux ; par le trou de Magendie, avec le liquide qui entoure l'encéphale (*fig.* 213).

A la base du bulbe rachidien se fait un entrecroisement de fibres. — Une partie des cordons blancs antérieurs passe dans le cordon blanc opposé; puis ces cordons antérieurs croisés sont peu à peu refoulés en arrière, vers le plancher du 4° ventricule. — Pour les cordons latéraux de la moelle, une partie continue son trajet du même côté, l'autre partie se porte du côté opposé pour former la pyramide antérieure. Les cordons postérieurs se dirigent en avant et se croisent pour former, en arrière des pyramides antérieures, la partie postérieure de ces mêmes pyramides.

Une fois le croisement opéré, les pyramides antérieures se dirigent vers le cerveau en pénétrant, une partie dans les corps striés, l'autre partie dans les couches optiques; les corps restiformes et les pyramides postérieures pénètrent dans le cervelet.

**2° Cervelet et protubérance annulaire.** —Le *cervelet*, dont le volume n'est que la septième partie environ de tout l'encéphale, est une masse nerveuse située au-dessous du cerveau (*fig.* 213).

On y remarque trois lobes. Le *lobe moyen*, le plus petit, est divisé par des plis parallèles qui lui donnent l'apparence d'un ver : de là le nom de *vermis* (*fig.* 212.). Les lobes latéraux, plus volumineux, sont divisés par des sillons non contournés et de profondeurs très inégales, en portions de divers ordres : *lobules* et *segments*.

Dans le cervelet, la substance grise est à la périphérie, la substance blanche est au centre. La distribution irrégulière des fibres blanches donne à une section transversale du cervelet un aspect arborescent : chaque branche de cet *arbre de vie* est enveloppée de substance grise (*fig.* 213).

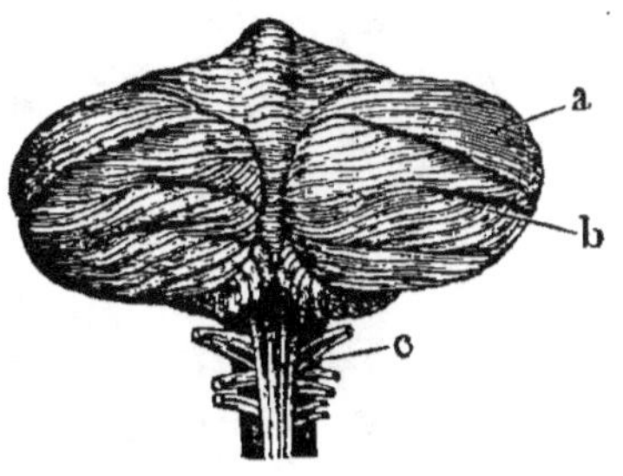


Fig. 212. — *Cervelet, vu par derrière.*

*a, b,* lobe droit. — *c,* racines de nerfs.

Le cervelet est relié au reste de l'encéphale par trois paires de *pédoncules*. Les *pédoncules inférieurs* sont les corps restiformes et les pyramides postérieures du bulbe rachidien; les *pédoncules moyens* sont les cordons venus de la protubérance annulaire; les *pédoncules supérieurs* pénètrent dans le cerveau en passant sous les tubercules quadrijumeaux et vont se perdre dans les couches optiques.

La *protubérance annulaire*, nommée aussi *pont de Varole,* est une large bande de substance nerveuse, composée surtout de fibres blanches, et parsemée de petites masses grises. C'est une sorte de ceinture qui enserre la moelle allongée et l'attache au cervelet : ses cordons blancs pénètrent dans le cervelet, dont ils deviennent les pédoncules moyens (*fig.* 203, *c*).

**3° Cerveau.** — Le cerveau est la partie la plus volumineuse de l'encéphale. Il est de forme ovoïde. plus large

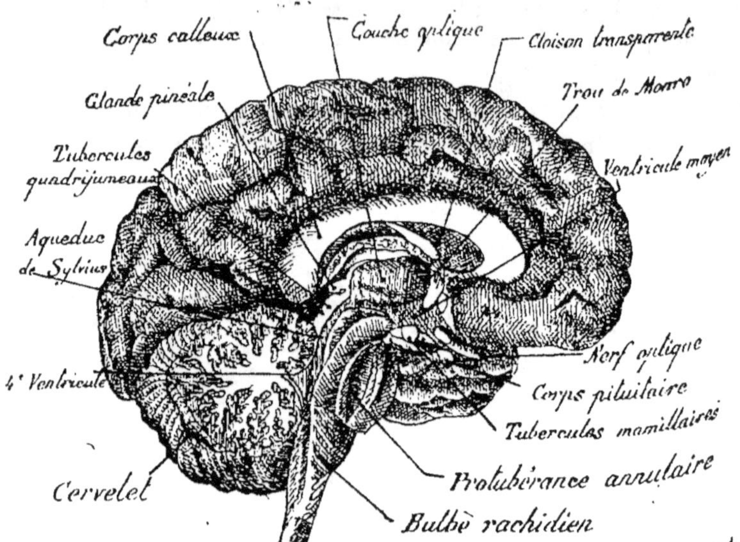



Fig. 213 — *Section verticale antéro-postérieure de l'encéphale, montrant le bulbe rachidien, le cervelet et le cerveau.*

en arrière qu'en avant ; il s'étend depuis le front jusqu'à l'occiput, où il repose sur le cervelet (*fig.* 213).

**Description extérieure.** — Au premier aspect, le cerveau apparaît divisé en deux grands *hémisphères* par une profonde *scissure médiane*, dans laquelle s'engage un repli de la dure-mère (faux du cerveau). Chaque hémisphère se partage en trois lobes : un lobe *frontal*, un lobe *temporal*, séparé du précédent par le sillon large et profond de la *scissure de Sylvius*, enfin un lobe *occipital* postérieur. La surface de ces lobes porte des saillies irrégulières appelées *circonvolutions* du cerveau.

Si on étudie les particularités que présente la surface inférieure, on remarque, en avant du cervelet et de la protubérance annulaire : 1° les *tubercules mamillaires*, petites saillies de substance blanche, dont le rôle est inconnu ; 2° le *corps pituitaire*, organe rudimentaire à l'état adulte, d'où partent, chez l'enfant, des fibres pour innerver le pharynx ; 3° le *chiasma des nerfs optiques*, ou cordons blancs croisés par lesquels passent les fibres propres à la vision ; 4° les *lobes olfactifs*, renflements placés sous les lobes frontaux, et d'où partent les nerfs de l'olfaction.

Supposons maintenant le cerveau coupé en deux parties égales, suivant la grande scissure médiane, d'avant en arrière. Nous remarquons au milieu la coupe blanche du *corps calleux*, grande commissure dont les fibres font communiquer les deux hémisphères. Au-dessous de cette sorte de voûte se trouve le *noyau*, composé de plusieurs masses nerveuses, et au-dessus s'étend la *masse cérébrale* proprement dite.

**Noyau du cerveau.** — Le noyau comprend, en allant d'arrière en avant (*fig.* 213) :

1° Les *tubercules quadrijumeaux*, quatre masses de substance blanche avec un noyau gris médian ; ils sont symétriquement placés en arrière de *l'aqueduc de Sylvius*, qui met en communication le 4ᵉ ventricule avec le 3ᵉ ventricule, entre les couches optiques ; de ces tubercules partent les fibres du nerf optique.

2° Les *pédoncules cérébraux*, gros cordons blancs qui font suite au bulbe rachidien et à la protubérance annulaire, et qui se continuent, en divergeant, dans les couches optiques et les corps striés.

3° La *glande pinéale*, corps rougeâtre, de forme ovale, dont Descartes faisait le siège de l'âme ; elle est placée au-dessus des tubercules quadrijumeaux.

4° Les *couches optiques*, deux masses nerveuses importantes, formant les parois du 3ᵉ ventricule, reliées entre elles par une commissure grise. — Elles sont composées de substance grise et de substance blanche. La substance grise forme quatre noyaux de cellules nerveuses. D'après le D<sup>r</sup> Luys, ces noyaux seraient, d'avant en arrière : le noyau *olfactif*, le noyau *optique*, le noyau *tactile*, le noyau *auditif*. La substance blanche envoie des fibres : à l'écorce grise des hémisphères cérébraux, au cervelet par les pédoncules cérébelleux supérieurs, au bulbe et à la moelle épinière par la partie postérieure des pédoncules cérébraux. — Le 3° ventricule, placé entre les couches optiques, communique avec le quatrième par l'aqueduc de Sylvius, avec les ventricules latéraux par les *trous de Monro*, avec le cinquième par l'ouverture du *septum lucidum* qui sépare les corps striés.

5° Les *corps striés*, deux masses nerveuses, soudées aux couches optiques correspondantes, et situées en avant du côté frontal. Chaque corps strié est formé de substance blanche enveloppant deux noyaux de substance grise : le *noyau caudé* antérieur et le *noyau lenticulaire* latéral, séparés par une *capsule interne* de substance blanche. — Les fibres des corps striés sont en rapport avec les pédoncules cérébraux, le cervelet et l'écorce grise du cerveau. — Entre les deux corps striés se trouve tendue verticalement une double lamelle transparente, appelée *septum lucidum*; l'espace compris entre les deux lamelles forme le 5° ventricule.

Des cinq ventricules de l'encéphale, quatre sont dans le cerveau lui-même : les *deux premiers*, latéraux, sont situés dans chaque hémisphère entre le corps calleux et le noyau; le *troisième* est situé entre les couches optiques; le *cinquième* occupe un espace très restreint dans le septum lucidum, entre les corps striés; nous avons dit que le *quatrième* est placé entre le cervelet et la moelle allongée. Tous ces ventricules sont remplis de liquide céphalo-rachidien : ils communiquent entre eux et avec la surface cérébrale.

**Masse cérébrale.** — La *masse cérébrale* proprement dite est composée de substance blanche au dedans, de substance grise au dehors ; elle est extérieurement sillonnée de replis ou circonvolutions (*fig.* 214).

*Substance blanche.* — La substance blanche est composée de fibres destinées à faire communiquer les cellules corticales avec le noyau et les autres parties de l'encéphale. Les unes, *fibres commissurantes*, vont d'un hémisphère à l'autre et forment le corps calleux ; les autres, *fibres convergentes*, partant de la périphérie de chaque hémisphère,

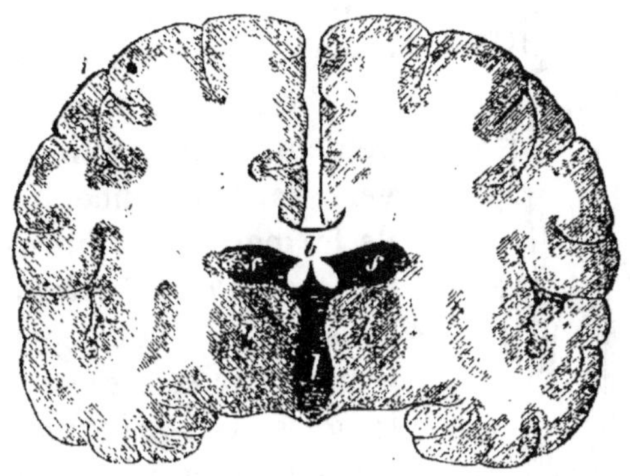

Fig. 214. — *Coupe verticale et transversale du cerveau.*

*b*, corps calleux. — *h, h*, couches optiques. — I, troisième ventricule. — *s, s*, premier et deuxième ventricules. On voit que la substance blanche est au dedans, et la substance grise au dehors.

convergent vers les couches optiques et les corps striés du même côté.

*Substance grise.* — La substance grise corticale est la partie la plus importante du système nerveux, puisqu'elle est le siège de toutes nos facultés sensibles. Elle recouvre la substance blanche, et elle suit exactement la forme des circonvolutions. Ramon y Cajal y distingue quatre couches principales : la couche moléculaire, la couche des petites cellules pyramidales, la couche des grandes cellules pyramidales, la couche des corpuscules polymorphes (*fig.* 215).

La *couche moléculaire* est formée : de panaches périphériques de cellules pyramidales, des arborisations terminales de certaines cellules dont le cylindre-axe est ascendant, des ramifications de certains corpuscules isolés.

La *couche des cellules pyramidales*, petites et grandes, renferme de nombreuses rangées de cellules longues, de forme pyramidale, dont le volume s'accroît à mesure qu'on s'éloigne de la surface externe. Leurs prolongements protoplasmiques, hérissés d'appendices épineux, forment des ramifications autour du corps cellulaire : l'un d'eux, en forme de tige, va s'épanouir en un panache dans la couche moléculaire. Les prolongements cylindraxiles se dirigent vers la substance blanche dont ils formeront les fibres (*fig.* 216).

La *couche des cellules polymorphes* renferme des corpuscules de formes variées, généralement allongées. Les prolongements protoplasmiques n'atteignent pas la couche moléculaire. Les prolongements cylindraxiles se dirigent vers la substance blanche avec laquelle ils se confondent.

*Circonvolutions.* — Les circonvolutions cérébrales sont des renflements sinueux, séparés par des sillons, ayant pour effet de donner à la surface du cerveau une plus grande étendue. Sur chaque hémisphère, elles ne sont pas symétriques. Le dessin général des circonvolutions est toujours le même chez l'homme : mais bien des variantes se produisent dans le détail.

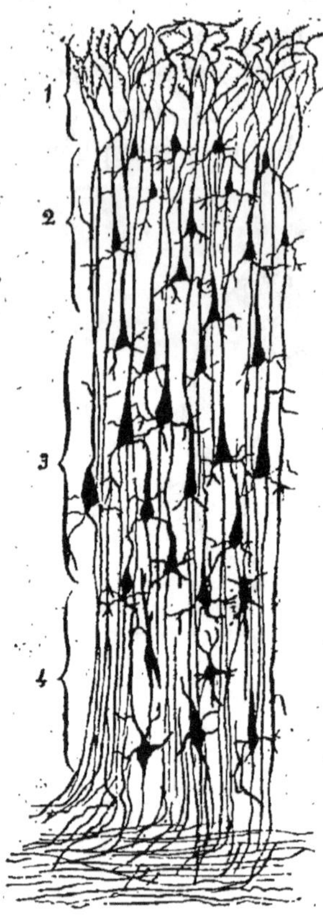

Fig. 215. — *Coupe perpendiculaire de la substance grise corticale du cerveau.*

1, couche moléculaire.—2, couche des petites cellules pyramidales. — 3, couche des grandes cellules pyramidales. — 4, couche des cellules polymorphes.

Le lobe frontal porte quatre inconvolutions : la troisième est comme sous le nom de circonvolution de Broca. Le reste de chaque hémisphère est divisé en neuf circonvolutions : trois pariétales, trois temporales et trois occipitales (*fig.* 234).

**Relation entre les différentes parties de l'axe cérébrospinal.** — Le schéma ci-joint permet de se rendre compte promptement de l'ensemble du système nerveux cérébrospinal (*fig.* 217).

Si l'on suppose une impression faite à la périphérie, elle chemine par un nerf sensible, arrive au ganglion *h* de la racine postérieure des nerfs rachidiens ; puis elle pénètre dans la moelle épinière. Des cellules des cornes postérieures, elle monte, par les fibres arquées vers le bulbe rachidien. A ce niveau, elle passe des cordons postérieurs dans les pyramides antérieures et se dirige vers les couches optiques *b*. Des couches optiques, elle passe à la substance grise corticale *a*. De l'écorce, elle descend à travers les cellules pyramidales et polymorphes, vers les corps striés *c*. De là, le courant nerveux passe soit dans le cervelet *f*, soit immédiatement vers les pyramides antérieures. A partir du bulbe rachidien, le courant descend par les cordons antérieurs, à travers les fibres

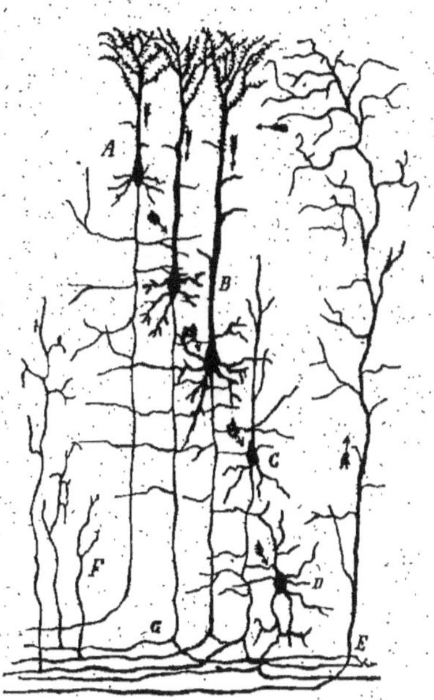

Fig. 216. — *Schéma montrant les relations probables des éléments nerveux de la couche corticale.*

A, B, cellules pyramidales. — C, D, cellules polymorphes. — E, terminaison cylindraxile venant d'un autre centre. — F, collatérales des fibres blanches. — G, bifurcation d'un cylindre-axe. Les flèches indiquent la marche du courant nerveux.

parallèles, jusqu'à ce qu'il arrive à destination dans une cellule déterminée des cornes antérieures de la moelle. Alors, par le cylindre-axe d'une grosse cellule motrice, il s'en va, par le nerf moteur *i*, vers le muscle qu'il doit contracter.

**V. Nerfs craniens.** — Douze paires de nerfs appelés craniens naissent de l'encéphale. La figure ci-jointe indique leur point de départ (*fig.* 218). Chacun d'eux ayant ses

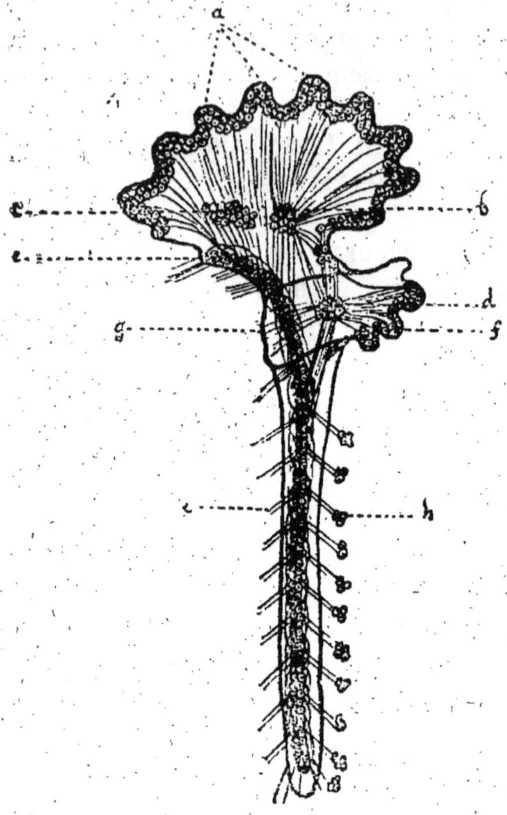

Fig. 217. — *Vue générale et schématique de l'axe cérébro-spinal.*

Dans la moelle épinière, la substance grise est au dedans, la substance blanche au dehors. — *i*, racine antérieure, motrice. — *h*, racine postérieure avec ganglion, sensible. — *g*, protubérance annulaire. — *f*, cervelet, avec substance grise au dehors. — *d*, noyaux gris dans la moelle allongée. — *e*, corps pituitaire, où aboutit la colonne de substance grise. — *b*, couches optiques. — *c*, corps striés. — *a*, couche corticale du cerveau.

fonctions spéciales, nous allons les étudier séparément.

**1re Paire : *Nerf olfactif*.** — Le nerf olfactif prend naissance dans le lobe olfactif, placé immédiatement sous le lobe frontal. Après avoir traversé l'ethmoïde, il se rend dans la région supérieure des fosses nasales. Il est doué de la *sensibilité spéciale olfactive*.

2e Paire : *Nerf optique.* — Le nerf optique a deux racines

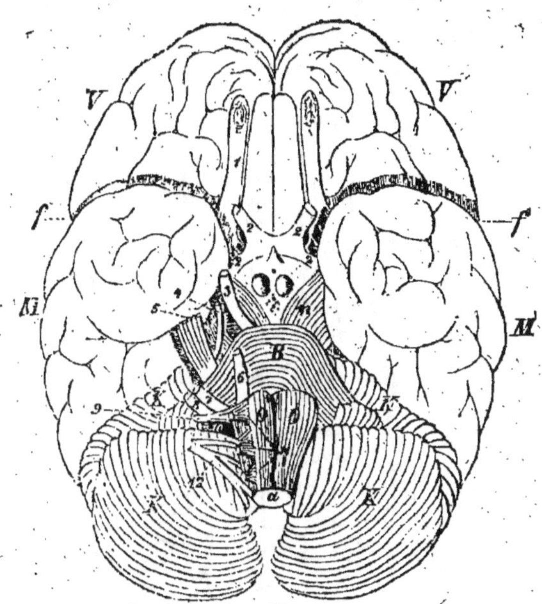

Fig. 218. — *Face inférieure de l'encéphale.* — *Origine des nerfs craniens.*

O, O, bulbe rachidien. — B, protubérance annulaire. — K, lobes du cervelet. — V, lobe frontal du cerveau. — M, lobe moyen du cerveau. — f, scissure de Sylvius. — Les chiffres désignent les racines des douze paires de nerfs craniens.

qui partent des couches optiques et des tubercules quadrijumeaux. Les faisceaux nerveux de droite et de gauche se rencontrent et se croisent au *chiasma* (*fig.* 218, n° 2), mais le croisement est imparfait, de sorte que chaque nerf est composé de fibres venant du même côté et de fibres venant du côté opposé (*fig.* 219). Le nerf optique s'épanouit dans la rétine. — D'après les récents travaux de Ramon y Cajal, la rétine est composée de trois ran-

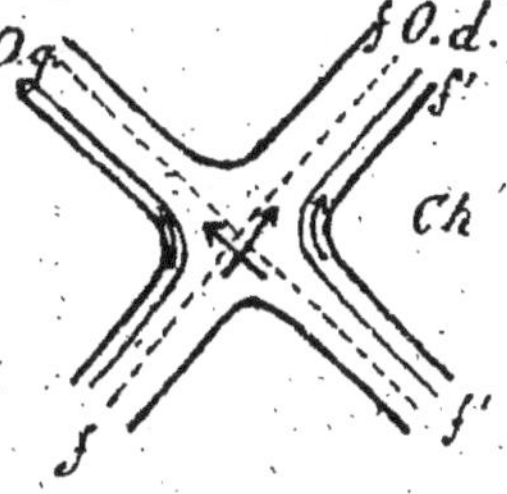

Fig. 219. — *Chiasma des nerfs optiques.*

L'œil droit O. *d.* reçoit une moitié de ses fibres du côté droit et l'autre moitié du côté gauche. Il en est de même de l'œil gauche O. *g.*

gées de neurones : la première renferme les cônes et les bâtonnets ; la seconde est constituée par des cellules bipolaires ; la troisième est due à la réunion de corpuscules ganglionnaires (*fig.* 220). Ces trois séries d'éléments s'articulent au niveau des couches réticulaires

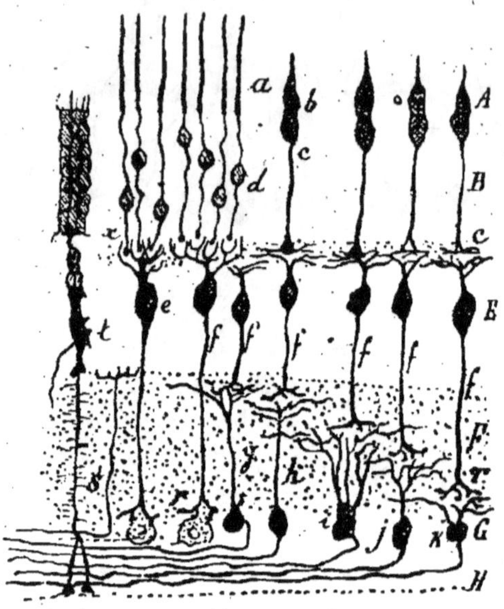

Fig. 220. — *Coupe schématique de la rétine.*

A, couche des cônes et des bâtonnets. — B, corps des cellules visuelles. — C, couche réticulaire externe. — E, couche de cellules bipolaires. — F, couche réticulaire interne. — G, couche de cellules ganglionnaires. — H, couche des fibres du nerf optique. — a, bâtonnet. — b, cône. — c, corps de la cellule du cône. — d, corps de la cellule du bâtonnet. — e, cellules bipolaires pour bâtonnets. — f, cellules bipolaires pour cônes. — g, h, i, j, k, cellules ganglionnaires. — x, articulations de la couche externe. — r, articulations de la couche interne. — s, fibre centrifuge. — t, cellule épithéliale.

interne ou externe. — La *fig.* 221 indique la marche du courant nerveux provoqué par la lumière depuis la couche des bâtonnets A jusqu'aux corps genouillés G. — Le nerf optique est doué de *sensibilité spéciale* pour la *vue*.

3ᵉ Paire : *Nerf moteur oculaire commun.* — Il naît d'un noyau gris de la moelle allongée, au-dessous de l'aqueduc de Sylvius. Exclusivement *moteur*, il innerve tous les nerfs moteurs de l'œil, sauf le grand oblique et le muscle droit externe.

4e Paire : *Nerf pathétique.* — Il prend naissance sous les pédoncules cérébelleux supérieurs. Exclusivement *moteur*, il innerve le muscle grand oblique de l'œil.

5e Paire : *Nerf trijumeau.* — C'est un nerf *mixte*, qui prend naissance par deux racines dans les noyaux gris du bulbe rachidien. Il se divise en trois branches. — 1° La *branche ophtalmique* donne la *sensibilité générale* au globe de l'œil et à la muqueuse nasale, l'activité *sécrétoire* à la

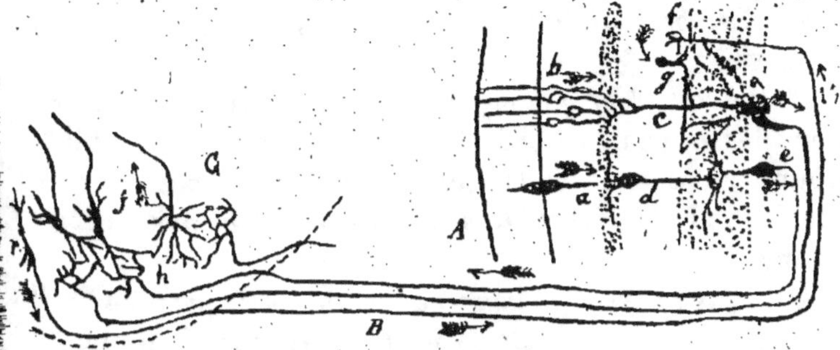

Fig. 221. — *Marche du courant nerveux dans le nerf optique.*
A, rétine. — B, nerf optique. — C, corps genouillés. — a, cône. — b, bâtonnet. — c, cellule bipolaire des bâtonnets. — d, cellule bipolaire des cônes. — e, cellule ganglionnaire. — f, fibre nerveuse centrifuge. — g, spongioblaste. — h, arborisations libres des fibres venant de la rétine. — j, cellule nerveuse dont les prolongements recueillent le courant nerveux. — r, cellules à fibres centrifuges.

glande lacrymale. — 2° Le nerf *maxillaire supérieur* donne la *sensibilité générale* à la muqueuse nasale et aux dents de la mâchoire supérieure, l'activité *sécrétoire* aux glandes pituitaires. — 3° Le nerf *maxillaire inférieur* donne la *sensibilité générale* aux dents de la mâchoire inférieure, la *sensibilité tactile* à la lèvre inférieure, l'activité *motrice* aux muscles masticateurs et aux muscles de la lèvre inférieure. Par le *rameau lingual*, le maxillaire inférieur donne la sensibilité générale à la partie antérieure de la langue.

6e Paire : *Nerf moteur oculaire externe.* — Il prend naissance dans les noyaux gris de la partie supérieure du bulbe.

Exclusivement *moteur*, il innerve le muscle droit externe de l'œil.

7<sup>e</sup> Paire : *Nerf facial.* — Il prend naissance dans les noyaux gris de la partie supérieure du bulbe. Il est presque exclusivement moteur, et il préside aux mouvements des muscles de la face; quelques rameaux vont aux glandes salivaires; un rameau spécial, *la corde du tympan,* donne la *sensibilité spéciale du goût* à la partie antérieure de la langue.

8<sup>e</sup> Paire : *Nerf auditif.* — Il prend naissance dans les noyaux gris du plancher du 4<sup>e</sup> ventricule. Il est doué de la *sensibilité spéciale de l'audition* dans l'oreille interne qu'il innerve.

9<sup>e</sup> Paire : *Nerf glosso-pharyngien.* — Il prend naissance dans les noyaux gris de la partie moyenne du bulbe. Il donne au dos de la langue la *sensibilité spéciale du goût* ainsi que la *sensibilité tactile :* il est *moteur* des muscles du pharynx.

10<sup>e</sup> Paire : *Nerf pneumo-gastrique.* — Il prend naissance dans les noyaux gris de la partie moyenne du bulbe. C'est un nerf *mixte,* donnant des fibres semitives et des fibres motrices au cœur, aux poumons, à l'estomac, aux muscles abdominaux, etc....

11<sup>e</sup> Paire : *Nerf spinal.* — Il prend naissance dans les noyaux gris de la partie moyenne du bulbe. Exclusivement *moteur,* il dirige les muscles du larynx et préside à la phonation.

12<sup>e</sup> Paire : *Nerf grand hypoglosse.* — Il sort des noyaux gris antérieurs du bulbe. Il est exclusivement *moteur* des muscles de la langue.


**VI. Système du grand sympathique.** — Le système du grand sympathique est particulièrement destiné à l'innervation des viscères et à la direction des fonctions végétatives. Il se compose de ganglions et de filets nerveux.

**1. Les ganglions.** — Les ganglions forment une double chaîne disposée en avant de la colonne vertébrale. Elle commence dès la cavité cranienne et se prolonge jusqu'à la dernière vertèbre sacrée. On compte environ vingt-six paires de ganglions unis par des connectifs nerveux (*fig.* 222).

Les ganglions se composent de cellules nerveuses unipolaires et bipolaires, en rapport avec les connectifs et les

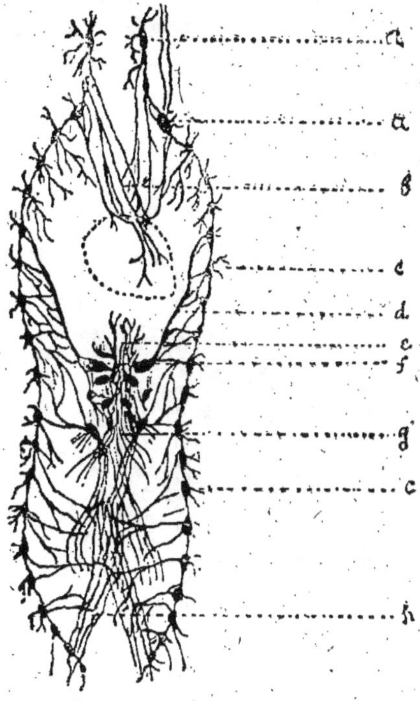


**Fig. 222.** — *Système du grand sympathique.*

*a, a,* ganglions cervicaux, — *b,* plexus cardiaque. — *c,* ganglions rachidiens. — *d,* nerf grand splanchnique. — *e,* plexus diaphragmatique. — *f,* ganglions semi-lunaires. — *g,* plexus solaire. — *h,* plexus hypogastrique.

nerfs afférents et efférents. Ils ont l'aspect de petites masses fusiformes, de teinte rosée (*fig.* 223).

On les distingue en plusieurs groupes : — 1° les *ganglions intra-craniens* sont situés sur le trajet du trijumeau : à chacune des trois branches de ce nerf correspond une paire de ganglions sympathiques. — 2° Les *ganglions cervicaux* sont aussi au nombre de trois paires. La paire inférieure, la plus volumineuse, donne naissance aux *nerfs cardiaques*. Enchevêtrés avec les rameaux du pneumogastrique, ces nerfs forment le *plexus cardiaque*, où se trouve un ganglion de même nom. — 3° Les *ganglions thoraciques* ou dorsaux sont au nombre de douze paires. Les nerfs qui s'en détachent forment le *grand nerf splanchnique* qui se termine par le *ganglion semi-lunaire*. Au-dessous se trouve le *plexus solaire*, avec de nombreux ganglions. — 4° On compte quatre paires de *ganglions lombaires* : leurs filets

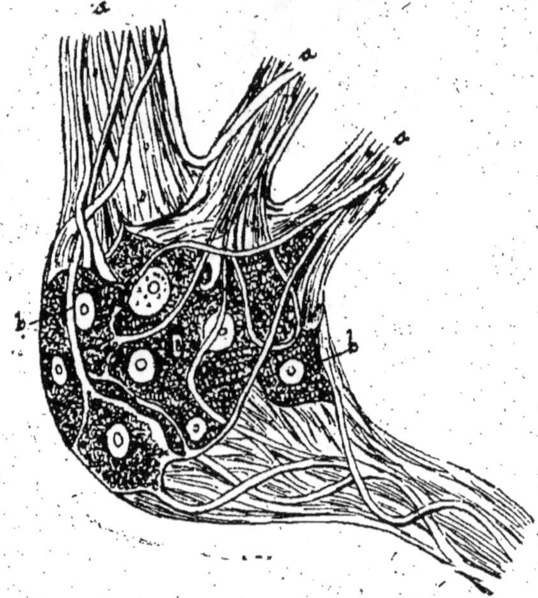

Fig. 223. — *Ganglions nerveux.*

*a, a, a,* ramifications du ganglion, formées de tissu conjonctif, au milieu desquelles se voient des fibres nerveuses. — *b, b,* cellules nerveuses du ganglion.

forment le *plexus mésentérique*. — 5° Enfin, les quatre paires de *ganglions pelviens* donnent naissance aux nerfs qui forment le *plexus hypogastrique* et le *plexus iliaque*.

2. **Les nerfs.** — Le grand sympathique contient deux sortes de filets nerveux : les nerfs afférents ou *racines sympathiques*, et les nerfs efférents ou nerfs sympathiques proprement dits.

Les premiers, ou *racines sympathiques*, relient les ganglions à la moelle épinière, et ils contiennent des nerfs sensitifs et des nerfs moteurs.

Les seconds, ou *nerfs sympathiques proprement dits*, partent soit des ganglions latéraux soit des ganglions centraux, pour innerver les viscères, le cœur, les poumons, les intestins, les reins, etc. De nombreux ganglions sont semés sur le trajet de ces nerfs, jusque dans l'épaisseur des vaisseaux sanguins.

Les nerfs sympathiques ont généralement une teinte grise : ils sont composés en grande partie de fibres nerveuses sans myéline.

**VII. Le système nerveux dans la série animale.** — Les Protozoaires sont absolument dépourvus de système nerveux. Leur protoplasme exerce toutes les fonctions vitales dans chaque unité cellulaire : quoiqu'ils ne manquent ni de sensibilité ni de mouvement, aucun organe n'est différencié pour cette fin.

Les éléments nerveux différenciés apparaissent chez les Cœlentérés et se perfectionnent de classe en classe jusqu'aux Vertébrés. On peut ramener à trois formes fondamentales le système nerveux des différents groupes : 1º la *forme rayonnée* des Cœlentérés et des Echinodermes; 2º la *forme bilatérale en avant du tube digestif* des Vers, des Arthropodes et des Mollusques; 3º la *forme bilatérale en arrière du tube digestif* chez les Vertébrés.

Première forme. **La forme rayonnée** est bien caractéristique chez les Échinodermes, Oursins, Étoiles de mer. Un anneau circulaire entoure l'œsophage : il est composé de fibres et de cellules nerveuses. De là partent, pour animer chaque rayon, des faisceaux nerveux, qui constituent dans les ambulacres ce que l'on appelle des cerveaux ambulacraires. — Chez les Méduses, on trouve des éléments nerveux rayonnants sur l'anneau qui sert de base à la cloche. De récentes études induisent à penser que les Éponges elles-mêmes tiennent des nerfs la sensibilité et le mouvement (*fig.* 224).

Deuxième forme. **La forme bilatérale,** dont le type le

plus caractéristique est chez les Vers, dans la Sangsue par exemple, est composée : 1° de *ganglions cérébroïdes*, situés en arrière du tube digestif ; 2° d'un *collier œsophagien* qui contourne le tube digestif et unit les ganglions cérébroïdes à la chaîne ventrale ; 3° d'une double *chaîne longitudinale* de ganglions nerveux, disposés deux à deux dans chaque zoonite, et unis par des connectifs ; 4° de *fibres nerveuses* issues des ganglions pour animer les organes (*fig.* 225).

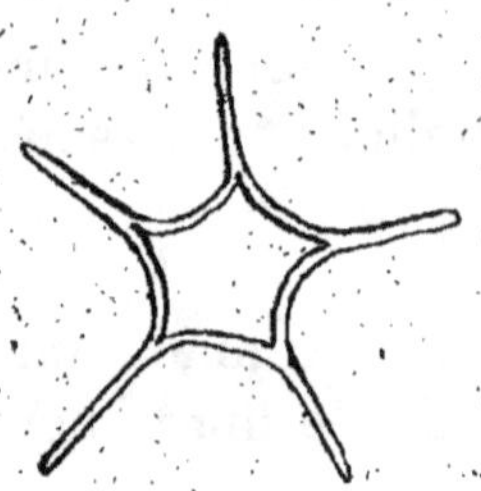

Fig. 224. — *Système nerveux rayonné des Échinodermes* (première forme).

Cette forme typique subit de nombreuses modifications dans les différentes classes. Souvent, surtout chez les Arthropodes, les ganglions de la chaîne se rapprochent et s'unissent : parfois ils se réduisent à une masse nerveuse unique, chez certains Crustacés et quelques Arachnides. — Chez les Mollusques, la chaîne a presque disparu : les ganglions se sont ramassés sur le collier œsophagien : c'est de là que partent les nerfs qui animent tout le corps. Chez les Lamellibranches en particulier, les ganglions cérébroïdes sont reliés par un double collier aux ganglions viscéraux et aux ganglions pédieux.

A côté de ce système bilatéral, et dépendant de lui, se développe chez ces divers embranchements un *appareil sympathique*, spécialement affecté à la vie organique.

**Troisième forme.** La forme bilatérale des **Vertébrés** se distingue de la précédente en ce que les ganglions cérébraux se continuent dans un axe cérébro-spinal, situé derrière le tube digestif. Les premiers linéaments en sont tracés chez l'Amphioxus, qui manque de cerveau. Le cerveau apparaît chez les Poissons et il croît généralement en volume et en poids jusqu'aux Mammifères.

Dans les Poissons, la moelle est très volumineuse par rapport à l'encéphale : les lobes optiques et les lobes olfactifs sont très développés, et le cerveau proprement dit est très réduit.

Chez les Batraciens et les Reptiles, l'encéphale grandit peu : les lobes optiques ont presque autant d'importance que les lobes cérébraux.

Une particularité doit être notée dans la moelle épinière des Oiseaux : le renflement crural laisse à nu la substance grise du centre (sinus rhomboïdal). Le cerveau n'a point

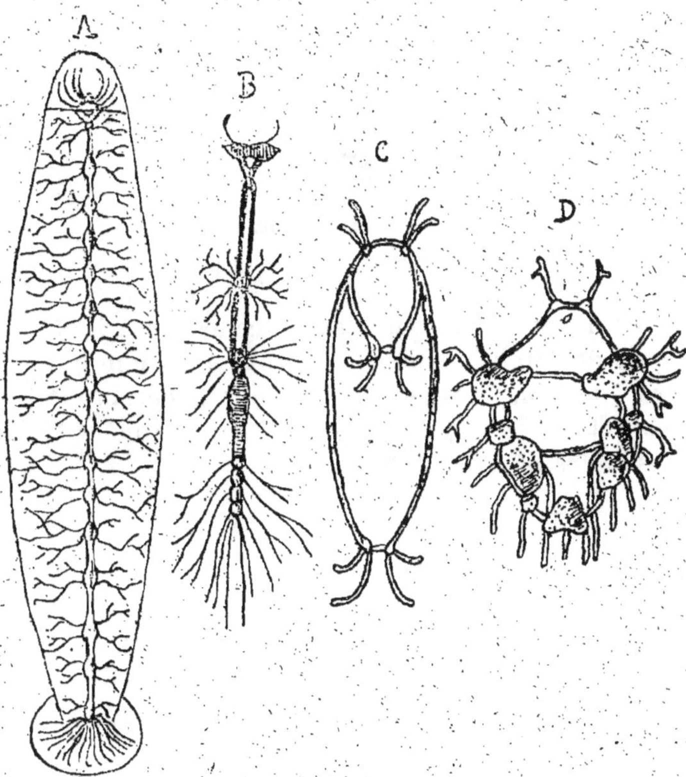


Fig. 225. — *Système nerveux comparé* (deuxième forme). —
A, un Ver (Sangsue). — B, un Arthropode. — C, un Lamellibranche (Moule).
D, un Gastéropode (Limnée).

encore de circonvolutions. Le cervelet est réduit au lobe médian. Les deux lobes optiques présentent un volume considérable (*fig.* 226).

Les principales différences entre les divers ordres de Mammifères sont dans les circonvolutions. Les Singes, les Carnassiers, les Pachydermes ont des circonvolutions bien nettes. Quelques rongeurs seulement en possèdent (Lièvre et Castor). Elles manquent complètement chez les Édentés, les Marsupiaux, etc... On ne peut nier que les circonvolutions soient une vraie perfection organique.

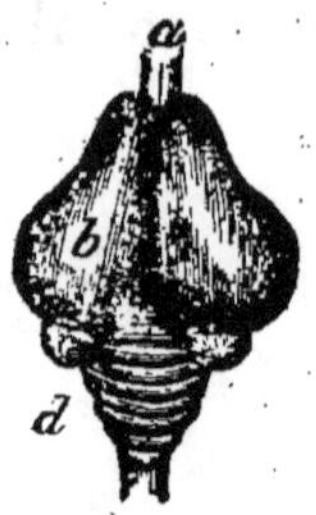


Fig. 226. — *Encéphale d'un oiseau.*

*a*, lobes olfactifs. — *b*, hémisphères. — *c*, lobes optiques. — *d*, cervelet.

Celles de l'Homme ressemblent à celles des Singes par beaucoup de détails ; mais nous dirons plus loin que c'est ailleurs que dans la direction des sillons cérébraux qu'il faut chercher les caractères qui élèvent l'Homme si haut au-dessus des bêtes.

### CHAPITRE XX

# PHYSIOLOGIE DU SYSTÈME NERVEUX

§ 1er. — *Physiologie générale du système nerveux :* I. Nutrition de la substance nerveuse. — II. Propriétés et fonctions des nerfs : 1º excitabilité ; 2º conductibilité ; 3º nerfs sensibles et nerfs moteurs : spécification des nerfs. — III. Propriétés et fonctions de la substance grise : 1º propriétés générales ; 2º actes réflexes ( définition, mécanisme, centres réflexes, origine des réflexes, comment un acte conscient devient inconscient et réflexe ).

§ 2. — *Fonctions des diverses parties du système nerveux :* I. Moelle épinière : 1º organe conducteur ; 2º centre nerveux. — II. Bulbe rachidien. — III. Protubérance et pédoncules. — IV. Cervelet. — V. Tubercules quadrijumeaux. — VI. Couches optiques et corps striés. — VII. Hémisphères cérébraux. — VIII. Grand sympathique et pneumogastrique.

## § 1er. — PHYSIOLOGIE GÉNÉRALE

### DU SYSTÈME NERVEUX

**I. Nutrition de la substance nerveuse.** — Tous les éléments nerveux se nourrissent. Ils puisent leur nourriture dans le milieu lymphatique dont ils sont entourés et qui est entretenu par les vaisseaux sanguins portés par le névrilemme. Tandis que les muscles consomment surtout des hydrocarbures (sucres, graisses), les nerfs absorbent principalement les principes albuminoïdes. Dans la période d'activité nerveuse, les combustions d'albuminoïdes sont toujours en excès. Les gens livrés aux travaux intellectuels excrètent plus d'urée et d'acide urique.

Sous l'influence nutritive, les cellules et les nerfs emmagasinent de l'énergie potentielle que l'activité dépensera. Dans les nerfs au repos, il est aisé de constater des courants électriques allant de la surface libre vers le centre : le courant nerveux propre diminue d'intensité, dès qu'un nerf est excité. Au moment où la tension électrique diminue, la chaleur augmente et une décomposition moléculaire ou chimique se produit. C'est ce qui induit à penser que l'électricité aurait pour effet de provoquer l'action de l'influx nerveux.

On a cru longtemps que la fibre nerveuse est, au point de vue de la nutrition, sous la dépendance de la cellule nerveuse d'où dérive son cylindre-axe : on appelait cette cellule son centre trophique. Les travaux de Schiff ont démontré qu'il n'en est pas ainsi : une fibre nerveuse coupée et séparée de sa cellule ne se désorganise pas : elle se maintient dans un état qui lui permet de reprendre ses propriétés, dès qu'on la ramène au contact du bout central qui communique avec la cellule.

**II. Propriétés et fonctions des nerfs**. — L'activité des nerfs se révèle par l'excitabilité, la conductibilité et par propriétés sensibles et motrices.

**1. Excitabilité.** — L'*excitabilité* est la propriété qu'ont les nerfs d'entrer en activité sous l'influence d'un excitant. Cette activité consiste dans une transmission et un dégagement de force nerveuse. Elle n'est point appréciable en elle-même : on la découvre, lorsqu'elle se traduit par un acte extérieur facile à saisir, comme un mouvement musculaire.

L'excitabilité d'un nerf dépend de plusieurs *conditions*. L'*intégrité* du nerf est nécessaire : lorsqu'un nerf a été coupé, il ne suffit pas que les deux bouts soient mis en contact l'un de l'autre pour que l'excitation provoque l'activité. Cependant, le bout périphérique d'un nerf en relation avec une plaque motrice répond aux excitants, pourvu que le segment soit intact. — La *nutrition* du nerf doit être régulière. — Des *alternatives de repos et d'activité* sont très favorables à l'excitabilité : un nerf s'atrophie par un repos trop prolongé, il se fatigue et s'use par une activité trop continue. — Jusqu'à 45°, la *chaleur* augmente l'excitabilité ; au delà, elle désorganise le nerf.

Les *excitants* capables de provoquer l'activité des nerfs sont physiologiques et naturels, ou artificiels. — Les excitants *naturels* sont : ou bien l'action du monde extérieur sur les organes périphériques (la lumière, le son, etc.), ou bien l'action des centres nerveux mis en branle par la volonté ou les impressions. — Les excitants *artificiels*, employés par les physiologistes, soit dans l'expérimentation, soit dans la thérapeutique, sont mécaniques (pression, déchirure, section...), physiques (chaleur, électricité...), ou chimiques (acides, alcalis, sels, poisons...).

L'activité nerveuse n'est jamais continue : comme la contraction musculaire, elle se compose d'ondulations qui se succèdent plus ou moins rapidement. Si les excitations persistent ou se succèdent trop rapidement, elles mettent les nerfs dans un état particulier qui, dans les nerfs moteurs, produit le *tétanos* musculaire.

**2. Conductibilité.** — La *conductibilité* est la propriété qu'ont les nerfs de transmettre l'excitation nerveuse, soit vers le centre, lorsque l'excitation a été périphérique, soit vers la périphérie, lorsque l'excitation a été centrale.

Les nerfs ne conduisent l'influx nerveux que dans la portion où ils ont conservé l'intégrité : tandis que le contact de deux fils métalliques permet la transmission de l'électricité, le contact de deux segments nerveux ne suffit point à la transmission du mouvement nerveux.

Cette transmission se fait seulement à travers la fibre excitée et ne provoque point un mouvement semblable dans les fibres voisines. Elle se fait entre les deux sens et paraît affecter les mêmes caractères dans les nerfs moteurs et dans les nerfs sensibles.

Quand il s'agit d'électricité, le courant perd de son intensité à mesure qu'il avance : plus le fil conducteur est long et fin, plus la force électrique s'affaiblit. Au contraire, la force nerveuse croît à mesure qu'elle progresse; elle fait *boule de neige*. Une excitation faite au doigt est plus forte au niveau de l'épaule qu'au point de départ. Chaque segment nerveux donne au courant une partie de l'énergie potentielle qu'il avait emmagasinée par la nutrition.

La *vitesse* du courant nerveux est beaucoup inférieure à celle de l'électricité. Elle est de 33 mètres par seconde dans les nerfs moteurs de l'homme; chez la grenouille, elle n'est que de 26 à 27 mètres. Elle diminue en hiver sous l'influence du froid; elle paraît augmenter avec l'intensité de l'excitation.

La *fatigue* des nerfs, qui se traduit comme dans les muscles par un excès d'acidité, amène une diminution d'excitabilité et de conductibilité.

### 3. Nerfs sensibles et nerfs moteurs. — Les nerfs sont les organes essentiels de la sensibilité et du mouvement.

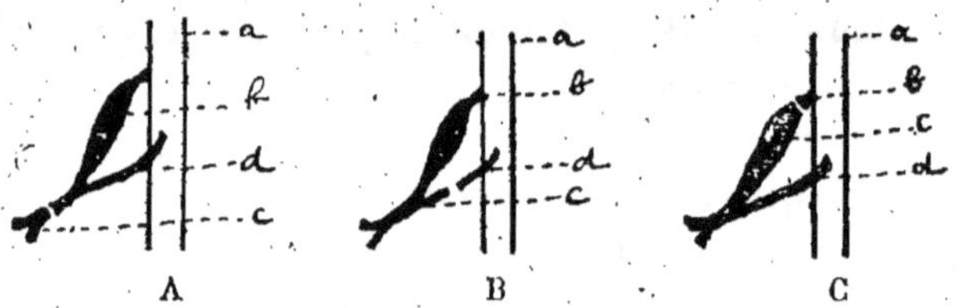

Fig. 227. — *Fonctions des nerfs rachidiens*

A : *a*, moelle épinière; *b*, racine postérieure ; *d*, racine antérieure; *c*, nerf mixte, bout périphérique. — B : *a*, moelle ; *b*, racine postérieure ; *d*, racine antérieure ; *c*, bout périphérique de la racine antérieure. — C : *a*, moelle ; *b*, racine postérieure ; *d*, racine antérieure ; *c*, bout périphérique de la racine postérieure.

Pour en faire la preuve, il suffit de couper les filets nerveux qui se rendent dans un membre d'un animal : aussitôt ce membre est paralysé, et les excitations qu'on y fait ne produisent aucune douleur.

Les mêmes fibres nerveuses ne sont pas à la fois sensibles et motrices. Dans les nerfs rachidiens, les fibres des racines antérieures sont motrices, les fibres des racines postérieures sont sensibles. Voici comment on en fait la preuve (*fig.* 227).

Après avoir mis à nu la moelle épinière d'un animal vivant, on pique la racine antérieure d'un nerf, puis la racine postérieure : dans le premier cas, les muscles correspondants aux fibres nerveuses se contractent, sans que l'animal manifeste de la douleur; dans le second cas, il pousse des cris et tout le corps s'agite, comme sous le coup d'une vive souffrance. — Que l'on coupe maintenant la racine antérieure, et qu'on excite séparément le bout central et le bout périphérique : l'excitation du bout central qui tient à la moelle ne cause ni douleur ni mouvement ; l'excitation du bout périphérique qui se rend aux muscles produit une contraction musculaire seulement locale. — Que l'on coupe ensuite la racine postérieure, et qu'on excite séparément le bout périphérique et le bout central : l'excitation du bout périphérique ne cause aucun phénomène ; au contraire l'excitation du bout central produit une vive douleur que l'animal manifeste par des cris et par les mouvements de tout le corps. Ces expériences prouvent clairement la distinction indiquée des racines sensitives et des racines motrices.

Mais, tandis qu'on se livrait à ces recherches, un fait

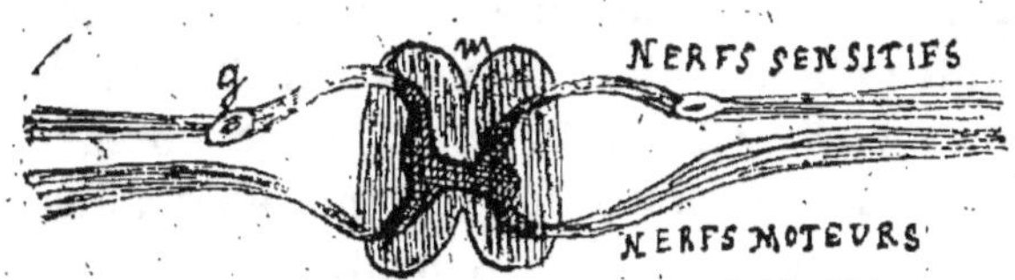


Fig. 228. — *Schéma de la moelle épinière et des nerfs rachidiens.*

singulier déconcerta un moment les observateurs. Il arrivait parfois que l'excitation du bout périphérique antérieur produisait de la douleur en même temps que du mouvement local. Magendie expliqua le fait en disant qu'une fibre sensible de la racine postérieure, au lieu de suivre la direction du nerf mixte, se réfléchit vers la racine motrice dont elle semble alors faire partie. C'est ce qu'il appela *sensibilité récurrente.* En effet, une fois la racine postérieure coupée, toute trace de sensibilité était effacée.

Les faisceaux qu'on nomme *nerfs mixtes* ont donc des fibres sensibles et des fibres motrices juxtaposées, mais très distinctes. Les premières sont dites *centripètes*, parce qu'en elles le courant marche de la périphérie au centre ; les autres sont dites *centrifuges*, parce qu'en elles le courant marche du centre vers la périphérie (*fig.* 228).

Le *curare*, poison dont les Indiens se servent pour empoisonner leurs flèches, à la singulière propriété d'abolir l'activité des nerfs moteurs, sans nuire aux centres nerveux, ni aux filets sensibles, ni aux fibres musculaires ; son action, quand il a été injecté sous la peau, paraît s'exercer sur les *plaques motrices* des muscles. — La *strychnine*, au contraire, et les anesthésiques en général exercent plutôt leur action sur les nerfs sensibles.

Ce que nous disons des nerfs rachidiens s'applique également aux nerfs craniens. Quelques différences doivent être notées cependant ; comme nous l'avons vu en les décrivant, les uns sont exclusivement moteurs, d'autres exclusivement sensibles, d'autres doués d'une sensibilité spéciale, un petit nombre seulement sont mixtes.

**Spécification des nerfs.** — Comme, d'un côté, les nerfs ne présentent entre eux aucune différence anatomique, et que, d'un autre côté, l'influx nerveux paraît être identique dans les deux sortes de filets sensibles et moteurs, il y a lieu de se demander pourquoi les uns sont affectés à la sensibilité et les autres au mouvement.

Les nerfs moteurs paraissent tirer leur énergie spécifique de ce qu'ils sont en rapport avec une *plaque motrice*. Un centre moteur n'est moteur qu'autant que l'énergie qu'il dépense arrive aux fibres musculaires par une terminaison spéciale. En effet, dès qu'un élément nerveux, même séparé du centre, aboutit à une plaque motrice, son excitation produit une contraction musculaire.

Les nerfs sensibles paraissent au contraire tirer leur énergie spécifique de leur terminaison centrale. En effet, lorsqu'on les a coupés, leur excitation ne cause aucun phénomène du côté périphérique, et provoque leur activité caractéristique du côté central.

Les terminaisons périphériques sont des *commutateurs* qui mettent en communication les éléments nerveux avec les corps extérieurs. C'est dans les cônes et les bâtonnets de la rétine que la lumière devient capable d'impressionner le nerf optique ; c'est dans les cellules auditives que le son impressionne l'extrémité du nerf acoustique... De même, dans la plaque motrice, le courant nerveux qui vient du centre se met en relation intime avec les fibrilles du muscle qu'il contracte.

**Nature de la force nerveuse.** — Il est malaisé de définir ce qu'on entend par force nerveuse. Les mots d'*influx nerveux* et de *courant nerveux* n'indiquent rien de précis. On a cru d'abord à un écoulement de fluide à travers le tube du cylindre-axe. Certains auteurs, admettant un mouvement vibratoire, l'ont parfois identifié avec l'ondulation électrique : mais la tension électrique diminue quand la force nerveuse se développe, l'électricité va beaucoup plus vite que le courant nerveux, enfin l'électricité s'écoule sans produire de modification moléculaire dans les conducteurs qu'elle traverse.

Sans pouvoir définir la force nerveuse, nous dirons qu'elle se dégage d'un mouvement moléculaire propre au système nerveux. Quand les bâtonnets de la rétine, par exemple, sont ébranlés par la vibration lumineuse, une décomposition chimique du pourpre se produit : ces particules ébranlées agissent sur les voisines et en détruisent l'équilibre : de proche en proche, à travers le cylindre-axe, le mouvement de particules chemine jusqu'à l'extrémité opposée dans la cellule cérébrale. Cette modification chimique, accompagnée de chaleur, constitue toute la partie physique de la sensation.

Sur ces phénomènes reposent des actes de connaissance, d'émotion, etc., qui ne sont point accessibles à nos instruments de mesure, et dont l'interprétation conduit à un principe simple d'activité, irréductible à l'étendue et à la mécanique.

**III. Propriétés et fonctions de la substance grise ou des centres nerveux.** — Les fibres nerveuses ne sont guère que des conducteurs centripètes et centrifuges. C'est la substance grise qui est la vraie source de l'énergie nerveuse.

**1° Propriétés générales.** — Aucun excitant artificiel ne

paraît provoquer l'activité de la substance grise : on peut couper et brûler les masses cellulaires sans causer aucune douleur. L'excitant physiologique ou naturel, transmis par les fibres, est seul capable de faire agir les cellules nerveuses.

Leur activité revêt deux formes : elles *conduisent*, quoique faiblement et lentement, le courant nerveux ; elles *dégagent*, en grande quantité, du mouvement nerveux.

Chaque cellule est comme un réservoir abondant d'énergie potentielle qui s'actualise sous l'influence d'un ébranlement physiologique. Cette *décharge nerveuse* est toujours instantanée ; lorsqu'elle paraît continue, c'est que plusieurs décharges se produisent à de courts intervalles. Son intensité grandit avec la force de l'excitation. Elle se traduit extérieurement par le mouvement qu'elle cause. Tantôt elle est consciente ou perçue, tantôt elle est inconsciente et purement réflexe. Quand elle s'est plusieurs fois répétée dans un sens déterminé, elle se reproduit avec une grande facilité et sous la plus faible excitation.

Les principales propriétés des cellules nerveuses sont : la perception, la motricité, la mémoire, le pouvoir réflexe. La *perception*, parce que toute impression faite sur le sens doit avoir été reçue et élaborée dans une cellule pour devenir sensation ou connaissance ; — la *motricité*, parce que tout excitant naturel des plaques motrices prend naissance dans une cellule centrale ; — la *mémoire*, parce que la multiplicité des actes dans un même sens produit un équilibre instable prêt à se rompre dans ce sens plutôt que dans un autre ; — le *pouvoir réflexe*, parce que la répétition des actes établit des liaisons intercellulaires qui, après une impression déterminée, amènent infailliblement une impulsion motrice en relation avec elle.

2º **Actes réflexes.** — La propriété dont l'étude importe le plus est le pouvoir qu'ont les cellules nerveuses de produire des *actes réflexes*.

A. *Définition.* — L'acte réflexe est un mouvement accompli dans l'organisme sous l'influence d'une impression externe ou interne et non impéré par la volonté. Son caractère spécifique est d'être *involontaire*, mais il n'implique pas l'ignorance. Le hoquet, par exemple, est un acte réflexe qui s'accomplit sans notre commandement, mais pas sans notre connaissance.

Ce mot d'acte *réflexe* vient de ce que l'impression, après avoir atteint le centre nerveux, se *réfléchit* en quelque sorte et retourne sur ses pas à l'état d'impulsion motrice, sans l'intervention de la volonté et d'une façon purement organique.

Ces sortes d'actes sont très fréquents : les mouvements de défense, les mouvements de progression, la dilatation de la pupille, l'éternuement, les battements du cœur, les sécrétions, etc.

B. *Mécanisme.* — Une action réflexe suppose : une *surface sensible*, comme la peau, la langue, la rétine, sur laquelle se produit l'impression ; un *nerf centripète* ou sensible qui la transmet à une cellule centrale ; un *centre nerveux* composé au moins de deux cellules communiquant entre elles, l'une sensible qui reçoit l'impression, l'autre motrice qui produit l'influx moteur ; un *nerf centrifuge* moteur ou glandulaire qui ramène l'excitation réfléchie ; des *muscles* ou des *glandes* qui entrent en jeu sous l'impulsion reçue (*fig.* 229).

Prenons pour exemple la sécrétion salivaire. Quand les aliments sapides reposent sur la langue, les filets du nerf *lingual* sont excités et transmettent l'impression dans un centre gris de la moelle allongée ; là, l'excitation passe d'une cellule sensible à une cellule motrice et revient par la *corde du tympan* jusqu'à la glande sous-maxillaire ; les muscles des artérioles et du canal excréteur étant dilatés, la sécrétion salivaire devient abondante.

Si, durant la nuit, on pique votre doigt, vous retirez brusquement le bras par un acte réflexe ; dans ce cas, il est aisé de retrouver les éléments de l'*arc nerveux*.

L'acte réflexe est *unilatéral, symétrique, irradié,* ou même *généralisé,* suivant l'intensité de l'impression faite à la surface. En effet, si l'impression est faible, elle ne provoque que le centre moteur le plus voisin ; si elle est plus forte, elle atteint un centre moteur plus éloigné ; si elle est très intense, elle peut se propager à travers toutes les masses de substance grise et provoquer l'activité de tous les centres moteurs (*fig.* 230).

C. *Centres réflexes.* — On nomme *centres réflexes* les noyaux de substance grise où se fait la transformation de l'impression sensible en impulsion motrice. Ce sont les ganglions sympathiques, la moelle épinière et le cerveau.

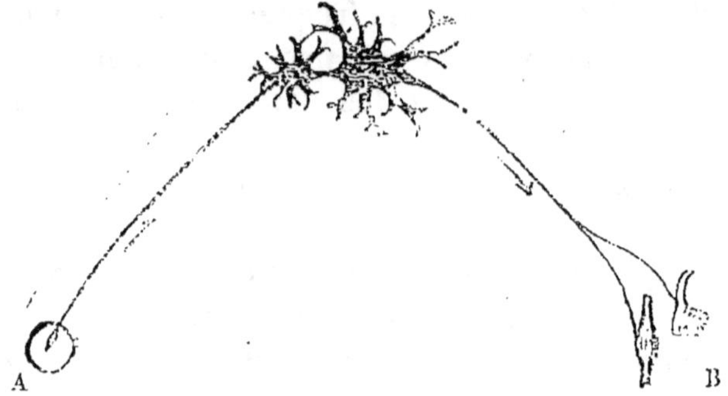


Fig. 229. — *Arc de l'acte réflexe.*

A, surface sensible ; l'impression recueillie en ce point chemine vers le centre : elle arrive à une cellule sensible, d'où elle passe dans une cellule motrice pour opérer en B une contraction musculaire ou une sécrétion glandulaire.

Les ganglions sympathiques sont le centre des actes réflexes de la vie organique, mouvement du tube digestif et des vaisseaux sanguins, etc. — La moelle suffit à produire des actes réflexes coordonnés, comme les mouvements de défense : en effet, l'excitation d'un animal décapité provoque encore des mouvements de membres. Le cerveau est surtout un centre psychique ou de conscience ; mais il peut aussi, par l'exercice et l'habitude, devenir centre réflexe, comme cela arrive pour la marche, la parole, etc.

D. *Origine des réflexes.* — Les actes réflexes, étant produits par l'organisme d'une façon en quelque sorte mécanique, supposent des communications déjà établies entre les cellules motrices et les cellules sensitives, de sorte qu'une impression faite sur un organe sensible déterminé provoque infailliblement un réflexe déterminé. Comme il y a des actes réflexes que l'organisme accomplit avant tout exercice de la volonté, et d'autres qu'il acquiert par la répétition d'actes volontaires, nous dirons que certaines

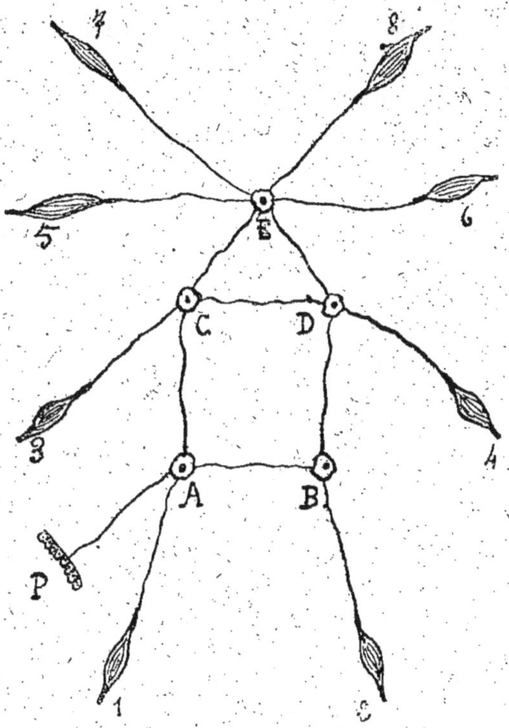


Fig. 230. — *Extension de l'acte réflexe.*

P, surface sensible qui recueille l'impression. — A, premier centre ; s'il est seul ébranlé, le muscle (1) seul se contracte. — B, C, D, E, autres centres ; si l'impression les ébranle, les muscles (2), (3), (4), (5), (6), (7), (8) se contractent ; l'acte réflexe est alors généralisé.

relations de cellules ont été transmises par *hérédité* et que les autres ont été formées par l'*habitude*.

Les mouvements de défense rentrent dans la première catégorie. D'ailleurs ils sont exécutés d'ordinaire par la moelle épinière seule : or, dans la moelle épinière, nous l'avons déjà remarqué, un grand nombre de filets sensibles traversent les cordons postérieurs et vont directement articuler leurs fibrilles avec les cellules motrices des cornes antérieures. Outre cette disposition anatomique, l'hérédité peut transmettre des liaisons cellulaires acquises chez les ascendants par la répétition des actes volontaires.

Il est certain, en effet, que l'habitude rend les actes si faciles qu'ils s'exécutent à la fin sans intervention de la volonté. Cela suppose que des cellules préalablement isolées ou faiblement unies entrent en communication intime. Plusieurs auteurs pensent que, sous l'influence de l'effort volontaire, les ramifications cellulaires des *neurones* s'allon-

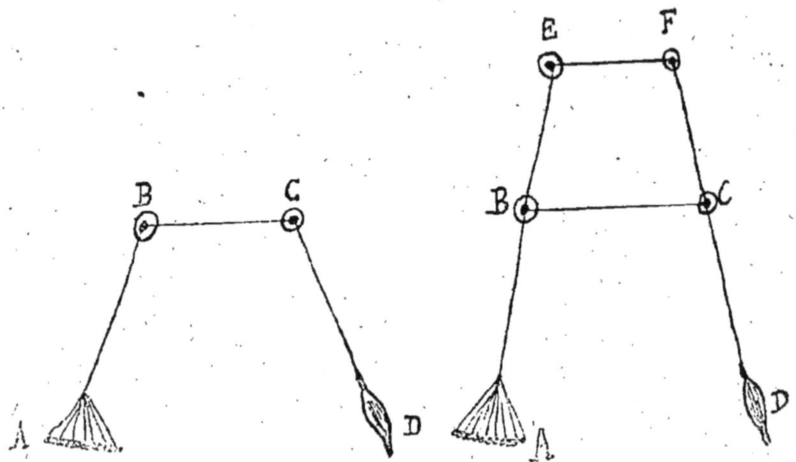

Fig. 231. — *Comment les actes d'abord conscients deviennent inconscients par habitude.*

gent et s'articulent, de façon à établir une voie naturelle entre telle cellule sensible et telle cellule motrice.

E. *Comment un acte d'abord conscient devient inconscient et réflexe.* — Deux hypothèses ont été émises à ce sujet. La première suppose que le centre conscient n'est pas le même que le centre inconscient. L'impression allait d'abord jusqu'au centre conscient, à la surface du cerveau, chercher l'orientation volontaire : peu à peu des liaisons se formant dans les centres inconscients, l'impression finit par passer directement de la cellule sensorielle à la cellule motrice correspondante. La seconde hypothèse admet un centre unique : lorsque l'impression attend, pour s'orienter, l'ordre de la volonté, l'acte est dit conscient et volontaire; lorsque, grâce aux communications établies. l'impression devient impulsion motrice sans l'intervention de la volonté, l'acte est réflexe. Dans ce dernier cas, il est réflexe sans être nécessairement inconscient; nous pouvons connaître l'acte qui s'opère, tout en constatant qu'il s'accomplit avant tout commandement de notre part (*fig.* 231).

Chacun peut observer ce passage de l'acte volontaire à l'acte réflexe. Dans la marche, la parole, l'usage des instruments de musique (piano, violon, etc.), les débuts sont difficiles, à cause des communications à établir; bientôt les actes se produisent comme par ressorts mécaniques, dès que l'impression arrive aux cellules sensibles.

## § 2. — FONCTIONS DES DIVERSES PARTIES

### DU SYSTÈME NERVEUX

**I. Moelle épinière**. — La moelle épinière peut être envisagée à deux points de vue : comme organe conducteur et comme centre nerveux.

1° *Organe conducteur*. — Pour découvrir le pouvoir conducteur de la moelle épinière, on sectionne sur un animal vivant, soit les cordons postérieurs, soit les cordons antéro-latéraux, soit l'axe de substance grise; puis on excite successivement le bout central et le bout périphérique de chaque cordon. Par les effets de l'excitation, on juge aisément du rôle conducteur de ces diverses parties.

La section des *cordons postérieurs* produit de la douleur; l'excitation du bout central amène de même une impression douloureuse; l'excitation du bout périphérique ne produit rien. Donc le courant nerveux est *centripète* dans les cordons blancs postérieurs : l'impression faite se transmet jusqu'à l'encéphale, où sont les centres conscients.

La section d'un *cordon antéro-latéral* produit un mouvement violent de toute la partie postérieure à la section; l'excitation du bout central ne produit rien; l'excitation du bout périphérique amène la contraction violente des muscles animés par les nerfs postérieurs à la partie excitée. Donc le courant nerveux est *centrifuge* dans les cordons antéro-latéraux : ces cordons conduisent aux muscles les impulsions émanant des centres nerveux.

Si l'on sectionne l'*axe gris* de la moelle seul, en respectant les cordons blancs, les impressions sensibles ne se transmettent plus; si, au contraire, on sectionne les cordons blancs seuls, en laissant intact l'axe gris, les impressions sensibles arrivent à l'encéphale. Donc l'axe gris est la voie essentielle de la conduction des impressions sensibles dans la moelle.

2° *Centre nerveux.* — La moelle épinière est un centre d'actes réflexes inconscients auxquels le cerveau ne participe pas.

Pour en faire la preuve, on coupe la moelle épinière d'une Grenouille immédiatement en arrière du bulbe. Jeté dans un bassin, l'animal nage encore. La peau reçoit encore l'impression de l'eau; cette impression, arrivée à la corne postérieure de l'axe gris, passe à la corne antérieure, y produit une impulsion motrice réflexe, qui s'écoule par les nerfs centrifuges des pattes. Les actes sont inconscients, car la Grenouille ne sait point éviter les obstacles. — On peut aussi couper une Grenouille par le milieu du corps; l'arrière-train étant séparé du reste, la piqûre faite sur un membre postérieur amène des actes réflexes de défense.

L'un des centres réflexes les plus importants de la moelle épinière est le *centre cardiaque.* Il se trouve localisé dans la région cervicale inférieure et la partie moyenne de la région dorsale. L'excitation de ce centre accélère les battements du cœur : elle se transmet au ganglion cervical du sympathique, et, de là, elle arrive au cœur par les nerfs cardiaques.

II. **Bulbe rachidien.** — Par ses cordons blancs, le bulbe rachidien joue un rôle conducteur; par ses noyaux gris, il agit comme centre d'actes réflexes.

1° *Organe conducteur.* — Il faut se souvenir que les cordons blancs de la moelle épinière se croisent en grande partie dans la région inférieure du bulbe. — En conséquence, l'excitation de la pyramide antérieure droite motrice, au-dessus du croisement, produit des contractions musculaires dans la partie gauche du corps, et inversement. La section de la pyramide droite entraîne la paralysie de la partie gauche du corps; quand un centre cérébral est atteint, c'est le côté gauche du corps qui est paralysé. — L'excitation de la partie profonde et latérale de la pyramide antérieure, après le croisement, produit des impressions sensibles : cette partie, en effet, correspond aux cordons postérieurs de la moelle.

2° *Centre nerveux.* — Les sept dernières paires des nerfs craniens prennent leur origine dans les noyaux gris du bulbe; il en résulte que ces noyaux sont pour ces nerfs des centres réflexes; il en résulte aussi que la lésion de ces noyaux amène la paralysie des nerfs correspondants.

L'excitation des divers points du plancher du 4ᵉ ventricule produit des effets singuliers. — La piqûre faite à l'extrémité du *calamus scriptorius* arrête brusquement la respiration et produit la mort. Flourens, qui, le premier, fit l'expérience, appela ce point *nœud vital*. — Une excitation faite un peu plus haut produit l'arrêt momentané du cœur. — Plus haut encore, l'excitation produit une augmentation de sécrétion urinaire. — Au-dessus, elle amène une *glycosurie* momentanée, c'est-à-dire une augmentation de la quantité de sucre que le foie verse régulièrement dans le sang.— Un peu au-dessus, il se produit une *albuminurie*, c'est-à-dire une augmentation d'albumine dans l'urine. — Enfin, l'excitation faite dans la région la plus large du 4ᵉ ventricule détermine un excès de sécrétion salivaire.

Ainsi l'on découvre successivement, sur ce plancher du 4ᵉ ventricule, un centre respiratoire, un centre d'arrêt du cœur, des centres sécrétoires.

III. **Protubérance et pédoncules.** — La protubérance annulaire, les pédoncules cérébelleux et les pédoncules cérébraux ne remplissent qu'un rôle conducteur.

La lésion d'un pédoncule cérébelleux inférieur fait pencher l'animal du côté blessé ; la lésion d'un pédoncule cérébelleux supérieur fait pencher l'animal du côté opposé à la blessure ; la lésion des pédoncules cérébelleux moyens détermine une rotation du corps autour de son axe.

Par les pédoncules cérébraux s'établit la communication entre les organes du corps et le noyau du cerveau (couches optiques et corps striés). A cause du croisement des fibres dans le bulbe, la section de la partie droite des pédoncules cérébraux produirait la paralysie des membres du côté gauche, et inversement.

IV. **Cervelet.** — Le cervelet paraît être le centre de la *coordination* des mouvements, ou plutôt de l'*équilibration*. — Son ablation ne supprime ni la sensibilité, ni la mémoire, ni les impulsions motrices volontaires, mais seulement l'équilibre et l'ordre des mouvements. — La suppression totale du cervelet détermine un désordre complet et un affaiblissement considérable du système musculaire. L'ablation d'un seul côté du cervelet détermine l'incertitude et le manque d'harmonie des mouvements, et surtout l'affaiblissement des muscles du côté atteint.

Les incitations motrices, après avoir pris leur origine dans la substance grise corticale du cerveau, après avoir reçu une première orientation dans les corps striés, auraient besoin de prendre dans le cervelet une direction et une harmonisation définitives pour les organes auxquels elles sont destinées. Car il est à remarquer qu'une multitude de muscles se contractent à la fois, en vertu d'un même acte de volonté, pour produire un mouvement compliqué.

V. **Tubercules quadrijumeaux.** — Les tubercules quadrijumeaux ont un rôle, encore incomplètement étudié, dans les perceptions visuelles. Leur ablation produit la cécité aussi bien que la section du nerf optique, et l'iris demeure dilaté. Leur excitation produit des mouvements de l'iris et du globe oculaire. — Cependant ils ne suffisent pas à l'acte de vision. En effet, un animal à qui on a enlevé les hémisphères cérébraux, suit les mouvements d'un objet lumineux placé devant ses yeux, sans avoir de sensation ; il reçoit une impression, il n'en prend pas conscience.

VI. Couches optiques et corps striés. — Le schéma

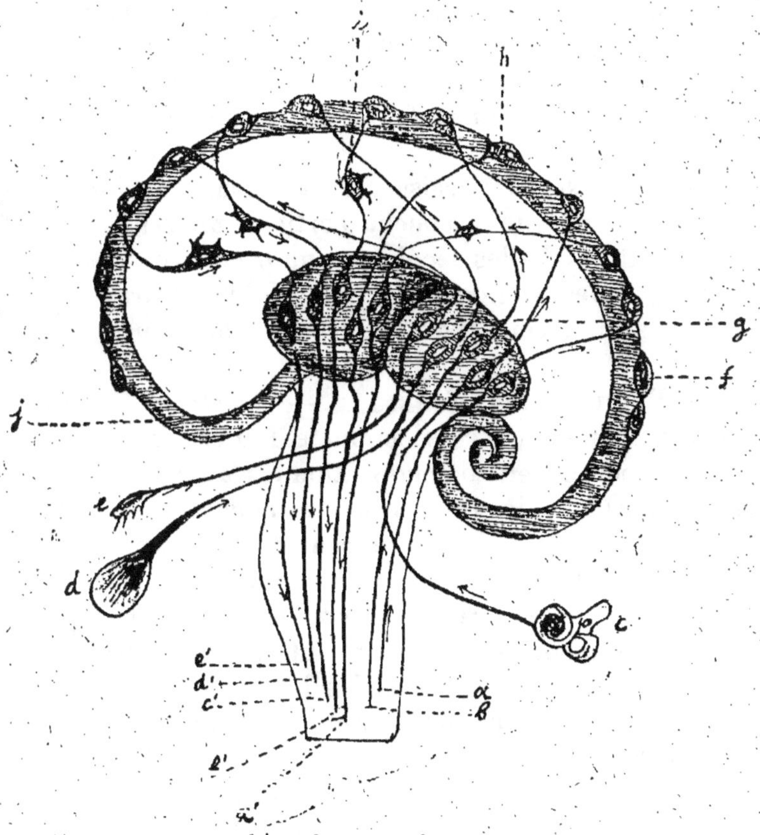

Fig. 232. — *Schéma de la marche de l'influx nerveux.*

*a, b, c, d, e,* nerfs provenant des surfaces sensibles. — *a', b', c', d', e',* nerfs moteurs correspondant aux nerfs sensibles. — *g,* couches optiques, relais des impressions sensibles ; à côté, corps striés, relais des impulsions motrices. — *f, h, i,* cellules corticales du cerveau. — *j,* lobes antérieurs du cerveau.

ci-joint indique le rôle des couches optiques et des corps striés. Ces organes paraissent être des centres d'élaboration des impressions sensibles et des impulsions motrices (*fig.* 232).

Par les *couches optiques* passent les impressions sensibles venues de la périphérie. Y reçoivent-elles une orientation spéciale comme les dépêches dans un relais télégraphique central ? Ou bien sont-elles seulement renforcées par la décharge nerveuse des cellules qu'elles traversent ? C'est ce qu'on ne saurait décider. — D'après Luys, le noyau *olfactif* serait chargé de recevoir et d'élaborer les impressions olfactives avant leur transmission à l'écorce grise du cerveau. Il en serait de même du noyau *optique*, du noyau *auditif*, du noyau *tactile* comprenant aussi le goût.

Les *corps striés* paraissent être pour les incitations motrices venues de la couche corticale un relais où elles s'élaborent et où elles reçoivent une première orientation. En effet, la destruction du corps strié droit entraîne l'abolition des mouvements volontaires du côté gauche.

## VII. Hémisphères cérébraux. — *Substance blanche.* —

Les fibres jouent un rôle conducteur. Les fibres *commissurantes* mettent en communication les deux hémisphères par le corps calleux. Les fibres *rayonnantes* unissent l'écorce grise avec les autres centres nerveux. Les unes sont centripètes et apportent à l'écorce, dans la région postérieure, les impressions sensibles qui ont déjà traversé les couches optiques. Les autres sont centrifuges et emportent vers les corps striés les incitations motrices émanant de la région antérieure de l'écorce.

*Substance grise.* — La substance grise corticale est le centre des opérations conscientes, perception et volonté. Elle peut être aussi le centre d'actes réflexes ; car, nous l'avons dit, des actes d'abord conscients peuvent devenir réflexes par l'effet de l'habitude.

Il est certain que, sans les hémisphères cérébraux, il n'y aurait ni connaissance consciente, ou perception, ni mouvement volontaire. Car, quand un hémisphère est enlevé par le scalpel ou détruit par la maladie, la moitié opposée du corps est atteinte d'hémiplégie : le patient ne sait ce qui impressionne cette partie de son organisme, il ne peut pas la mouvoir : l'électricité y provoque pourtant des actes réflexes. — Si les deux hémisphères sont enlevés ou atteints, toute connaissance disparaît, tout mouvement volontaire est supprimé : les impressions ne deviennent plus des sensations, les mouvements produits sont de pures réactions réflexes.

De quelle façon se produisent la connaissance et le commandement moteur ? Quelle relation existe entre les deux ? C'est ce qu'il est impossible de définir. L'anatomie permet tout au plus de suivre le mouvement nerveux. Reportons-nous au schéma de la figure 216. La fibre E est le cylindre-axe d'un neurone des couches optiques : elle vient répandre ses ramilles jusque dans la couche moléculaire de l'écorce cérébrale. Ces ramilles s'articulent avec les épines des prolongements protoplasmiques des neurones A, B, C, D, de l'écorce. Grâce à ces articulations, le courant nerveux passe d'un neurone à un autre. Les prolongements cylindraxiles des neurones A, B, C, D, se dirigent vers les corps striés. Une impression sensible est arrivée en E : des incitations motrices partent en G. Tandis que cheminait le courant nerveux, la perception a eu lieu, le commandement s'est produit. La physiologie ne peut dire comment.

*Condition de l'activité cérébrale.* — La nutrition est la condition essentielle de l'activité du cerveau, lorsqu'il est intact. Cette activité diminue, dès que les éléments nutritifs s'appauvrissent : elle est supprimée, dès que le cours du sang est suspendu. L'arrêt du cœur produit la syncope, parce que le sang cesse d'affluer à la tête. Les décapités perdent instantanément connaissance par interruption de la circulation. Si on injecte du sang dans une tête séparée du tronc, il peut se produire encore durant quelques instants certains phénomènes vitaux ; mais les cellules nerveuses perdent bien vite leurs propriétés réflexes.

*Sommeil.* — Quand les cellules nerveuses ont consommé par l'exercice leur provision de force emmagasinée par la nutrition, l'épuisement amène la cessation du travail nerveux. C'est à ce repos du cerveau, à cette suspension de la vie de relation, qu'on donne le nom de *sommeil*. Dans le sommeil profond, la cessation de l'activité cérébrale est complète. Le sommeil est léger, certaines facultés restent actives, lorsqu'un certain nombre de centres seulement se reposent.

*Hypnotisme et suggestion.* — Quand le cerveau repose dans un sommeil provoqué ou spontané, et que certaines facultés restent à l'état de veille, une personne étrangère peut en prendre la direction souveraine. Durant cet *état hypnotique*, la *suggestion* d'un opérateur peut inculquer au sujet endormi toutes les impressions et toutes les résolutions. Les actes ainsi commandés sont fidèlement exécutés. Cette servilité automatique du sujet peut avoir les plus redoutables conséquences.

### VIII. Grand sympathique et pneumo-gastrique.

— Le système du grand sympathique et le nerf pneumo-gastrique sont étroitement unis dans leurs fonctions : le second est le plus souvent antagoniste du premier. Tandis que les nerfs sympathiques sont généralement *accélérateurs*, les filets du pneumo-gastrique sont plutôt *modérateurs*. Les uns et les autres président principalement aux fonctions nutritives.

### 1. Le grand sympathique.

— *Les nerfs.* Les filets nerveux sympathiques se distribuent aux viscères et aux vaisseaux. Les uns sont sensibles et les autres moteurs.

Les filets sensibles ne donnent que des *sensations vagues* : d'ordinaire, nous n'en avons même aucune conscience. Dans le cas d'une excitation violente, nous ressentons une impression douloureuse, mais toujours plus obscure, plus difficile à localiser que si elle venait des nerfs rachidiens.

Les filets moteurs contractent les muscles des organes de nutrition : ces actes sont soustraits à la volonté et rentrent dans la catégorie des réflexes. L'excitation de certaines fibres, du nerf cardiaque, par exemple, produit un effet d'*accélération*. D'autres paraissent jouer le rôle de *nerfs d'arrêt* : mais peut-être cette fonction est-elle exclusivement dévolue au pneumo-gastrique.

*Nerfs vaso-moteurs.* — Les ganglions sympathiques envoient des filets nerveux à tous les vaisseaux sanguins, dans lesquels ils règlent la circulation. Ce sont des *nerfs trophiques*, en tant qu'ils tiennent sous leur dépendance la nutrition des éléments anatomiques ; ce sont des *nerfs glandulaires*, lorsqu'ils dirigent la circulation et la sécrétion dans les glandes.

Il est certain que le calibre des vaisseaux sanguins, des artérioles surtout, dépend des nerfs vaso-moteurs : les muscles de ces petits canaux resserrent ou dilatent le passage du sang suivant qu'ils se contractent ou se relâchent.

On nomme *vaso-constricteurs* les filets nerveux qui diminuent le calibre des vaisseaux sanguins et ralentissent la circulation. Ils viennent certainement des ganglions du sympathique. Lorsqu'on les coupe dans une région, les vaisseaux dilatés s'injectent de sang ; lorsqu'on les excite, les vaisseaux se contractent et l'injection disparaît.

On nomme *vaso-dilatateurs* les filets nerveux qui relâchent les fibres musculaires et dilatent les vaisseaux. Ils sont antagonistes des précédents et paraissent agir, non pas directement sur les muscles, mais sur les nerfs vaso-constricteurs dont ils suspendent l'action. On ne voit pas clairement si ces filets d'arrêt appartiennent au système sympathique ou au pneumo-gastrique. Le rôle qu'ils remplissent est du moins le même que celui des fibres pneumo-gastriques partout où elles se distribuent.

*Les ganglions.* — Les ganglions, comme tous les centres de substance grise, président à un certain nombre d'actes réflexes. Les impressions recueillies à la surface des organes internes s'y réfléchissent dans les cellules nerveuses en impulsions motrices. Ce pouvoir réflexe est ce qui permet au cœur d'un animal de battre encore après qu'il a été complètement tiré de la poitrine. Tant que l'énergie accumulée dans les ganglions des parois du cœur n'est pas dépensée, les palpitations continuent.

Cependant les ganglions sympathiques ne sont pas les

centres réflexes de tous les actes de la vie végétative. Ils ne sont souvent qu'un lieu de passage ; car la plupart des centres réflexes sont dans la moelle épinière et le bulbe rachidien.

Les liens intimes qui attachent les ganglions sympathiques à l'axe cérébro-spinal permettent aux impressions de la vie sensible d'exercer une influence jusque sur les organes de la vie végétative : c'est ainsi que la douleur morale a son contre-coup sur les fonctions nutritives. Inversement, les états morbides des organes de nutrition ont un contre-coup sur le système cérébro-spinal et sur les facultés localisées dans le cerveau.

2. **Le pneumo-gastrique.** — Ce nerf, qui prend naissance sur le plancher du quatrième ventricule, est spécialement destiné à la vie végétative. Il est l'antagoniste du sympathique, et il le suit dans tous les viscères pour en *modérer* les effets. Lorsqu'on le sectionne, les filets sympathiques agissent seuls et exagèrent leur action : c'est ce qu'il est facile de constater pour le cœur, qui bat avec une grande violence après qu'on a coupé le rameau pneumo-gastrique qui s'y rend. — Lorsqu'on l'excite seulement, il exagère sa propre action, modère plus qu'il ne faut l'action du sympathique, si bien qu'il arrête le cœur, suspend la respiration, etc., suivant la branche qui a été excitée.

On voit que son action est singulière. Tandis que les autres nerfs, en agissant, contractent des muscles, le pneumo-gastrique suspend leur effet et relâche les muscles contractés.

# CHAPITRE XXI

## LE CERVEAU ET LES FACULTÉS DE L'AME

I. Les facultés de l'âme : 1º puissance végétative; 2º puissance sensitive; 3º puissance spirituelle. — II. Localisations cérébrales : 1º phrénologie de Gall; 2º réaction contre Gall; 3º découvertes récentes : procédés d'investigation, résultats. — III. Proportion entre le développement du cerveau et les facultés intellectuelles. Note préliminaire sur les principes : 1º capacités crâniennes; 2º poids du cerveau (absolu, relatif), cerveau de l'homme et cerveau de la femme; cerveau des hommes célèbres; 3º nature de la substance grise (circonvolutions, délicatesse du tissu).

Durant la vie présente, une alliance étroite unit l'âme et le corps, et jamais l'un n'agit sans le concours de l'autre. Quoique les facultés de l'âme et leurs opérations appartiennent spécialement au domaine du psychologue, cependant le physiologiste peut aborder leur étude par le concours indispensable que leur prêtent les organes corporels. Il est d'autant plus important de s'en occuper ici, que l'école matérialiste moderne est plus portée à réduire toute la psychologie à un simple chapitre de physiologie.

Après avoir appris des philosophes quelles sont les facultés de l'âme, nous verrons quels organes servent à leurs actes, et dans quelle mesure il y a et il peut y avoir corrélation entre le développement des centres nerveux et la puissance des facultés supérieures.

**I. Les facultés de l'âme.** — Les philosophes distinguent les facultés de l'âme par les opérations qu'elles produisent, et ces opérations elles-mêmes se distinguent par leurs objets. Cette règle, à la fois très simple et très sûre, conduit à reconnaître chez l'homme un certain nombre de facultés ou puissances qu'on pourrait ramener à trois groupes : la puissance *végétative*, les puissances de l'ordre *sensible*, et les puissances de l'ordre *spirituel*.

**1. La puissance végétative** préside aux phénomènes vitaux : elle dirige l'évolution du germe jusqu'à la forme adulte, produit les actes de conservation de l'individu et de l'espèce, etc. Elle se retrouve, quoique à un dégré moins élevé, chez les règnes inférieurs, les plantes et les animaux.

Puisqu'elle a pour objet des phénomènes d'ordre matériel, elle doit elle-même être matérielle d'une certaine façon : on conçoit donc aisément qu'elle soit localisée dans les organes. Nous avons vu, en effet, que les actes de la vie nutritive sont des actes réflexes bien coordonnés ayant leurs centres dans les ganglions du grand sympathique, dans la substance grise de la moelle épinière et dans les noyaux gris du bulbe rachidien.

2. **Les puissances de l'ordre sensible** sont beaucoup plus élevées : elles font les actes de connaissance sensible et d'appétit sensible. Par les sens, l'animal embrasse et *connaît* les objets matériels et leurs propriétés; il est ensuite attiré vers eux par un mouvement qui n'est point purement automatique, comme chez les plantes, mais autonome, et qui présente différentes formes appelées *passions*. Les plantes n'ont ni connaissance ni appétit : c'est la puissance sensitive qui sépare des végétaux les animaux et l'Homme.

Puisque l'objet de cette connaissance et de cet appétit est matériel, il faut bien aussi que la puissance qui les embrasse directement soit en quelque sorte matérielle comme eux. C'est pourquoi nous la concevons comme localisée dans des organes par lesquels elle exerce ses opérations. Ces organes ne sont point de simples instruments dont se sert une âme spirituelle pour connaître et rechercher les corps : ils ont une part réelle dans les actes mêmes de connaissance et d'appétit sensibles.

Aux facultés sensibles se ramène la *puissance motrice*, qui opère les mouvements locaux. Elle a des organes spéciaux, les nerfs moteurs et les muscles; elle réside spécialement au cerveau dans les *centres moteurs*. Elle est, chez les animaux, sous la dépendance de l'appétit et de la connaissance sensible; chez l'Homme, elle est, de plus, dirigée par la volonté.

3. **Les puissances de l'ordre spirituel**, qui caractérisent l'Homme parce qu'elles n'appartiennent qu'à lui parmi les êtres visibles, sont la raison et la volonté. La raison connaît les idées générales et abstraites, formule des jugements, construit des raisonnements : la volonté incline vers les biens immatériels, aime le beau, le vrai, le juste, etc.

Puisque leur objet n'a rien de matériel, elles doivent être elles-mêmes inorganiques et immatérielles : elles doivent être toutes spirituelles. Elles agissent sans doute dans une certaine dépendance de la matière : mais le corps est une condition de leurs actes, et non l'organe qui les opère.

*Le corps est une condition de leurs actes.* En effet, l'intelligence ne peut penser sans le secours des images, d'où elle extrait l'immatériel et l'abstrait : or, les images sont recueillies, conservées, présentées, par les facultés sensibles qui sont organiques. — Mais *ces actes ne sont point produits par le corps.* En effet, il y a une certaine proportion entre la cause et l'effet, et jamais un effet n'est d'une nature plus haute que sa cause : or, la pensée, générale, abstraite, absolue, est un effet qui ne peut être produit par un organe particulier, concret, changeant ; la pensée spirituelle procède donc d'une faculté spirituelle. — Ce que nous disons des actes d'intelligence s'applique de même aux actes de volonté.

Ces principes une fois bien posés, les conséquences se tirent aisément. — 1° On comprend que la lésion ou l'atrophie d'un centre nerveux supprime l'exercice de la faculté végétative ou sensitive qui y était localisée. — 2° On conçoit aussi que le développement de certaines portions du cerveau amène le développement corrélatif de certaines facultés sensibles, mémoire, imagination. — 3° De plus, une certaine corrélation peut et doit exister entre l'état du cerveau et les facultés spirituelles. En effet, ces dernières peuvent croître ou diminuer avec les facultés sensibles d'où elles tirent leurs éléments ; et les facultés sensibles sont absolument dépendantes de la substance cérébrale.— 4° Mais cette corrélation, fût-elle constante et très saillante, ne pourrait établir que le cerveau est l'organe de la pensée, à cause du défaut absolu de proportion entre un organe matériel et des actes tout spirituels.

**II. Localisations cérébrales.** — Avant même que la science eût analysé la structure du cerveau et découvert les fonctions propres à chacune de ses parties, les philosophes, confiants dans la logique de leurs déductions, avaient enseigné que diverses facultés de l'âme avaient pour organes des compartiments divers de l'encéphale. Nous allons voir que la science expérimentale a confirmé leur doctrine, sans être encore en mesure d'assigner la place précise de chaque faculté sensible.

**1. Phrénologie de Gall.** — Parmi les premières tentatives de localisations, celle de Gall fit le plus de bruit. Né au duché de Bade en 1758, le D<sup>r</sup> Gall, successivement interdit dans plusieurs capitales de l'Europe, vint à Paris en 1807, et il y mourut en 1827.

Son *système* se résume dans les propositions suivantes : Les qualités morales et les facultés intellectuelles sont innées ; leur exercice ou leur manifestation dépend de l'organisation. — Elles sont localisées dans le cerveau en autant d'organes particuliers qu'il y a de penchants, de sentiments, de facultés. — Plus une faculté se développe, plus le cerveau grossit dans la région qui en est l'organe ; et, comme le crâne se moule sur le cerveau, on reconnaîtra, à l'inspection des bosses de la tête, les facultés et les penchants qui ont acquis dans un individu un plus grand développement (*fig.* 233).

La *critique* montre sans peine comment devait échouer un système qui ne se basait sur aucun fait scientifique, et qui n'alléguait en sa faveur que des anecdotes douteuses et mal contrôlées. — La carte phrénologique de Gall, aussi hasardée que sa classification des facultés et des penchants, a dû être plusieurs fois remaniée. — Une erreur capitale montre à elle seule l'inanité du système : la boîte cranienne se compose de deux tables osseuses séparées par une couche spongieuse ; la partie inférieure se moule sans doute sur le cerveau, mais la partie extérieure n'en reproduit point le dessin : donc les saillies extérieures ne sont point un indice sûr des saillies cérébrales.

**2. Réaction contre le système de Gall.** — Dans la réaction contre les rêveries de Gall, l'école classique représentée par Flourens, Vulpian, Longet, etc., tomba dans un excès opposé. Après de nombreuses expériences, insuffisantes assurément, Flourens conclut qu' « il n'y a point

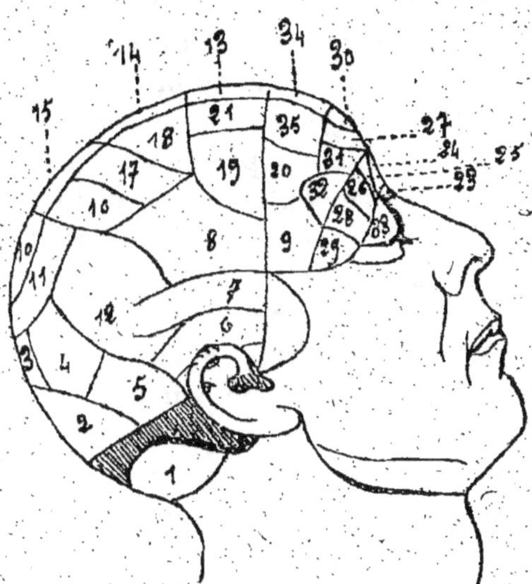


Fig. 233. — *Topographie de la tête, d'après les phrénologistes.*

*Penchants* : 1, amativité ; 2, philogéniture ; 3, habitativité ; 4, affectionnivité ; 5, combativité ; 6, destructivité ; 7, sécrétivité ; 8, acquisivité ; 9, constructivité. — *Sentiments* : 10, estime de soi ; 11, approbativité ; 12, circonspection ; 13, bienveillance ; 14, vénération ; 15, fermeté ; 16, justice ; 17, espérance ; 18, merveillosité ; 19, idéalité ; 20, causticité ; 21, imitation. — *Facultés intellectuelles perceptives* : 22, individualité ; 23, configuration ; 24, étendue ; 25, pesanteur ; 26, coloris ; 27, localité ; 28, calcul ; 29, ordre ; 30, éventualité ; 31, temps ; 32, tons ; 33, langage ; 34, comparaison ; 35, causalité.

de sièges spéciaux », soit pour les diverses facultés, soit pour les diverses perceptions.

Toute localisation fut ramenée à la règle suivante : La sensibilité *consciente* (phénomènes intellectuels et moraux) réside dans le cerveau, dont toute la masse concourt à toutes les fonctions ; la sensibilité *insconsciente* (facultés inférieures) réside dans la moelle allongée, dont toute la masse concourt à toutes les fonctions.

Cependant des chercheurs infatigables poursuivaient leurs travaux en vue des localisations, et préparaient les résultats admis par la science moderne.

**3. Découvertes récentes.** — a) *Procédés d'investigation.* — *Électricité.* — On soumet à l'action de courants électriques les divers points de la partie corticale du cerveau, chez les animaux, et particulièrement chez les Singes les plus voisins de l'Homme. On observe avec soin les mouvements produits par l'excitation galvanique. — La diffusion inévitable du courant ne permet pas d'ajouter absolument foi à ce mode d'expérimentation ; les résultats obtenus ont besoin d'être confirmés par d'autres procédés.

*Ablation.* — On enlève avec le scalpel les divers centres de la substance corticale, et on suppose que les effets sensibles ou moteurs abolis par la disparition de ces centres y étaient localisés : l'induction devient assez probante lorsque l'ablation d'un centre supprime précisément l'acte physiologique que son excitation produisait.

*Observations cliniques.* — On observe avec soin, dans les hôpitaux, les troubles sensibles et moteurs manifestés par les malades : après leur mort, l'autopsie des centres cérébraux révèle quelles lésions causaient probablement ces désordres physiologiques.

Sans doute, il faut observer longtemps et avoir recours à tous les procédés d'expérimentation, avant de tirer une conclusion ; mais les résultats sont sérieux, lorsqu'ils sont le fruit d'observations prolongées et d'expériences habilement dirigées.

b) *Résultats.* — *Centres moteurs.* — Malgré quelques incertitudes, la plupart des auteurs admettent que les impulsions motrices ont pour centres les deux circonvolutions qui côtoient le sillon de Rolando : la dernière frontale et la première pariétale. — Le point le plus certain est que le centre du langage articulé réside dans la troisième circonvolution frontale, à gauche pour les droitiers, à droite pour les gauchers. Ce centre paraît néanmoins assez complexe, car ses lésions amènent — tantôt la perte de la mémoire des mots (*surdité verbale*), tantôt la perte des signes graphiques qui les rendent (*cécité verbale*), — tantôt une ataxie motrice qui empêche le malade de prononcer ou d'écrire le mot qu'il a dans la mémoire, ou qui lui fait prononcer ou écrire un mot différent de celui qu'il a en vue

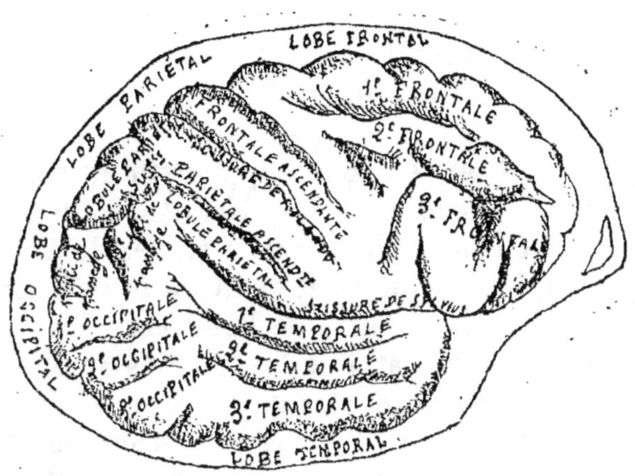


Fig. 234. — *Distribution des circonvolutions.*

(*aphasie, agraphie*). Cette circonvolution est dite *de Broca*, à cause du savant anthropologiste qui découvrit ce centre (*fig. 234*).

*Centres sensoriels.* — Les centres où aboutissent les impressions recueillies par les sens externes sont moins connus. La pathologie n'a guère fourni de renseignements, et l'excitation artificielle a été beaucoup moins pratiquée que pour les centres moteurs. — On admet pourtant que les centres des impressions perçues sont dans la *zone latente* de l'écorce des hémisphères, en arrière des centres moteurs, par conséquent dans les circonvolutions pariétales et occipitales. Leur destruction n'abolit pas l'impressionnabilité, mais seulement la sensibilité consciente ou perception. Notons, d'ailleurs, que les localisations sensorielles varient beaucoup suivant les auteurs.

De ce qui précède il est aisé de conclure que la science expérimentale est loin d'avoir reconnu les attributions spéciales de chaque portion du cerveau. Ce qu'on sait déjà, c'est qu'un centre n'est pas tellement nécessaire à une faculté, que cette faculté périsse sans retour avec lui. Le fait des *suppléances* en est la preuve. Qu'une lésion supprime, par exemple, le centre de la mémoire, tous les souvenirs du passé disparaîtront avec l'organe qui les conservait ; mais un autre centre peut à son tour recueillir les images, les conserver, les faire revivre, et devenir ainsi un nouvel organe de la mémoire.

**III. Proportion entre le développement du cerveau et les facultés intellectuelles. — Note préliminaire. —** Nous avons à nous tenir également éloignés de deux excès opposés, celui de l'idéalisme et celui du matérialisme.

L'*idéalisme*, en admettant que l'âme est dans le corps comme une étrangère, et que les facultés intellectuelles sont absolument indépendantes du cerveau, ne peut expliquer : 1° Comment, dans la série animale, les facultés s'élèvent à mesure que le système nerveux se perfectionne ; 2° Comment, dans l'Homme, sans cerveau, il n'y a ni sensibilité, ni mouvement volontaire, ni pensée ; 3° Comment, au-dessous d'un certain poids (1 000 gr.), un cerveau humain est infailliblement un cerveau d'idiot ; 4° Comment, en général, les facultés les plus hautes accompagnent les cerveaux les plus développés ; 5° Comment une lésion, même légère, un arrêt de développement, peuvent amener l'idiotie.

Le *matérialisme* exagère la portée des faits qui précèdent, nie l'existence de l'âme, et professe que la pensée est une sécrétion naturelle à l'organe cérébral. Mais il se heurte à des faits plus graves encore : 1° Il ne peut rendre compte de l'immatériel, de l'abstrait qui caractérise toute pensée. Le défaut de proportion *causale* entre un organe matériel et la pensée est un fait de l'ordre intellectuel aussi certain que les faits les plus avérés du monde matériel ; 2° Si le cerveau produisait la pensée comme le foie produit la bile, il y aurait une proportion rigoureuse entre la masse nerveuse et la pensée, entre l'accroissement du cerveau et les progrès de la pensée : le cerveau une fois achevé, l'esprit ne serait plus susceptible de développement, la pensée se produirait sans intermittence, et l'homme ne pourrait ni activer ni ralentir le travail de cette glande. — Or toutes ces conséquences du matérialisme sont expérimentalement fausses.

Beaucoup plus sûre est la voie intermédiaire suivie par la philosophie des *écoles catholiques*. Unissant l'âme et le corps en un composé humain, admettant leur mutuelle dépendance, reconnaissant des facultés sensibles attachées à des organes et une intelligence asservie à élaborer des images sensibles pour produire la pensée, cette philosophie traditionnelle explique tous les faits et elle évite tous les écueils.

Elle n'est point surprise des relations qu'on lui signale entre le développement du cerveau et les facultés intellectuelles : cette proportion fût-elle plus complète, elle n'en serait point émue, car le cerveau est le siège des facultés sensibles, et l'abondance des vives images est une riche mine qu'exploite l'intelligence. — Elle accepte donc volontiers tous les faits que la science découvre. Mais, loin de se laisser séduire par cette indépendance des phénomènes spirituels et des phénomènes sensibles, elle n'en maintient pas moins la nature immatérielle de l'âme humaine.

Guidés par ces principes, nous serons en mesure d'interpréter les statistiques dressées par les anthropologistes. Pour établir scientifiquement la dépendance du développement cérébral et des facultés mentales, ils ont eu recours tantôt aux capacités craniennes, tantôt au poids de la masse nerveuse, tantôt à la symétrie des hémisphères, tantôt à la complication des circonvolutions, tantôt à la délicatesse du tissu. — En face des résultats obtenus, la position d'un spiritualiste modéré est très nette : quand même il y aurait proportion, il demeurerait certain qu'un organe matériel ne peut *causer* une pensée spirituelle :

mais la proportion cherchée par le matérialisme n'existe point, du moins au degré désiré, et ses déconvenues à ce sujet sont intéressantes à noter.

**1. Capacités craniennes.** — Les anthropologistes attachèrent d'abord une grande importance aux capacités craniennes : suivant Broca, les cubages offraient « plus de sécurité » que les pesées. D'ailleurs c'était le seul moyen de comparer les crânes anciens aux crânes modernes.

De nombreuses statistiques ont établi des termes de comparaison entre l'Homme et les animaux, entre les races humaines actuelles, entre les différents âges d'une même race. Nous dirons brièvement à quelles conclusions mènent les nombres trouvés.

1° A aucune époque le crâne humain n'approche du crâne simien. En effet, le volume moyen des crânes humains est de 1 500 c³, au lieu que les Gorilles n'ont que 530 c³, les Orangs-outangs 439 c³, les Chimpanzés 421 c³. — On ne saurait donc appuyer de ce côté le progrès continu que suppose l'école matérialiste. Les crânes les plus étroits, comme ceux de Canstadt et de Néanderthal, étaient notamment plus développés que ceux des singes les mieux doués.

2° Dans le temps et dans l'espace, la moyenne du crâne humain est de 1 500 c³ : dans toutes les races, comme à toutes les époques, il se rencontre des nombres extrêmes qui sont des exceptions ; mais la moyenne est constante. — Et pourtant, le développement intellectuel des races est très différent suivant les races et suivant les siècles. Tandis que, au point de vue intellectuel, les races offrent entre elles de profondes divergences, leur volume cranien n'oscille que fort peu autour de la moyenne commune.

3° Plusieurs races fossiles avaient un volume cranien supérieur à la plupart des races modernes. Pour s'en convaincre, il suffit d'étudier la statistique suivante tirée de Broca.

|  | Cent. cubes. |
|---|---|
| Époque de la pierre polie : cavernes de la Lozère. . | 1 600 |
| Même époque : diverses localités . . . . . . . . . | 1 568 |
| —          grottes de Bayes (France) . . . . | 1 534 |
| Gaulois . . . . . . . . . . . . . . . . . . . . | 1 592 |
| Parisiens du dix-neuvième siècle. . . . . . . . . | 1 559 |

4° S'il est vrai que la valeur intellectuelle d'une race grandit à travers les siècles, le volume cranien ne manifeste point un développement parallèle.

Des nombres empruntés à Broca en font la preuve pour les Égyptiens et pour les Parisiens.

|  | Cent. cubes. |
|---|---|
| Égyptiens : IVe dynastie . . . . . . . . . . . . | 1 532 |
| —     XIe     — . . . . . . . . . . | 1 443 |
| —     XVIIIe— . . . . . . . . . . . | 1 464 |
| Gaulois . . . . . . . . . . . . . . . . . . . . | 1 592 |
| Mérovingiens . . . . . . . . . . . . . . . . . | 1 536 |
| Parisiens (douzième siècle). Cité . . . . . . . . | 1 532 |
| —          —          Sépultures particulières. | 1 531 |
| — (dix-neuvième siècle). Sépultures diverses. | 1 559 |

5° Toutes les conclusions précédentes se trouvent confirmées par la considération de l'*angle facial* (*fig.* 235). On

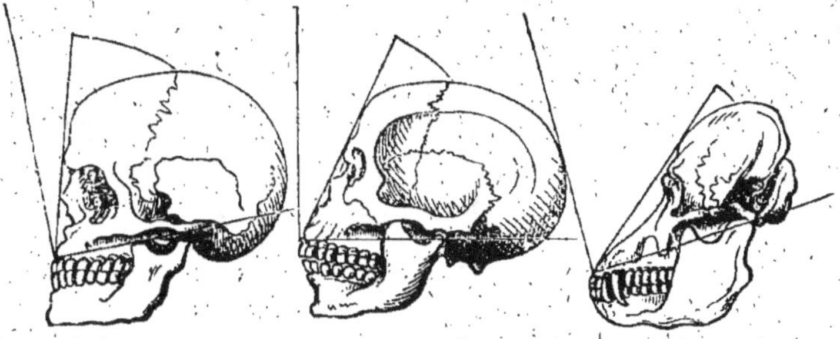

Fig. 235. — *Angle facial du Blanc et du Nègre, puis du Singe.*

appelle ainsi l'angle dont le sommet est au point le plus saillant de la lèvre supérieure, et dont les branches se dirigent, l'une vers le milieu du front, l'autre vers le trou de l'oreille. Or, depuis les races fossiles jusqu'à nos jours, l'angle facial varie entre 70° et 90° chez l'Homme. Jamais il n'approche de l'angle facial du Singe (50° au plus), et l'on trouve dans les races fossiles un angle facial souvent supérieur à celui des races modernes.

**2. Poids du cerveau.** — Les pesées cérébrales n'ont point conduit à des résultats plus satisfaisants, soit que l'on compare l'Homme avec les animaux, soit que l'on compare les hommes entre eux.

1° L'*Homme et les animaux*. — En *poids absolu*, le cerveau de l'Homme n'est point au premier rang. Voici les chiffres moyens :

| | | | |
|---|---|---|---|
| Homme | 1 350 gr. | Bœuf | 500 gr. |
| Baleine | 2 500 | Singe | 450 |
| Dauphin | 2 800 | Ane | 360 |
| Éléphant | 3 000 | Chien | 80 |
| Cheval | 600 | Chat | 30 |

Le *poids relatif* de l'encéphale au poids total du corps change l'ordre qui précède, sans classer encore l'Homme et les animaux suivant leur degré d'intelligence.

| | | |
|---|---|---|
| Chez l'homme. | Enfant | 1/7 |
| — | Adulte | 1/47 |
| Chez les animaux. | Serin | 1/14 |
| — | Passereau | 1/14 |
| — | Ouistiti | 1/28 |
| — | Chat | 1/28 |
| — | Dauphin | 1/66 |
| — | Grand singe | 1/100 |
| — | Cheval | 1/400 |
| — | Bœuf | 1/800 |

2° *Dans les différentes races humaines.*

| | | |
|---|---|---|
| Races blanches. | Écossais | 1 417 gr. |
| — | Anglais | 1 388 |
| — | Bavarois | 1 375 |
| — | Français | 1 359 |
| — | Italiens | 1 308 |
| Races jaunes. | Chinois | 1 430 |

| Races jaunes. | des Carolines. | 1 402 gr. |
| --- | --- | --- |
| — | Esquimaux | 1 398 |
| — | Annamites | 1 341 |
| Races noires. | Nègres | 1 331 |
| — | Métis nègres | 1 307 |
| — | Mulâtres | 1 334 |
| — | Métis blancs | 1 390 |

On voit aisément que les moyennes de toutes les races sont sensiblement équivalentes : les différences qu'elles présentent ne sont certainement pas l'expression des divergences constatées dans le développement intellectuel.

*3° Cerveau de l'Homme et cerveau de la Femme.* — En règle générale, le cerveau des hommes est plus pesant que celui des femmes. La différence s'accuse dès la naissance : le premier pèse alors en moyenne 331 gr., et le second 283 gr. A sept ans, il y a égalité, 1 140 gr. Après sept ans, la différence reparaît et s'accentue en faveur de l'Homme : elle peut être de 100 grammes environ. D'après Sappey, le cervelet et la moelle allongée n'offrent aucune différence : elle affecte uniquement le cerveau.

Il serait sans doute téméraire de faire à ce sujet des inductions psychologiques. Plusieurs auteurs y ont vu la cause de l'infériorité des facultés intellectuelles de la femme : mais cette infériorité même est-elle un fait bien prouvé ?

*4° Cerveaux des hommes célèbres.* — Les hommes célèbres ont eu des cerveaux de poids très différents. Celui de Cuvier pesait 1 830 gr., celui de Byron 2 238 gr., celui du poète russe Tourgeniew 2 020, celui de Cromwell 2 231. Mais on peut avoir beaucoup d'esprit à moins de frais : le cerveau de Broca pesait 1 484 gr., celui de Dupuytren 1 436, celui de Gambetta 1 160. Par contre, des cerveaux très pesants ont souvent appartenu à des idiots. Des hommes sans culture ont présenté jusqu'à 1 900 gr. de cervelle.

**3. Nature de la substance grise.** — *Symétrie des hémisphères.* — On crut longtemps que la parfaite symétrie des deux hémisphères était nécessaire au développement normal des facultés mentales. Mais il est désormais bien constaté que la symétrie n'existe jamais. Chez l'Homme, la différence est de plusieurs grammes au profit du côté gauche. Parfois l'autopsie révèle une atrophie notable chez des gens qui furent intelligents.

Le développement asymétrique du cerveau paraît lié à l'activité fonctionnelle : le cerveau s'accroît dans la mesure où il travaille, et l'on sait que l'hémisphère gauche, chez les droitiers, agit toujours plus que l'autre.

*Circonvolutions.* — Certains théoriciens enseignent que les facultés sont proportionnelles à la surface cérébrale où elles sont localisées, par conséquent proportionnelles au nombre et à la profondeur des circonvolutions. — Cela n'a rien de contraire aux principes de psychologie énoncés plus haut. Mais cette règle ne paraît absolue ni pour les animaux ni pour l'Homme : chez les animaux, certaines espèces à cerveaux lisses sont plus rusées et plus habiles que d'autres espèces plus riches en replis cérébraux; chez l'Homme, les circonvolutions varient peu, et les replis secondaires sont aussi fréquents dans les individus vulgaires que dans les plus distingués.

Le *nombre* des cellules nerveuses et la *délicatesse* de leur constitution, telle est la dernière ressource de ceux qui veulent établir une proportion rigoureuse entre la substance cérébrale et les facultés intellectuelles. Ces données sont présentement au-dessus de toute investigation.

Si l'on découvre quelque jour que la délicatesse du tissu nerveux est exactement parallèle à la perfection des facultés et même à la puissance de la pensée, nous en serons fort satisfaits. Nous avons dit que l'intelligence est d'autant plus active qu'elle élabore des matériaux plus riches, et ces matériaux sensibles sont d'autant plus riches que les organes qui les conservent sont plus délicats et plus parfaits.

Mais il n'en sera pas moins constant que les actes de la raison et de la volonté sont immatériels, qu'ils ont pour cause un esprit capable d'exister par lui-même et inaccessible aux coups de la mort.

# TABLE DES MATIÈRES

## LIVRE PREMIER

## NOTIONS GÉNÉRALES D'HISTOIRE NATURELLE

## Chap. XVII. — L'Œil.



## Chap. XVIII. — La Vision.



## Chap. XIX. — Anatomie du système nerveux.



## Chap. XX. — Anatomie du système nerveux.

FIN

PARIS

IMPRIMERIE D. DUMOULIN ET C$^{ie}$

5, rue des Grands-Augustins, 5

# LA PRÉDICATION

## GRANDS MAITRES ET GRANDES LOIS

PAR

### Le R. P. LONGHAYE, S. J.

Un volume in-8. 2ᵉ édition. — Prix . . . . . . 7 fr. 50

Le mérite de cet ouvrage du R. P. Longhaye est grand. Encore bien que la théorie y tienne sa place, on peut dire de ce livre qu'il est avant tout pratique. C'est vraiment un manuel, le manuel du prédicateur.

D'abord on étudie, sous la grave et très littéraire direction du savant jésuite, les « Grands Maîtres ». On apprend à lire, à ce point de vue de la prédication, toute la Bible, mais surtout les prophètes, Jésus-Christ et saint Paul. Quel profit on doit tirer des Pères, notamment de saint Chrysostome et de saint Augustin, comment extraire le marbre et l'or de cette double mine qui s'appelle Bossuet et Bourdaloue, le P. Longhaye nous l'apprend dans une suite de chapitres aussi solides qu'ils sont intéressants ; pas à pas on s'achemine doucement à l'étude des « Grandes Lois ».

Trois mots très simples résument cette seconde partie : « Que le prédicateur se fasse une science, une langue, une âme, et qu'il prêche hardiment Jésus-Christ. »

Nous voudrions voir ce livre substantiel, éloquent, sacerdotal, entre les mains de tous les ecclésiastiques, à commencer par les élèves de nos séminaires.                              Jean VAUDON.

# LE BON ESPRIT AU COLLÈGE

PAR

### M. l'Abbé Joseph TISSIER

Directeur de l'Institution Notre-Dame de Chartres
Chanoine honoraire.

Un volume in-18 jésus. — Prix . . . . . . . 3 fr. 50

*Du même auteur :*

**La Parole de l'Évangile au Collège.** Instructions morales aux jeunes gens sur le Saint Évangile. Deuxième édition. 1 vol. in-18 jésus . . . . . . . . . . . . . . . . 3 fr. 50

**Les Jeunes Ames.** Nouvelles instructions morales. 1 volume in-18 . . . . . . . . . . . . . . . . . . . . 3 fr. 50

# LES MALFAITEURS LITTÉRAIRES

## Par le R. P. CORNUT, S. J.

*Nouvelle édition*

Un volume in-18 jésus. . . . . . . . . . .    3 fr. 50

# DICTIONNAIRE

## LATIN-FRANÇAIS

## DES NOMS PROPRES DES LIEUX

### AYANT UNE CERTAINE NOTORIÉTÉ

Principalement au point de vue ecclésiastique et monastique

PAR

## M. l'abbé CHEVIN

Curé-archiprêtre de Notre-Dame de Bar-le-Duc
Vicaire général honoraire de Verdun.

Un volume in-8 raisin, sur deux colonnes. — Prix. .    5 fr.

*Franco, 5 fr. 50*

## LE

# GRAND COMBAT CONTEMPORAIN

## OU

# L'ÉGLISE ET LA RÉVOLUTION

## DE 1859 A 1885

**Par Lucien DEGRON,** auteur du *Surnaturel dans l'Art.*

*Deuxième édition revue et augmentée.*

Un volume in-8. — Prix. . . . . . . . . . . .    5 fr.

Cet ouvrage présente, en un saisissant tableau, la grande lutte
contemporaine qui n'a pas encore achevé de se dérouler sous nos yeux.

# LES
# Maîtres du Félibrige

PAR

## Le R. P. Étienne CORNUT, S. J.

Un volume in-8. — Prix. . . . . . . . . . . . . 4 fr. »

Comme l'indique le titre même de cet excellent ouvrage, ce n'est point une histoire du félibrige que le R. P. Cornut s'est proposé de nous offrir. Il a voulu simplement mettre en lumière, comme il convenait, les belles et intéressantes figures des poètes qui ont le plus contribué, en ce siècle, à la renaissance de la littérature française méridionale : Jasmin, l'original et inimitable auteur des *Papilhôles*, — Roumanille et Mistral, le patriarche et l'Homère du félibrige, — et Cinto Verdaguer, l'homme de ce temps qui a le plus fait pour l'honneur de la langue catalane.

L'auteur ne se borne pas à esquisser la vie de ses héros ; il s'attache aussi à dégager de leurs œuvres tout ce qu'elles renferment de beauté, de noblesse et d'élévation morale.

De ces substantiels essais, le plus attrayant, peut-être, est celui que l'écrivain a consacré à l'abbé Verdaguer, l'auteur de l'*Atlantide*, du *Canigou*, de *Charité*, du *Songe de saint Jean*, etc., œuvres admirables, dès maintenant célèbres au delà des Pyrénées, mais bien peu connues encore chez nous, malgré les efforts des traducteurs.

Après avoir rendu de justes hommages aux maîtres du moderne « gai savoir », le R. P. Cornut retrace à grands traits d'histoire des jeux floraux, depuis le commencement du quatorzième siècle jusqu'à l'heure présente, ce qui lui a fourni l'occasion d'écrire un fort beau chapitre sur Clémence Isaure ; le R. P. Cornut y réfute une fois de plus, et d'une manière définitive, il faut l'espérer, les imaginations de certains érudits moroses qui ont mis en doute l'existence de l'illustre Toulousaine.        (*Courrier du Midi.*)

---

# *Récits et Légendes*

PAR

## Le R. P. V. DELAPORTE

DEUX VOLUMES IN-18 JÉSUS. — *Première et deuxième série.*

### Neuvième édition

Prix. . . . . . . . . . . . . . . . . . . . . . 6 fr. »

*Chaque volume séparément : 3 fr.*

# A TRAVERS LA RELIGION

## NOTES RECUEILLIES

### PAR UNE MÈRE POUR SES ENFANTS

**Par M<sup>me</sup> RAOUL ADELINE**

Née DES CHESNES

Un beau volume in-8. . . . . . . . . . . . . . . 7 fr. 50

## DE LA

# CONFIRMATION

### ET DE

## L'AGE AUQUEL IL CONVIENT D'Y ADMETTRE

*Deuxième édition revue et augmentée*

Brochure in-8. . . . . . . . . . . . . . . . . » fr. 50

# LE BOUCLIER DU CHRÉTIEN

### OU

## LA RELIGION DÉMONTRÉE

**Par le Docteur J. BALMÈS**

Traduction de l'abbé VALETTE

Une brochure in-32. Prix : 15 c.; *franco*. . . . . . » fr. 25

# THÉATRE

# LA MORT DE ROLAND

## DRAME EN CINQ ACTES ET EN VERS

### Par l'abbé Louis-Marie DUBOIS

Docteur en théologie, licencié en droit canon.

### Musique des Romances par M. l'abbé CHÉRON

MAÎTRE DE CHAPELLE DE LA MADELEINE

Un volume in-18 jésus. — Prix . . . . . . . . . . . 2 fr. »

# Le Connétable de Bourbon

## DRAME EN CINQ ACTES ET EN VERS

### Par G. BIZET

Un volume in-18 jésus. — Prix . . . . . . . . . . . 1 fr. 50

« Le complot du Connétable, ses projets déjoués par le courage de son écuyer Louis de Boudemange, la mort de Bayard sur les bords de la Sézia, le siège de Marseille, enfin la mort du Connétable et la délivrance du jeune Arthur de Boudemange, telle est la trame de cette pièce.

« Elle est toute simple, comme on le voit; et la représentation des plus faciles. Faire revivre les grandes scènes de l'histoire, et par là inspirer à la jeunesse chrétienne des écoles le double amour de Dieu et de la patrie, c'est l'unique but de l'auteur, et il suffit à recommander l'ouvrage à MM. les Directeurs des Collèges catholiques.

« *Le Connétable de Bourbon* est la première pièce d'une série qui sera continuée par la publication de *Jeanne d'Arc* et de *Christophe Colomb.* »

# "ENFANCES GUESCLIN"

## DRAME EN UN ACTE, EN VERS
### Par le R. P. D'ARRAS, S. J.

Un volume in-18 jésus. — Prix. . . . . . . . . 1 fr.

Le fond de ce drame est historique ; c'est en 1338, à l'occasion du mariage de Jeanne de Penthièvre avec Charles de Blois, qu'eut lieu à Rennes le tournoi fameux où Bertrand du Guesclin fit ses premières armes.

Quant au titre de la pièce, on sait qu'au moyen âge on appelait *Enfances* les poèmes consacrés à raconter la vie d'un héros depuis ses premières années jusqu'à son entrée en chevalerie.

Dans les *Enfances Guesclin*, on a essayé de résumer les actions, prouesses, allures et déportements du jeune héros qui sera un jour Messire du Guesclin. Rien d'intéressant comme les contrastes de cette rude nature. Un profond esprit de foi, une piété simple, une grande dévotion à Notre-Dame et un ravissant amour des pauvres nous déroutent presque dans cet enfant « brise-fer ». Autant de qualités pourtant attestées par l'histoire.

Puisse ce petit drame éveiller au cœur de ceux qui le liront ou le verront représenter deux sentiments chers à notre preux : le vieil honneur chevaleresque et l'amour du Christ qui aime les pauvres et les Francs !                    (*Extrait de la Préface.*)

---

# TROUVÈRE ET TROUBADOUR | L'ENTREVUE DE PÉRONNE

## PETITES SCÈNES DRAMATIQUES (*Prose et Vers*)
### Par M. F. SIMON
Professeur de rhétorique à l'École N.-D.-des-Aydes, à Blois.

Deux in-18, 1 fr. — Chaque pièce séparément. . . 50 cent.

Dans ces deux élégantes plaquettes, les plus fins lettrés retrouveront toute la saveur de notre vieil idiome. La pensée reste toujours pure et délicate. La langue vive, alerte, gracieuse sur les lèvres légères du *Troubadour*, se colore et s'enflamme quand elle chante les enthousiasmes du *Trouvère*.

Dans l'*Entrevue de Péronne*, l'auteur a su faire revivre la brutale franchise du Téméraire, la finesse cauteleuse du roi, et donner au dévouement naissant de Philippe de Commines le caractère de brusquerie réfléchie qui convient si bien au conseiller intime de Louis XI.

Ces petites pièces, où l'inspiration la plus saine s'allie à un véritable talent dramatique, sont appelées, nous n'en doutons pas, au plus grand succès dans les Écoles libres où on les réclamait depuis longtemps.

Elles ont leur place tout indiquée dans les séances littéraires, où elles seront, à l'occasion, un lever de rideau intéressant pour les jours de grande représentation.

# JEANNE D'ARC A ROUEN

## DRAME EN TROIS ACTES, EN VERS

**Par le Chanoine PICHERIT**

3e *édition, entièrement refondue.* — Un vol. in-16. .    1 fr. »

# JEANNE D'ARC A CHINON

## DRAME EN TROIS ACTES, EN VERS

**Par le Chanoine PICHERIT**

Un volume in-16 . . . . . . . . . . . . . . . .    1 fr. »

# CLOVIS
ou
# LE BAPTÊME DE LA FRANCE

## TRAGÉDIE EN 4 ACTES, EN VERS, AVEC CHANTS

**Par l'Abbé LEFRANC**

*Musique de l'abbé GIFFARD*

Un volume in-16. . . . . . . . . . . . . . . . . 2 fr. »

# L'ENFANT PRODIGUE

## DRAME BIBLIQUE, EN VERS

**Par Henri HELLO**

In-8. . . . . . . . . . . . . . . . . . . . . . 1 fr. »

# François de Guise

## DRAME EN TROIS ACTES, EN VERS

**Par le R. P. A. DE GABRIAC, S. J.**

Un volume in-18 jésus. . . . . . . . . . . . . 1 fr. 50

# LE DRAPEAU

DRAME EN UN ACTE, EN VERS

**Par le R. P. CHOPIN, S. J.**

In-18 jésus. — Prix . . . . . . . . . . . . . . . . . 1 fr. »

# LA CROIX

TRAGÉDIE EN QUATRE ACTES, EN VERS

*Avec épilogue et chœurs*

**Par le R. P. CHOPIN, S. J.**

Un volume in-16. — Prix. . . . . . . . . . . . . . . 1 fr. »

# DRAMES FRANÇAIS

PAR

**Le R. P. DELAPORTE, S. J.**

Un volume in-8. — Prix. . . . . . . . . . . . 4 fr. »

Toutes les pièces de ce recueil sont empruntées à l'Histoire de France, de là le titre.

*On vend séparément*

**Le Baptistère de la France.** 1 vol. in-18 jésus. 1 fr. »

**La Revanche de Jeanne d'Arc.** 1 volume in-18 jésus.
Prix. . . . . . . . . . . . . . . . . . . . . . 1 fr. 50

**Les Trente Sous de Vincent de Paul.** 1 volume in-18
jésus. . . . . . . . . . . . . . . . . . . . 1 fr. »

**Loch' Maria.** 1 volume in-18 jésus. . . . . . . . 1 fr. 50

**Une page d'Histoire de France.** 1 volume in-18 jésus.
Prix. . . . . . . . . . . . . . . . . . . . . 1 fr. »

# SAINT-LOUIS

## (1242)

DRAME HISTORIQUE EN CINQ ACTES, EN VERS

**Par le R. P. DELAPORTE, S. J.**

Un volume in-18 jésus. . . . . . . . . . . . . . . . . 2 fr.

**Partition de Saint-Louis,** par le P. GONDART. . . . 3 fr.

# DRAMES EN UN ACTE

## EN VERS

**Par le R. P. HENRI TRICARD, S. J.**

Un volume in-18 jésus. . . . . . . . . . . . . . . 3 fr. 50

CONTENANT LES PIÈCES SUIVANTES :

**Gratia. — Palestrina. — L'Héritage. — Nuit d'orage.
Blasé. — Métastase (2 actes). — Lamennais.**

Chacune de ces pièces se vend séparément. . . . . . » fr. 60

# ALFRED LE GRAND

DRAME EN QUATRE ACTES, EN VERS

PAR

**Le R. P. HENRI TRICARD, S. J.**

Un volume in-18 jésus. . . . . . . . . . . . . . . 2 fr.

# LE DÉPART DES JEUNES CROISÉS

DRAME EN I ACTE, EN VERS

**Par F. LE DORZ**

MUSIQUE DE LOUIS TIERCELIN

Un volume in-18, jésus. . . . . . . . . . . . . . . . . 1 fr.

# ALLONS, GAI! GAI!

## COMÉDIE EN 2 ACTES, EN VERS

### Par F. LE DORZ

Un volume in-18 jésus. . . . . . . . . . . . . . . . . . 1 fr. 50

# LE SERMENT

## DRAME EN 2 ACTES, EN VERS

### Par F. LE DORZ

Un volume in-18 jésus. . . . . . . . . . . . . . . . . . 1 fr. 50

# ROLAND

## DRAME EN 4 ACTES, EN VERS

### Par l'abbé Marc CALMON

Un volume in-18 raisin. . . . . . . . . . . . . . . . . 2 fr.

# SAINTE-CÉCILE

## POÈME TRAGIQUE

### Par le marquis A. DE SÉGUR

(Ouvrage couronné par l'Académie française

Un volume in-18 raisin (6e *édition*). . . . . . . 2 fr.

# LES MARTYRS SOUS NÉRON

## DRAME EN CINQ ACTES, EN VERS

### Par J. SIMEC

Un volume in-18 jésus. . . . . . . . . . . . . . . . . 1 fr.

# LA FRONDE

## DRAME HISTORIQUE EN 5 ACTES, EN PROSE

### Par J. SIMEC

Un volume in-18 jésus. . . . . . . . . . . . . 1 fr.

# THÉATRE CHRÉTIEN

## Par le R. P. LONGHAYE
### De la Compagnie de Jésus.

Deux forts volumes in-8. . . . . . . . . . . . . . . 12 fr. »

PIÈCES CONTENUES DANS CET OUVRAGE :

Tome I. *Jean de la Valette. — Connor O'Nial. — Les Flavius. — Bouvines. — Helvétia.*

Tome II. *Campian. — Canossa. — La Confédération de Bar. — La Querelle du Cid. — Le Souper d'Auteuil. — Richelieu, homme de lettres. — A Ferney.*

*On vend séparément*
*les pièces suivantes imprimées dans le format in-16.*

TRAGÉDIES EN VERS :

**Helvétia** ( 4 actes ) . . . . . . . . . . . . . . » fr. 40
**Canossa** ( 3 actes ). . . . . . . . . . . . . . » fr. 40
**Partition de Canossa**. . . . . . . . . . . . . 1 fr. 50
**Bouvines** ( trilogie en vers). . . . . . . . . . . . » fr. 40
**La Confédération de Bar** ( 4 actes précédés d'un prologue).
 Prix. . . . . . . . . . . . . . . . . . . . . . » fr. 60

COMÉDIES EN UN ACTE, EN VERS :

**Richelieu, homme de lettres**. . . . . . . . . . » fr. 40
**A Ferney**. . . . . . . . . . . . . . . . . » fr. 40

---

# Nouveau Théâtre moral de la Jeunesse

## Par Pierre LÉVÊQUE

*Cinquième édition, revue et augmentée*

Deux volumes in-18 jésus. . . . . . . . . . . 4 fr. »

PIÈCES CONTENUES DANS LE 1er VOLUME :

*Le Joueur ou les deux frères. — Vildac. — Le Proscrit. — Le Neveu. — Alain Blanchard ou le Siège de Rouen.*

PIÈCES CONTENUES DANS LE 2e VOLUME :

*Peintre et musicien ou les deux cousins. — Le Collége et le monde. — La Malédiction. — La Famille du perruquier. — Le Savetier et le Financier.*

Ces deux volumes ne se vendent pas séparément.